INTENSIVISMO NEONATAL

O que todo Enfermeiro deve saber

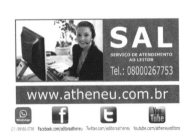

INTENSIVISMO NEONATAL

O que todo Enfermeiro deve saber

Alessandra Vaccari | Silvani Herber | Fernanda Araujo Rodrigues

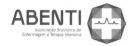 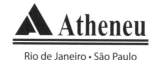 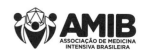

Rio de Janeiro • São Paulo
2021

EDITORA ATHENEU

São Paulo — Tel.: (11) 2858-8750
E-mail: atheneu@atheneu.com.br

Rio de Janeiro — Rua Bambina, 74
Tel.: (21) 3094-1295
E-mail: atheneu@atheneu.com.br

CAPA: Equipe Atheneu
PRODUÇÃO EDITORIAL: MKX Editorial

CIP-BRASIL. CATALOGAÇÃO NA PUBLICAÇÃO
SINDICATO NACIONAL DOS EDITORES DE LIVROS, RJ

I48

    Intensivismo neonatal : o que todo enfermeiro deve saber / editoras Alessandra Vaccari, Silvani Herber, Fernanda Araujo Rodrigues. - 1. ed. - Rio de Janeiro : Atheneu, 2021.
    492 p. : il. ; 23 cm.

    Inclui bibliografia e índice
    ISBN 978-65-5586-162-4

    1. Enfermagem neonatal. 2. Recém-nascidos - Assistência hospitalar. 3. Recém-nascidos - Cuidado e tratamento. 4. Tratamento intensivo neonatal. I. Vaccari, Alessandra. II. Herber, Silvani. III. Rodrigues, Fernanda Araujo.

21-71804
    CDD: 618.9201
    CDU: 614.21:612.648

Camila Donis Hartmann - Bibliotecária - CRB-7/6472
01/07/2021   02/07/2021

VACCARI, A.; HERBER, S.; RODRIGUES, F.A.
Intensivismo Neonatal – O que todo Enfermeiro deve saber

© Direitos reservados à EDITORA ATHENEU – Rio de Janeiro, São Paulo, 2021.

Editoras

Alessandra Vaccari

Enfermeira. Doutora e Mestra em Saúde da Criança pela Pontifícia Universidade Católica do Rio Grande do Sul (PUCRS). Especialista em Enfermagem Neonatal. Coordenadora Científica das Provas Teóricas e Práticas da Certificação Profissional da Associação Brasileira de Enfermagem e Terapia Intensiva (ABENTI) para Enfermeiros Intensivistas Neonatais (2018-2021). Professora Adjunta do Departamento de Enfermagem Materno-Infantil da Escola de Enfermagem da Universidade Federal do Rio Grande do Sul (UFRGS).

Silvani Herber

Enfermeira. Doutora em Ciências Médicas. Mestra em Saúde da Criança e do Adolescente. Título de Especialista em Terapia Intensiva Neonatal pela Associação Brasileira de Enfermagem e Terapia Intensiva (ABENTI). Enfermeira Assistencial da Unidade de Terapia Intensiva Neonatal (UTIN) do Hospital de Clínicas de Porto Alegre (HCPA).

Fernanda Araujo Rodrigues

Enfermeira. Mestra em Enfermagem. Especialista em Saúde. Enfermeira no Departamento de Regulação Estadual da Secretaria Estadual de Saúde do Rio Grande do Sul.

Colaboradores

Adriana Elisa Carcereri de Oliveira
Enfermeira. Mestranda do Programa de Pós-Graduação *stricto sensu* em Enfermagem pela Universidade Federal de Juiz de Fora (UFJF). Docente do Curso de Graduação e Pós-Graduação em Enfermagem pela Faculdade de Ciências Médicas e da Saúde de Juiz de Fora da Sociedade Universitária para o Ensino Médico Assistencial (FCMS/JF/Suprema). Docente do Curso de Extensão em Terapia Intensiva Neonatal pelo IESPE. Enfermeira Preceptora de Estágio da Graduação no Centro Universitário Universo Juiz de Fora (UNIVERSO/JF). Pós-Graduada em Enfermagem em Terapia Intensiva Adulto e Neonatal pela FCMS/JF/Suprema. Especialista em Intensivismo, Urgência e Emergência pelo Programa de Residência Multiprofissional em Saúde do Hospital Maternidade Therezinha de Jesus, Juiz de Fora-MG. Enfermeira pela FCMS/JF/Suprema. Associada pela Associação de Medicina Intensiva Brasileira e Associação Brasileira de Enfermagem e Terapia Intensiva (AMIB/ABENTI).

Alessandra Ferreira de Souza
Enfermeira pela Pontifícia Universidade Católica de Minas Gerais (PUC Minas). Mestra em Ciências da Saúde pelo Instituto de Ensino e Pesquisa da Santa Casa de Belo Horizonte. MBA em Gestão de Negócios e Especialista em Terapia Intensiva Neonatal e Pediátrica. Coordenadora de Enfermagem em um hospital de grande porte de Belo Horizonte. Docente na Pós-Graduação na PUC Minas e na Graduação de Enfermagem na Faculdade Santa Rita (FASAR).

Ana Claudia Garcia Vieira
Enfermeira. Doutora em Saúde da Criança pela Pontifícia Universidade Católica do Rio Grande do Sul (PUCRS). Professora-Associada da Faculdade de Enfermagem da Universidade Federal de Pelotas (UFPEL).

Ana Luiza Perez Olivé Dias
Enfermeira. Mestranda em Enfermagem pela Pós-Graduação em Enfermagem da Universidade Federal do Rio Grande do Sul (UFRGS).

Ana Paula Vanz
Enfermeira. Doutora em Saúde da Criança e do Adolescente pela Universidade Federal do Rio Grande do Sul (UFRGS). Mestra em Ciências Médicas pela UFRGS. Docente das Faculdades Integradas de Taquara (FCCAT).

Ana Paula Xavier Ravelli
Enfermeira Obstétrica. Doutora em Enfermagem pela Universidade Federal de Santa Catarina (UFSC). Mestra em Enfermagem pela Universidade Federal do Rio Grande do Sul (UFRGS). Professora-Associada pela Universidade Estadual de Ponta Grossa (UEPG). Coordenadora da Residência em Enfermagem Obstetrícia do Hospital Universitário Regional dos Campos Gerais da UEPG (HURCG/UEPG).

Ana Valeska Siebra e Silva
Enfermeira. Doutora em Saúde Pública – Epidemiologia pela Universidade de São Paulo (USP). Professora Adjunta da Universidade Estadual do Ceará (UECE). Coordenadora do Time de Acesso Vascular (TAV) e Enfermeira do Hospital Infantil Albert Sabin (HIAS).

Anna Caroline Leite Costa
Enfermeira. Pós-Graduanda em Enfermagem em Terapia Intensiva Neonatal e Pediátrica. Enfermeira Assistencial do Hospital dia e Maternidade Unimed de Belo Horizonte.

Auricélia Amarante de Andrade
Enfermeira. Mestranda em Saúde da Criança e do Adolescente da Universidade Estadual do Ceará (UECE). Especialista em Unidade de Terapia Intensiva (UTI) Pediátrica e Neonatal. Enfermeira do Time de Acesso Vascular (TAV) do Hospital Infantil Albert Sabin (HIAS). Instrutora Prática do Curso de Inserção de Cateter Central de Inserção Periférica – PICC da Associação Brasileira de Enfermagem (ABEN).

Bruna da Veiga da Silva Fleck
Enfermeira. Especialista em Enfermagem em Terapia Intensiva Neonatal pela Universidade Feevale.

Bruna dos Santos Meneses Moraes
Enfermeira Neonatologista pela Universidade São Camilo, Rio de Janeiro.

Bruna Roberta Martin

Enfermeira. Especialista em Enfermagem em Terapia Intensiva Neonatal pela Universidade Feevale. Enfermeira Assistencial na Unidade de Terapia Intensiva (UTI) Neonatal da Sociedade Beneficente Sapiranguense de Sapiranga-RS.

Camila Morais Wudich

Enfermeira Licenciada pela Escola Superior de Enfermagem São Francisco das Misericórdias (ESESFM), Portugal. Pós-Graduada em Cuidados Paliativos pela ESESFM. Enfermeira Coordenadora de Estratégia Saúde da Família (ESF) das Unidades Básicas de Saúde (UBS) Encantada e Ressacada, Garopaba/SC.

Camila Nied

Enfermeira. Mestranda do Programa de Pós-Graduação em Saúde Coletiva da Universidade do Vale do Rio dos Sinos (Unisinos). Enfermeira Assistencial na Unidade de Terapia Intensiva (UTI) Neonatal da Sociedade Beneficente Sapiranguense de Sapiranga-RS.

Carla Barbosa

Enfermeira. Especialista em Neonatologia pela Escola São Camilo. Enfermeira Assistencial na Unidade de Terapia Intensiva (UTI) Neonatal do Grupo Hospitalar Conceição, Porto Alegre-RS.

Carolina Pires Duarte

Enfermeira. Pós-Graduanda em Enfermagem em Terapia Intensiva Pediátrica e Neonatal pela Unyleya.

Carolina Rossi de Figueiredo

Acadêmica em Enfermagem e Bolsista de Iniciação Científica na Escola de Enfermagem da Universidade Federal do Rio Grande do Sul (UFGRS).

Caroline da Cunha Campos Magalhães

Enfermeira. Mestra em Medicina – Ciências Médicas. Tutora Estadual do Método Canguru-RS. Enfermeira Assistencial na Unidade de Terapia Intensiva (UTI) Neonatal do Hospital de Clínicas de Porto Alegre (HCPA).

Cássia Regina Lima

Enfermeira. Mestra em Administração pela Fundação Municipal para Educação Comunitária (FUMEC). Especialista em Terapia Intensiva Neonatal e Pediátrica pela Pontifícia Universidade Católica de Minas Gerais (PUC Minas). Especialista em Neonato pela Ciências Médicas de Minas Gerais (CMMG). MBA em Gestão de Negócios no Instituto Brasileiro de Mercado de Capitais (IBMEC). Docente na Graduação e Pós-Graduação da Faculdade Pitágoras, Belo Horizonte. Docente na Pós-Graduação da Faculdade Santa Casa BH. Enfermeira Titulada em Terapia Intensiva Neonatal pela Associação Brasileira de Enfermagem e Terapia Intensiva (ABENTI).

Cátia Viana Fagundes

Enfermeira. Especialista em Neonatologia pelo Centro Universitário São Camilo (CUSC). Enfermeira Assistencial da Unidade Neonatal do Hospital da Criança – Grupo Hospitalar Nossa Senhora da Conceição.

Cíntia Wyzykowski

Enfermeira. Especialista em Enfermagem Pediátrica pela Universidade Luterana do Brasil (ULBRA) de Canoas. Mestre em Enfermagem pela Escola de Enfermagem Anna Nery da Universidade Federal do Rio de Janeiro (EEAN/UFRJ). MBA em Auditoria em Saúde. Doutoranda do Programa de Pós-Graduação (PPG) em Pediatria da Universidade Federal de Ciências da Saúde de Porto Alegre (UFCSPA). Professora-Assistente da Universidade Feevale.

Cláudia Regina Silva dos Santos Cunha

Enfermeira. Mestre em Ciências da Saúde pela Universidade Federal do Maranhão (UFMA). Enfermeira Assistencial na Unidade de Terapia Intensiva (UTI) Neonatal do Hospital e Maternidade Natus Lumine de São Luís/MA.

Denise Dalmora Dartora

Enfermeira. Enfermeira Neonatologista pelo Instituto Fernandes Figueira da Fundação Oswaldo Cruz (IFF/Fiocruz). Enfermeira Assistencial da Unidade de Terapia Intensiva (UTI) Neonatal do Hospital São Lucas da Pontifícia Universidade Católica do Rio Grande do Sul (PUCRS).

Denise de Aguiar Pires

Enfermeira. Especialista em Enfermagem Neonatal. Especialista em Saúde da Família. Tutora Estadual do Método Canguru-RS. Tutora na Atenção Básica para o Método Canguru. Enfermeira Assistencial na Unidade de Terapia Intensiva (UTI) Neonatal do Hospital de Clínicas de Porto Alegre (HCPA).

Denise Schauren Schuck

Enfermeira. Especialista em Enfermagem em Unidade de Terapia Intensiva Pediátrica e Neonatal pela Faculdade Unyleya. Tutora Estadual do Método Canguru no Rio Grande do Sul. Enfermeira Assistencial na Unidade de Neonatologia do Hospital de Clínicas de Porto Alegre (HCPA). Preceptora do Programa de Atenção à Saúde Materno-Infantil da Residência Integrada Multiprofissional em Saúde do HCPA.

Dinara Dornfeld

Enfermeira. Mestra em Enfermagem. Especialista em Enfermagem Neonatal. Supervisora do Programa Atenção Materno-Infantil e Obstetrícia da Residência Multiprofissional em Saúde do Grupo Hospitalar Conceição (GHC) e Coordenadora do Curso Técnico em Enfermagem da Escola GHC.

Edite Porciúncula Ribeiro
Enfermeira. Especialista em Enfermagem Neonatal. Especialista em Gestão em Saúde. Tutora Estadual do Método Canguru-RS. Tutora na Atenção Básica para o Método Canguru. Enfermeira Assistencial na Unidade de Terapia Intensiva (UTI) Neonatal do Hospital de Clínicas de Porto Alegre (HCPA).

Elenice Lorenzi Carniel
Enfermeira. Mestra em Saúde da Criança pela Pontifícia Universidade Católica do Rio Grande do Sul (PUCRS). Enfermeira Assistencial na Unidade de Terapia Intensiva (UTI) Neonatal do Hospital de Clínicas de Porto Alegre (HCPA).

Elenice Valentim Carmona
Enfermeira Obstetra. Pós-Doutora em Enfermagem Neonatal pela University of Texas – Health Science Center San Santonio (UTHSCSA). Doutora em Ciências pela Escola Paulista de Enfermagem da Universidade Federal de São Paulo (EPE/Unifesp). Mestra em Enfermagem pela Universidade Estadual de Campinas (Unicamp). Professora Doutora da Área de Enfermagem em Saúde da Mulher e do Recém-Nascido da Faculdade de Enfermagem da Universidade Estadual de Campinas (FEnf/Unicamp).

Eliane Norma Wagner Mendes
Enfermeira. Doutora em Ciências Médicas. Pediatria pela Universidade Federal do Rio Grande do Sul (UFGRS). Professora-Associada da UFRGS na Escola de Enfermagem.

Elizamar Lima da Silva
Enfermeira. Pós-Graduada em Enfermagem em Unidade de Terapia Intensiva (UTI) Pediátrica e Neonatal pela Faculdade Unyleya. Enfermeira da Educação Permanente da Unidade Neonatal do Hospital Infantil Dr. Juvêncio Matos de São Luís-MA.

Fabiana Bacchini
Jornalista. Diretora Executiva da Fundação Canadense de Bebês Prematuros. Membro do Comitê Fundador da Global Alliance for Newborn Care (GLANCE).

Fabiana Righes Crivellaro
Enfermeira. Especialista em Enfermagem Neonatal. Coordenadora de Enfermagem da Unidade de Terapia Intensiva Neonatal do Hospital da Criança Conceição/Grupo Hospitalar Conceição (GHC).

Fernanda Rodrigues Girard Abdallah
Enfermeira pela Universidade Feevale. Pós-Graduada em Enfermagem Materno-Infantil pelo IEP Moinhos de Vento. Mestranda em Pediatria pela Universidade Federal de Ciências da Saúde de Porto Alegre (UFCSPA). Enfermeira Assistencial de Unidade de Terapia Intensiva (UTI) Neonatal no Hospital de Porto Alegre.

Flávia Michele Vilela Gomes
Enfermeira. Especialista em Enfermagem em Ginecologia e Obstetrícia. Enfermeira Assistencial do Hospital de Clínicas de Porto Alegre (HCPA).

Giordana de Cássia Pinheiro da Motta
Enfermeira. Mestra em Enfermagem pela Universidade Federal do Rio Grande do Sul (UFRGS). Enfermeira Assistencial na Unidade de Terapia Intensiva (UTI) Neonatal do Hospital de Clínicas de Porto Alegre (HCPA).

Graciane Jacinta Schmitt
Enfermeira. Mestra em Ciências da Saúde pela Universidade do Sul de Santa Catarina (Unisul). Enfermeira Assistencial na Unidade de Terapia Intensiva (UTI) Neonatal do Hospital de Clínicas de Porto Alegre (HCPA).

Graciela de Oliveira
Enfermeira. Mestranda em Ambiente e Sustentabilidade pela Universidade Estadual do Rio Grande do Sul (UERGS). Enfermeira Docente no Curso de Enfermagem da Universidade do Vale do Itajaí (Univali).

Graciela Feier Fróes
Enfermeira. Mestra em Enfermagem pela Universidade Federal do Rio Grande do Sul (UFGRS). Enfermeira Assistencial da Unidade de Terapia Intensiva (UTI) Neonatal do Hospital de Clínicas de Porto Alegre (HCPA).

Jaqueline Nunes Fernandes
Enfermeira. Especialista em Saúde da Criança e do Adolescente pela Faculdade Pequeno Príncipe – Hospital Pequeno Príncipe. Enfermeira Assistencial na Unidade de Terapia Intensiva (UTI) Neonatal do Hospital São Lucas da Pontifícia Universidade Católica do Rio Grande do Sul (PUCRS).

Júnia Aparecida Laia da Mata
Enfermeira Obstetra. Doutora em Ciências da Saúde pela Faculdade de Enfermagem da Universidade Estadual de Campinas (FEnf/Unicamp). Mestra em Educação e Saúde na Infância e Adolescência pela Universidade Federal de São Paulo (Unifesp). Especialista em Saúde da Família. Professora Doutora no Departamento de Enfermagem Materno-Infantil da Escola de Enfermagem da Universidade Federal do Rio Grande do Sul (DEMI/EENF/UFRGS).

Karen Brigitte Fraenkel Silva
Enfermeira pela Universidade do Grande Rio (Unigranrio). Pós-Graduada em Enfermagem Pediátrica e Neonatal. Pós-Graduada em Enfermagem da Saúde da Família pelo Sistema Universidade Aberta do Sistema Único de Saúde na Universidade do Estado do Rio de Janeiro (UNA-SUS/UERJ). Enfermeira da Unidade de Terapia Intensiva (UTI) Neonatal do Hospital Estadual Azevedo Lima (HEAL), Niterói-RJ. Enfermeira do Programa Médico de Família de Niterói.

Katiane Rosa da Rocha
Enfermeira. Especialista em Enfermagem em Doação e Transplante pelo Centro Educacional São Camilo-RS. Especialista em Docência em Ciências da Saúde pela Unyleya. Pós-Graduanda em Enfermagem em Terapia Intensiva Pediátrica e Neonatal pela Unyleya. Docente dos Cursos Técnico em Enfermagem e Graduação em Enfermagem da Faculdade do Vale do Araranguá (FVA).

Leila Patrícia de Moura
Enfermeira. Mestra em Enfermagem pela Universidade Federal do Rio Grande do Sul (UFGRS). Especialista em Unidade de Terapia Intensiva (UTI) Neonatal e Enfermagem Pediátrica. Enfermeira Assistencial da Unidade Neonatal do Hospital da Criança, do Grupo Hospitalar Conceição (GHC).

Lenir Severo Cauduro
Enfermeira. Mestra em enfermagem pela Universidade Federal do Rio Grande do Sul (UFGRS). Enfermeira Assistencial da Unidade de Terapia Intensiva (UTI) Neonatal do Hospital de Clínicas de Porto Alegre (HCPA).

Leticia Gabriel Abdala
Enfermeira. Mestra em Enfermagem pela Universidade Federal do Rio Grande do Sul (UFGRS). Especialista em Enfermagem em Neonatologia. Enfermeira Assistencial na Unidade de Terapia Intensiva (UTI) Neonatal do Hospital da Criança, do Grupo Hospitalar Conceição (GHC).

Liane Unchalo Machado
Enfermeira. Doutora em Saúde da Criança pela Pontifícia Universidade Católica do Rio Grande do Sul (PUCRS). Mestre em Saúde da Criança pela PUCRS. Especialização em Enfermagem Obstétrica pela Escola de Saúde Pública. Enfermeira Chefe do Centro Obstétrico do Hospital de Clínicas de Porto (HCPA).

Lorenna Monteiro Nolêto Fachetti
Enfermeira. Mestranda em Gestão de Cuidados em Saúde pela Must University. Supervisora de Enfermagem da Unidade de Terapia Intensiva Neonatal e Pediátrica do Hospital Regional do Sudeste do Pará.

Luma Maiara Ruschel
Enfermeira. Doutoranda em Enfermagem pelo Programa de Pós-Graduação em Enfermagem da Universidade Federal do Rio Grande do Sul (PPGENF/UFRGS). Mestra em Enfermagem pelo PPGENF/UFRGS. Enfermeira Assistencial na Unidade de Internação Pediátrica do 3º Anexo do Hospital da Criança, do Grupo Hospitalar Conceição (GHC).

Maitê Larini Rimolo
Enfermeira. Especialista em Enfermagem em Neonatologia. Enfermeira Assistencial do Hospital de Clínicas de Porto Alegre (HCPA).

Márcia Helena de Souza Freire
Enfermeira. Doutora em Epidemiologia pela Faculdade de Saúde Pública da Universidade de São Paulo (FSP/USP). Mestra em Saúde Materno-Infantil pela FSP/USP. *Fellow* em Implementação de Prática Clínica Baseada em Evidências pela Joanna Briggs Institute (JBI®). Especialista em Políticas Públicas para Infância e Adolescência. Especialista em Políticas de Saúde Informadas por Evidências. Professora-Associada do Departamento de Enfermagem da Universidade Federal do Paraná, atuante nos Programas de Pós-Graduação (Profissional e Acadêmico).

Márcia Koja Breigeiron
Enfermeira. Doutora em Ciências Biológicas/Fisiologia pelo Instituto de Ciências Básicas da Saúde da Universidade Federal do Rio Grande do Sul (ICBS/UFRGS). Professora-Associada do Departamento Materno-Infantil da Escola de Enfermagem da UFRGS.

Maria Marcia Farias Trajano Fontenele
Médica Neonatologista. Mestra em Saúde da Criança e do Adolescente pela Universidade Estadual do Ceará (UECE). Médica da Unidade de Terapia Intensiva (UTI) Neonatal da Maternidade Escola Assis Chateaubriand da Universidade Federal do Ceará (UFC). Preceptora da Residência em Neonatologia da UFC. Pediatra na Secretaria de Saúde de Fortaleza. Membro do Comitê Regional de Mortalidade Infantil e Fetal da Secretaria de Saúde do Município (SSM) de Fortaleza.

Mariana Bueno
Enfermeira. Doutora em Ciências pela Escola de Enfermagem da Universidade de São Paulo (EE-USP). Pós-Doutoranda no The Hospital for Sick Children.

Marina Heinen
Enfermeira. Especialista em Saúde da Criança pelo Programa Residência Integrada Multiprofissional e em Área Profissional da Saúde do Hospital de Clínicas de Porto Alegre (RIMS/HCPA). Enfermeira Assistencial da Unidade de Tratamento Intensivo (UTI) Neonatal do HCPA.

Maurício Rouvel Nunes
Enfermeiro. Mestre em Patologia Genética pela Universidade Federal de Ciências da Saúde de Porto Alegre (UFCSPA). Especialista em Terapia Intensiva Adulto e Pediátrica pela UFCSPA. Enfermeiro Assistencial de Centro de Tratamento Intensivo (CTI) Adulto do Hospital de Clínicas de Porto Alegre (HCPS).

Naiára de Oliveira Guerra
Enfermeira. MBA em Gestão de Negócios. Especialista em Terapia Intensiva Neonatal e Pediatria. Especialista em Assistência Hospitalar ao Neonato. Consultora da Metodologia Canguru e em Aleitamento Materno. Docente da Pós-Graduação da Faculdade Pitágoras. Docente do Instituto de Ensino e Pesquisa do Grupo Santa Casa de Belo Horizonte-MG.

Natali Basílio Valerão
Enfermeira. Especialista em Atenção Materno-Infantil pela Universidade Federal do Rio Grande do Sul (UFRGS). Enfermeira no TeleSus pelo Ministério da Saúde.

Nayra Karoline Neco da Silva Magalhães
Enfermeira com Residência Multiprofissional em Neonatologia. Especialista em Micropolítica da Gestão em Serviços de Saúde pela Universidade Federal Fluminense (UFF). Enfermeira Coordenadora Geral de Enfermagem na Maternidade de Alta Complexidade do Maranhão.

Paola Melo Campos
Enfermeira pela Universidade Federal do Rio Grande do Sul (UFRGS). Residente em Enfermagem Obstétrica pela Residência Integrada Multiprofissional e em Área Profissional da Saúde do Hospital de Clínicas de Porto Alegre (HCPA).

Patrícia Giulliane da Silva Barros Teixeira
Enfermeira. Mestra em Gestão de Programa e Serviços de Saúde pelo Centro Universitário do Maranhão (Uniceuma). Titulada em Enfermagem em Terapia Intensiva Pediátrica pela Associação Brasileira de Enfermagem e Terapia Intensiva (ABENTI). Enfermeira Supervisora da Unidade de Terapia Intensiva (UTI) Neonatal do Natus Lumine Maternidade e Hospital - São Luís-MA. Enfermeira do Hospital Universitário da Universidade Federal do Maranhão (HU-UFMA).

Raquel Martins Gomes
Enfermeira pela Universidade do Grande Rio (Unigranrio).

Ricardo Tarcísio de Oliveira Medeiros
Enfermeiro pela Universidade do Grande Rio (Unigranrio). Pós-Graduado em Assistência Hospitalar ao Neonato pela Faculdade Lucas Machado – Secretaria de Estado de Saúde de Minas Gerais. Titulado em Terapia Intensiva Neonatal pela Associação Brasileira de Enfermagem e Terapia Intensiva (ABENTI). Professor do Curso de Pós-Graduação e Coordenador do Curso de Extensão em Terapia Intensiva Neonatal pelo IESPE. Enfermeiro do Departamento de Enfermagem da Santa Casa de Misericórdia de Juiz de Fora. Associado da Associação de Medicina Intensiva Brasileira (AMIB), ABENTI e Sociedade Mineira de Terapia Intensiva (SOMITI).

Sabrina dos Santos Pinheiro
Enfermeira Assistencial em Unidade de Terapia Intensiva Pediátrica (UTIP) e Serviços de Enfermagem Pediátrica (SEPED) no Hospital de Clínicas de Porto Alegre (HCPA). Enfermeira Titulada Especialista em Terapia Intensiva Pediátrica pela Associação Brasileira de Enfermagem e Terapia Intensiva (ABENTI). Mestra em Saúde da Criança e do Adolescente pela Faculdade de Medicina da Universidade Federal do Rio Grande do Sul (FAMED/UFRGS). Membro do Departamento de Enfermagem da Associação de Medicina Intensiva Brasileira (AMIB) (2020-2021) e da Associação Brasileira de Enfermagem em Neurologia (ABENEURO) (2021-2022). Sócia Proprietária da Nursesped: Consultoria e Educação em Enfermagem Ltda.

Sanah Pohlmam Issa
Enfermeira. Especialista em Neonatologia pelo Centro Universitário São Camilo (CUSC). Mestre em Enfermagem pela Universidade do Vale do Rio dos Sinos (Unisinos). Enfermeira Assistencial da Unidade de Terapia Intensiva (UTI) Neonatal do Grupo Hospitalar Conceição (GHC).

Sirlene Silva
Enfermeira Neonatologista pela Faculdade São Camilo-RJ. Enfermeira Especialista na Modalidade de Residência pela Comissão de Controle de Infecção Hospitalar do Instituto Nacional de Saúde da Mulher, da Criança e do Adolescente Fernandes Figueira da Fundação Oswaldo Cruz (CCIH/IFF/Fiocruz).

Taiane Alves Vieira
Enfermeira. Mestra e Doutora em Medicina: Ciências Médicas pela Universidade Federal do Rio Grande do Sul (UFRGS). Assistente de Pesquisa Clínica do Grupo de Pesquisa e Pós--Graduação do Hospital de Clínicas de Porto Alegre (HCPA). Pesquisadora do Grupo de Pesquisa em Doenças Raras do HCPA (DR-Brasil).

Taine Costa
Enfermeira. Doutora em Ciências da Saúde pela Universidade de São Paulo (USP). Mestra em Ciências da Saúde pela USP. Enfermeira Assistencial do Hospital de Clínicas da Universidade Federal do Paraná (UFPR).

Tamara Soares
Enfermeira. Mestra em Enfermagem. Enfermeira Assistencial na Unidade de Terapia Intensiva (UTI) Neonatal do Hospital de Clínicas de Porto Alegre (HCPA).

Vanessa dos Santos Araujo Florêncio
Enfermeira. Especialista em Neonatologia pela Faculdade São Camilo-RJ. Enfermeira Assistencial no Pós-Operatório Infantil Cardiológico do Instituto Nacional de Cardiologia (INC).

Vitório Guedes Gomes
Enfermeiro. Especialista em Enfermagem em Terapia Intensiva Neonatal. Enfermeiro Assistencial do Hospital das Clínicas da Universidade Federal de Minas Gerais (HC-UFMG).

Viviane Cristina de Lima Gusmão
Enfermeira. Pós-Graduação em Terapia Intensiva pela Universidade de São Paulo (USP). Pós-Graduação em Estomaterapia pela Universidade de Pernambuco (UPE). Titulada em Terapia Intensiva Adulto pela Associação Brasileira de Enfermagem e Terapia Intensiva (ABENTI). Enfermeira Assistencial da Unidade de Oncologia do Hospital Universitário de Brasília (UnB). Analista da Gerência de Monitoramento e Avaliação da Secretaria de Saúde (SES) do Distrito Federal.

Widlani Sousa Montenegro
Enfermeira. Gerente de Qualidade e Experiência do Paciente do Hospital São Domingos (HSD). Titulada em Enfermagem em Terapia Intensiva Adulto Associação Brasileira de Enfermagem e Terapia Intensiva (ABENTI). Coordenadora da Pós-Graduação de Enfermagem em Unidade de Terapia Intensiva (UTI) pela Associação de Medicina Intensiva Brasileira e Centro Universitário UniRedentor (AMIB/Redentor). Presidente da Comissão de Residência Multiprofissional (COREMU) do HSD. Coordenadora e Docente das Pós-Graduações da AMIB, ABENTI e HSD de Enfermagem em Terapia Intensiva em São Luís-MA. Mestre em Princípios da Cirurgia pela Faculdade Evangélica Mackenzie do Paraná (FEPAR). Pós-Graduada em Executivos em Saúde pela Fundação Dom Cabral (FDC).

Dedicatórias

Aos neonatos que, diariamente, lutam pela sobrevivência dentro de uma UTI neonatal, sendo protagonistas dessa história.

Às famílias desses pequenos guerreiros, por confiarem seus filhos aos nossos cuidados.

Aos diversos profissionais que atuam na área neonatal, mantendo viva a esperança, por meio de um cuidado qualificado e humanizado.

E, principalmente, às nossas famílias e amigos, que nos apoiaram durante a construção desta obra, gratidão.

Agradecimentos

Agradecemos à vida pela oportunidade de conhecer e cuidar de recém-nascidos e famílias tão extraordinárias todos os dias. Vocês são nossos pequenos guerreiros e transbordam a energia vital, nos inspirando a fazer a diferença em todos os momentos de nossa profissão.

Agradecemos a todos os leitores por acreditarem em nossa obra e nos ajudarem a multiplicar os conhecimentos aqui escritos, com a certeza que também compartilham do amor pela neonatologia.

Agradecemos a todos os colegas enfermeiros neonatais que aceitaram o desafio de escrever um livro em meio a uma pandemia, vocês foram incríveis! Assim, como agradecemos a todos os seus familiares e amigos, que com certeza os apoiaram nesse desafio.

Agradecemos à Editora Atheneu, pela oportunidade desta publicação, por sua receptividade, agilidade e confiança em nosso trabalho.

Agradecemos à Associação Brasileira de Enfermagem e Terapia Intensiva (ABENTI) e à Associação de Medicina Intensiva Brasileira (AMIB), pela confiança e pelo apoio durante todo o processo de construção desta obra.

Agradecemos à Enfermeira Sabrina dos Santos Pinheiro, por ter sido nossa madrinha nesse sonho, desde a ideia inicial até a conclusão desta obra.

#juntossomosmaisfortes
#neocomamor
#nossominimundo

As Editoras

Apresentação

Durante o mês de novembro de 2019, por ocasião do XXIV Congresso Brasileiro de Medicina Intensiva (CBMI), realizado na cidade de Fortaleza, surgiu a ideia e a vontade de construir esta obra. E, nos dias vindouros, foi formado esse trio de autoras que começaram a pensar nos assuntos a serem abordados. Tudo isso foi seguido de muitas reuniões, convites, contatos com a editora e muito, muito planejamento. No entanto, desconhecíamos o que o ano de 2020 nos reservava.

Em janeiro, era apenas uma notícia, uma nova doença que acometia pessoas do outro lado do mundo; em fevereiro, chegou mais perto; em março, a Organização Mundial de Saúde declarou situação de pandemia pela COVID-19. E agora, o que fazer? Seguir, é claro! Abril, maio, junho... Colaboradores convidados e tudo certo com a editora, mas a vida de todos continuava a mudar, cada vez mais! Vieram os outros meses e com eles começamos a receber os capítulos. Entre a loucura de plantões, o trabalho remoto e o "novo normal", o livro foi se formando, crescendo e, finalmente, nasceu! Hoje, ele está aqui para que todos possam compartilhar de cada palavra e imagem.

Estamos muito felizes de ter finalizado esse desafio e de estar entregando à Enfermagem Neonatal Brasileira um conteúdo de qualidade, escrito por enfermeiros para enfermeiros. Este livro foi pensado para ser consultado nos dias de plantões, à beira leito, para aquelas dúvidas que todos temos diariamente. Por isso, ele está escrito com uma linguagem objetiva em formato de perguntas e respostas. Assim, nossa proposta é que ele esteja dentro das unidades de terapia intensiva neonatais (UTIN) em todo o país, para ser lido sempre que necessário ou até naquele pequeno tempinho de descanso.

Não podemos deixar de mencionar que estão aqui reunidos 76 enfermeiros de todas as regiões brasileiras, que aceitaram esse desafio e, brilhantemente, contribuíram com o seu conhecimento e com a sua experiência. As próximas páginas estão divididas em 67 capítulos, inteiramente dedicados à enfermagem intensivista neonatal e desvelam a realidade do nosso Brasil, do nosso Ser Enfermeiro Neonatal. Por esse motivo, esta obra torna-se referência para a Certificação Profissional da Associação Brasileira de Enfermagem e Terapia Intensiva (ABENTI) para Enfermeiros Intensivistas Neonatais.

Por fim, desejamos uma excelente leitura a todos e reforçamos que nós, enfermeiros, precisamos estar sempre nos aprimorando, evoluindo e estudando, para qualificar mais o nosso fazer e solidificar a nossa atuação nas equipes multiprofissionais das UTI neonatais.

> "Somente o conhecimento e a prática
> baseada em evidências alicerçarão o respeito
> e a autonomia profissional do enfermeiro."

As Editoras

Prefácio

A Neo, as enfermeiras e o cuidado...

A Neonatologia é uma ciência relativamente recente, comparada a outras especialidades da Medicina. Ironicamente, a história de atenção ao recém-nascido começa, em meados do século XIX, com parteiras e obstetras franceses. Em 1878, um funcionário do zoológico de Paris, a pedido do obstetra francês Stéphane Tarnier, criou, a partir de uma chocadeira de pintos, uma incubadora neonatal que reduziu a mortalidade de prematuros com peso de nascimento menor do que 2.000 gramas de 66% para 38% na *Maternité du Paris*.

Outro obstetra parisiense, Pièrre Constant Budin, estendeu o trabalho de Tarnier e, como diretor *do Pavilion des Debiles – Maternité du Paris*, em 1885, fundou uma unidade regionalizada de cuidados de prematuros naquela cidade, ideia essa utilizada posteriormente na criação das casas-show estadunidenses, a partir de 1898. Tais casas eram especializadas em mostrar ao público, com ingressos pagos, prematuros sendo cuidados em incubadoras primitivas e de modo exibicionista. Existiam em quase todas as grandes feiras de lançamentos de produtos norte-americanos, de 1898 a 1939, e uma ficou permanente em *Coney Island* até 1945. Vistas hoje como desumanas e inaceitáveis, essas casas de exibição tornaram possível um esboço de regionalização de cuidado mais intensivo de centenas de recém-nascidos prematuros que, de outra maneira, não sobreviveriam.

Em 1946, foi publicado o livro *Physiology of the Newborn*, de Clement Smith, considerado o fundador do cuidado científico com o recém-nascido, sendo responsável pela organização e criação de um celeiro de neonatologistas de primeira linha que se espalharam pelo mundo. Um de seus assistentes, Alexander Schaffer, ao publicar o livro *Diseases of the Newborn*, em 1962, com repercussão internacional sem precedentes, cunhou o termo neonatologia para a especialidade pediátrica em que atuamos.

Posteriormente, ao declarar que a mortalidade neonatal era inaceitável (60:1.000 nascidos vivos), o congresso americano aumentou significativamente os fundos para a pesquisa na área neonatal, através do *National Institute of Health*, em 1963. A partir de então, rapidamente, avanços ocorreram no suporte respiratório, na fluidoterapia endovenosa, na regulação térmica de prematuros e no tratamento da eritroblastose fetal (1964-1970).

Da ciência básica surgiu o tratamento clínico: Mary Ellen Avery e Jere Mead descreveram a deficiência da substância surfactante como etiologia da Doença da Membrana Hialina; William Silvermann mostrou que a manutenção da temperatura corporal neutra diminuía a mortalidade de recém-nascidos de muito baixo peso; Virgínia Apgar criou um escore que representasse a vitalidade neonatal ao nascimento. Os primeiros ventiladores neonatais adaptados dos modelos de adultos foram lançados entre 1967 e 1972. Lula Lubchenco introduziu o conceito de recém-nascido PIG/AIG/GIG, correlacionando o crescimento intrauterino com a idade gestacional e, daí em diante, foi criado tudo o que conhecemos hoje.

Nesse contexto histórico, a enfermagem exerceu um papel fundamental no início do desenvolvimento da neonatologia e por toda a sua trajetória. Um artigo escrito pelo pediatra Julius Hess, em 1951, nos traz a informação de que os melhores resultados obtidos no cuidado aos recém-nascidos prematuros eram alcançados quando enfermeiras bem treinadas estavam à frente do serviço como supervisoras. Nesse período, cresceu o incentivo pela especialização da enfermagem para o cuidado a recém-nascidos prematuros e observa-se, cada vez mais, um grande investimento nessa área até os dias atuais, de modo que a enfermagem desempenha um papel crucial nos cuidados dos neonatos sadios e doentes.

Nas últimas duas décadas, podemos observar limites menores de viabilidade fetal e maior sobrevida dos neonatos enfermos, muito provavelmente consequência dos inúmeros avanços no conhecimento e tecnologia na área neonatal, como o advento da corticoterapia antenatal, a administração de surfactante exógeno, modernos respiradores neonatais com diferentes modalidades de ventilação mecânica, permitindo a personalização na assistência ventilatória para cada recém-nascido ou patologia encontrada, aparelhos de fototerapia mais efetivos, o reconhecimento da importância da nutrição e dos cuidados com a pele do neonato, entre tantos outros.

Diante de tanta inovação e baseando-se que o conhecimento é mutável, faz-se mister que o profissional que atua em intensivismo neonatal desenvolva um outro olhar, isto é, além da preocupação acerca da sobrevivência do neonato criticamente enfermo, deve estar atento a todos os detalhes que propiciem a melhor qualidade de vida futura para esse paciente. Para alcançarmos esse objetivo, é fundamental a constante atualização científica.

Certamente, uma publicação como a do livro *Intensivismo Neonatal: O que Todo Enfermeiro Deve Saber*, idealizada por enfermeiras que dominam conceitos pedagógicos e entendem a importância de metodologias ativas na geração do conhecimento, somadas a um competente corpo de autores e autoras, enfermeiros assistenciais de diferentes centros de tratamento do território nacional, trazem um material de qualidade ímpar. Ao passarmos os olhos no sumário da obra, fica nítido que esse compêndio associa diversidade de assuntos com a indispensável prática clínica, diária, exercitada no atendimento de pacientes pelos autores dos capítulos. Um material a ser consultado de maneira segura, rápida, à beira do leito e com rigor científico é uma preciosidade e contribuirá para que os profissionais possam prestar serviços de melhor qualidade.

Dr. Leandro Meirelles Nunes
Médico Pediatra e Neonatologista
Mestre e Doutor em Saúde da Criança e do Adolescente pela Universidade Federal do Rio Grande do Sul (UFRGS)
Professor Adjunto do Departamento de Pediatria da Faculdade de Medicina da UFRGS
Chefe da Unidade de Alojamento Conjunto do Hospital de Clínicas de Porto Alegre (HCPA)
Preceptor da Residência Médica em Pediatria e Neonatologia do HCPA

Prefácio

Palavras do coração, o começo desta obra...

Não tenho palavras para descrever o quanto me sinto feliz por fazer parte de um momento como esse, escrever este texto sobre um livro que tem como tema central o Intensivismo Neonatal e vem para selar esse ano doido de 2020. Quando fiz o projeto para o livro *Intensivismo Pediátrico: O que todo Enfermeiro deve saber* e sugeri para a Alessandra Vaccari fazer um igual de Neonatologia, jamais imaginei que estaria aqui vivendo esse momento pandêmico.

Acredito que o conhecimento pode nos levar a outros níveis, que uma enfermeira que tenha embasamento científico associado à experiência profissional pode ganhar o mundo e, principalmente, salvar vidas e minimizar o sofrimento dos pacientes e seus familiares. Estamos todos os dias dentro das unidades de terapia intensiva (UTI) cuidando de bebês e crianças, como não amar o que fazemos e como não estudarmos para sabermos o que estamos fazendo?

A ideia deste livro é ser prático e objetivo, ele foi escrito de uma maneira diferente, sem textos maçantes, mas sim com perguntas e respostas. E essas perguntas vieram de profissionais da beira leito, de pessoas que vivem na UTI neonatal. Nada como um livro para enfermeiros neonatais escrito por enfermeiros neonatais. Quando eu e Alessandra conversamos sobre o livro, me lembro de ter dito para ela: "Precisa ser escrito por enfermeiros que estão trabalhando dentro de uma UTI neonatal, eles são os que sabem quais são as maiores dúvidas e eles possuem as maiores e melhores experiências".

Acompanhei a construção desde o esboço do sumário até a entrega do seu último capítulo. O entrosamento das organizadoras, agregado ao interesse e à disponibilidade dos seus colaboradores, deram origem a este livro único e inédito, a especificidade dos cuidados realizados dentro das UTI Neonatais do Brasil sobressai nestas páginas, descomplicando o que muitos (assim como eu) acreditam: que o mundo neonatal é complicado.

Mas, antes de finalizar este pequeno texto cheio de felicidade, não posso deixar de destacar o amor que os enfermeiros neonatais sentem pelos seus pacientes; eles se dedicam, cuidam, afagam os filhos de estranhos como se fossem seus, esquecem seus "bebês" por bebês que não lhes pertencem, deixam os filhos em casa para dar colo para bebês desconhecidos...

que gesto mais lindo do que segurar a mãozinha de um bebê para mostrar que tem alguém ali, ao lado dele? Enfim, para cuidar de bebês e crianças, sentir amor é fundamental! E amor por esses bebês, as três organizadoras deste livro possuem de sobra. Sem falar na experiência e no conhecimento científico sobre esses seres em evolução.

Parabéns, gurias, tarefa dada e cumprida com excelência!

Aos leitores, só me resta dizer: divirtam-se, degustem este livro absorvendo todo o conhecimento que ele oferece, leve para dentro da sua UTI, compartilhe ele com os colegas, amasse as suas folhas de tanto folhear... Enfim, adquirir conhecimento nos permite qualificar o nosso cuidado. Amor já temos, precisamos saber por que fazemos o que fazemos!

Bons estudos!

Enfermeira Mestra Sabrina dos Santos Pinheiro
Enfermeira Titulada em Terapia Intensiva Pediátrica pela
Associação Brasileira de Enfermagem em Terapia Intensiva (ABENTI)
Mestra em Saúde da Criança e do Adolescente
Membro do Departamento de Enfermagem da
Associação de Medicina Intensiva Brasileira (AMIB) – Gestão 2020-21
Enfermeira Assistencial da UTI Pediátrica do Hospital de Clínicas de Porto Alegre (HCPA)

Prefácio

2020 – Ano da enfermagem intensivista

Olá, querido leitor!

Quando você decide ler uma obra, é comum que a sua expectativa seja elevada para atender uma necessidade de conhecimento ou para deliciar sua mente com uma leitura agradável e de alta qualidade. Reunir esses dois fatores em um livro só não é fácil. Pois bem, este livro *Intensivismo Neonatal – O que Todo Enfermeiro Deve Saber* foi construído de uma maneira tão especial que você encontrará isso com Maestria.

Vamos provar isso para vocês:

- 67 capítulos em 492 páginas ;
- 76 autores dos capítulos abrangendo todas as regiões do país;
- Livro em formato perguntas e respostas;
- Escrito por enfermeiros assistenciais para enfermeiros à beira leito, focado na prática e cuidados de enfermagem.

Para os enfermeiros intensivistas neonatais, poderá ser usado como livro de cabeceira para os plantões difíceis; para educadores em várias esferas, garantindo que a sua aplicabilidade, trará maior segurança nos cuidados prestados aos nossos pequeninos pacientes.

Criado no decorrer de 2020, um ano de muitos desafios para a enfermagem mundial, esse livro tem ainda um sabor de competência e respeito a todos os envolvidos no cuidado. Falando nisso, que ano surpreendente esse, né? Ano em que pudemos colocar de maneira inquestionável o quanto a Enfermagem Intensiva é essencial para a população. Fomos colocados à prova de modo intensivo com relação a cuidado, conhecimento, resiliência e inteligência emocional. E é isso que nos define, os enfermeiros intensivistas colocam o cuidado ao outro como premissa de vida e trabalho. Saímos mais fortalecidos enquanto categoria profissional, mas ainda teremos muitas lutas e conquistas a realizar nas nossas vidas profissionais e pessoais.

A Associação Brasileira de Enfermagem em Terapia Intensiva (ABENTI), que representa os enfermeiros de Terapia Intensiva Neonatal do país, tem o desafio de levar conhecimento para esses profissionais em território nacional. E esta obra é um marco para a Enfermagem Intensiva Neonatal.

Nossa gratidão à autora Alessandra Vaccari, que além de muita experiência na beira do leito, agrega anualmente para titulação de novos enfermeiros em Terapia Intensiva Neonatal, que junto com as autoras Silvani Herber e Fernanda Araujo Rodrigues se dedicaram para esse desafio de organizar um livro em meio a uma pandemia; vocês são incríveis. E elas escolheram cada colaborador com muito critério e respeito, parabéns a todos eles.

A você, querido leitor, que ao experienciar esta obra, vai poder utilizar do melhor da produção científica neonatal.

Excelente leitura!

Enfermeira Mestra Widlani Sousa Montenegro
Presidente ABENTI 2019/2020
Vice-Presidente ABENTI 2021/2022

Professora Doutora Renata Andrea Pietro P. Viana
Presidente do Departamento de Enfermagem AMIB 2020/2021
Presidente Coren SP 2019/2020

Sumário

1 Atenção Pré-Natal e Desfechos Neonatais, 1
Júnia Aparecida Laia da Mata
Elenice Valentim Carmona
Márcia Helena de Souza Freire

2 Complicações Maternas e Repercussões Neonatais, 11
Júnia Aparecida Laia da Mata
Márcia Helena de Souza Freire
Ana Paula Xavier Ravelli

3 Condições Crônicas Maternas os Desfechos Neonatais, 17
Júnia Aparecida Laia da Mata
Márcia Helena de Souza Freire

4 Intercorrências no Parto e o Neonato, 23
Liane Unchalo Machado
Paola Melo Campos

5 Gestações Múltiplas, 31
Leila Patrícia de Moura
Denise Dalmora Dartora
Cátia Viana Fagundes

6 Classificações do Recém-Nascido, 37
Lenir Severo Cauduro
Graciela Feier Fróes
Eliane Norma Wagner Mendes

7 Adaptação Extrauterina do Recém-Nascido, 49
Lenir Severo Cauduro
Graciela Feier Fróes
Eliane Norma Wagner Mendes

8 Transporte do Recém-Nascido, 57
Alessandra Vaccari
Silvani Herber
Fernanda Araujo Rodrigues

9 Retinopatia da Prematuridade, 67
Karen Brigitte Fraenkel Silva
Ricardo Tarcísio de Oliveira Medeiros
Adriana Elisa Carcereri de Oliveira

10 Termorregulação e Perdas Insensíveis de Água por Exposição ao Calor, 73

Patrícia Giulliane da Silva Barros Teixeira
Cláudia Regina Silva dos Santos Cunha
Widlani Sousa Montenegro

11 Cuidados com a Pele, Higiene e Banho, 77

Patrícia Giulliane da Silva Barros Teixeira
Nayra Karoline Neco da Silva Magalhães
Widlani Sousa Montenegro

12 Avaliação e Manejo da Dor, 81

Mariana Bueno
Taine Costa
Ana Claudia Garcia Vieira
Fabiana Bacchini

13 Distúrbios Neurológicos, 89

Adriana Elisa Carcereri de Oliveira
Ricardo Tarcísio de Oliveira Medeiros
Karen Brigitte Fraenkel Silva

14 Protocolo do Manuseio Mínimo, 97

Ricardo Tarcísio de Oliveira Medeiros
Adriana Elisa Carcereri de Oliveira
Karen Brigitte Fraenkel Silva

15 Hipotermia Terapêutica, 103

Cássia Regina Lima
Alessandra Ferreira de Souza
Naiára de Oliveira Guerra

16 Defeitos no Fechamento do Tubo Neural, 111

Lorenna Monteiro Nolêto Fachetti

17 Síndrome de Abstinência Neonatal, 117

Tamara Soares
Edite Porciúncula Ribeiro
Maitê Larini Rimolo

18 Eletroencefalograma de Amplitude Integrada, 125

Márcia Koja Breigeiron
Natali Basílio Valerão
Silvani Herber

19 Taquipneia Transitória, Apneia da Prematuridade e Displasia Broncopulmonar, 133

Leila Patrícia de Moura
Leticia Gabriel Abdala
Caroline da Cunha Campos Magalhães

20 Síndrome de Aspiração de Mecônio, Hipertensão Pulmonar e Óxido Nítrico, 139

Carla Barbosa

21 Síndrome do Desconforto Respiratório e Surfactante, 145

Bruna da Veiga da Silva Fleck
Sanah Pohlmam Issa

22 Hérnia Diafragmática Congênita, 149

Leticia Gabriel Abdala

23 Aspiração das Vias Aéreas, 153

Eliane Norma Wagner Mendes
Graciela Feier Fróes
Lenir Severo Cauduro

24 Drenagem de Tórax, 24

Leticia Gabriel Abdala
Leila Patrícia de Moura

25 Oxigenoterapia Não Invasiva e Monitorização Respiratória, 167
Eliane Norma Wagner Mendes
Graciela Feier Fróes
Lenir Severo Cauduro

26 Ventilação Mecânica, 177
Alessandra Vaccari
Silvani Herber
Fernanda Araujo Rodrigues

27 Oxigenação por Membrana Extracorpórea, 189
Bruna dos Santos Meneses Moraes
Raquel Martins Gomes

28 Cardiopatias Congênitas, 195
Bruna dos Santos Meneses Moraes
Vanessa dos Santos Araujo Florêncio
Sirlene Silva

29 Parada Cardiorrespiratória, 205
Carla Barbosa

30 Sistema Hematológico, 211
Sabrina dos Santos Pinheiro
Fernanda Rodrigues Girard Abdallah

31 Composição, Volume e Transfusão Sanguínea, 225
Vitório Guedes Gomes
Anna Caroline Leite Costa

32 Hiperbilrrubinemia, Fototerapia e Exsanguinotransfusão, 231
Vitório Guedes Gomes
Anna Caroline Leite Costa

33 Alterações Geniturinárias, 237
Carolina Rossi de Figueiredo
Alessandra Vaccari

34 Diálise Peritoneal, 241
Cíntia Wyzykowski
Katiane Rosa da Rocha
Carolina Pires Duarte

35 Balanço Hídrico, 245
Dinara Dornfeld
Fabiana Righes Crivellaro

36 Gastrosquise e Onfalocele, 251
Fernanda Araujo Rodrigues
Alessandra Vaccari
Silvani Herber

37 Atresia Esofágica e Fístula Traqueoesofágica, 257
Fernanda Araujo Rodrigues
Alessandra Vaccari
Silvani Herber

38 Enterocolite Necrosante, 261
Fernanda Araujo Rodrigues
Alessandra Vaccari
Silvani Herber

39 Pressão Intra-Abdominal, 265
Elenice Lorenzi Carniel
Giordana de Cássia Pinheiro da Motta

40 Ostomias e Sondas Gástricas/Enterais, 271
Natali Basílio Valerão

41 Aleitamento na Prematuridade, 277
Tamara Soares
Maitê Larini Rimolo
Flávia Michele Vilela Gomes

42 Alimentação Trófica, Sucção Não Nutritiva, Amamentação e Colostroterapia, 285

Graciane Jacinta Schmitt
Graciela de Oliveira
Flávia Michele Vilela Gomes

43 Nutrição Enteral e Parenteral, 291

Luma Maiara Ruschel
Ana Luiza Perez Olivé Dias
Marina Heinen

44 Sepse Neonatal, 297

Cássia Regina Lima
Naiára de Oliveira Guerra
Alessandra Ferreira de Souza

45 Triagem Neonatal, 301

Fernanda Araujo Rodrigues
Alessandra Vaccari
Silvani Herber

46 Doença da Urina do Xarope do Bordo, 307

Silvani Herber
Fernanda Araujo Rodrigues
Alessandra Vaccari

47 Erros Inatos do Metabolismo, 311

Silvani Herber
Fernanda Araujo Rodrigues
Alessandra Vaccari

48 Osteogênese Imperfeita, 317

Ana Paula Vanz
Taiane Alves Vieira
Silvani Herber

49 Microcefalia Congênita, 323

Silvani Herber
Fernanda Araujo Rodrigues
Alessandra Vaccari

50 Síndrome de Down, 329

Maurício Rouvel Nunes
Ana Paula Vanz
Silvani Herber

51 Administração de Medicamentos, 333

Leila Patrícia de Moura
Leticia Gabriel Abdala
Marina Heinen

52 Cálculos, Infusões e Medicações Especiais, 339

Leila Patrícia de Moura
Leticia Gabriel Abdala
Marina Heinen

53 Infiltração e Extravasamento de Medicamentos, 343

Ana Valeska Siebra e Silva
Auricélia Amarante de Andrade
Viviane Cristina de Lima Gusmão

54 Cateter Venoso Central de Inserção Periférica, 353

Ana Valeska Siebra e Silva
Auricélia Amarante de Andrade
Viviane Cristina de Lima Gusmão

55 Cateter Venoso Central, 363

Alessandra Vaccari
Fernanda Araujo Rodrigues
Silvani Herber

56 Cateteres Umbilicais, 367
Fernanda Araujo Rodrigues
Alessandra Vaccari
Silvani Herber

57 Distúrbios Hidreletrolíticos e Metabólicos, 373
Carolina Rossi de Figueiredo
Alessandra Vaccari

58 Exames Laboratoriais e de Imagem, 377
Luma Maiara Ruschel
Denise Dalmora Dartora
Jaqueline Nunes Fernandes

59 Escores de Risco em Neonatologia, 385
Ana Valeska Siebra e Silva
Maria Marcia Farias Trajano Fontenele

60 Estrutura e Organização da Unidade de Terapia Intensiva Neonatal, 389
Bruna Roberta Martin
Camila Nied

61 Equipamentos na Unidade de Terapia Intensiva Neonatal, 395
Fabiana Righes Crivellaro
Dinara Dornfeld

62 Método Canguru, 401
Edite Porciúncula Ribeiro
Caroline da Cunha Campos Magalhães
Denise de Aguiar Pires

63 Presença dos Pais na Unidade de Terapia Intensiva Neonatal, 409
Denise Schauren Schuck
Leila Patrícia de Moura

64 Cuidados Paliativos, 413
Camila Morais Wudich

65 Segurança do Paciente, 419
Fernanda Araujo Rodrigues
Alessandra Vaccari
Silvani Herber

66 Simulação Realística em Neonatologia, 425
Alessandra Vaccari
Silvani Herber
Fernanda Araujo Rodrigues

67 Recomendações e a COVID-19, 433
Patrícia Giulliane da Silva Barros Teixeira
Widlani Sousa Montenegro
Elizamar Lima da Silva

Índice Remissivo, 441

Atenção Pré-Natal e Desfechos Neonatais

1

Júnia Aparecida Laia da Mata
Elenice Valentim Carmona
Márcia Helena de Souza Freire

1. **Quais são os elementos fundamentais para a qualidade da atenção pré-natal?**

    A atenção pré-natal (PN) pode repercutir de maneira significativa na saúde do neonato. Fato que torna fundamental o (re)conhecimento dos elementos que contribuem para a qualificação do cuidado nesse período, a fim de promover a saúde e prevenir desfechos neonatais negativos.

    Ao seguir paradigmas sólidos, com base em evidências científicas, durante o pré-natal, a(o) enfermeira(o) contribui com a redução de complicações neonatais e, consequentemente, para a prevenção dos óbitos por causas potencialmente evitáveis.

    A Organização Mundial da Saúde (OMS) defende que todas as gestantes e os recém-nascidos recebam cuidados de qualidade durante a gestação, o parto e o período pós-natal imediato.[1] Está comprovado que o uso de práticas baseadas em evidências no cuidado pré-natal pode salvar vidas.[1] Logo, a atitude de se manter atualizada(o) e aplicar as melhores evidências científicas na assistência é um dos fatores que podem contribuir na qualificação do PN. Além disso, a qualidade do PN poderá ser garantida por meio de:[1]

    1. Cuidados pré-natais de grupo, considerando o contexto em que a gestante/família está inserida;
    2. Intervenções com base nas comunidades para melhorar a comunicação e o apoio;
    3. Inclusão de componentes de delegação de tarefas na prestação de cuidados pré-natal,[1,2] por exemplo, entre os agentes de saúde leigos, enfermeiras(os), enfermeiras(os) obstetras e médicos;
    4. Definição de um calendário de contatos pré-natais, mínimo de oito consultas/contatos, durante o acompanhamento da gestante/família;
    5. Realização de intervenções nutricionais como: educação em saúde sobre alimentação saudável e atividade física; suplementação oral diária de ferro e ácido fólico, com 30 mg a 60 mg de ferro elementar e 400 µg (0,4 mg) de ácido fólico para as gestantes. Aplicam-se para a prevenção do quadro de anemia e infecção puerperal das mães, do baixo peso ao nascer e, do parto prematuro. E, ainda, restrição da ingestão de cafeína, para evitar o risco de aborto espontâneo e recém-nascidos com baixo peso

ao nascer, sobretudo para as mulheres que usualmente apresentam elevada ingestão diária, mais de 300 mg por dia;
6. Avaliação materna integralizada, periódica e apurada, considerando-se aspectos físicos, emocionais, econômicos, culturais e sociais;
7. Avaliação do feto por meio de uma ecografia anterior a 24ª semana de gestação (ecografia precoce) para: estimar a idade gestacional; favorecer a detecção de anomalias fetais e de gravidezes múltiplas; reduzir a indução do trabalho de parto para gestações pós-termo; e, qualificar a experiência gestatória da mulher.
8. Oferta de intervenções baseadas em evidências científicas para todos os sintomas fisiológicos comuns na gestação.

2. **Quais são os componentes da atenção pré-natal essenciais para a garantia do nascimento seguro e adequados desfechos neonatais?**

Apesar do progresso na redução da mortalidade, convivemos no Brasil com números elevados de mortes maternas e de recém-nascidos, consideradas evitáveis por adequada atenção ao PN, parto e nascimento. Neste sentido, têm sido direcionados esforços para redução dos resultados adversos para as mulheres e recém-nascidos como a utilização oportuna dos serviços de saúde e o atendimento ao parto realizado por profissionais qualificados, que têm aumentado nos países em desenvolvimento.[3]

Contudo, nesse cenário se evidenciam problemas com a qualidade dos serviços, os quais refletem várias situações e condições: a infraestrutura e os suprimentos disponíveis; o gerenciamento; os recursos humanos munidos de conhecimento, habilidades e capacidade técnica para atender a gestação e o parto fisiológico; os processos sociais e culturais. E, ainda, o fato de a qualidade prever: a assistência com práticas (de rotina e emergência) baseadas em evidências; os sistemas de informações fidedignos para ágil e oportuna emissão de informações de alerta e que permitam mecanismos de revisão e auditoria; e, os sistemas de referência funcional entre os níveis de atenção de uma rede.[3]

Nesse contexto, é possível destacar características da qualidade dos serviços de saúde, e assim também para os maternos e infantis, tomando como referência as suas definições operacionais na assistência à saúde, elencados pela OMS[4] (Quadro 1.1).

Segundo o Ministério da Saúde,[5] os princípios assistenciais da linha de cuidado perinatal, essenciais para o nascimento seguro e para o ótimo desfecho neonatal, são:

– Qualidade, integralidade, resolutividade e continuidade do cuidado com responsabilização até que os problemas estejam plenamente resolvidos.
– Promoção de vínculo entre o profissional e o usuário do sistema de saúde, com estreitamento da confiança e da corresponsabilidade, com incentivo ao autocuidado, bem como para o reconhecimento dos riscos.
– Ações práticas para a promoção integral da saúde e prevenção dos agravos, ultrapassando o atendimento exclusivo às demandas pontuais.
– Integração entre a rede de saúde com os demais setores de assistência e desenvolvimento social para a melhoria das condições de vida da família.
– Acolhimento com priorização para todas as gestantes e recém-nascidos com intercorrências e/ou em trabalho de parto. Após acolher, deve-se avaliar e assisti-los em qualquer ponto da rede de saúde no qual a atenção foi buscada. Na avaliação, deve-se

concluir pela necessidade de realização de tratamentos, encaminhamentos para internação ou transferência para serviço de maior complexidade, sempre que necessário, evitando-se a peregrinação de gestantes e mães com recém-nascidos.

– Abordagem de risco é a garantia para a atenção oportuna e adequada, de modo imediato e continuado, sem perda de oportunidade de ação da saúde.

– Vigilância à saúde do recém-nascido é a postura ativa do serviço em assumir situações de maior risco, com o objetivo de minimização dos danos e implementação de acompanhamento adequado. É geralmente dirigida para pessoas com maior vulnerabilidade e, a partir da qual, são desencadeadas ações estratégicas como a busca ativa.

Quadro 1.1. Características da qualidade da assistência à saúde e suas definições operacionais segundo a Organização Mundial de Saúde, 2006

Característica	Definição
Segura	Oferta de assistência à saúde que minimize riscos e danos aos usuários, incluindo a prevenção de lesões evitáveis e reduzindo erros médicos.
Eficaz	Fornecimento de serviços baseados em conhecimento científico e diretrizes baseadas em evidência.
Oportuna	Redução dos atrasos na prestação/recebimento de assistência médica (e à saúde).
Eficiente	Prestação de cuidados de saúde de maneira a maximizar o uso de recursos e evitar o desperdício.
Equitativa	Prestação de cuidados de saúde que não variam em qualidade na dependência das características pessoais como sexo, raça, etnia, localização geográfica ou *status* socioeconômico.
Aceitável e centrada na pessoa	Disponibilização de cuidados que considerem as preferências e aspirações do usuário dos serviços e a cultura de sua comunidade.

Fonte: OMS (2006)[4] (tradução das autoras).

3. **Quais são os principais riscos que a atenção pré-natal de má qualidade oferece ao neonato?**

Apesar da reconhecida relevância da atenção pré-natal para a saúde materna e infantil, dados epidemiológicos demonstram fragilidade da qualidade desse cuidado, como a incidência de sífilis na gestação e das complicações da hipertensão arterial gestacional, entre outras condições que, se não diagnosticadas e tratadas adequadamente, podem desencadear consequências indesejáveis para mãe e filho. Estes e outros eventos gestacionais, com graus variados de sequelas, podem ser determinantes para morbimortalidade de recém-nascidos[6] e se relacionam com a qualidade da atenção à saúde.

A atuação de profissionais de saúde com formação consistente, trabalhando de modo interdisciplinar, com compartilhamento de informações entre os diferentes níveis de atenção à saúde, tem sido associada à redução sustentada da mortalidade materna e neonatal, com melhoria na qualidade do atendimento.[7] Enquanto a prestação desrespeitosa/abusiva/coercitiva de serviços por profissionais de saúde, mesmo que considerados qualificados, resulta em má qualidade real ou percebida do atendimento, estando direta e indiretamente associada a resultados adversos maternos e neonatais.[8] Assim, a qualidade da assistência abrange tanto os aspectos técnicos como o cuidado respeitoso no atendimento das necessidades de saúde da população.

Todas as gestantes devem ser avaliadas adequadamente no pré-natal, com a identificação das suas necessidades de cuidado e potencialidades, e de encaminhamento a outro nível de atenção à saúde, se pertinente à situação. Assim, quando indicado, a decisão de encaminhar deve ser tomada sem demora, seguindo um plano preestabelecido que pode ser implementado a qualquer momento. Na atenção à saúde que prima pela qualidade, há registro fidedigno das avaliações e condutas, com troca de informações e *feedback* entre os membros de uma mesma equipe e entre as equipes dos diferentes níveis de saúde.[7]

É fundamental conhecer as condições maternas na gestação para planejar a assistência neonatal de modo a prevenir complicações adicionais e antecipar cuidados e tratamentos que diminuirão os riscos envolvidos em tais condições. Assim, a seguir são citadas algumas condições e eventos que devem ser identificados e acompanhados no pré-natal, uma vez que representam riscos ao recém-nascido.[9,10]

1. **Deficiência nutricional**: o déficit de ingestão calórica e proteica interfere na síntese de DNA nos primeiros meses de gestação, por consequência, pode interferir no desenvolvimento fetal, podendo ocasionar o abortamento. Na desnutrição materna grave e persistente, ocorre a restrição de crescimento fetal e, cerebral inadequado, bem como crescimento intrauterino abaixo do esperado para a idade gestacional, o que se caracteriza como um recém-nascido pequeno para a idade gestacional (PIG).

2. **Sangramento**: esse, no período pré-natal, pode ocorrer de forma crônica ou aguda, como resultado de múltiplos fatores que envolvem as condições placentárias ou uterinas e/ou alterações do cordão umbilical. Quando o sangramento ocorre durante o primeiro e o segundo trimestres, há grande probabilidade de ocorrer aborto. Quando se dá no terceiro semestre, está geralmente associado à má implantação da placenta no útero, como no caso de placenta prévia (implantação baixa anormal da placenta, com cobertura completa ou parcial do óstio interno do colo uterino) ou descolamento prematuro de placenta. O sangramento, no terceiro trimestre, resulta na deficiência das trocas gasosas de oxigênio e gás carbônico em nível placentário, com consequente asfixia fetal, o que pode desencadear sequelas irreversíveis ao feto, também colocando em risco a mãe.

3. **Diabetes gestacional**: nessa condição, ocorre um desequilíbrio na produção de insulina pelo pâncreas materno em relação às demandas metabólicas, com consequente hiperglicemia, principalmente após o segundo trimestre. Os efeitos no feto são o aumento na incidência de anomalias congênitas (neurológicas, cardíacas, renais e gastrointestinais), além da diminuição do crescimento cerebral e aumento do crescimento fetal (recém-nascido grande para a idade gestacional – GIG). Ao nascimento, ocorre hipoglicemia no recém-nascido, visto que, devido à hiperglicemia materna, o pâncreas do feto desenvolve elevada produção de insulina para metabolizar as altas taxas de glicose recebidas via placenta. Ao nascer, o volume de glicose placentário cessa, porém, a produção de insulina se mantém elevada, o que causa a hipoglicemia. A alta concentração de glicose e a elevada produção de cortisol da mãe causam diminuição na produção de surfactante pulmonar fetal. Portanto, além da hipoglicemia, os recém-nascidos tendem a desenvolver síndrome de desconforto respiratório devido à menor maturação pulmonar.

4. **Hipertensão na gestação**: ocorre durante a gestação com a elevação da pressão arterial, geralmente nas últimas dez semanas de gestação e até 48 horas após o

parto. As repercussões no feto geralmente se relacionam à diminuição da perfusão da placenta, o que se caracteriza como uma insuficiência placentária. Assim, pode-se observar retardo do crescimento intrauterino, o baixo peso ao nascer e o parto prematuro. Em razão de o útero se tornar um ambiente hostil ao feto, frequentemente há necessidade de interromper a gestação por meio de cesárea, gerando também a relação-problema com os nascimentos prematuros e as complicações relacionadas à prematuridade.

5. **Infecções**: gestantes com infecções não identificadas e/ou não tratadas adequadamente poderão ter aumentada a morbidade e mortalidade fetal. No contexto de uma unidade de terapia intensiva (UTI), muitas consequências neonatais podem ser identificadas. Estas, com certa frequência, remetem a sorologias maternas não colhidas ou resultados não adequadamente interpretados para o direcionamento das intervenções, além da desvalorização dos sinais e sintomas manifestados durante a gestação. Entre elas, citam-se: nascimento prematuro; malformações; problemas cardíacos; distúrbios respiratórios; microcefalia; hidrocefalia; convulsões; meningite; anemia; restrição de crescimento; alterações ósseas; e doença hepática. Em alguns casos, a hospitalização do concepto não chegará a ocorrer, devido aborto ou óbito fetal.

6. **Parto prematuro**: quando o nascimento ocorre antes de 37 semanas de gestação, mesmo na ausência de um ou mais fatores desencadeantes bem definidos. Contudo, são conhecidos fatores de risco que devem ser identificados no pré-natal como: hipertensão arterial; infecções maternas; história de partos prematuros prévios; diabetes; doença cardíaca; doença renal; anomalia uterina; placenta prévia; descolamento prematuro de placenta; uso abusivo de cigarros; álcool e drogas ilícitas; bem como, a má nutrição. No nascimento prematuro, principalmente anterior à 32ª semana, os riscos de complicações são mais frequentes, citam-se: os problemas respiratórios decorrentes da imaturidade pulmonar; e, o risco de sangramento intraventricular em virtude da fragilidade dos capilares cerebrais e da grande irrigação cerebral. Também haverá maior risco de infecção em decorrência da imaturidade do sistema imunológico e da pele.

7. **Parto pós-termo**: quando a gravidez se prolonga para além de 42 semanas, a placenta não mantém adequadamente sua função de fornecimento de nutrientes e promoção de trocas gasosas. Isso desencadeará falência do crescimento fetal, desidratação, redução da gordura subcutânea, pele descamativa e enrugada, hipoglicemia, hipóxia com estresse e eliminação de mecônio. Aqui se adicionam o risco de aspiração de mecônio e suas complicações.

8. **Uso de substâncias e drogas ilícitas**: nesse contexto, a gestante demanda atenção qualificada para seu bem-estar e segurança, bem como do concepto. O álcool aumenta o risco de danos neurológicos ao neonato, baixo peso e síndrome alcoólica fetal. Já o tabaco resulta em menor perfusão da placenta e do útero, com redução da oxigenação fetal, causando: o parto prematuro; baixo peso ao nascer; maior risco de morte súbita; e anormalidades neurológicas de desenvolvimento. A cocaína é associada a parto prematuro, restrição de crescimento intrauterino e distúrbios de comportamento. A heroína causa dependência, também aumenta o risco de parto prematuro e restrição no crescimento intrauterino, além da síndrome de abstinência neonatal. Alguns pacientes não chegarão a ser atendidos em unidade neonatal em virtude do aborto espontâneo.

9. **Distúrbios da glândula tireoide da mãe**: o hipotireoidismo e o hipertireoidismo estão associados ao risco de aborto espontâneo. O hipertireoidismo tem sido relacionado ao parto prematuro, restrição de crescimento intrauterino; e o hipotireoidismo no neonato decorrente do uso materno de medicamento antitireoidiano durante a gestação. Já o hipotireoidismo é relacionado ao déficit de desenvolvimento neurológico no período neonatal e elevação do risco de ocorrência das anomalias congênitas. Entretanto, o tratamento adequado durante a gestação reduz as complicações fetais.

10. **Restrição de crescimento intrauterino**: tal restrição geralmente inicia-se já no primeiro trimestre de gestação, afetando órgãos e sistemas. Entre as causas, estão as anomalias congênitas e infecções. Essa condição favorece asfixia que facilita a aspiração de mecônio, com consequente pneumonite química e persistência da hipertensão pulmonar, que é característica da circulação fetal, o que tem repercussão na ventilação/perfusão do recém-nascido. Também se observam instabilidade térmica, policitemia, hipocalcemia e hipoglicemia em neonatos que apresentam essa condição.

11. **Desmame precoce**: no cuidado pré-natal, há oportunidade de identificar demandas relacionadas às informações, crenças, experiência prévia e inseguranças maternas, que poderão diminuir a possibilidade de sucesso no aleitamento materno, sobretudo se ocorrer o nascimento de um neonato que demande hospitalização. O desmame precoce priva o neonato de um alimento completo para as suas necessidades nutricionais, que tem sido associado a maiores níveis de inteligência, menor frequência de doenças infecciosas e alergias. Além disso, o aleitamento materno tem impacto no vínculo mãe-filho, na redução de custos para a família e resultados positivos para a saúde da mulher.

Portanto, verificou-se que a atenção pré-natal de baixa qualidade pode se relacionar a maiores índices de mortalidade, bem como a um maior quantitativo de neonatos que demandarão intervenções imediatas ao nascimento para facilitar sua adaptação à vida extrauterina, bem como assistência especializada em unidade de terapia intensiva neonatal. A prevenção e o manejo eficazes das condições na atenção pré-natal reduzirão significativamente riscos para recém-nascidos e suas mães.

4. Quais elementos da história pré-natal assumem relevância no processo de investigação e identificação dos problemas do neonato internado em unidade de intensivismo neonatal?

Ao cuidar do neonato internado na unidade de intensivismo neonatal, é relevante que a(o) enfermeira(o) investigue principalmente os seguintes elementos da história pré-natal:

1. A estimativa da idade gestacional (IG), baseada na data da última menstruação (DUM), quando houver, e na Ecografia. A IG é o indicador mais próximo da avaliação de risco de morbidade, mortalidade e sequelas no neonato;
2. A classificação do risco obstétrico;
3. Número de consultas pré-natais;
4. Hábitos de vida como tabagismo, etilismo, uso de drogas ilícitas, uso de medicamentos e alimentação;
5. Histórico de exames laboratoriais e complementares maternos, bem como os seus resultados;
6. História materna de doenças/infecções prévias ou desenvolvidas durante a gestação;

7. Complicações maternas e/ou fetais no período gestacional, trabalho de parto e nascimento;
8. Registro de agravos psíquicos;
9. Aspectos maternos/familiares sociais, econômicos, culturais e religiosos, segundo as particularidades pertinentes a cada situação.

5. **Quais diagnósticos de enfermagem relacionados ao pré-natal podem ser estabelecidos no cuidado ao neonato na unidade de intensivismo?**

   Existem diferentes Sistemas de Linguagem Padronizada em Enfermagem. Aqui será mencionada a Classificação de Diagnósticos de Enfermagem da *NANDA International* (NANDA-I), que define o Diagnóstico de Enfermagem como um julgamento clínico sobre uma resposta humana às condições de saúde e de processos de vida, ou a uma vulnerabilidade a essa resposta. O diagnóstico constitui a base para a seleção de intervenções que visam resultados que são de responsabilidade do enfermeiro.[11]

   Como o cuidado ao recém-nascido deve contemplar mãe e família, a seguir são apresentados alguns diagnósticos de enfermagem que podem ser propostos, a partir da coleta de dados e do raciocínio clínico, considerando-se a individualidade dos clientes avaliados:

   1. "Comportamento de saúde propenso a riscos", quando há uma capacidade prejudicada de modificar o estilo de vida e/ou as ações de modo a melhorar o nível de bem-estar. Esse diagnóstico é direcionado à mãe e família;
   2. No que se refere à amamentação, alguns fenômenos podem ser nomeados como "Produção insuficiente de leite" e "Amamentação ineficaz", o que abrange mãe e filho. Contudo, também se pode observar uma resposta desejável como "Disposição para amamentação melhorada". Nomear tal resposta tem o intuito de estabelecer intervenções que favoreçam e fortaleçam essa resposta, tornando-a ainda mais evidente;
   3. "Padrão ineficaz de alimentação do lactente" trata de capacidade prejudicada de um lactente de sugar ou de coordenar a resposta sucção-deglutição, resultando na nutrição oral inadequada para as necessidades metabólicas. Descreve uma situação que demanda atenção diferenciada em relação aos diagnósticos mencionados no item anterior: deve ser considerada uma situação mais grave e que pode demandar intervenção multidisciplinar;
   4. "Risco de glicemia instável" é um fenômeno que descreve o contexto do neonato prematuro, com restrição de crescimento intrauterino, bem como o filho de mãe diabética;
   5. Os diagnósticos "risco de hiperbilirrubinemia neonatal" e "hiperbilirrubinemia neonatal" são fenômenos frequentes. O acompanhamento visa proteger o neonato de uma condição grave como a encefalopatia hiperbilirrubinêmica, denominada também de *kernicterus*;
   6. "Motilidade gastrintestinal disfuncional" é um fenômeno de enfermagem que descreve a resposta humana do neonato prematuro ou daqueles que vivenciam asfixia ao nascimento, bem como defeitos de fechamento da parede abdominal, como gastrosquise e onfalocele;
   7. Como os distúrbios respiratórios são eventos frequentes em unidade de internação neonatal, é premente estar atento aos diagnósticos "desobstrução ineficaz de vias

aéreas" e "padrão respiratório ineficaz". Caso eles se instalem e não sejam priorizados cuidados para amenizá-los ou resolvê-los, os mecanismos compensatórios do neonato podem se esvair. Então, ocorrerão fenômenos mais graves como "troca de gases prejudicada" e "ventilação espontânea prejudicada". Os prematuros extremos, por exemplo, que passam por longos períodos de internação e uso de suporte ventilatório com oxigênio, são propensos à "resposta disfuncional ao desmame ventilatório";

8. Como mencionado anteriormente, a família e o neonato são indissociáveis na perspectiva do enfermeiro neonatal. Assim, fenômenos que se relacionam à parentalidade devem ser avaliados e nomeados para direcionar o cuidado de enfermagem à garantia de experiência significativa e segura. Alguns deles são: "risco de vínculo prejudicado", "risco de processo perinatológico ineficaz" e, quando o fenômeno está instalado, "processo perinatológico ineficaz". Conforme citado anteriormente, um diagnóstico como "disposição para processo perinatológico melhorado" descreve fenômeno a ser estimulado e fortalecido;

9. O recém-nascido prematuro é propenso a "risco de comportamento desorganizado do lactente" e "comportamento desorganizado do lactente", o que demanda por intervenções neuroprotetoras, com o intuito de favorecer seu desenvolvimento e modulação das respostas comportamentais e fisiológicas. Também está sujeito a "risco de desenvolvimento atrasado";

10. Outro fenômeno de enfermagem que pode ser identificado é a "síndrome de abstinência neonatal", que se trata de um conjunto de sintomas de abstinência observados em recém-nascidos como resultado de exposição no período pré-natal a substâncias aditivas ou em consequência de controle farmacológico da dor no pós-natal;

11. Em decorrência das complicações decorrentes da prematuridade, como a imaturidade de inúmeros sistemas orgânicos, bem como as implicações da própria hospitalização que demandam uso de substâncias e dispositivos, os seguintes fenômenos também são pertinentes a esse contexto: "risco de infecção", "risco de aspiração", "risco de integridade da pele prejudica", "integridade da pele prejudicada", "dor aguda" e "dor crônica";

12. "Termorregulação ineficaz" descreve as flutuações de temperatura, enquanto "hipotermia" e "hipertermia" descrevem fenômenos bem estabelecidos.

Referências

1. Organização Mundial da Saúde. Recomendações da OMS sobre cuidados pré-natais para uma experiência positiva na gravidez. Geneva: OMS; 2016. Disponível em: https://apps.who.int/iris/bitstream/handle/10665/250800/WHO-RHR-16.12-por.pdf?sequence=2. Acesso em: 22 jun 2020
2. World Health Organization. WHO recommendations: optimizing health worker roles to improve access to key maternal and newborn health interventions through task shifting. Geneva: World Health Organization; 2012. Disponível em: http://apps.who.int/iris/bitstream/10665/77764/1/9789241504843_ eng.pdf. Acesso em: 10 mai 2020.
3. Tunçalp Ö et al. Quality of care for pregnant women and newbonrs – the WHO vision. BJOG – An International Journal of Obstetrics & Gynaecology. 2015 Jul;122(8):1045-9. Disponível em: https://www.ncbi.nlm.nih.gov/pubmed/25929823. Acesso em: 10 mai 2020.
4. World Health Organization. Quality of care: a process for making strategic choices in health systems. World Health Organization Press. 2006:1-50. ISBN 978 92 4 156324 6. Geneva; 2006. Disponível em: https://apps.who.int/iris/handle/10665/43470. Acesso em: 22 jun 2020.

5. Brasil. Ministério da Saúde. Atenção à saúde do recém-nascido: guia para os profissionais de saúde. 2 ed. Brasília: Ministério da Saúde; 2014. Disponível em: https://bvsms.saude.gov.br/bvs/publicacoes/atencao_saude_recem_nascido_v1.pdf. Acesso em: 22 jun 2020.
6. Melo EC, Oliveira RR, Mathias TAF. Factors associated with the quality of prenatal care: an approach to premature birth. Rev Esc Enferm USP [Internet]. 2015; 49(4): 540-9. Disponível em: https://doi.org/10.1590/S0080-623420150000400002. Acesso em: 15 jun 2020.
7. World Health Organization. Standards for improving quality of maternal and newborn care in health facilities. Geneva: World Health Organization; 2016. Disponível em: https://www.who.int/maternal_child_adolescent/documents/improving-maternal-newborn-care-quality/en/. Acesso em: 15 jun 2020.
8. Miller S, Lalonde A. The global epidemic of abuse and disrespect during childbirth: history, evidence, interventions, and FIGO's mother–baby friendly birthing facilities initiative. Int J Gynaecol Obstet. 2015; 131 (Suppl1): S49-52. Disponível em: http://dx.doi.org/10.1016/j.ijgo.2015.02.005 0020-7292. Acesso em: 22 jun 2020.
9. Tamez RN. Enfermagem na UTI neonatal: assistência ao recém-nascido de alto risco. 6 ed. Rio de Janeiro: Guanabara Koogan; 2017.
10. Victora CG, Bahl R, Barros AJ, França GV, Horton S, Krasevec J, Murch S et al. Breastfeeding in the 21st century: epidemiology, mechanisms, and lifelong effect. Lancet. 2016;387(10017):475-90. doi: 10.1016/S0140-6736(15)01024-7.
11. Herdman TH, Kamitsuru S. Diagnósticos de enfermagem da NANDA International: definições e classificação 2018/2020. 11. ed. Porto Alegre: Artmed; 2018.

Complicações Maternas e Repercussões Neonatais

2

Júnia Aparecida Laia da Mata
Márcia Helena de Souza Freire
Ana Paula Xavier Ravelli

1. **Quais são as principais complicações gestacionais que podem provocar repercussões não desejáveis aos neonatos e suas definições?**

    A saúde do neonato é indissociável da saúde materna. Por isso, no cuidado neonatal é fundamental considerar aspectos maternos como a presença ou não de complicações durante o ciclo gestacional, as quais podem repercutir em desfechos neonatais desfavoráveis e, até mesmo, na mortalidade dos recém-nascidos. No Quadro 2.1, são apresentadas as principais complicações gestacionais que podem provocar repercussões negativas na saúde dos neonatos.

Quadro 2.1. Principais complicações gestacionais que podem provocar repercussões não desejáveis nos neonatos e seus conceitos

Complicação	Conceito
1. Aloimunização materna ou doença hemolítica perinatal	Consiste na incompatibilidade sanguínea entre mãe e feto, comumente causada por antígenos do sistema ABO e fator Rh. Na aloimunização ocorre a formação de anticorpos circulantes anti-Rh na gestante Rh-negativo em resposta aos antígenos provenientes da circulação do feto Rh-positivo.[1-2]
2. Toxoplasmose na gestação	Zoonose causada pelo *Toxoplasma gondii* que oferece elevado risco ao feto quando acomete gestantes. Entre os agravos que essa doença pode provocar, destacam-se: restrição do crescimento intrauterino, morte fetal, prematuridade, lesões oculares, microcefalia, pneumonite, hepatoesplenomegalia e calcificações cerebrais.[3]
3. Sífilis na gestação	Trata-se de um agravo infeccioso sistêmico causado pela bactéria *Treponema pallidum*, a qual pode ser transmitida por meio de relações sexuais desprotegidas.[2,3] Pode ser classificada em: adquirida recente (com menos de um ano de evolução, nas formas primária, secundária e latente recente) ou tardia (com mais de um ano de evolução, nas formas latente tardia e terciária); e congênita recente (casos com diagnóstico até o 2º ano de vida) ou tardia (casos diagnosticados após o 2º ano de vida).[3] Pode desencadear durante o ciclo gestacional: abortamento espontâneo, infecção congênita, malformação fetal e natimortalidade.[2]

Continua

Continuação

Complicação	Conceito
4. Infecção pelo vírus da imunodeficiência humana (HIV) na gestação	Consiste em uma infecção que cursa com um amplo espectro de apresentações clínicas, desde a fase aguda até a avançada.[4] Pode ser transmitida verticalmente ao bebê intraútero, durante o trabalho de parto e nascimento ou após o parto. A transmissão vertical está relacionada a vários fatores, a saber: a carga viral, o genótipo e o fenótipo viral, estado clínico e imunológico materno, presença de infecções sexualmente transmissíveis (IST) e outras coinfecções, estado nutricional da gestante, tempo de uso de antirretrovirais na gestação, uso de drogas ilícitas, prática sexual desprotegida, duração da rotura das membranas amnióticas, presença de hemorragia intraparto, prematuridade e aleitamento materno.[3]
5. Hepatite B na gestação	Infecção viral comumente transmitida pelas vias parenteral e sexual, causada pelo vírus da hepatite B (VHB). Pode ser transmitida ao feto, oferecendo ao recém-nascido o risco de desenvolver cirrose e hepatocarcinoma precocemente.[3]
6. Placenta prévia (PP)	Consiste na implantação anormal da placenta no segmento inferior do útero.[2] Pode causar séria morbimortalidade materna e fetal.
7. Descolamento prematuro de placenta (DPP)	Corresponde à separação da placenta normalmente inserida no corpo uterino, antes do nascimento fetal, em gestações de 22 semanas ou mais.[2]
8. Prolapso de cordão umbilical	Ocorre quando o cordão umbilical repousa abaixo da apresentação do feto. Pode ser oculto, ocorrendo em qualquer momento do trabalho de parto, com as membranas rotas ou não. É mais comum o prolapso franco (visível).[5]
9. Placenta acreta	Implantação placentária anormal, na qual o trofoblasto adere ao miométrio.[5]

Fonte: As autoras.

2. Quais são os grupos de repercussões neonatais que podem ser observadas a partir dos tipos de complicações maternas durante a gestação?

Globalmente, mais de 85% das mortes de recém-nascidos são consequências de complicações do nascimento prematuro, asfixia perinatal ou intraparto de infecções neonatais. Contudo, com foco nas principais complicações maternas, apontadas na questão anterior, relacionam-se os principais grupos de repercussões neonatais, veja o Quadro 2.2.

Quadro 2.2. Repercussões neonatais possíveis em decorrência das principais complicações maternas

Grupo	Especificidade
Condição desfavorável ao crescimento e desenvolvimento desejáveis	• Restrição do crescimento intrauterino; • Prematuridade; • Malformação fetal; • Microcefalia; • Infecção congênita.
Morbidade específica	• Calcificações cerebrais; • Lesões oculares; • Pneumonite; • Hepatoesplenomegalia; • Risco de desenvolvimento de cirrose; • Risco de desenvolvimento de hepatocarcinoma.

Continua

Continuação

Grupo	Especificidade
Morte prematura	• Abortamento espontâneo; • Natimortalidade (óbito fetal); • Óbito neonatal precoce; • Óbito neonatal; • Óbito pós-neonatal.

Fonte: As autoras.

3. **Quais são os principais diagnósticos de enfermagem para as complicações maternas com repercussões neonatais, os quais podem ser utilizados para o planejamento do cuidado da gestante, tendo como foco a prevenção dos desfechos fetais e neonatais desfavoráveis?**

A atenção pré-natal constitui um conjunto de ações simultaneamente preventivas, promotoras e diagnósticas, que visam o melhor desfecho do ciclo gravídico-puerperal e também da saúde do neonato. Considerando esses aspectos, dar-se-á destaque aos diagnósticos de enfermagem (DE) da Taxonomia II Nanda-I[6] associados ao cuidado atento e sistematizado à gestante com as complicações já mencionadas. Para tanto, mantém-se como foco a prevenção de morbidades neonatais.

1. **Processo perinatológico ineficaz**
   – Definição: incapacidade de preparar-se para e/ou manter a gestação, o processo de nascimento e os cuidados do recém-nascido saudáveis para assegurar o bem-estar.

   1.1 Risco de processo perinatológico ineficaz
   – Definição: suscetibilidade a uma incapacidade de preparar-se para e/ou manter a gestação, o processo de nascimento e os cuidados do recém-nascido saudáveis para assegurar o bem-estar.

   1.2 Risco de binômio mãe-feto perturbado
   – Definição: suscetibilidade à ruptura da relação simbiótica mãe-feto em consequência de comorbidade ou problemas relacionados à gestação que podem comprometer a saúde.

2. **Risco de desequilíbrio eletrolítico**
   – Definição: suscetibilidade a mudanças nos níveis de eletrólitos séricos que pode comprometer a saúde.

   2.1 Risco de perfusão tissular cardíaca diminuída
   – Definição: suscetibilidade a uma redução na circulação cardíaca (coronariana) que pode comprometer a saúde.

   2.2 Padrão respiratório ineficaz
   – Definição: inspiração e/ou expiração que não proporciona ventilação adequada.

   2.3 Risco de desenvolvimento atrasado
   – Definição: suscetibilidade a atraso de 25% ou mais em uma ou mais áreas do comportamento social ou autorregulador, ou em habilidades cognitivas, de linguagem e motoras grossas ou finas, que pode comprometer a saúde.

2.4 Risco de hiperbilirrubinemia neonatal
– Definição: suscetibilidade ao acúmulo de bilirrubina não conjugada na circulação (menos de 15 mL/dL) que ocorre após 24 horas de vida e que pode comprometer a saúde.

2.5 Risco de função hepática prejudicada
– Definição: suscetibilidade à diminuição na função hepática que pode comprometer a saúde.

3. Risco de sangramento
– Definição: suscetibilidade à redução no volume de sangue que pode comprometer a saúde.

3.1 Risco de choque
– Definição: suscetibilidade a fluxo sanguíneo inadequado para os tecidos do corpo, que pode resultar em disfunção celular que ameaça a vida, que pode comprometer a saúde.

4. Risco de infecção no sítio cirúrgico
– Definição: suscetibilidade à invasão de organismos patogênicos no sítio cirúrgico que pode comprometer a saúde.

5. Risco de contaminação
– Definição: suscetibilidade à exposição a contaminantes ambientais que pode comprometer a saúde.

6. Dor no trabalho de parto
– Definição: experiência sensorial e emocional, que varia de agradável a desagradável, associada ao trabalho de parto e nascimento da criança.

7. Medo
– Definição: resposta a uma ameaça percebida que é conscientemente reconhecida como um perigo.

7.1 Ansiedade
– Definição: sentimento vago e incômodo de desconforto ou temor, acompanhado por resposta autonômica (a fonte é frequentemente não específica ou desconhecida para o indivíduo); sentimento de apreensão causado pela antecipação de perigo. É um sinal de alerta que chama a atenção para um perigo iminente e permite ao indivíduo tomar medidas para lidar com a ameaça.

7.2 Ansiedade relacionada à morte
– Definição: sentimento vago e incômodo de desconforto ou temor gerado por percepções de uma ameaça real ou imaginária à própria existência.

7.3 Autonegligência
– Definição: conjunto de comportamentos culturalmente estruturados que envolvem uma ou mais atividades de autocuidado em que há falha em manter um padrão de saúde e bem-estar socialmente aceito.

7.4 Enfrentamento ineficaz
– Definição: padrão de avaliação inválida de estressores, com esforços cognitivos e/ou comportamentais, que falha em controlar as demandas relativas ao bem-estar.

7.5 Controle de impulsos ineficaz
– Definição: padrão de reações rápidas e não planejadas a estímulos internos ou externos, sem levar em conta as consequências negativas dessas reações ao indivíduo impulsivo ou aos outros.

No Quadro 2.3, estão dispostas as complicações maternas com os DE correspondentes a cada uma delas.

Quadro 2.3. Principais complicações gestacionais com repercussões neonatais e os diagnósticos de enfermagem, fundamentados na Taxonomia III Nanda-I[6]

Complicação	DE
1. Aloimunização materna ou doença hemolítica perinatal	1 2 e 2.4 7 e 7.1
2. Toxoplasmose na gestação	2.3 7, 7.2 e 7.3
3. Sífilis na gestação	1.1 4 7 e 7.2
4. Infecção pelo vírus da imunodeficiência humana (HIV) na gestação	1.1 2 5 7, 7.1 e 7.4
5. Hepatite B na gestação	1 2.5 7.1
6. Placenta prévia (PP)	1.2 3 e 3.1 7 e 7.4
7. Descolamento prematuro de placenta (DPP)	1.1 3 e 3.1 6 7 e 7.2
8. Prolapso de cordão umbilical	1.1 e 1.2 2.1 e 2.2 7.1 e 7.4
9. Placenta acreta	1.1 3 e 3.1 4 7 e 7.1

Fonte: As autoras.

4. Quais são as principais condutas de enfermagem a serem implementadas no cuidado à gestante focando a prevenção de desfechos fetais e neonatais desfavoráveis?

Com base nas evidências atuais sobre o impacto das complicações obstétricas nos desfechos neonatais desfavoráveis, tem-se como prioritárias algumas linhas de cuidados de rotina e de emergência,[7,8] a saber:

- Cuidados de rotina durante o parto, incluindo monitoramento do trabalho de parto e cuidados ao recém-nascido, ao nascimento e durante a primeira semana;
- Manejo da pré-eclampsia, eclampsia e das suas complicações;
- Gerenciamento do trabalho de parto complicado, valendo-se de técnicas obstétricas seguras e baseadas em evidências científicas;
- Manejo da hemorragia pós-parto;
- Gerenciamento do trabalho de parto prematuro, nascimento e cuidados adequados para bebês prematuros e/ou pequenos para a idade gestacional;
- Procedimentos de reanimação neonatal; e
- Manejo das infecções maternas e neonatais.

Referências

1. ACOG. ACOG Practice Bulletin No. 192 Summary: Management of Alloimmunization During Pregnancy, Obstetrics & Gynecology; 2018:131(3);611-612. Doi: 10.1097/AOG.0000000000002525.
2. Araújo LA, Rios AT. Enfermagem na prática materno-neonatal. Rio de Janeiro: Guanabara Koogan; 2012.
3. Brasil. Ministério da Saúde. Gestação de alto risco: manual técnico. Brasília: Editora do Ministério da Saúde; 2012.
4. Brasil. Ministério da Saúde. Protocolo Clínico e Diretrizes Terapêuticas para Manejo da Infecção pelo HIV em Adultos. Brasília: Ministério da Saúde, 2018. Disponível em: file:///C:/Users/jumat/Downloads/pcdt_adulto_12_2018_web.pdf. Acesso em: 05 jul 2020.
5. Lowdermilk DL, Perry SE, Cashion K, Alden KR. Saúde da mulher e enfermagem obstétrica. Rio de Janeiro: Elsevier; 2012.
6. Herdman TH, Kamitsuru, S. Diagnósticos de enfermagem da NANDA-I: definições e classificação 2018-2020 [recurso eletrônico]. 11. ed. Porto Alegre: Artmed; 2018. Disponível em: http://nascecme.com.br/2014/wp-content/uploads/2018/08/NANDA-I-2018_2020.pdf. Acesso em: 10 mai 2020.
7. World Health Organization. Standards for improving quality of maternal and newborn care in health facilities. Department of Maternal, Newborn, Child and Adolescent Health. WHO Library Cataloguing-in-Publication; 2016. Suíça, 73 p. Disponível em: https://www.who.int/maternal_child_adolescent/documents/improving-maternal-newborn-care-quality/en/. Acesso em: 22 jun 2020.
8. Lazzerini M, Valente Ep, Covi B, Semenzato C, Ciuch M. Use of WHO standards to improve quality of maternal and newborn hospital care: a study collecting both mothers' and staff perspective in a tertiary care hospital in Italy. BMJ Open Quality 2019;8:e000525. doi:10.1136/bmjoq-2018-000525. Disponível em: https://www.ncbi.nlm.nih.gov/pmc/articles/PMC6440608/.

Condições Crônicas Maternas e os Desfechos Neonatais

3

Júnia Aparecida Laia da Mata
Márcia Helena de Souza Freire

1. **Quais são os agravos crônicos de saúde que mais afetam a gestante e como podem ser objetivamente definidos?**

   A hipertensão arterial sistêmica (HAS) e o diabetes *mellitus* (DM) são os principais agravos crônicos que acometem as mulheres no ciclo gravídico. Considera-se hipertensão crônica (HC) em gestantes aquela que está presente desde antes da gestação ou que foi diagnosticada previamente à vigésima semana gestacional. Caracteriza-se pela elevação da pressão arterial sistólica (PAS) > 140 mmHg e/ou a pressão arterial diastólica (PAD) > 90 mmHg, que devem ser medidas duas vezes com intervalo de 4 e 6 horas, por um período mínimo de duas semanas.[1-4] A hipertensão diagnosticada em uma primeira oportunidade durante o ciclo gestacional e que não se normaliza em até 12 semanas pós-parto também é tratada como crônica.[4]

   Já o DM é um distúrbio metabólico crônico caracterizado por hiperglicemia decorrente da deficiência na produção, secreção ou ação-resistência da insulina no organismo.[4-5] Pode ser classificado como diabetes gestacional, quando diagnosticado durante a gestação e diabetes pré-gestacional, quando presente previamente a ela: tipo 1, tipo 2 e outros.[4]

2. **Quais os principais desfechos neonatais esperados frente à hipertensão arterial sistêmica materna?**

   Quanto aos desfechos neonatais advindos de mães com HAS crônica, é relevante inicialmente que seja enfatizada a importância da assistência pré-natal de qualidade para que se obtenha a prevenção da morbidade e mortalidade materna e perinatal.[6] Existem fortes evidências científicas globais[7] que versam sobre o atendimento obstétrico integral, o qual deve ser feito segundo uma estrutura de qualidade, a ser incorporada por todos os estabelecimentos de saúde e ambientes comunitários, incluindo:

   – Educação e informação para as mulheres sobre aspectos dos cuidados consigo e com seus familiares e sobre o acesso aos serviços;

   – Habilidades interpessoais com competência cultural;

- Valorização do parto como um processo normal;
- Mecanismos de referência e contrarreferência;
- Trabalho em equipe multiprofissional com atendimento personalizado, que desenvolva a confiança e empoderamento da mulher no período gravídico-puerperal.

Assim, ao contar com esta estrutura de qualidade, poder-se-á prevenir ou minimizar os principais acometimentos que a HAS materna pode precipitar no feto e neonato, a saber:
- Natimorto: nascido sem nenhum sinal de vida.[8]
- Nascimento prematuro: crianças nascidas antes das 37 semanas incompletas de gestação. Inclui três subcategorias: extremo prematuro (abaixo de 28 semanas); muito prematuro (entre 28 semanas completas de gestação e abaixo de 32 semanas); e prematuro moderado (entre 32 semanas completas de gestação até 37 semanas incompletas).[9]
- Baixo peso ao nascer (BPN): nascido vivo que apresente peso ao nascer menor do que 2.500 g. Na avaliação fetal gestacional, fala-se que o feto apresenta retardo do crescimento intrauterino (RCIU). Inclui duas categorias: extremo baixo peso (peso menor ou igual a 999 g), de muito baixo peso (peso ao nascer de 1.000 g a 1.499 g) e de baixo peso (peso de 1.500 g a 2.500 g).[8]
- Pequeno para a idade gestacional (PIG): nascidos vivos que apresentam valor inferior ao percentil 10 de peso ao nascer, segundo a idade gestacional.[7]

3. **Quais diagnósticos de enfermagem (DE) podem ser relevantes para o planejamento do cuidado de gestantes com HAS, com o objetivo de minimizar as repercussões neonatais?**

Para a minimização dos danos aos neonatos, é necessário que haja um planejamento dos cuidados às gestantes com HAS e, para tanto, a(o) enfermeira(o) utilizam-se de diagnósticos de enfermagem, que aqui são relacionados com base na Taxonomia de NANDA I - 2018-2020:[10]
- Ansiedade: sentimento vago e incômodo de desconforto ou temor, acompanhado por resposta autonômica (a fonte é frequentemente não específica ou desconhecida para o indivíduo); sentimento de apreensão causado pela antecipação de perigo. É um sinal de alerta que chama a atenção para um perigo iminente e permite ao indivíduo tomar medidas para lidar com a ameaça.
- Medo: resposta a uma ameaça percebida conscientemente reconhecida como um perigo.
- Comportamento de saúde propenso a risco: capacidade prejudicada de modificar o estilo de vida e/ou as ações de modo a melhorar o nível de bem-estar.
- Risco de binômio mãe-feto perturbado: suscetibilidade à ruptura da relação simbiótica mãe-feto em consequência de comorbidade ou problemas relacionados à gestação que podem comprometer a saúde.
- Risco de maternidade prejudicada: suscetibilidade a dificuldades do cuidador principal de criar, manter ou recuperar um ambiente que promova o ótimo crescimento e desenvolvimento da criança, que podem comprometer seu bem-estar.
- Risco de processo perinatológico ineficaz: suscetibilidade a uma incapacidade de preparar-se para e/ou manter a gestação, o processo de nascimento e os cuidados do recém-nascido saudáveis para assegurar o bem-estar.

- Campo de energia desequilibrado: ruptura no fluxo vital de energia humana que costuma ser um todo contínuo único, dinâmico, criativo e não linear.
- Risco de perfusão tissular periférica ineficaz: suscetibilidade a uma redução da circulação sanguínea para a periferia que pode comprometer a saúde.
- Risco de perfusão tissular cardíaca diminuída: suscetibilidade a uma redução na circulação cardíaca (coronariana) que pode comprometer a saúde.

4. **Quais os principais desfechos neonatais esperados frente ao diabetes *mellitus* materno?**

Há evidências de que o diabetes *mellitus* da gestante seja responsável por índices elevados de morbimortalidade perinatal.[11-12] Os diagnósticos médicos mais frequentes em recém-nascidos de mães diabéticas, sobretudo os distúrbios metabólicos, contabilizam vários sinais e sintomas[13] que deverão ser observados, monitorados, registrados, comunicados ao médico e equipe responsável e, receber uma ação de cuidado/tratamento para alívio, com sua redução ou cessação. São eles:

- Macrossomia fetal: distúrbio relacionado ao elevado peso ao nascer, acima ou igual a 4.000,[8] ou seja, acima do percentil 90 da curva de uma determinada população.
- Malformações fetais: malformações congênitas, deformações e anormalidades cromossômicas. Segundo a Organização Mundial da Saúde, as expressões "anomalia congênita", "defeito congênito" ou "malformação congênita" compreendem qualquer malformação verificada no recém-nascido após o seu nascimento, seja de característica estrutural ou funcional, ou abrangendo os distúrbios metabólicos. As mesmas podem estar presentes ao nascimento, ou terem sido detectadas no período pré-natal com exames específicos, ou mesmo durante a vida da criança.[14] Nas primeiras semanas gestacionais, a hiperglicemia intrauterina favorece o estresse oxidativo com produção de radicais livres, tornando o ambiente desfavorável para o desenvolvimento fetal normal.
- Prematuridade extrema: nascidos com IG abaixo de 28 semanas.[9]
- Restrição de crescimento intrauterino: diagnosticado na avaliação fetal gestacional quando o feto apresenta distúrbio relacionado ao tempo de gestação e ao crescimento fetal. Geralmente, referido como peso e comprimento com valor inferior ao percentil 10 para a idade gestacional.[8]
- Síndrome do desconforto respiratório, asfixia intraparto: uma desordem respiratória e cardiovascular específica ao período perinatal que inclui, em menor ou maior intensidade: batimentos cardíacos fetais anormais; falta ou dificuldade de oxigenação fetal em decorrência de pulmões imaturos; dificuldade respiratória neonatal (FC < 100 bpm) expressa por sinais como batimento de asa de nariz, cianose, respiração ofegante/irregular (*gasping*), gemidos inspiratórios ou expiratórios ou apneia; inatividade aos estímulos;[8] pode também se desenvolver a hipertensão pulmonar persistente do RN.[11]
- Hipoglicemia: baixo nível de glicemia, a queda ocorre rapidamente ao nascimento de mãe diabética. A hipoglicemia é o primeiro distúrbio mais frequente em recém-nascido de mãe diabéticas e pode ser definida como a glicose plasmática inferior de 40 a 50 mg/dL, contudo há falta de consenso. Sintomas: hipoatividade, hipotonia, tremores, cianose, convulsões, apneia, sudorese, choro gritado e regurgitação alimentar.[6,11]

- Hipocalcemia: como segundo distúrbio metabólico mais frequente em filhos de mães diabéticas, ocorre por volta de 24 a 72 horas de vida e é definida como a dosagem de cálcio total inferior a 7 mg/dL. Podem manifestar-se os seguintes sintomas clínicos: tremores, hiperatividade, hipertonia, apneia, convulsões, laringoespasmo, taquipneia, vômito e taquicardia.[6,12]
- Hiperbilirrubinemia: elevação dos níveis de bilirrubina. Este distúrbio metabólico é considerado o mais frequente e intenso nos recém-nascidos de mães diabéticas.[5] Ocorre o acúmulo de bilirrubina não conjugada na circulação (menos de 15 mL/dL) que ocorre após 24 horas de vida.[11-13]
- Policitemia: hiperviscosidade sanguínea, este fator está associado à hiperbilirrubinemia. Sintomas clínicos que podem se manifestar são: cianose, taquipneia, tremores, convulsões, priaprismo e oligúria.[13]

5. **Que diagnósticos de enfermagem podem ser os mais relevantes para o planejamento do cuidado de gestantes com DM, com o objetivo de minimizar as repercussões neonatais?**

Os DE baseados na taxonomia de NANDA I – 2018-2020,[10] relevantes para o planejamento do cuidado de gestantes com diabetes *mellitus* gestacional, com foco na minimização de danos aos neonatos, abrangem alguns já apontados para as gestantes hipertensas (ansiedade; medo; comportamento de saúde propenso a risco; risco de binômio mãe-feto perturbado; risco de maternidade prejudicada; risco de processo perinatológico ineficaz; e campo de energia desequilibrado). Contudo, os DE[10] especificamente voltados para a situação do diabetes *mellitus* gestacional, os quais apoiarão o planejamento do cuidado para melhor desenvolvimento fetal e condições de nascimento e vida infantil, são:

- Risco de glicemia instável: suscetibilidade à variação dos níveis séricos de glicose em relação à faixa normal que pode comprometer a saúde.
- Obesidade: condição em que o indivíduo acumula gordura excessiva para a idade e o sexo que excede o sobrepeso.
- Risco de perfusão tecidual periférica ineficaz: suscetibilidade à variação dos níveis séricos de glicose em relação à faixa normal que pode comprometer a saúde.
- Risco de síndrome do desequilíbrio metabólico: suscetibilidade a um agrupamento tóxico de fatores bioquímicos e fisiológicos associados ao desenvolvimento de doença cardiovascular decorrente de obesidade e diabetes tipo 2 que pode comprometer a saúde.
- Risco de perfusão tecidual cardíaca diminuída: suscetibilidade a uma redução na circulação cardíaca (coronariana) que pode comprometer a saúde.

Referências

1. Andrade SS, Stopa SR, Brito AS, Chueri PS, Szwarcwald CL, Malta DC. Prevalência de hipertensão arterial auto referida na população brasileira: análise da pesquisa nacional de saúde, 2013. Epidemiol Serv Saude, 2015; 24(2):297-304. DOI: https://doi.org/10.5123/S1679-49742015000200012.
2. Townsend R, O'Brien P, Khalil A. Current best practice in the management of hypertensive disorders in pregnancy. Integr Blood Press Control. 2016;9:79-94. DOI: https://doi.org/10.2147/IBPC.S77344.

3. Freire CML, Tedoldi CL. Hipertensão arterial na gestação. Arquivos Brasileiros de Cardiologia, 2009, 93(6, Suppl. 1):159-165. Disponível em: https://doi.org/10.1590/S0066-782X2009001300017. Acesso em 22 jun 2020.
4. Brasil. Ministério da Saúde. Gestação de alto risco: manual técnico. Brasília: Editora do Ministério da Saúde; 2012.
5. Brunner IS, Suddarth DS. Manual de enfermagem médico-cirúrgica. 13. ed. Rio de Janeiro: Guanabara Koogan; 2015.
6. Brasil. Ministério da Saúde. Atenção à saúde do recém-nascido: guia para os profissionais de saúde/Cuidados com o recém-nascido pré-termo. Brasília: Ministério da Saúde; 2011. Disponível em: http://www.redeblh.fiocruz.br/media/arn_v4.pdf. Acesso em: 22 jun 2020.
7. Emily Mann BSc MPH. Evidence summary. Midwifery: quality care. The Joanna Briggs Institute EBP Database, JBI@Ovid. 2018; JBI11566.
8. Organização Mundial da Saúde. Centro Colaborador da OMS para Classificação de Doenças em Português. Classificação Estatística Internacional de Doenças e Problemas Relacionados à Saúde. 10ª revisão (CID – 10). 8 ed. São Paulo: Editora da Universidade de São Paulo (EDUSP); 2016. Disponível em: https://icd.who.int/browse10/2016/en#/P05-P08. Acesso em 08 jul 2020.
9. World Health Organization. Born too soon: the global action report on preterm birth. Eds CP Howson, MV Kinney, JE Lawn. World Health Organization: Geneva; 2012. Disponível em: https://www.who.int/pmnch/media/news/2012/201204_borntoosoon-report.pdf .
10. Herdman TH, Kamitsuru, S. Diagnósticos de Enfermagem da NANDA-I: definições e classificação 2018-2020 [recurso eletrônico]. 11. ed. Porto Alegre: Artmed, 2018. Disponível em: http://nascecme.com.br/2014/wp-content/uploads/2018/08/NANDA-I-2018_2020.pdf. Acesso em 05 jul 2020.
11. Long Khanh-Dao Le, B. Pharm, MPH, MHHSM. Evidence summary. Infant of a woman with diabetes: management. The Joanna Briggs Institute EBP Database, JBI@Ovid. 2019; JBI7818.
12. Ramos JL, Monaci J. Recém-nascido de Mãe Diabética. In: Alves N (ed). Pernatologia Básica. 3 ed. Rio de Janeiro: Guanabara Koogan; 2006.p.295-302.
13. Mohsin F, Khan S, Baki MA, et al. Neonatal management of pregnancy complicated by diabetes. J Pak Med Assoc. 2016 Sep;66 (9 Suppl 1):S81-4. Disponível em: https://www.jpma.org.pk/PdfDownloadsupplements/287. Acesso em: 10 mai 2020.
14. Organização Mundial da Saúde. Anomalias congênitas. Nota descritiva n. 370; 2015. Disponível em: http://www.who.int/mediacentre/factsheets/fs370/es/. Acesso em 10 mai 2020.

Intercorrências no Parto e o Neonato

4

Liane Unchalo Machado
Paola Melo Campos

1. **O que é a hemorragia puerperal?**

    É a perda sanguínea vaginal estimada em mais de 500 mL após o parto vaginal ou mais de 1.000 mL após a cesariana, ou qualquer perda de sangue pelo trato genital. Pode ser imediata quando ocorre nas primeiras 24 horas do puerpério, ou tardia quando ocorre após esse período, capaz de causar instabilidade hemodinâmica.[1]

2. **Quais são os fatores de risco para a hemorragia puerperal?**

    Atonia uterina, multiparidade, trauma no canal do parto, uso de ocitocina no primeiro período do parto, parto instrumentado (uso de fórceps), tecido placentário retido, pré-eclampsia, descolamento prematuro de placenta, curetagem uterina pós-parto.[2] Muitos dos casos de hemorragia pós-parto são imprevisíveis e inevitáveis, necessitando de atendimento rápido e preciso. Por isso, a importância da equipe treinada e orientada para o atendimento é condição emergencial.

3. **Como é diagnosticado o risco para a hemorragia puerperal?**

    É fundamental que seja reconhecido precocemente, devem ser observados o sangramento aumentado, os sintomas da paciente como tontura, fraqueza, palidez, sudorese, taquicardia, hipotensão, pele fria.[3]

4. **Qual o tratamento indicado para a hemorragia puerperal?**

    Consiste na agilidade e na recomendação do controle do sítio do sangramento, dentro da primeira hora a partir do diagnóstico. Deve ser realizada intervenção precoce e oportuna para evitar a tríade letal da hemorragia, que são: acidose, coagulopatia e hipotermia.[3]

5. **Qual a importância da equipe multidisciplinar organizada?**

    Preparo e organização da equipe com a realização de montagem de *kits* de hemorragia, *checklist* com fluxogramas são importantes ferramentas no momento do atendimento da hemorragia. O ideal é que toda a equipe seja treinada: anestesistas, obstetras, enfermeiros, técnicos de enfermagem, equipe do laboratório e banco de sangue.

6. Qual o manejo do tratamento da atonia uterina?

A atonia uterina complica 1 em cada 20 nascimentos, sendo responsável por 80% dos casos de hemorragia.[4] É a maior causa de hemorragia pós-parto. A enfermeira deve estar à beira do leito para manejo do sangramento uterino.

7. Quais os passos para o manejo do sangramento uterino pós-parto?

1. Monitorização da paciente para controle dos sinais vitais;
2. Avaliar a necessidade de sondagem vesical de alívio ou de demora para controle do débito urinário;
3. Acesso venosos calibroso, de preferência dois acessos;
4. Massagem uterina fúndica e bimanual na sequência.[5]

8. Quais as medicações de 1ª escolha para o manejo do sangramento uterino?[5]

– Ocitocina*: uterotônico de 1ª escolha, infusão intravenosa (IV);

– Misoprostol*: sublingual, via oral (VO) ou retal;

– Ácido tranexâmico*: 1 g, via IV em 10 minutos.

*Estas medicações devem estar em local de fácil acesso e de conhecimento de toda a equipe, podem estar montadas em *kits* para o uso.

9. Quais intervenções são utilizadas no manejo da hemorragia pós-parto?

O tamponamento uterino com balão de látex ou silicone vem sendo muito usado no manejo da hemorragia. É de fácil e rápida aplicação, tem como princípio básico a inserção de um balão dentro da cavidade uterina, sendo insuflado com solução salina. O *balão de bakri* é desenhado especificamente para o manejo da hemorragia.[3]

10. O que é o traje antichoque não pneumático (TAN)?

É uma nova tecnologia de controle transitório do sangramento em casos de hemorragia, utilizada em pacientes com hemorragia obstétrica que necessitam de transferência para centros de maior complexidade. É uma vestimenta de neoprene segmentada, que realiza uma compressão circunferencial, comprimindo os vasos abdominais pélvicos e dos membros inferiores.[3] Esta técnica é utilizada em pacientes com instabilidade hemodinâmica ou em iminência de choque hipovolêmico. Entre os seus benefícios estão redução do sangramento local e redirecionamento do fluxo para as partes superiores nobres do organismo. É útil em transferências.[3]

11. Qual a maneira de colocação do TAN?

O traje deve ser colocado iniciando-se pelo segmento 1 (membros inferiores) ao segmento 6. Sua retirada deve ser gradual, na mesma sequência (do segmento 1 ao 6) e sob monitoramento contínuo, pelo risco de reativação do sangramento e choque.[3]

12. Qual o manejo em relação a trauma (lacerações e ruptura uterina)?

É considerado outra causa de hemorragia. Em lacerações de trajeto, o tratamento consiste em sutura das lesões. Nos casos de suspeita ou confirmação de acretismo placentário não tentar retirar a placenta, por haver risco de sangramento.[6]

13. Qual o manejo em relação a distúrbios de coagulação?

É um quadro grave, as gestantes tendem a fazer um quadro de hipofibrinogemia precoce. Nessa situação, deve-se manter níveis de fibrinogênio acima de 200 mg/dL. Deve-se tratar a coagulopatia com hemoderivados e hemocomponentes.[6] Por isso a importância de um protocolo de transfusão maciça, tendo o laboratório e banco de sangue como parte da equipe.

14. O que significa distócia de ombro?

É uma emergência obstétrica de grande importância nos últimos anos em razão de a sua imprevisibilidade, ocorre uma dificuldade da passagem do ombro do neonato, após a passagem de sua cabeça pela sínfise púbica.[7,8]

15. Quais são os fatores de risco para a distócia de ombro?

Os principais fatores de risco que têm sido associados a essa emergência obstétrica são: baixa estatura, pelve anormal, macrossomia fetal, diabetes gestacional, o parto instrumentado e história de gravidez anterior complicada por distócia de ombro.[9,10]

16. Qual a abordagem da distócia de ombro?

O manejo da distócia de ombro é executado de modo que a retirada do bebê seja o mais rápida possível, evitando hipóxia do feto. A existência de um protocolo de atuação no centro obstétrico é de extrema importância, envolvendo a interação de toda a equipe obstétrica.[10,11]

– Devemos solicitar auxílio da equipe de enfermagem, anestésica, médica;
– Realizar a manobra de Mc Roberts que consiste em hiperflexão das coxas da paciente;
– Realizar pressão suprapúbica externa (manobra de Rubin I);
– Realizar episiotomia;
– Retirar o braço posterior do bebê;
– Toque para manobras internas: manobra de Rubin II, manobra de Woods e manobra de parafuso invertido;
– Alterar posição da parturiente para quatro apoios.

17. Quais as complicações decorrentes da distócia de ombro?

As complicações decorrentes da distócia de ombro afetam mãe e recém-nascido. A complicação materna mais comum é a hemorragia pós-parto, consequentemente a rotura uterina e lesões da via do parto e lacerações vaginais.[7] A maior preocupação na distócia de ombro é o dano no plexo braquial superior, resultando na disfunção total do membro. Outras lesões são: fratura de úmero, clavícula e morte neonatal.[12]

18. Qual a importância da equipe multidisciplinar nessa emergência obstétrica?

A distócia de ombro como emergência obstétrica implica uma resposta rápida e coordenada da equipe. Para isso, deve-se ter na sala a equipe completa na hora do nascimento, treinamento por meio de técnicas de simulação, proporcionando redução das morbimortalidades maternas e do recém-nascido. Recomenda-se o treinamento da equipe (médicos, técnicos de enfermagem, anestesistas e enfermeiros), com a disponibilização de um dispositivo a ser acionado no momento que ocorrer a complicação.

19. Qual o preparo do berço aquecido para atendimento do recém-nascido?

São de suma importância a preparação e a revisão do berço aquecido (Figura 4.1), manter sempre revisado e pronto. Devemos verificar a temperatura do berço, materiais para intubação, testar laringoscópio, materiais para aspiração das vias aéreas, oxímetro, campos aquecidos, material para atendimento de urgência com adrenalina, bicarbonato, *cord clamp*, testar *Babypuff*.

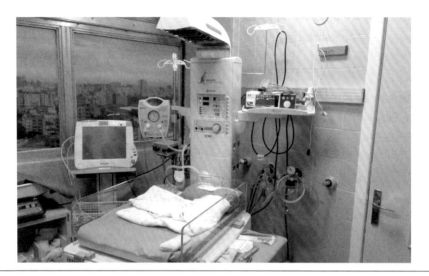

Figura 4.1. Berço aquecido.
Fonte: Arquivo pessoal das autoras.

Lembrando de sempre manter o berço aquecido revisado e completo (Figura 4.1), com todo o material de reanimação neonatal, conforme os itens descritos a seguir:

– Verificar a temperatura do berço;

– Material para aspiração de vias aéreas;

– Materiais para intubação: laringoscópio, tubo, material para fixação do tubo;

– Oxímetro de pulso, bandagem elástica;

– Campos aquecidos;

– Touca para RN;

– Compressas para secar o RN;

– Material para atendimento de urgência com adrenalina, bicarbonato;

– Tesoura estéril, *cord clamp* e gaze com clorexidine alcoólica para antissepsia e corte do cordão umbilical;

– Testar *Babypuff* e deixar máscaras de diferentes tamanhos para o RN.

20. O que é asfixia neonatal?

A asfixia nada mais é do que a síndrome hipoxicoisquêmica que se desenvolve pela hipoperfusão tecidual significativa e diminuição da oferta de oxigênio.[13] A oferta de oxigênio é fundamental para que as células e tecidos mantenham o metabolismo e suas funções vitais. A asfixia provoca uma reorganização do débito cardíaco com a intenção de preservar a perfusão do sistema nervoso central (SNC), do coração e das glândulas adrenais.[13] Os principais fatores de risco para a asfixia neonatal são: hipertensão materna, pós-maturidade grave, descolamento prematuro de placenta, líquido amniótico meconial, entre outros.[13]

21. **Qual é a etiologia da asfixia neonatal?**

    A asfixia pode ocorrer por diversos motivos, como:[13-14]
    - Interrupção do fluxo sanguíneo umbilical;
    - Insuficiente troca de gases pela placenta;
    - Perfusão placentária inadequada por comorbidades materna;
    - Feto com algum comprometimento que não tolera o estresse do trabalho de parto;
    - Falha de inflar o pulmão logo após o nascimento.
    - O mais comum é o evento hipoxicoisquêmico, por isso o trabalho de parto deve ser acompanhado e o feto deve ser monitorizado.

22. **Qual a principal complicação decorrente da asfixia neonatal?**

    A hipoperfusão tecidual pode causar encefalopatia hipoxicoisquêmica que apresenta grau moderado a grave.[15]

23. **O quadro clínico de asfixia neonatal pode ser reversível?**

    Sim. A evolução do quadro clínico depende do tempo, da gravidade e da duração do incidente hipoxicoisquêmico, ou seja, quanto mais rápido se restabelecer a oxigenação e o fluxo sanguíneo, menor será o dano.[16]

24. **Quais são os critérios para diagnosticar asfixia neonatal?[16]**
    - Acidemia metabólica em sangue arterial de cordão umbilical (pH < 7);
    - Escore de Apgar de 0 a 3 por mais de cinco minutos;
    - Manifestações neurológicas no período neonatal (convulsões, hipotonia, coma, entre outros);
    - Disfunção orgânica multissistêmica.

25. **Qual é o passo a passo da abordagem clínica para atender todas as possíveis consequências do quadro de asfixia neonatal?[16]**
    - Primeiro passo: reanimação imediata em sala de parto;
    - Segundo passo: medidas de suporte de vida (manutenção da oxigenação e perfusão, temperatura corporal, balanço metabólico, balanço hidreletrolítico e equilíbrio acidobásico);
    - Terceiro passo: estratégias para neuroproteção (aplicar todas as medidas terapêuticas para evitar a cascata de eventos que levam ao dano neuronal).

26. **O que é *Babypuff* e qual seu funcionamento?**

    É um dispositivo (Figura 4.2) de ressuscitação neonatal que opera com uma fonte externa de gás. Esse dispositivo apresenta dois sistemas de válvulas que controlam todas as funções do dispositivo. Tem o intuito de oxigenar os pulmões do paciente, com PIP (pressão inspiratória) consistente e excelente controle da PEEP (pressão expiratória), mantendo a capacidade residual funcional, mantendo os alvéolos abertos e evitando o colapso dos pulmões.

27. Como é controlada a concentração de oxigênio?

Existe um dispositivo chamado de *blender* que nada mais é do que um misturador de gases que permite a oferta de oxigênio de 21 a 100%. Na Figura 4.2, o *blender* pode ser visto à direita do respirador. Ele é composto por uma peça de metal com um botão para escolha da concentração de oxigênio que será ofertada; diretamente nessa peça, há a ligação com o ar comprimido e o oxigênio, fazendo, assim, a mistura necessária. O *blender* é encontrado como uma peça separada, mas geralmente está acoplado em equipamentos para ventilação mecânica.

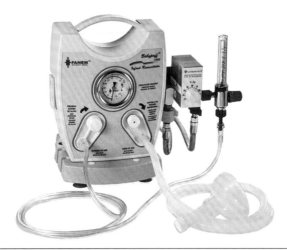

Figura 4.2. Dispositivo *Babypuff* com *Blender*.
Fonte: Arquivo pessoal das autoras.

28. Quais os principais cuidados de enfermagem para a assistência do recém-nascido com quadro de asfixia neonatal?[17]

– Monitorização dos sinais vitais;
– Preparação do ambiente limpo;
– Disponibilização dos materiais necessários;
– Utilização de medidas de reanimação quando necessário;
– Realização da anamnese e exame físico apropriado;
– Organização e realização do protocolo de hipotermia terapêutica, quando indicado pela equipe médica.

Referências

1. Stafford I, Diidy GA, Clark SL, Belfort MA. Visually estimated and calculated blood loss in vaginal and cesarean delivery. Am J Obstet Gynecol. 2008; 199 (5):519 e 1-7.
2. Giannella L, Mfuta K, Pedroni D, Delrio E, Venuta A, Bergamini E, et al. Delays in the livery room of a primary maternity unit: a retrospective analysis of obstetric outcomes. J Matern Fetal Neonatal Med.2013;26(6):593-7.
3. Organização Pan Americana da Saúde. Recomendações assistenciais para prevenção, diagnóstico e tratamento da hemorragia obstétrica. Brasília: OPAS; 2018.
4. Jacobs AL. Causes and treatment postpartum hemorrhage puerperal. Walthan: UpToDate; 2008.
5. Mousa HA, Blum J, Abou El Senoun G, Shakur H, Alfirevic Z. Treatment for primary postpartum haemorrhage. Cochrane Database Syst Rev. 2014;(2):CDO03249.
6. Committee on Pratice Bulletins-Obstetics. Pratice Bulletin No. 183: Postpartum Hemorrhage. Obstet Gynecol. 2017 Oct;130(4):e168-e186. Doi: 10.1097/AOG.0000000000002351. PubMed PMID: 28937571.
7. Gheman RB, Chauchan S, Ouzounian JG, Lerner H, Gonik B, Goodwin M: Shoulder dystocia: the unpreventable obstetric emergency with empiric management guidelines. Am J Obstet Gynecol 2006;195(3):657-72.
8. Gherman RB: Shoulder dystocia: an evidence-based evaluation of the obstetric nightmare. Clin Obstet Gynecol 2002; 45(2):354-62.
9. Sokol RJ, Blackwell SC. ACOG practice bulletin Shoulder Dystocia Number 40 November 2002 (Replaces practice pattern number 7 October 1997). Int J of Gynecol Obstet 2003;80(1): 87-92.
10. Royal College of Obstetricians and Gynaecologists Shoulder Dystocia: December 2005. Guideline 42.
11. Gottliebag AG, Galan HL: Shoulder Dystocia: An Update. Obstet Gynecol Clin North Am 2007;34(3):501-31.
12. Focus Group Shoulder Dystocia, In: Confidential Enquiries into Stillbirths and Deaths in Infancy, London: Maternal and Child Health Research Consortium. Fifth Annual Report 1998; 73-9.
13. Procianoy, RS, Silveira, RC. Hypoxic-ischemic syndrome. J Pediatr (Rio J) 2001;77(Supl.1):s63-s70. Disponível em: http://www.jped.com.br/conteudo/01-77-S63/port.asp. Acesso em: 05 mai 2020.
14. Brasil. Ministério Da Saúde. Fiocruz. Principais questões sobre Asfixia Perinatal. Disponível em: https://portaldeboaspraticas.iff.fiocruz.br/atencao-recem-nascido/principais-questoes-sobre-asfixia-perinatal/. Acesso em: 05 mai 2020.
15. Shankaran S, Laptook AR, Pappas A, McDonald SA, Das A, Tyson JE, Poindexter BB, et al. Effect of depth and duration of cooling on deaths in the nicu among neonates with hypoxic ischemic encephalopathy a randomized clinical trial. JAMA [Internet]. 2014; 312(24):2629-39. Disponível em: https://www.ncbi.nlm.nih.gov/pubmed/25536254. Acesso em 07 mai 2020.
16. Brasil. Ministério da Saúde. Secretaria de Atenção à Saúde. Departamento de Ações Programáticas Estratégicas. Atenção à Saúde do Recém-Nascido: guia para os profissionais de saúde. 2. ed. Brasília, DF: Ministério da Saúde, 2014a. v. 1. Disponível em: http://bvsms.saude.gov.br/bvs/publicacoes/atencao_saude_recem_nascido_v1.pdf. Acesso em 05 mai 2020.
17. Zica LP, Nascimento TB. Asfixia perinatal: assistência do enfermeiro. [Online]. 2019. Disponível em: https://dspace.uniceplac.edu.br/bitstream/123456789/88/1/Talita%20Bastisa_0000102_Let%C3%ADciapacecozica_0000104_pdf.pdf. Acesso em: 07 mai 2020.
18. Graça A, et al. Hipotermia induzida no tratamento da encefalopatia hipóxico-isquêmica neonatal [Online]. 2012. Disponível em: https://www.spneonatologia.pt/wp-content/uploads/2016/11/2012-Hipotermia.pdf. Acesso em: 07 mai 2020.
19. Procianoy, RS. HIPOTERMIA TERAPÊUTICA. [Online]. 2012.Disponível em: https://www.sbp.com.br/fileadmin/user_upload/2015/02/hipotermia-terapeutica.pdf. Acesso em: 05 mai 2020.

Gestações Múltiplas

5

Leila Patrícia de Moura
Denise Dalmora Dartora
Cátia Viana Fagundes

1. **O que é gestação múltipla?**

    É considerada gestação múltipla ou gemelar quando houver presença simultânea de duas ou mais gestações, e podem ser classificadas como dupla, tripla, e múltipla de elevada ordem (quádrupla, quíntupla). Considera-se um gêmeo cada produto da gravidez.[1]

    A gestação múltipla tem classificações que se relacionam à placenta e à quantidade de óvulos fertilizados. Em relação à placenta, a gestação múltipla pode ser classificada em dicoriônica ou monocoriônica. Considera-se dicoriônica quando cada gêmeo tem sua própria placenta, e monocoriônica quando os gêmeos compartilham a mesma placenta. Quando a gestação é monocoriônica, ela ainda pode estar classificada em diamniótica, quando os fetos compartilham a mesma placenta, mas cada gêmeo tem seu próprio âmnio, ou monoamniótica, em que os fetos compartilham, além da placenta, o mesmo âmnio. Nesse último caso, os gêmeos têm o mesmo genótipo, que resulta em sexos iguais, características físicas idênticas, mesmo grupo sanguíneo e mesmas predisposições patológicas.[1-2]

    Considerando-se a quantidade de óvulos fertilizados, os gêmeos podem ser monozigóticos (MZ), quando há fertilização de um óvulo por apenas um espermatozoide ou dizigóticos (DZ), quando dois óvulos são fertilizados por dois espermatozoides, formando dois zigotos, nesse caso denominados "gêmeos fraternos", podendo ser ou não de mesmo sexo.[2]

2. **Quais são as complicações da gemelidade para os bebês?**

    Cerca de metade das gestações com mais de um feto não chega à idade gestacional de termo (38 a 40 semanas), ocasionando, assim, estreita relação com a prematuridade.[3] Além disso, a gestação gemelar apresenta algumas complicações que merecem destaque e serão descritas a seguir:

    – **Anomalia fetal:** quando um dos fetos apresenta anomalia, a prematuridade pode ocorrer em cerca de 78% dos casos. O feto anômalo apresenta alto risco de óbito intrauterino e, nos casos de gestação monocoriônica, o sobrevivente tem alto risco de morbidade e mortalidade.[3]

- **Crescimento fetal:** quando os pesos estimados dos fetos apresentam diferença de 20% ou mais, ou quando a diferença entre as circunferências abdominais é > 20 mm após a 24ª semana, considera-se que o crescimento dos fetos é discordante. Entre os fatores que podem influenciar nessa discordância, destaca-se a divisão de uma placenta única entre dois fetos.[3]
- **Síndrome de acéfalo acárdico:** também conhecido como "gêmeo acárdico", é a complicação mais rara da gemelidade e ocorre em cerca de 1% das gestações monocoriônicas. Envolve uma transfusão feto-fetal, por meio de uma anastomose entre as artérias umbilicais, na qual um dos fetos recebe sangue não oxigenado acarretando prejuízo em seu desenvolvimento, sendo chamado "feto acárdico".[4] O outro gemelar, que em geral é anatomicamente sem anormalidades, é denominado "feto bomba" em virtude da sobrecarga cardíaca a que fica exposto ao promover suporte circulatório para o feto acárdico. Em virtude de alteração hemodinâmica causada, o "feto bomba" desenvolve alto risco para falência cardíaca e polidramnia. A mortalidade perinatal para esse gemelar é de 50 a 70% na ausência de tratamento.[5]
- **Síndrome de transfusão feto fetal (STFF):** consiste em restrição de crescimento e anemia de um gêmeo (doador) e sobrecarga circulatória e policitemia no outro (receptor), por consequência de anastomoses vasculares existentes na placenta. Complicação grave, com elevada morbimortalidade perinatal, principalmente em fetos até 28 semanas de gestação.[1] A maior mortalidade apresenta-se nos fetos receptores, e o índice varia de acordo com grau e o momento em que ocorre a transfusão.[4]
- **Morte unifetal:** quando o óbito ocorre no início da gestação, a absorção do feto morto acontece, geralmente, sem agravantes. Quando ocorre a partir da segunda metade da gestação, a conduta depende da corionicidade.[5] Apresenta maior incidência em gestações monocoriônicas em razão de elevada taxa de deslocamento de placenta, insuficiência placentária secundária à doença materna, anomalia fetal, incidentes com cordão umbilical e transfusão feto-fetal.[4]
- **Amniorrexe:** rompimento prematuro das membranas ovulares após a 20ª semana de gestação e antes de iniciar o trabalho de parto.[4]

3. **Quais devem ser os cuidados de enfermagem no momento do parto de uma gestação gemelar?**

Antes de planejar uma assistência de enfermagem com qualidade para atender os bebês no momento do nascimento, é necessário conhecer a via e as condições para o parto, pois essas informações serão importantes para organizar os cuidados que deverão ser oferecidos pela equipe assistencial.

Quando a gestação gemelar não apresenta complicações, a data do parto é incerta. A mortalidade fetal para gestações gemelares é relativa entre 36 e 37 semanas com pesos aproximados entre 2.500 e 2.800 gramas; já além de 38 semanas, as taxas de mortalidade neonatal podem ser maiores. Em gestações gemelares dicoriônicas diamnióticas, a idade ideal para o parto é de 38 semanas. Já, na gestação monocoriônica e diamniótica, a idade gestacional ideal para nascimento é de 36 semanas e, na monocoriônica monoamniótica, 32 semanas. Portanto, o momento para qualquer intervenção dependerá do diagnóstico correto e do comprometimento do gemelar, das chances de sobrevivência e prognóstico para cada feto.

No centro obstétrico, para que a assistência oferecida atenda às necessidades dos bebês, deve haver, no momento do nascimento, número de profissionais de acordo com a quantidade de gêmeos que nascerão, para que os cuidados sejam realizados de maneira simultânea, já que na maioria das vezes o nascimento também ocorre desse modo. Os cuidados devem seguir a rotina de admissão de recém-nascido (RN) em sala de parto, como qualquer outro nascimento, observando-se as condições do nascimento de cada bebê.

Após o nascimento, quando por alguma complicação, necessidade de intervenção ou mesmo em virtude de nascimento prematuro, os bebês precisam ser encaminhados à unidade neonatal, os cuidados se resumem ao transporte dos bebês, que deve ser organizado e seguro.

4. **Quais são os cuidados que devem ser observados durante o transporte dos bebês para a unidade neonatal?[6]**

O transporte para a unidade neonatal deve ser realizado após estabilização dos bebês e, durante o transporte, são necessários alguns cuidados como manutenção da temperatura corporal, permeabilidade das vias aéreas, suporte respiratório e, dependendo da gravidade, acesso vascular. Não é indicado o transporte de paciente com frequência cardíaca (FC) < 100 bpm em virtude do risco iminente de parada cardíaca.

A incubadora de transporte deve estar previamente aquecida entre 35 e 37 graus, sendo que para os RN menores de 34 semanas e, principalmente, se prematuro extremo e de baixo peso, recomenda-se envolvê-los em saco plástico; além de usar toucas e transportar todos RN em incubadoras de parede dupla.[6]

Quanto mais prematuros forem os bebês, maior o risco de obstrução das vias aéreas durante o transporte em decorrência da movimentação da incubadora e de a tonicidade da musculatura do pescoço ser ainda imatura. Para amenizar o risco, deve-se atentar para o posicionamento do bebê, com a cabeça centralizada, pescoço em leve extensão, decúbito dorsal, sem inclinação da bandeja da incubadora e do colchão.

Em relação ao suporte respiratório durante o transporte, poderão ocorrer três situações: RN estável e em ar ambiente, sem necessidade de suporte ventilatório, apenas recebendo cuidados com a permeabilidade das vias aéreas; RN com FC > 100 bpm e respiração espontânea, porém com desconforto respiratório e/ou necessitando de oxigênio suplementar, indicado, nesse caso, o transporte em *Continuous Positive Airway Pressure* (CPAP) com máscara facial; RN com FC > 100 bpm, respiração irregular ou ausente, nesse caso, deve-se usar como suporte respiratório ventilador mecânico ou ventilador manual em T conectado à cânula traqueal.[6]

No transporte de RN com CPAP através de máscara facial, é importante colocar uma sonda orogástrica e mantê-la aberta em frasco, a fim de diminuir a distensão abdominal, facilitando-se a expansão pulmonar e reduzindo-se o risco de aspiração do conteúdo gástrico. RN intubados devem, preferencialmente, estar conectados a ventiladores mecânicos de transporte, para que se mantenham constantes as pressões, a frequência respiratória, os tempos inspiratório e expiratório e ajustes de oxigênio por intermédio do *Blender*. Na ausência de ventiladores mecânicos de transporte, utiliza-se o balão autoinflável, porém, esse método apresenta várias desvantagens como: impossibilidade de controlar a pressão inspiratória e manter a *Positive End-Expiratory Pressure* (PEEP), variações importantes das pressões e frequências decorrente do esforço empregado pelo profissional para ventilar manualmente.

É fundamental que durante todo o transporte o RN esteja monitorado quanto à respiração, frequência cardíaca e saturação periférica (SatO$_2$). A incubadora de transporte deve dispor de cilindros de oxigênio e ar comprimido, *Blender* para mistura dos gases e aquecimento e oxímetro de pulso, entre outros materiais necessários para atender qualquer intervenção que possa ocorrer durante o transporte.

Os bebês devem ser acompanhados pelo médico, enfermeiro e, se possível, técnico de enfermagem. Os bebês devem ser transportados em incubadoras separadas e cada equipe assistencial acompanha um bebê. A ordem do transporte dependerá das condições de cada bebê, indiferente da sua ordem de nascimento. As identificações corretas dos bebês, bem como anotações dos dados do nascimento e intervenções realizadas em cada bebê, são fundamentais para controle de registros e organização do cuidado na unidade neonatal.

O transporte será finalizado após a equipe que atendeu o RN em sala de parto e o transportou relatar todos os dados relevantes à equipe da unidade neonatal e documentar os procedimentos no prontuário do paciente.

5. Como preparar a unidade de terapia intensiva neonatal para receber os bebês?

Para receber bebês gêmeos, é necessário preparar de maneira adequada os leitos da unidade neonatal, bem como manter a equipe assistencial com treinamentos atualizados. Na unidade neonatal também é importante que haja duas equipes, em que o enfermeiro, o técnico de enfermagem e médico atenderão um bebê, enquanto outra equipe, composta pelo mesmo grupo de profissionais atenderão o outro, e assim sucessivamente, dependendo da quantidade de gêmeos

A assistência dependerá da gravidade de cada gêmeo e assemelha-se a qualquer rotina de admissão, porém com algumas particularidades:

- O leito físico deve conter todos os elementos necessários para admissão, como: material para avaliação do paciente e verificação dos sinais vitais, manutenção da temperatura corporal, equipamentos para monitorização, aspiração de vias aéreas, ventilação e administração de medicações;
- No caso da gemelidade, os leitos devem ser montados de preferência próximos um do outro, para facilitar o vínculo dos pais com os bebês.
- Os bebês, na unidade neonatal, até serem registrados, levam o nome da mãe, com o prefixo RN na frente. Então, deve-se atentar para a identificação correta dos bebês, que inicialmente serão chamados de RN I, RN II, RN III... de acordo com a ordem de nascimento. Essa identificação deve estar descrita na pulseira e no prontuário do paciente, bem como na cabeceira do leito para facilitar a visualização. Orientar os pais para que o registro dos bebês seja realizado o quanto antes é importante, pois, após o registro, os bebês passam a ser chamados pelo próprio nome, dificultando assim a troca de cuidados.
- Facilitar o vínculo dos pais com os bebês é de extrema importância, é importante que eles sejam incentivados a oferecer atenção e carinho para ambos os bebês. Pode acontecer de um gêmeo estar mais grave do que o outro, a depender das circunstâncias intraútero e nascimento e, nesse caso, é natural que as preocupações sejam mais evidenciadas para o bebê mais grave. Estimular o contato, vínculo e atenção para ambos os bebês é difícil, mas necessário; nesse caso, contar com o apoio das equipes de suporte, como psicologia e assistência social é importante.

- O Método Canguru e o aleitamento materno, ambos, quando possível, podem ser estimulados com os bebês simultaneamente, isso favorece o vínculo e diminui a ansiedade e angústia dos pais.

Referências

1. Montenegro CAB, Rezende J de. Obstetrícia Fundamental. 13. ed. Rio de Janeiro: Editora Guanabara Koogan; 2014.
2. Aquino M, Grijó M. Gestação gemelar [Internet]. 2017. Maternidade Climério de Oliveira; Disponível em: http://www2.ebserh.gov.br/documents/215335/4407336/Protocolo+Gestacao+Gemelar.pdf/7dabb672-a921-4725-ab9c-b205ea09d1c9. Acesso em: 10 jun 2020.
3. Brizot ML, Fujita MM, Reis NSV, Banduki NJD, Schultz RMS, et al. Malformações Fetais em Gestação Múltipla. Rev Bras Ginecol Obs [Internet]. 2000; 22(7). Disponível em: http://www.scielo.br/scielo.php?script=sci_arttext&pid=S0100-72032000000800007&lng=pt. Acesso em: 10 jun 2020.
4. Alves N, Correa MD. Perinatologia básica. 3 ed. Rio de Janeiro: Guanabara Koogan; 2006.
5. Perinatal. Manual de perinatologia. Rio de Janeiro: Perinatal; 2012.
6. Guinsburg R, Almeida MFB de. Diretrizes do Programa de Reanimação Neonatal. In São Paulo - SP; 2016. p. 37. Disponível em: www.sbp.com.br/reanimacao. Acesso em: 10 jun 2020.
7. Cordeiro CP, Santos GS, Stefanon JI, Lopes MM, Raposo, RNF, Ferreira VV. Gemelaridade e a síndrome da transfusão feto-fetal. Revista Cadernos de Medicina [internet], 2019; 2(3). Disponível em: http://www.revista.unifeso.edu.br/index.php/cadernosdemedicinaunifeso/article/view/1676/777. Acesso em: 10 jun 2020.
8. Tamez RN. Enfermagem na UTI neonatal: assistência ao recém-nascido de alto risco. 5 ed. Rio de Janeiro: Guanabara Koogan; 2017.

Classificação do Recém-Nascido

6

Lenir Severo Cauduro
Graciela Feier Fróes
Eliane Norma Wagner Mendes

1. **O que é a Unidade de Tratamento Intensivo Neonatal (UTIN)?**

    A UTIN é, por definição, o local destinado à atenção de recém-nascidos (RN) que apresentam complicações clínicas ao nascer, independentemente de sua idade gestacional (IG), peso de nascimento ou condições de crescimento intrauterino (CIU). O enfermeiro precisa estar preparado para reconhecer as condições de instabilidade orgânica do RN e a necessidade de cuidados especializados e intensivos. Com o objetivo de prestar uma assistência mais bem qualificada, que pudesse codificar e antecipar os riscos neonatais relacionados ao crescimento e desenvolvimento desde a vida intrauterina, fomentar pesquisas na área e dessa maneira impactar positivamente a morbimortalidade neonatal, a Associação Americana de Pediatria (AAP) aceitou três parâmetros para a classificação dos RN: peso, IG e CIU.[1]

2. **Por que é importante o enfermeiro saber avaliar o RN quanto à idade gestacional?**

    Os avanços na área de terapia intensiva neonatal nas últimas décadas resultaram no declínio da mortalidade neonatal, em especial dos recém-nascidos prematuros, com peso de nascimento e IG cada vez menores. O aumento da sobrevida, principalmente de prematuros extremos, aumentou a necessidade de cuidados com a qualidade da vida dessas crianças, incluindo o acompanhamento do crescimento somático e do desenvolvimento neuropsicomotor, e trouxe a necessidade de conhecer as consequências da prematuridade para a vida adulta.[2]

    A avaliação da IG para o RN internado na UTIN ou em unidade de internação é importante para detecção precoce de algumas características que podem gerar complicações clínicas comuns entre as classes que influenciam no desfecho dessa criança. Além de colaborar em pesquisas na área neonatal e aplicar na prática clínica. Embora em alguns serviços não seja atribuição do enfermeiro fazer essa classificação, é importante que esse profissional saiba identificar e prevenir possíveis alterações e prestar uma assistência de qualidade ao RN e à sua família.

Existem dois parâmetros nos quais o enfermeiro poderá basear-se para classificar o RN quanto à IG ainda durante a gestação. O primeiro é a estimativa clínica da idade gestacional baseada no primeiro dia da última menstruação (DUM) que compreende o exame físico da gestante, ausculta cardíaca fetal e a percepção materna de movimentos fetais.[3] O segundo é a estimativa ultrassonográfica no primeiro trimestre da gestação no qual o comprimento crâneo caudal do feto pode ser um parâmetro acurado da idade gestacional.[4] A ultrassonografia, nesse determinado período, consiste no padrão-ouro para classificação da IG do feto de acordo com a Organização Mundial de Saúde (OMS), pois, apesar de a DUM ser a escolha mais comum para determinar IG, é difícil estimar o tempo de gestação pelo antecedente menstrual. Muitas mães têm período menstrual irregular, sangramento no primeiro trimestre ou ainda não sabem informar sobre a DUM com precisão. Porém, devemos lembrar que essas curvas de crescimento intrauterino representam percentis de medidas perinatais estatísticas, mas o crescimento de fetos, individualmente ou em grupos, pode não seguir necessariamente essas curvas.

Uma definição e avaliação precisas da idade gestacional são importantes para o enfermeiro que acompanha o nascimento e examina o neonato, pois auxiliam na tomada de decisão sobre: manejo do trabalho de parto, do parto e do plano de tratamento inicial neonatal; os padrões de crescimento do RN permitidos nessa idade; a identificação de riscos neonatais como a morbimortalidade; e padrões de comportamento.[4]

O Quadro 6.1, a seguir, ilustra os trimestres da gestação[5] e como são classificados em semanas.

Quadro 6.1. Tempo aproximado de gravidez

Trimestre	Meses	Semanas
1º	1º mês	4 semanas e meia
	2º mês	9 semanas
	3º mês	13 semanas e meia
2º	4º mês	18 semanas
	5º mês	22 semanas e meia
	6º mês	27 semanas e meia
3º	7º mês	31 semanas e meia
	8º mês	36 semanas
	9º mês	40 semanas e meia

Adaptado de Ministério da Saúde, 2014.

3. É possível calcular a IG do RN após seu nascimento?

Sim, mesmo na ausência de um pré-natal adequado, ultrassonografia fetal ou informações precisas sobre a DUM, podemos determinar a IG estimada do RN ao nascer avaliando um conjunto de características físicas e de comportamento preferencialmente antes de ele completar 12 horas de vida. Os métodos de avaliação clínica mais utilizados em nosso meio são o Capurro (de fácil e rápida execução) e o *New Ballard* (mais utilizado para RN prematuros).[1,6]

4. Como determinar a idade gestacional do RN pelo método de Capurro?

O escore de Capurro é utilizado para determinar a IG quando as mães desconhecem a DUM e não realizaram a ultrassonografia gestacional precoce (até 14 semanas).[8] No Capurro somático, são avaliadas características físicas: formação do mamilo, textura da pele, forma da orelha, tamanho da glândula mamária e pregas plantares. Ao somatório dos pontos obtidos pela avaliação das características físicas, acrescenta-se a constante de 204 e, após, divide-se por 7 (número de dias da semana). O resultado obtido por operação aritmética manual corresponde à IG em semanas. **Exemplo**: pontuação obtida = 48; 204 (constante) + 48 (pontuação) = 288 (dias da gestação); na divisão manual de 288 dias por 7 o resultado é 41 (semanas) e o resto 1 corresponde a um dia além de 41 semanas. Para realizar a avaliação da IG pelo método de Capurro utiliza-se a tabela abaixo (Quadro 6.2).[1,8]

Quadro 6.2. Avaliação da idade gestacional do RN pelo método de Capurro

Formação do Mamilo	
0	Pouco visível sem aréola
5	Mamilo nítido e aréola lisa, com diâmetro < que 0,75 cm
10	Mamilo puntiforme e aréola de bordo não elevado, com diâmetro > 0,75 cm
15	Mamilo puntiforme e aréola de bordo elevado, com diâmetro > 0,75 cm
Textura da Pele	
0	Fina, gelatinosa
5	Fina e lisa
10	Lisa, com discreta descamação superficial
15	Grossa, com sulcos superficiais, descamação de mãos e pé
20	Grossa, apergaminhada, com sulcos profundos
Forma da Orelha	
0	Chata, disforme, pavilhão não encurvado
8	Pavilhão parcialmente encurvado no bordo
16	Pavilhão parcialmente encurvado em todo bordo superior
24	Pavilhão totalmente encurvado
Tamanho da Glândula Mamária	
0	Ausência de tecido mamário
5	Diâmetro < 0,5 cm
10	Diâmetro de 0,5 a1 cm
15	Diâmetro > 1 cm
Pregas Plantares	
0	Ausentes
5	Marcas mal definidas na metade anterior da planta
10	Marcas bem definidas na metade anterior e sulcos no terço anterior
15	Sulcos na metade anterior da planta
20	Sulcos em mais da metade anterior da planta

Adaptado de BRASIL, 2014.

5. Como determinar a idade gestacional pelo método *New Ballard*?

O método *New Ballard Score* é uma ferramenta rápida, aplicável e precisa de avaliação da IG de RN, especialmente de prematuros ou de muito baixo peso ao nascer; pode ser aplicado em RN a partir de 20 semanas. Esse método pode ser aplicado em RN doentes e com até 96 horas de vida, o que possibilita um prazo maior para a avaliação em relação ao Capurro.[7] Assim, o profissional poderá esperar a estabilização clínica do RN para realizar a avaliação.

Para o cálculo da IG, o escore de *New Ballard* avalia: sinais de maturidade neuromuscular (postura corporal, ângulo de flexão do punho, retração do braço, ângulo poplíteo, sinal do xale, calcanhar-orelha) e sinais de maturidade física (pele, lanugem, superfície plantar, glândula mamária, olhos, orelhas, genitália masculina-feminina). A cada item se atribui uma pontuação cujo somatório determinará a estimativa da idade gestacional[1,6,7] (Tabela 6.1).

Tabela 6.1. Nova pontuação de *Ballard* ampliada para incluir os RN de extremo baixo peso e aperfeiçoado para melhorar a precisão nos RN mais maduros

Maturidade neuromuscular							
Sinal	**Pontuação**						
	-1	0	1	2	3	4	5
Postura							
Ângulo de flexão do punho	> 90°	90°	60°	45°	30°	0°	
Retração do braço		180°	140-180°	110-140°	90-110°	< 90°	
Ângulo poplíteo	180°	160°	140°	120°	100°	90°	< 90°
Sinal do xale							
Calcanhar à orelha							

Continua

Classificação do Recém-Nascido

Continuação

Maturidade física

Sinal	-1	0	1	2	3	4	5
Pele	Pegajosa, friável, transparente	Gelatinosa vermelha, translúcida	Veias cor-de-rosa, visíveis lisas	*Rash*, descamação superficial de e/ou, poucas veias	Descamação grosseira, áreas de palidez, raras veias	Apergaminhada, fissuras profundas, sem vasos	Coriácea, fissuras profundas, enrugada
Lanugem	Nenhum	Escasso	Abundante	Diluída	Áreas sem pelo	Praticamente ausente	
Superfície plantar	Salto-dedo do pé 40-50 mm:-1 < 40 mm:-2	> 50 mm nenhum vinco	Marcas vermelhas fracas	Vinco transversal anterior somente	Vincos nos 2/3 anteriores	Sola inteira do excesso dos vincos	
Mamilo	Imperceptível	Pouco perceptível	Aréola lisa sem glândula	Aréola parcialmente elevada Glândula 1-2 mm	Aréola elevada Glândula 3-4 mm	Borda elevada Glândula 5-10 mm	
Olho/orelha	Pálpebras fundidas frouxamente:-1 firmemente:-2	Pálpebras abertas pavilhão plano permanece dobrado	Pavilhão parcialmente encurvado, mole com recolhimento lento	Pavilhão completamente encurvado, mole c/ recolhimento rápido	Pavilhão completamente encurvado, firme c/ recolhimento instantâneo	Cartilagem grossa orelha firme	
Genital (masculina)	Escroto plano, liso	Testículo fora da bolsa escrotal sem rugas	Testículo no canal superior, rugas raras	Testículo descendo, poucas rugas	Testículos na bolsa rugas bem visíveis	Bolsa escrotal em pêndulo rugas profundas	
Genital (feminina)	Clitóris proeminente lábios planos	Clitóris proeminente lábios menores pequenos	Clitóris proeminente pequenos lábios evidentes	Lábios menores e maiores igualmente proeminentes	Lábios maiores grandes e menores pequenos	Lábios maiores recobrem o clitóris e lábios menores	

Avaliação da maturidade

Pontuação	0	5	10	15	20	25	30	35	40	45	50
Semanas	22	24	26	28	30	32	34	36	38	40	42	44

Fonte: Segre CAM, Costa HPF, Lippi UG. Perinatologia fundamentos e prática. In: Segre CAM, editor. Avaliação da Idade Gestacional – Classificação do Recém-nascido. 3nd ed. São Paulo (BR): Sarvier; 2015. p. 659.

6. Após a determinação da IG do neonato, como classificá-lo?

O enfermeiro que atua na Neonatologia deve guiar-se pelos dados descritos na literatura sobre a IG do recém-nascido que está sob seus cuidados. Chamamos RN de termo todos aqueles que quando nascem têm IG de 37 semanas até < de 42 semanas e de pós-termo os RN nascidos após completarem 42 semanas. Os bebês nascidos prematuros ou com IG inferior a 37 semanas são denominados RNPT. Por constituírem um grupo muito heterogêneo em relação às características ao nascimento, recomenda-se classificá-los em subgrupos, utilizando a IG estimada na gestação, preferencialmente pelo método apontado como padrão-ouro: a ecografia realizada no primeiro trimestre da gestação. Embora ainda existam divergências quanto à terminologia, os RNPT podem ser classificados como: RNPT tardios ou limítrofes quando nascem com IG de 34 até 36 semanas e 6 dias; RNPT moderadamente prematuros quando nascem com IG de 32 até 33 semanas e 6 dias; RNPT muito prematuros quando nascem com IG de 28 até < 32 semanas; e RNPT extremamente prematuros quando nascem com IG < 28 semanas.[1,10]

7. O peso de nascimento também é utilizado para classificar os RN?

Sim, costuma-se classificar os RN também avaliando-se o peso de nascimento em razão da estreita relação entre peso e risco de mortalidade nos primeiros dias de vida. Consideram-se RN de extremo baixo peso com os nascidos com < 1.000 g, de muito baixo peso os de 1.000 g a 1.499 g, de baixo peso os de 1.500 g a 2.500 g.[5,8]

8. O que significam as siglas PIG, GIG e AIG?

Estas siglas representam a classificação dos RN quanto ao seu estado nutricional ao nascer, que se divide em três categorias: adequado para a idade gestacional – AIG; pequeno para a idade gestacional – PIG; grande para a idade gestacional – GIG.[5,8] A determinação do CIU do RN é um indicador importante do RN de alto risco que consiste no resultado da análise combinada do seu peso e da sua IG ao nascer. Para construir esse indicador, foi necessário padronizar tabelas com curvas de crescimento fetal para detectar o crescimento antenatal normal e anormal.[1] Contudo, as curvas de CIU não são isentas de críticas, especialmente por se basearem na idade gestacional a partir das informações maternas e pela incapacidade de levar em consideração as particularidades de grupos populacionais específicos e regionalizados. Diferentes curvas de crescimento, parâmetros de avaliação e população avaliada têm um resultado final diferente na definição de um padrão ideal de crescimento. O uso de diferentes metodologias, amplas faixas de idade gestacional variam com a viabilidade de cada instituição e o tempo de seguimento dessa criança.[11] É desejável, portanto, que cada população tenha a sua curva de CIU para melhor avaliar os riscos de morbimortalidade neonatal, segundo suas características próprias, quer sejam essas demográficas, quer sejam socioeconômicas, quer sejam de afecções que, afetando a gestante, tenham repercussões sobre o RN; entretanto essa individualização da curva por população não é comum. Além disso, cada centro de saúde tem suas próprias rotinas assistenciais para ofertar suporte nutricional enteral e/ou parenteral com a finalidade de suprir as necessidades pós-natais elevadas dos RNPT consequentes da interrupção abrupta da oferta placentária e da perda de peso fisiológica durante os primeiros dias de vida. O crescimento desses RNPT ainda pode ser afetado pela imaturidade do sistema gastrointestinal que dificulta a absorção dos nutrientes e a progressão da oferta nutricional.[11]

As curvas de percentis de crescimento fetal mais aceitas internacionalmente como referência nos Serviços de Neonatologia atualmente são as de Lubchenco[1] e as de Fenton.[11,12]

A curva de Lubchenco é resultado de estudos da década de 1960. Nesse estudo, os valores encontrados foram projetados em um sistema de coordenadas, sendo obtidas as curvas de percentis, em uma variabilidade de P10, P25, P50, P75 e P90, considerando, portanto, dentro de uma faixa de crescimento intrauterino normal 80% da população estudada. Assim, os RN podem ser classificados em nove grupos: sendo três grandes grupos básicos, separados pela IG e, dentro de cada um desses grupos, três subgrupos separados pelo peso de nascimento. Ou seja, tanto os RN a termo como os pré-termo e os pós-termo podem ser considerados: pequenos para a IG se estiverem abaixo do percentil 10 (PIG); adequados para a IG (AIG) se estiverem entre os percentis 10 e 90; e grandes para a IG (GIG) se acima do percentil 90[1] (Figura 6.1). Porém, essa curva-padrão define como uma população deve crescer em condições ideais de ambiente e de saúde com base em gestações de baixo risco; o que não contempla as demais situações possíveis de desvio padrão.

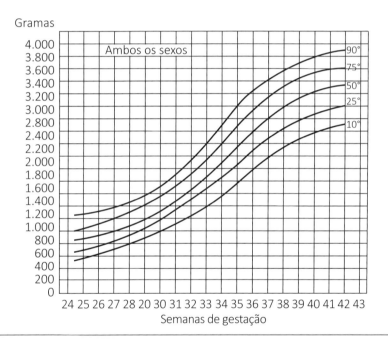

Figura 6.1. Curvas de crescimento intrauterino baseadas no peso de nascimento de RN vivos.
Fonte: Segre CAM, Costa HPF, Lippi UG. Perinatologia fundamentos e prática. In: Segre CAM, editor. Avaliação da idade gestacional – classificação do recém-nascido. 3. ed. São Paulo (BR): Sarvier; 2015. p. 654.

Na tentativa de corrigir essas lacunas, possibilitando que as curvas de crescimento contemplassem a análise do crescimento de RNPT, foram realizados estudos entre 1990 e 2007, nos quais se incluíram seis países desenvolvidos (Alemanha, Austrália, Canadá, Escócia, EUA e Itália), resultando na maior amostra de recém-nascidos prematuros avaliada na atualidade. As curvas de Fenton 2013, originadas desse estudo, são específicas para cada gênero (masculino e feminino) (Figuras 6.2 e 6.3). Combinam uma metanálise das medidas ao nascer (peso, comprimento e perímetro cefálico) e coortes longitudinais de RNPT, posteriormente são suavizadas para interagir com a curva longitudinal de crescimento de RN de termo saudáveis seguidos desde o nascimento. Assim, é possível avaliar desde o estado de nutrição intrauterino ao crescimento pós-natal, ou seja, de 24 semanas de gestação até 50 semanas de idade pós-menstrual de um prematuro (até 10 semanas após termo). As curvas de Fenton são estratificadas em percentis (3 a 97), quantificam desvios acima ou abaixo do esperado e definem um padrão ideal a partir do cálculo do escore-z. Como limitação dessas curvas, cita-se a utilização de semanas completas para a extração dos dados, desconsiderando os dias de vida.[11]

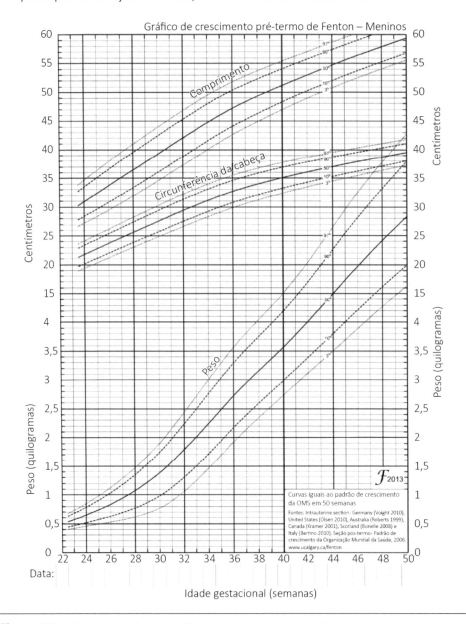

Figura 6.2. Gráfico de crescimento de Fenton para meninos prematuros.
Fonte: https://www.msdmanuals.com/professional/pediatrics/perinatal-problems/growth-parameters-in-neonates#.

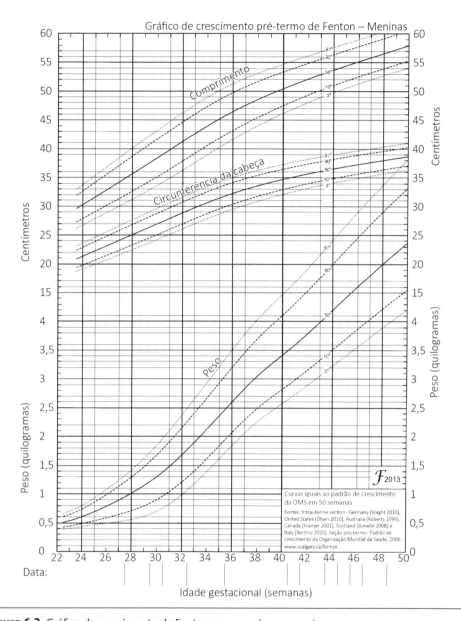

Figura 6.3. Gráfico de crescimento de Fenton para meninas prematuras.
Fonte: https://www.msdmanuals.com/professional/pediatrics/perinatal-problems/growth-parameters-in-neonates#

9. **O que significa a sigla RCIU?**

Esta é uma sigla muito presente nas evoluções de pacientes neonatais e se refere também a uma avaliação do crescimento fetal. RCIU significa restrição de crescimento intrauterino e é definida como uma incapacidade do feto em alcançar seu potencial máximo de crescimento. A RCIU afeta 5 a 10% das gestações e está associada ao maior risco de morte fetal, morte neonatal e morbidade perinatal, além de efeitos secundários, incluindo paralisia cerebral (PC) e doenças no adulto, como *diabetes mellitus* tipo II, doença cardiovascular e obesidade.[1] Uma série de condições como anomalias congênitas, infecções ou uso indevido de drogas e substâncias podem causar restrição de crescimento fetal (RCF), mas a principal causa é a insuficiência placentária.[13,14]

10. **Qual a diferença entre idade cronológica e idade corrigida para os prematuros?**

    O crescimento fetal, neonatal e infantil não é constante em nenhuma dessas três fases da vida: período gestacional, período neonatal e primeira infância.[11] Quando falamos sobre crescimento e desenvolvimento, é importante entendermos sobre idade, o significado da idade cronológica e a idade corrigida do recém-nascido. A idade cronológica refere-se à idade real do neonato considerando-se o tempo de vida depois do nascimento. Enquanto a idade corrigida é usada para ajustar a idade do RN que nasce prematuro, ou seja, a idade que o RNPT teria se tivesse nascido de 40 semanas. Esse ajuste, especialmente para os RNPT < 34 semanas, auxilia a acompanhar seu crescimento e desenvolvimento de acordo com o grau de maturidade esperado para a idade calculada. A idade corrigida também é utilizada para sinalizar o melhor momento para a introdução da dieta complementar, feita a partir de 6 meses (idade corrigida).[9]

    Exemplo: um bebê que nasceu há 3 meses (o equivalente a mais ou menos 12 semanas) com 25 semanas de gestação, dizemos que sua idade corrigida atual é 37 semanas. Para obter esse resultado, soma-se sua IG em semanas (25 semanas) ao tempo (também em semanas) transcorrido após seu nascimento (12 semanas), e teremos como resultado 37. É como se hoje ele tivesse 37 semanas de gestação. Teoricamente estaria intrautero ainda. A idade corrigida desse RN será sempre 3 meses (12 semanas) menos do que sua idade cronológica: quando ele tiver 4 meses de idade cronológica, terá 1 mês de idade corrigida.

11. **Até quando se utiliza a idade corrigida?**

    De acordo com a literatura, deve-se utilizar a idade corrigida na avaliação do prematuro até aproximadamente 2 anos de idade, para que se tenha uma expectativa realista, sem subestimá-lo frente aos padrões de referência para desenvolvimento neuropsicomotor. Para os prematuros de extremo baixo peso (nascidos com menos de 1 kg) e com menos de 28 semanas, recomenda-se corrigir a idade até os 3 anos. Essa diferença no desenvolvimento tende a desaparecer durante os 3 primeiros anos de vida. Porém, alguns bebês podem apresentar atrasos a longo prazo. O importante é manter acompanhamento periódico com o pediatra, ou ambulatórios de seguimento com equipe multiprofissional.[9,11]

Referências

1. Segre CAM, Costa HPF, Lippi UG. Perinatologia fundamentos e prática. In: Segre CAM, editor. Avaliação da idade gestacional – classificação do recém-nascido. 3. ed. São Paulo (BR): Sarvier; 2015. p. 653-60.
2. Demartini, AAC. Crescimento de crianças nascidas prematuras [dissertation]. Curitiba: Universidade Federal do Paraná; 2016.
3. Henriques LB, Alves EB, Vieira FMDSB, Cardoso BB, D'Angeles ACR, Cruz OG, et al. Acurácia da determinação da idade gestacional no Sistema de Informações sobre Nascidos Vivos (SINASC): um estudo de base populacional. Cadernos de Saúde Pública. 2019; 35: e00098918. doi: https://doi.org/10.1590/0102-311X00098918.

4. Cloherty JP, Eichenwald EC, Stark AR. Manual de neonatologia. In: Wilkins-Haug LE, Heffner LJ, editor. Avaliações e condições pré-natais. Avaliação fetal e diagnóstico pré-natal. Rio de Janeiro: Guanabara Koogan; 2015. p. 25-36.
5. BRASIL. Ministério da Saúde. Secretaria de Atenção à Saúde, Departamento de Atenção Básica. Cadernos de Atenção Básica n° 32 – Atenção ao Pré-natal de Baixo Risco [Internet]. Brasília: Editora do Ministério da Saúde; 2012 [Cited 2020 jul 14]. Disponível em: http://bvsms.saude.gov.br/bvs/publicacoes/cadernos_atencao_basica_32_prenatal.pdf.
6. Ballard JL, Khoury JC, Wedig K, Wang L, Eilers-Walsman BL, Lipp R. New Ballard Score, expanded to include extremely premature infants.J Pediatr. 1991 Sep;119 (3):417-23.doi: http://doi.org/10.1016/s0022-3476(05)82056-6.
7. Margotto PR. (2018). Avaliação da idade gestacional pelo método novo de Ballard New Ballard Score (NBS). [publicação online]; 2018. Disponível em: https://docplayer.com.br/24678076-Avaliacao-da-idade-gestacional-pelo-metodo-novo-de-ballard-new-ballard-score-nbs-paulo-r-margotto-chefe-da-unidade-de-neonatologia-hras.html. Acesso em: 30 jul 2020.
8. BRASIL. Ministério da Saúde. Secretaria de Atenção à Saúde. Departamento de Ações Programáticas Estratégicas. Atenção à saúde do recém-nascido: guia para os profissionais de saúde [Internet]. 2. ed. Brasília: Editora do Ministério da Saúde; 2014 [cited 2020 jul 20]. Disponível em: http://bvsms.saude.gov.br/bvs/publicacoes/atencao_saude_recem_nascido_v1.pdf.
9. BRASIL. Ministério da Saúde. Secretaria de Atenção à Saúde. Departamento de Ações Programáticas Estratégicas. Manual do Método Canguru: seguimento compartilhado entre a Atenção Hospitalar e a Atenção Básica. 3. ed. Brasília, Ministério da Saúde; 2015.
10. WORLD HEALTH ORGANIZATION. Born too soon: the global action report on preterm birth.Genova, 2012. Disponível em: <https://www.who.int/pmnch/media/news/2012/201204_borntoosoon-report.pdf >.
11. Silveira RC, Procianoy RS. Preterm newborn's postnatal growth patterns: how to evaluate them. J Pediatr (RJ). 2019; 95: S42-S8. Disponível em: https://www.scielo.br/pdf/jped/v95s1/pt_0021-7557-jped-95-s1-0s42.pdf.
12. Stavis, RL. Growth Parameters in Neonates (Length, Weight, and Head Circumference). MSD Manual (EUA). Last full review/revision Jul 2019. Disponível em: https://www.msdmanuals.com/professional/pediatrics/perinatal-problems/growth-parameters-in-neonates #.
13. Antonelli JDS, Nascimento CS, Mascarenhas CH, Pedroso MA, Menicucci FM, Zanotto LGM. As consequências da restrição decrescimento intrauterino na estrutura e fluxosanguíneo cerebral: uma revisão da literatura. Revista Femina®. 2018; 46 (6): pag 352-359. Disponível em: http://docs.bvsalud.org/biblioref/2020/02/1050691/femina-2018-466-352-359.pdf
14. Kale PL, Lordelo CVM, Fonseca SC, Silva KSD, Lobato JCP, Costa AJL, et al. Adequação do peso ao nascer para idade gestacional de acordo com a curva INTERGROWTH-21st e fatores associados ao pequeno para idade gestacional. Cadernos Saúde Coletiva. T. 2018; 26(4): 391-399. doi: https://doi.org/10.1590/1414-462x201800040400 Disponível em: https://bvsms.saude.gov.br/bvs/publicacoes/atencao_humanizada_metodo_canguru_manual_3ed.pdf.

Adaptação Extrauterina do Recém-Nascido

7

Lenir Severo Cauduro
Graciela Feier Fróes
Eliane Norma Wagner Mendes

1. **O que significa a expressão "adaptação à vida extrauterina"?**

    Adaptação a vida extrauterina significa a transição da vida fetal para o pós-nascimento e compreende um período de alterações fisiológicas. Essa transição representa uma fase crítica da adaptação fisiológica que afeta muitos órgãos e sistemas, principalmente o coração e os pulmões.[1]

2. **Como preparar o ambiente para receber um RN em adaptação à vida extrauterina?**

    É importante que o enfermeiro participe na elaboração da planta, fluxograma e distribuição dos leitos ao ser implantada uma unidade de terapia intensiva neonatal (UTIN) na sua instituição. Salientamos a importância de ter sempre um leito montado com os equipamentos testados e revisados pelo menos uma vez ao turno pelo enfermeiro responsável, mantendo os registros adequados dessa conferência e montagem em tabelas ou listas preparadas para esse fim. Esses documentos devem contemplar data, horário e enfermeiro responsável pela atividade, bem como a listagem dos materiais e equipamentos a serem testados e revisados.

    Atenção: Deve estar sempre disponível material de proteção individual (EPI) para os profissionais envolvidos no cuidado ao recém-nascido (RN). É importante não se esquecer de higienizar as mãos corretamente durante os cinco momentos recomendados (antes de contato com um paciente; antes da realização de procedimentos assépticos; após risco de exposição a fluidos corporais; após contato com um paciente; após contato com as áreas próximas ao paciente[2,3]).

    Estão relacionados a seguir, como sugestão com base na experiência profissional das autoras, os materiais e equipamentos para a assistência ao RN com dificuldades em se adaptar à vida extrauterina e que deve ser admitido na UTIN. Importante lembrar de escolher o uso de acordo com os protocolos da sua instituição:

    – Materiais para identificação; verificação de sinais vitais; pesagem e medidas antropométricas (pulseira de identificação do RN; estetoscópio; relógio contador de segundos na parede; balança digital; fita métrica; régua antropométrica);

- Fonte de calor da unidade de calor radiante (UCR), incubadora pré-aquecida e umidificada de acordo com a zona de conforto apropriada para a idade gestacional e peso do RN, saco plástico para RN pré-termo;
- Material para aferição de temperatura (termômetro digital, sensor de temperatura de pele, termômetro retal);
- Antissépticos (almotolia com álcool a 70%, clorexedine alcóolica, clorexedine aquosa, quaternário de amônia);
- Materiais para monitorização (monitor multiparâmetros, eletrodos para eletrocardiograma, cabos e sensores para: monitorização da frequência cardíaca, monitorização da saturação de oxigênio, monitorização da pressão não invasiva, monitorização da pressão invasiva, capnógrafo);
- Bombas de infusão (bomba de infusão peristáltica, bomba de infusão de seringa, equipo próprio, perfusor de 20, 60 e 120 cm);
- Gases medicinais (rede de oxigênio com fluxômetro e manômetro, rede de ar comprimido com fluxômetro e manômetro, *blender* misturador de gazes medicinais, rede de vácuo, cilindro de oxigênio de transporte, cilindro de óxido nítrico);
- Material para oxigenoterapia como: ventilação por pressão positiva, intubação traqueal e outros métodos de oferta de oxigênio;
- ATENÇÃO: Lembrar de separar material apropriado para proteger a pele do bebê (conforme o protocolo da sua Instituição).
- Material para punção venosa periférica (material para glicose capilar – fitas teste, lancetas, glicosímetro; cateter sobre agulha – Abocath® número 24; material para fixação do acesso venoso – p. ex.: curativo de filme transparente estéril);
- Material para punção cateter de inserção periférica (PICC);
- Material para cateterismo umbilical arterial e venoso;
- Material para coleta de sangue;
- Medicações de urgência, credê e vitamina K EV e IM;
- Material para cateterismo gástrico e para aspiração de vias aéreas superiores e aspiração de tubo orotraqueal.

3. **Como identificar se o RN está se adaptando adequadamente?**

Para que o recém-nascido se adapte adequadamente à vida extrauterina dependerá da maturação e da função dos seus órgãos, assim como sua idade gestacional, condições do nascimento, da saúde materna e de um pré-natal adequado. O enfermeiro precisa estar apto a observar o RN e avaliar a competência de seus órgãos e sistemas em assumir suas funções fisiológicas ao nascimento, para isso precisa conhecer e reconhecer as mudanças adaptativas de cada um deles.

O sucesso da transição da vida intrauterina para a extrauterina depende das mudanças fisiológicas que ocorrem no período perinatal. Cerca de 90% dos recém-nascidos realizam esse processo sem dificuldade, 10% necessitam de alguma assistência por parte do pediatra para começar a respirar e 1% precisa de manobras agressivas de reanimação.[3]

A equipe da UTIN deverá estar sempre preparada para assistir uma urgência, prestar cuidados e intervenções que promovam a estabilidade do RN e promova sua adaptação à vida extrauterina, independentemente de sua idade gestacional. Prematuros tardios, definidos como recém-nascidos entre 34 e 36 semanas de gestação, também são fisiológica e metabolicamente imaturos, podendo apresentar falta de capacidade para autorregulação e para adaptar-se à vida extrauterina.[4]

4. **Quais os cuidados que o enfermeiro neonatal deve ter com o recém-nascido nos primeiros minutos de vida?**

   Em geral, o enfermeiro é o profissional que assiste o recém-nascido após o pediatra recebê-lo na sala de parto. É importante: secá-lo e estimulá-lo para garantir uma via aérea livre e certificar-se da sua idade gestacional, das condições do nascimento e se o neonato tem malformações aparentes. Além disso, o profissional deve tentar ser o menos invasivo possível; lembrar-se de que, ao chorar, o bebê exerce um aumento de pressão das vias aéreas durante expiração; se necessário, deve-se liberar a via aérea aspirando delicadamente em movimentos circulatórios, com cuidado para não lesionar as mucosas. Deve-se monitorar frequência cardíaca e respiratória contando cada uma durante um minuto, pois é comum os RN apresentarem arritmias e respiração irregular nesse período.

5. **Quando é o melhor momento para realizar os cuidados no RN que acabou de ser admitido na UTIN?**

   Após o atendimento de urgência, garantir ventilação com via aérea pérvia, fonte de calor adequada às necessidades do RN (de preferência incubadoras, principalmente quando se tratar de pré-termos) e monitorizá-lo, aguardar que ele atinja temperatura axilar de 36,5 °C para realizar todos os demais procedimentos (p. ex.: administração de vacinas, vitamina K, medidas antropométricas, digitais plantares e exame físico detalhado, passagem de cateteres umbilicais, realização de radiografias e coleta de exames). Dentro do possível, deixar o bebê em repouso. No neonato, o cérebro, sendo proporcionalmente maior e metabolicamente mais ativo do que nos adultos, contribui entre 60 e 80% da produção de calor em repouso.[5]

   Atenção: A hipotermia, após reanimação de prematuros asfixiados, poderá ser sinal precoce de sepse, patologia craniana como meningite, hemorragia cerebral e anomalias do sistema nervoso central (SNC), que também poderão resultar em hipertermia.[6] A monitorização da temperatura por meio de termômetro axilar é o mais habitual, embora se encontrem referências na literatura sobre temperatura retal. No entanto, para recém-nascidos pré-termo ou pré-termo extremo, usa-se o sensor de temperatura cutâneo.

6. **Uma termorregulação ineficaz impacta na adaptação do RN à vida extrauterina?**

   A resposta é sim. O enfermeiro neonatal necessita ter conhecimento da fisiologia da termorregulação e preparar o ambiente para receber e manter o recém-nascido o mais próximo do fisiológico durante a sua adaptação à vida extrauterina. O cuidado relativo à termorregulação com os recém-nascidos não é uma exclusividade do pré-termo. O recém-nascido a termo e pós-termo também dependem de estrutura física e cuidados adequados, assegurando um cuidado ativo e com segurança. Manter um ambiente térmico neutro é o principal fundamento da era moderna do cuidado intensivo neonatal.[6]

O controle térmico do neonato está relacionado à sua idade gestacional, ao peso de nascimento, à idade corrigida pós-natal e às suas condições clínicas. A principal fonte de termogênese no RN é a gordura marrom encontrada na nuca, entre escápulas, mediastino e em torno dos rins e adrenais.[6] A gordura marrom é mais abundante nos recém-nascidos a termo e escassa no recém-nascido prematuro e de baixo peso, correspondendo de 2 a 6% do peso corporal total de um lactente humano. Portanto, um dos aspectos relevantes para o cuidado de neonatos prematuros e baixo peso ao nascer quanto à manutenção da temperatura corporal se refere à superfície cutânea, proporcionalmente maior em relação aos depósitos escassos ou ausentes de gordura marrom, o que os deixa mais susceptíveis às variações de temperatura do ambiente comparados aos RN de termo. Além disso, os prematuros possuem uma pele mais fina, facilitando a perda de água por evaporação, o que também interfere na sua capacidade de manter temperatura corporal.

No RN, a metabolização da gordura marrom, para produzir calor adicional, eleva o consumo de calorias e oxigênio. Más condições clínicas de nascimento, hipóxias, infecções, malformações, uso materno de drogas e o uso de alguns medicamentos de urgência logo após o nascimento podem influenciar negativamente na capacidade de termorregulação do RN, pois aumentam a necessidade de o organismo captar energia e oxigênio para lidar com esses insultos.

Uma termorregulação ineficaz do RN tem um impacto importante no período de adaptação à vida extrauterina e pode ser evidenciada por hipo ou hipertermia.

A hipotermia é a condição mais comum no período adaptativo e consiste numa das principais causas de morbimortalidade em lactentes.[6] O primeiro impacto negativo, indutor de hipotermia, ao qual o RN é exposto depois do nascimento se refere ao ambiente relativamente frio da sala de partos, onde a perda de temperatura corporal pode ocorrer tanto por evaporação e convecção, como por radiação e contato. O manuseio excessivo logo após o nascimento, principalmente em recém-nascidos que necessitam de UTIN, durante a admissão, provoca grande perda de calor no bebê. Em instituições onde o número de profissionais que fazem parte da equipe é numeroso, isso pode ocorrer com relativa facilidade. Além disso, acaba-se negligenciando a importância do repouso nos primeiros momentos de adaptação, exigindo um maior gasto energético do RN para manter suas funções vitais, manter-se organizado e com temperatura corporal adequada.

Uma hipotermia moderada ou grave pode resultar em acidose metabólica, diminuição dos níveis de oxigenação tecidual, hipoglicemia, hipercalemia, oligúria, respiração irregular e lentificada, com gemidos, cianose central, palidez, pele moteada e bradicardia. Além disso, os reflexos primitivos e a resposta à dor podem estar diminuídos ou ausentes, é comum surgir distensão abdominal e vômitos, edema de extremidades, escleredema e hemorragia pulmonar.[6]

A hipertermia é menos comum, porém também reflete dificuldades de adaptação do neonato e pode ser ocasionada pelo ambiente, infecções maternas e neonatais, desidratação ou alteração dos mecanismos de controle centrais secundários a traumas cerebrais, malformações e drogas. Quando a hipertermia está relacionada ao excesso de oferta de calor no ambiente (incubadora, berço aquecido, fototerapia) é comum o RN se apresentar pletórico, vasodilatado, com tronco e extremidades com temperatura semelhante. Já no RN séptico, as extremidades se apresentam mais frias do que o tronco. Também podem surgir taquipneia, taquicardia, irritabilidade e até apneias. Caso a hipertermia se prolongue, pode resultar em desidratação, estupor, coma e convulsões.[6]

Assim, um dos principais cuidados de enfermagem em uma UTIN é a manutenção de um ambiente térmico neutro, pois impacta diretamente na qualidade da adaptação do RN à vida extrauterina.

7. **Como o surfactante auxilia na adaptação do RN à vida extrauterina?**

    O surfactante é uma substância essencial ao funcionamento normal dos pulmões porque possibilita que os alvéolos se mantenham atuantes para uma respiração eficaz, impedindo o colapso alveolar durante a expiração. A partir da 22ª segunda semana de idade gestacional, os surfactantes e as proteínas SP-B e SP-C começam a ser sintetizadas e agregadas aos corpos lamelares dos pneumócitos do tipo II que contêm mais surfactante do que um pulmão de adulto, sendo liberado imediatamente antes e ao nascimento de termo.[7-9] Portanto, os RN pré-termo e aqueles que nascem de cesariana antes do início do trabalho de parto têm maior risco de apresentarem dificuldades respiratórias, no período de adaptação à vida extrauterina, relacionadas à produção e liberação de surfactante.

8. **Como a transição respiratória, do padrão fetal para o neonatal, pode influenciar na adaptação à vida extrauterina?**

    Antes do nascimento, o pulmão é um órgão cheio de fluido pulmonar que recebe de 10 a 15% do débito cardíaco total.[9] Ao nascimento, a transição respiratória do padrão fetal para o neonatal contribui para as modificações funcionais e anatômicas do sistema circulatório.[5] Em geral, os bebês, ao nascimento, assumem sozinhos a função respiratória, exceto os bebês pré-termos, ou que foram submetidos a algum evento de depressão respiratória intraútero ou no momento do nascimento; e também aqueles acometidos por alguma malformação. A inabilidade de assumir a função respiratória ao nascimento acarreta uma dificuldade importante da capacidade adaptativa do RN à vida extrauterina, gerando uma série de intervenções da equipe de saúde para recuperação e monitoramento da vida desse neonato.

9. **Devemos esperar uma saturação de 100% de oxigênio no RN que está se adaptando à vida extrauterina?**

    Ao contrário do que a maioria das pessoas pensa, a resposta é não. A saturação de oxigênio aumenta progressivamente nos primeiros minutos após o nascimento. Nos primeiros minutos de vida, a saturação de oxigênio, medida por oximetria de pulso, é tipicamente entre 60 e 70%, subindo para 80 e 90% em 5 minutos. As saturações podem não atingir 95% ou mais até os 12 minutos de vida.[5,10]

10. **Quais os principais hormônios que influenciam na adaptação à vida extrauterina do RN?**

    São os hormônios da tireoide T3 e T4, que se responsabilizam pela maturação do sistema endócrino, agem concomitantemente ao cortisol e são responsáveis pela maturação de múltiplos tecidos, assim como fluido pulmonar, produção e absorção de surfactante. Uma das funções do cortisol é promover o crescimento da mucosa, produção de ácido, indução enzimática e secreção de gastrina no intestino fetal. No RN de termo, o cortisol promove a maturação renal.[5]

11. O que acontece no sistema circulatório do neonato durante a adaptação à vida extrauterina?

Durante a adaptação do RN à vida extrauterina, o sistema circulatório passa por um processo rápido de alterações funcionais e anatômicas, um processo ligado à transição respiratória.[5] O *ductus* arterial fecha na maioria dos recém-nascidos a termo na transição pós-natal. Quando existem complicações cardíacas adaptativas, esse mantém-se pérvio. Em recém-nascidos prematuros, em certas situações clínicas, é necessário mantê-lo aberto terapeuticamente com infusão de prostaglandina.

12. Qual é o principal estímulo para a adaptação do sistema digestivo do RN à vida extrauterina?

Sem sombra de dúvidas, a ingestão do colostro é um estímulo importante, se não o mais importante nesse processo adaptativo, pois o leite materno é rico em oligossacarídeos que influenciam a composição da microbiota intestinal. Durante a vida fetal, os nutrientes da mãe são transmitidos ao feto através da circulação placentária.[7] Nesse período, o desenvolvimento do intestino está baseado em quatro processos: diferenciação celular, digestão, absorção e motilidade. O comprimento do intestino é estimado em 50 cm no meio da gestação e por volta de 100 cm nas primeiras semanas anteriores ao nascimento e 200 cm nas primeiras semanas de vida.[11]

O desenvolvimento do sistema digestório, além das características anatômicas e funcionais desses órgãos, também compreende as interações locais e sistêmicas com os sistemas imunológico, intestinal e do estabelecimento da microbiota gastrointestinal. Portanto, quanto mais precocemente o sistema digestivo do neonato for exposto ao colostro, maior a sua capacidade de adaptar-se plenamente às suas funções locais e sistêmicas, diminuindo a permeabilidade da mucosa, a translocação bacteriana, a necessidade de fototerapia, a colestase, a osteopenia e a enterocolite necrosante.[11,12] O colostro pode ser extraído pela sucção direta do RN ainda em sala de parto (caso ele apresente condições clínicas e maturidade fisiológica para isso) ou esgotado e posteriormente ofertado para absorção na mucosa oral do RN (colostroterapia). Na impossibilidade de usar o leite da própria mãe, considera-se o uso de leite humano de banco de leite ou fórmula láctea.[12]

Devemos lembrar que, apesar de o feto deglutir líquido amniótico, como um modo de treinamento adaptativo à alimentação enteral na vida extrauterina, RN prematuros < 35 semanas não desenvolveram plenamente a sua habilidade de coordenar sucção, deglutição e respiração e podem apresentar maior dificuldade em manter alimentação por via oral. Já em RN de termo, essa mesma habilidade pode estar diminuída nas primeiras 12 horas de vida em função de um esvaziamento gástrico mais lento e flacidez do esfíncter esofágico, o que também pode explicar o aparecimento de regurgitação nesse período. Esses sintomas melhoram com 2 ou 3 dias de vida. A primeira eliminação de mecônio também é um estímulo importante para avaliar a adaptação do sistema digestivo do RN à vida extrauterina. A primeira alimentação libera na corrente sanguínea do RN insulina, hormônios de crescimento, gastrina, enteroglucagon e motilina, que auxilia na motilidade intestinal necessária para a eliminação do mecônio. Com 24 horas de vida, 98,5% dos RN terão eliminado mecônio e praticamente todos o terão feito com 48 horas de vida.[7] Neonatos prematuros e aqueles que permanecem em NPO por condições clínicas desfavoráveis podem apresentar maior dificuldade em eliminar mecônio.

13. Quais os principais processos adaptativos que ocorrem no sistema renal após o nascimento?

Sabe-se que o rim desempenha função importante na transição da vida fetal para a vida pós-natal, porém pode ter sua reposta comprometida em situações de estresse como prematuridade, hipóxia, anoxia, hipovolemias, choques e infecções neonatais. O desenvolvimento renal começa em torno de cinco semanas de gestação e a nefrogênese em torno de 9 semanas de gestação. O número de néfrons adultos estão presentes nas 36 semanas de gestação. Nos primeiros dias do nascimento, o neonato perde uma significativa quantidade de líquido extracelular, cerca de 10% em bebês a termo. Nos pré-termo, essa perda é ainda mais acentuada em virtude da características da sua pele. Alguns desses líquidos e eletrólitos que compõem o líquido extracelular provêm da depuração do pulmão fetal e líquido das vias aéreas para o parênquima circundante.[5]

Durante o período gestacional a placenta é responsável pela homeostase de líquidos e eletrólitos. A eliminação de urina pelo feto inicia a partir de 10 a 16 semanas e contribui para a formação do líquido amniótico. Ao nascimento, a resistência vascular sistêmica aumenta reduzindo o fluxo renal e a filtração glomerular. Observa-se que entre 4 e 21% dos RN eliminam sua primeira urina na sala de parto e, com 24 horas de vida, 97% já tiveram sua primeira eliminação, sendo que, nas primeiras horas de vida, a excreção de sódio é elevada e, ao longo do primeiro dia, vai se tornando hipertônica. Nos dias subsequentes, espera-se que o volume urinário aumente na medida em que a oferta hídrica também aumenta (fluidoterapia, alimentação).[7] O enfermeiro neonatal deve monitorar a primeira diurese do RN, atentar para o aspecto, quantidade das eliminações, realizar pesagem diferencial de fraldas considerando 1 g = 1 mL, registrar volume de líquidos enterais e parenterais administrados no neonato, avaliar hidratação de mucosas, avaliar presença de edema no RN, realizar a cada 24 horas o balanço hídrico para avaliar função renal e adequação da oferta de líquidos.

14. A quais aspectos da adaptação hematológica do neonato precisamos estar atentos?

A eritropoiese fetal começa no saco vitelino extraembrionário. As células-tronco hemopoiéticas migram para a aorta dorsal e, depois, para o fígado e, embora a eritropoiese seja observada na medula óssea a partir das 11 semanas de gestação, o fígado fetal fornece a maior parte da eritropoiese até depois do nascimento. Há um aumento da produção de hematócrito e de hemoglobina a partir de 22 semanas de gestação[5] que se mantém durante os primeiros 3 dias de vida, mas cai a seguir, podendo resultar em policitemia. A transfusão placentária no nascimento também contribui para o aumento do volume sanguíneo total. Nos RN pós-termo, a policitemia pode ser consequência de desidratação e hemoconcentração, o que deixa a pele avermelhada (pletórica), o sangue mais viscoso e espesso, dificultando o fluxo sanguíneo e o transporte de oxigênio. O fluxo sanguíneo mais lento pode predispor o RN a trombos, embolia pulmonar, acidente vascular cerebral (AVC) e crises convulsivas, além de induzir hiperbilirrubinemias após a degradação das hemácias. Em função disso, o enfermeiro deve ficar atento ao comportamento do neonato, observar simetria de movimentos, sucção, choro, irritabilidade, reflexo de Moro, coloração da pele, hidratação da pele e mucosas.[7]

Outro aspecto que deve ser observado no processo adaptativo do sistema hematológico é o fato de o RN ser deficiente em vitamina K e dos fatores vitamina K-dependentes (II,

VII, IX, X), que são responsáveis pela coagulação sanguínea. Essa deficiência vitamínica pode causar a doença hemorrágica do RN se não for corrigida por meio da administração intramuscular ou endovenosa dessa vitamina logo após o nascimento.[7]

Referências

1. Deshpande P, Baczynski M, McNamara PJ, Jain A. Patentductusarteriosus: thephysiologyoftransition. Seminars in Fetal and Neonatal Medicin. 2018;23(4): 225-231. doi: https://doi.org/10.1016/j.siny.2018.05.001.
2. Organização Pan-Americana de Saúde, Agência Nacional de Vigilância Sanitária. Manual para observadores: estratégia multimodal da OMS para melhoria da higienização das mãos. Brasília: Organização Pan- Americana de Saúde, Agência Nacional de Vigilância Sanitária; 2008 Jun. Availablefrom: http://www.anvisa.gov.br/servicosaude/controle/higienizacao_oms/ manual_para_observadores-miolo.pdf.
3. Renck LB, Friedrich L. Reanimação Neonatal. In: Paulo José CauduroMarostica; Manoela ChitolinaVilletti; Regis SchanderFerrelli; Elvino Barros. (Org.). Pediatria Consulta Rápida. 2. ed. Porto Alegre: ArtMed; 2018, v., p. 122-130.
4. De Carolis MP, Pinna G, Cocca C, Rubortone SA, Romagnoli C, Bersani I, et al. The transition from intra to extra-uterine life in late preterm infant: a single-center study. Ital J Pediatr. 2016;42:87. DOI: https://doi.org/10.1186/s13052-016-0293-0.
5. Riviere D, McKinlay CJD, Bloomfield FH. Adaptation for lifeafterbirth: a reviewof neonatal physiology. Anaesth Intensive Care Med. 2017;18(2):59-67. doi: https://doi.org/10.1016/j.mpaic.2016.11.008.
6. Fanaroff AA, Klaus MH. Alto risco em neonatologia. In: O ambiente físico. 6. ed. Rio de Janeiro (BR): Elsevier; 2015. p. 129-46.
7. Segre CAM, Costa HPF, Lippi UG. Perinatologia fundamentos e prática. In: Segre CAM, editor. Adaptação do recém-nascido normal à vida extrauterina. 3. ed. São Paulo (BR): Sarvier; 2015. p. 647-52.
8. Zaichkin J. Enfermagem na saúde das mulheres, das mães e dos recém-nascidos: o cuidado ao longo da vida. In: Orshan AS, editor. Recém-nascido saudável. Porto Alegre: Artmed; 2010. p.808-809.
9. Fanaroff AA, Klaus MH. Alto risco em neonatologia. In: Martin RJ, Crowley MA, editors. Problemas respiratórios. 6. ed. Rio de Janeiro (BR): Elsevier; 2015. p. 239-263.
10. Nastase L, Stoicescu SM, Banceanu G. Cerebral regional oxygen saturation of the neonate during the transition to extrauterine life. Obstetrics and Gynecology, LXV. 2017 [cited 2020 jun 12]; 235-240. Disponível em: http://sogr.ro/wp-content/uploads/2018/07/8.pdf.
11. Morais MB. Signs and symptoms associated with digestive tract development. Jornal de Pediatria. 2016;92(3):S46-S56. doi: https://doi.org/10.1016/j.jpedp.2016.03.020.
12. BRASIL. Ministério da Saúde. Secretaria de Atenção à Saúde. Departamento de Ações Programáticas Estratégicas. Atenção humanizada ao recém-nascido: Método Canguru: manual técnico 3. ed. Brasília, Ministério da Saúde, 2017.p.180-195. Disponível em: https://bvsms.saude.gov.br/bvs/publicacoes/atencao_humanizada_metodo_canguru_manual_3ed.pdf.

Transporte do Recém-Nascido

8

Alessandra Vaccari
Silvani Herber
Fernanda Araujo Rodrigues

1. **Qual é a maneira mais segura para transportar um recém-nascido (RN) de risco?[1]**

    Sem dúvidas, a melhor maneira de transportar um RN de risco é ainda dentro do útero materno. Assim, é importante priorizar a transferência da gestante para um centro terciário com condições tecnológicas, como: abordagens diagnósticas e cirúrgicas mais sofisticadas, medidas de suporte ventilatório, nutrição parenteral, monitorização vital complexa, e com equipe capacitada para o nascimento do RN; quando esse transporte pode ser realizado antes do nascimento, o risco de mortalidade do RN é reduzido consideravelmente.

2. **Quais são os tipos de transportes neonatais?[1,2]**

    Existem dois tipos de transporte do RN: inter-hospitalar (entre instituições hospitalares) e o intra-hospitalar (percursos curtos dentro de uma mesma instituição hospitalar). Os dois transportes devem ser considerados como extensão dos cuidados realizados na Unidade de Terapia Intensiva Neonatal (UTIN).

3. **Quais são as indicações para os dois tipos de transportes neonatais[1,2]?**

    As indicações para o transporte inter-hospitalar neonatal incluem todas as condições que acarretam a necessidade de tratamento clínico e/ou cirúrgico com cuidados intensivos e intermediários em RN que nascem em centros hospitalares primários ou secundários; e, após a melhora de suas condições, o seu retorno ao hospital de origem deve ser garantido. Podem-se destacar as seguintes indicações:

    – Prematuridade, com idade gestacional < 34 semanas e/ou peso de nascimento inferior a 1.500 gramas;

    – Problemas respiratórios, com uso de fração inspirada de O_2 superior a 60% ou necessidade de aplicação de pressão positiva contínua em vias aéreas ou de ventilação mecânica;

    – Asfixia perinatal, com repercussões sistêmicas e/ou neurológicas;

    – Infecções bacterianas ou virais sistêmicas ou de sistema nervoso central;

    – Doenças que necessitem de intervenção cirúrgica;

    – Hemorragias e coagulopatias;

– Hiperbilirubinemia com indicação de exsanguineotransfusão;
– Suspeita de cardiopatia congênita;
– Quadros convulsivos de qualquer natureza;
– Hipoglicemia ou outros distúrbios metabólicos que precisam de investigação diagnóstica;
– Anomalias congênitas complexas que necessitem de avaliação diagnóstica e/ou terapêutica.

Já as principais indicações para o transporte intra-hospitalar neonatal são:
– Visitar a mãe no caso de ela estar hospitalizada sem condições clinicas de ir até o RN;
– Intervenções cirúrgicas;
– Realização de procedimentos de diagnósticos, como:
  ▫ Tomografia computadorizada;
  ▫ Ressonância magnética;
  ▫ Exame radiológicos com contraste;
  ▫ Eletroencefalograma;
  ▫ Exame de potencial evocado auditivo.

4. Como deve ser realizado um transporte neonatal de sucesso?[1]

Para a realização de um transporte neonatal com sucesso, é importante seguir as 10 etapas para o sucesso do transporte neonatal descritas pela Sociedade Brasileira de Pediatria (SBP). Sendo que as duas primeiras são específicas apenas ao transporte inter-hospitalar e as etapas de 3 a 10 são relacionadas aos dois tipos de transportes. São elas:

1. Solicitar e confirmar a vaga em outro hospital para o RN;
2. Solicitar termos de consentimento da mãe ou responsável para o transporte do RN;
3. Dispor de equipe de transporte capacitada em atendimento neonatal;
4. Solicitar veículo específico para o transporte (de acordo com o tipo de transporte a ser realizado, intra-hospitalar, como incubadora ou inter-hospitalar, como ambulância adequada);
5. Preparar e checar previamente equipamentos, materiais e medicações necessários para o transporte neonatal;
6. Calcular o risco de morbidade do RN;
7. Estabilizar o RN antes do transporte;
8. Manter os cuidados durante o transporte do RN;
9. Verificar intercorrências durante o transporte do RN;
10. Realizar os cuidados necessários ao fim do transporte do RN.

5. Porque é necessário entrar em contato com o hospital de destino do RN?[1-3]

É importante conhecer o fluxo para a solicitação de vaga ao hospital de destino do paciente; normalmente, essa solicitação é realizada via central de leitos estadual, regional ou municipal (dependendo da localidade do país). Pela central de leitos, o hospital de origem solicita a vaga através do contato do médico responsável pelo paciente à central de leitos; o mesmo fornece os dados clínicos e as necessidades do paciente e, de posse de todas as informações, a central de leitos irá solicitar e, depois, indicar qual é o hospital de destino do RN.

Após saber o hospital de destino do RN, é importante que a equipe de saúde de origem/solicitante (médico e enfermeiro) realizem contato com a equipe de saúde do hospital de destino (médico e enfermeiro, respectivamente) para a transição do cuidado do paciente. Quando o paciente é transportado por uma unidade de suporte avançado de vida, a responsabilidade da assistência será da equipe solicitante até iniciar o transporte inter-hospitalar; caso não haja equipes especializadas em transporte de alto risco, a responsabilidade assistencial continuará sendo da equipe solicitante até a chegada no hospital de destino.

6. **A solicitação do consentimento da mãe ou do responsável pelo RN para o transporte é sempre obrigatório?**[1,3]

    Não, o médico responsável pelo RN está autorizado a realizar o transporte sem o consentimento da mãe ou responsável somente em caso de risco iminente de morte. Consequentemente, em todos os outros casos o consentimento é obrigatório. Lembrar sempre de realizar a identificação correta do paciente antes do transporte iniciar.

7. **É importante a equipe de transporte inter ou intra-hospitalar ser capacitada para entendimento neonatal?**[1-3]

    Sim, é essencial que a equipe que irá realizar o transporte do RN seja capacitada para o atendimento e a realização de procedimento específicos no neonato gravemente enfermo e/ou prematuro. Sugere-se que a equipe seja formada minimamente por dois profissionais de saúde: um médico pediatra ou neonatologista e um enfermeiro, com experiência e práticas no cuidado neonatal para transportes de pacientes criticamente enfermos, além do condutor da ambulância.

8. **Como deve ser o veículo para transporte neonatal inter-hospitalar**[1]**?**

    Para os transportes entre as instituições hospitalares o veículo de transporte deve ser do Tipo D – ambulância de suporte avançado com um compartimento com área suficiente para a acomodação da incubadora aquecida de transporte; o meio de transporte poderá ser terrestre, aéreo, marítimo ou fluvial.

    Recomenda-se, se possível, que os pais ou um dos pais acompanhem o transporte no mesmo veículo, mas em compartimento separado do local em que o RN e a equipe de saúde se encontram.

9. **Quais são as recomendações para a incubadora de transporte?**[1,3]

    A incubadora de transporte deve ser aquecida e de parede dupla; possuir local para o acoplamento de cilindros de oxigênio e de ar comprimido, monitor multiparâmetros ou saturômetro de oxigênio, bombas infusoras de medicações e ventilador manual ou de transporte, dispositivo de aspiração; além de ter um local apropriado para todos os materiais e medicações necessários para o translado. É obrigatório que todos os equipamentos tenham baterias próprias e recarregáveis.

    Vale ressaltar que a equipe de saúde deve conhecer o tempo de uso das baterias dos equipamentos, bem como a capacidade dos cilindros de gazes. A responsabilidade da verificação das cargas das baterias dos equipamentos e da quantidade de gazes nos cilindros, geralmente, é da equipe de enfermagem e essa verificação deve ser realizada a cada turno de trabalho.

A incubadora de transporte deve estar sempre ligada à rede elétrica e aquecida, pronta para o seu uso imediato. Entretanto, recomenda-se as seguintes temperaturas, de acordo com o peso de nascimento do RN:

— Peso do RN ao nascer menor que 1.001 gramas, a temperatura da incubadora de transporte deverá ser mantida de 36 a 37 °C;

— Peso do RN ao nascer de 1.001 gramas à 2.000 gramas, a temperatura da incubadora de transporte deverá ser mantida de 35 a 36 °C;

— Peso do RN ao nascer de 2.001 gramas à 3.000 gramas, a temperatura da incubadora de transporte deverá ser mantida de 34 a 35 °C;

— Peso do RN ao nascer maior que 3.001 gramas, a temperatura da incubadora de transporte deverá ser mantida de 32 a 34 °C.

10. **Quais são os equipamentos e materiais recomendados para o transporte neonatal?**[1,3]

É importante que todos os equipamentos e materiais sejam checados antes de iniciar o transporte neonatal (Quadro 8.1) e, se necessário, sejam substituídos ao final do transporte, no caso de não suportarem mais um transporte em sua totalidade. A seguir, estão descritos os equipamentos e materiais recomendados para o transporte inter-hospitalar; já para o transporte intra-hospitalar essa lista deve ser adaptada conforme a necessidade da instituição.

Quadro 8.1. Equipamentos e materiais recomendados para o transporte neonatal[1]

Manutenção de temperatura	• Incubadora aquecida de parede dupla; • Filme transparente PVC ou saco plástico transparente de polietileno de 30x50 centímetros e touca de lã ou de malha tubular; • Termômetro digital.
Monitoração	• Estetoscópio neonatal; • Aparelho para controle de glicemia capilar, com sensibilidade para valores baixos; • Oxímetro de pulso com bateria, cabo e sensor para RN; • Monitor cardíaco com eletrodos neonatais (opcional); • Monitor de PA não invasiva ou esfigmomanômetro com manguitos n° 1, 2, 3 e 4 (se possível); *Obs.: os 3 últimos monitores podem ser substituídos por monitor multiparamétrico com sensor de oximetria de pulso neonatal, cabo de monitoração cardíaca de 5 vias e cabo para pressão arterial não invasiva com manguitos 1, 2, 3 e 4.*
Aspiração	• Sondas de aspiração: traqueais n° 8, 10 e gástricas n° 6, 8, 10 (2 unidades de cada); • Seringa de 20 mL (2 unidades) para aspiração.
Oxigenoterapia	• 2 látex de 1 cm de diâmetro para conexão à fonte de gases e ao vácuo; • Cilindros de O_2 e ar comprimido de alumínio de 0,5-1,0 m³, com fluxômetro; • Halo (capacete/capuz/campânula) com altura ajustada à incubadora de transporte; • Cateter nasal de O_2 (cânula nasal sobre orelha, modelo infantil 2,1 m).
Reanimador	• Balão autoinflável com volume máximo de 750 mL, reservatório de O_2 e válvula de escape para 30-40 cmH_2O com manômetro; • Máscaras faciais transparentes ou semitransparentes, com coxim n° 00, 0 e 1, de preferência redondas (para prematuros) e anatômicas (para RN a termo).
Ventilação mecânica	• Ventilador mecânico eletrônico com fluxo contínuo e limitado a pressão com umidificador aquecido; • Ventilador mecânico manual em T; • Umidificador condensador higroscópico neonatal (HME = *heat moist exchanger* neonatal).

Continua

Continuação

Permeabilidade de vias aéreas	• Compressa branca ou fralda (para coxim); • Travesseiro de gel ou ar; • Cânulas de Guedel n° 0 e 1; • Máscara laríngea n° 1.
Intubação traqueal	• Laringoscópio com lâmina reta nº 00, 0 e 1, com pilhas sobressalentes; • Cânulas traqueais de diâmetro uniforme, sem balonete, com linha radiopaca de 2,5, 3,0, 3,5 e 4,0 mm (2 unidades de cada); • Bandagem elástica adesiva própria para fixação da cânula traqueal em H.
Drenagem torácica	• Dreno tubular de tórax em PVC com fio guia rígido n° 10 e 12; • Caixa com material estéril: 1 cabo de bisturi, 1 tesoura íris reta, 2 pinças tipo Kelly reta, 1 pinça tipo Kelly curva, 1 Backaus, 1 pinça angulada delicada, 1 pinça Adson com dente, 1 pinça Adson sem dente, 1 mixter baby, 1 porta agulha e fio agulhado de mononylon 4.0; • Válvula de Heimlich (válvula que permite a passagem de fluido ou ar em uma única direção, evitando o refluxo para a cavidade pleural).
Administração intravascular	• Bomba de infusão perfusora com bateria (duração mínima de 1 h); • Seringa de 20 mL (é possível usar seringas de 5, 10, 20 e 50 mL); • Tubo extensor fino de 120 cm.
Acesso vascular periférico	• Cateter intravenoso agulhado nº 25 e 27 e cateter intravenoso flexível sobre agulha nº 22 e 24 (2 unidades de cada); • Seringas de 3 e 5 mL (2 unidades de cada); • Material para fixação do acesso.
Cateterismo umbilical	• Caterer umbilical 3,5, 5 e 8 F (2 unidades de cada); • Campo fenestrado estéril e cadarço de algodão ou gaze estéreis; • Caixa com material estéril: 1 cabo de bisturi, 1 tesoura íris reta, 2 pinças Kelly reta, 1 pinça Kelly curva, 1 Backaus, 2 pinças delicadas com dente, 2 pinças delicadas sem dente, 1 porta agulha e fio agulhado de mononylon 4.0; • Torneira de 3 vias (2 unidades); • fita métrica estéril.
Acesso intraósseo	• Agulha intraóssea ou agulha espinhal nº 18 G; • Agulha hipodérmica ou escalpe 18 G; • Material para anestesia pré-punção; • Conector em T; • Fita adesiva para fixação da agulha.
Diversos	• Agulhas 25 x 7 e 20 x 5 (3 unidades de cada); • Seringas de 1, 3, 5 e 10 mL (2 unidades de cada); • Tubo seco, frasco com EDTA e hemocultura (2 unidades de cada); • Saco coletor de urina para recém-nascido; • Caixa de isopor para acondicionar fluidos orgânicos; • Álcool etílico a 70% ou Clorexedine alcoólica; • Clorexedine aquoso; • Fita adesiva hipoalergênica; • Bandagem elástica azul escura; • Algodão ou gazes estéreis; • Luvas de procedimento e luvas estéreis; • Fita adesiva (microporosa ou esparadrapo); • Pulseira de identificação do recém-nascido; • Cintos de segurança para o RN (RN < 1.500 g = 1 faixa no tórax; RN > 1.500g = 1 faixa no tórax e 1 faixa em volta das pernas) na incubadora; • Tesoura.

11. **Quais são as medicações necessárias para o transporte neonatal[1]?**

    É importante que todas as medicações necessárias para o transporte estejam previamente separadas e identificadas antes do início do transporte e que todas as medicações utilizadas sejam repostas assim que o transporte seja finalizado (Quadro 8.2).

Quadro 8.2. Medicações necessárias para o transporte neonatal inter-hospitalar [1]

Reanimação	• Adrenalina 1/1.000 e ampola de 10 mL de soro fisiológico (SF). Preparar uma seringa antes de iniciar o transporte (diluir 1 mL da adrenalina 1/1.000 em 9 mL de SF). Deixar na reserva 2 ampolas de adrenalina milesimal e de SF; • Soro fisiológico para expansão de volume (4 ampolas de 10 mL).
Aporte hidreletrolítico	• Cloreto de sódio 20% (2 ampolas de 10 mL); • Glicose a 50% (1 ampola de 10 mL); • Cloreto de potássio a 19,1% (1 ampola de 10 mL); • Gluconato de cálcio a 10% (1 ampola de 10 mL); • SF 0,9% (2 frascos de 250 mL); • SG 5% e SG 10% (1 frasco de 250 mL de cada um).
Efeito cardiovascular	• Dopamina (50 mg em 10 mL ou 5.000 mcg por mL); • Dobutamina (250 mg em 20 mL ou 12.500 mcg por mL); • Furosemida (1 mL = 10 mg); • **Prostaglandina E1: requisitar para o transporte sempre que se tratar de RN com suspeita de cardiopatia congênita cionótica.**
Anticonvulsivantes e analgésicos	• Fenobarbital (1 mL = 100 mg); • Difenilhidantoína (1 mL = 50 mg); • Midazolam (1 mL = 5 mg); • Fentanil (1 mL = 50 mcg); Obs.: por serem drogas controladas, só colocar na maleta imediatamente antes do início do transporte ou manter uma parte da maleta com lacre de segurança.
Antibióticos	• Ampicilina (1 frasco = 500 mg); • Gentamicina (1 mL = 10 mg); Obs.: se paciente necessitar de outro antibiótico, verificar horário de aplicação e, se necessário, levar já preparado.
Diversas	• Hidrocortisona (1 frasco = 100 mg); • Vitamina K (1 ampola de 1 mL = 10 mg) protegida da luz; • Heparina (1 ampola de 1 mL = 5.000 UI); • Aminofilina (1 ampola de 1 ml = 24 mg); • Lidocaína a 2% sem vasoconstritor (1 frasco de 10 mL); • Água destilada para preparação de medicamentos (5 ampolas de 10 mL); • Surfactante.

12. **Quais são os quesitos que devem ser observados antes do transporte do RN?**[1-3]

Para um transporte neonatal seguro, o RN deve estar clinicamente estabilizado antes do transporte, indiferente da distância que será percorrida. Assim, é importante atentar para:

— Manutenção da temperatura corporal: utilização de toucas e incubadora previamente aquecida, para nascidos com peso menor de 1.500 gramas é indicado que sejam envolvidos em saco plástico (limpo, não necessita ser estéril) até a chegada no seu destino.

— Manutenção das vias aéreas pérvias: para diminuir o risco de obstrução das vias aéreas durante a movimentação do transporte, deve-se manter a cabeça do RN estável (com a utilização de coxins), aspirar as vias aéreas antes do início do transporte, e no caso de dúvidas, quanto a permeabilidade das vias aéreas, recomenda-se a intubação anterior ao início do transporte.

— Manutenção de um acesso vascular pérvio: recomenda-se um acesso periférico vascular pérvio antes do início do transporte, os locais de menor risco de perda do acesso, durante a movimentação, são o dorso da mão e a região cefálica, evitar os acessos em articulações pelo risco da perda. No caso de acessos venosos centrais, verificar a localização correta da extremidade distal do cateter por RX e sua fixação antes de iniciar o transporte. Embora raramente seja utilizada a via intraóssea no período neonatal, é uma boa opção para infusão de volumes durante o translado.

– Estabilização metabólica e hemodinâmica: não é recomendado que o transporte do RN seja realizado em desequilíbrio metabólico ou hidreletrolítico. Sempre antes do transporte, devem ser verificados todos os parâmetros hemodinâmicos do RN, como: sinais vitais, perfusão periférica, diurese, pressão arterial e outros que forem necessários.

– Suspeita de sepse e/ou meningite: devem ser coletados hemograma, proteína C reativa e hemocultura, acompanhada da administração imediata de antibioticoterapia de amplo espectro antes do início do transporte.

– Manejo da dor: a dor deve ser avaliada e tratada antes, durante e depois do processo de transporte. Somente realizar o translado com a dor do RN adequadamente manejada.

13. O que devemos verificar imediatamente antes de iniciar o transporte neonatal?[1-3]

1. A temperatura da incubadora e a sua bateria;
2. Se a maleta de medicamentos e materiais está junto com a incubadora de transporte;
3. Se os equipamentos estão com as baterias carregadas;
4. A quantidade de gazes dentro dos cilindros;
5. Identificação correta do RN;
6. Se estão reunidos todos os documentos, prontuário, dados clínicos da dupla mãe/bebê, exames laboratoriais e de imagem do RN;
7. Se foi realizado o termo de consentimento para o transporte com a mãe ou responsável;
8. Se foi realizada a transferência do cuidado para a equipe de saúde que receberá o RN no outro hospital;
9. Avisar a equipe de saúde que receberá do paciente da hora de saída do RN do hospital de origem.

14. Quais são os cuidados necessários com o RN durante o transporte?[1-3]

Durante o transporte inter-hospitalar, é importante utilizar a fonte elétrica de gazes do veículo de transporte, poupando assim as reservas da incubadora e seus equipamentos. E, em qualquer tipo de transporte, é importante:

– Verificar os sinais vitais a cada 30 minutos;
– Observação contínua da permeabilidade das vias aéreas;
– Observação contínua do padrão respiratório e saturometria do RN;
– Observação constante dos batimentos cardíacos através do visor do monitor multiparâmetros ou saturômetro, lembrando que os ruídos do transporte poderão impedir de ouvir os alarmes dos equipamentos adequadamente e também poderão impedir a ausculta do RN;
– Observação frequente da perviedade do acesso vascular;
– Realização de glicemia capilar a cada 60 minutos durante o transporte, ou a critério médico;

– Atenção ao funcionamento adequado dos equipamentos durante todo o trajeto.

Também deve-se lembrar que os pacientes nunca devem ficar sozinhos no compartimento do veículo de transporte e sempre manter as rodas e portas da incubadora fechadas e travadas enquanto a mesma estiver parada ou dentro do veículo.

15. Como proceder com intercorrências durante o transporte neonatal?[1]

Sempre que houver uma intercorrência clínica grave durante o transporte, é recomendado parar a movimentação do veículo ou da incubadora para que o atendimento ao RN seja realizado com calma, evitando o risco de realizá-lo sob solavancos do trajeto.

A incidência de problemas durante o transporte neonatal gira em torno de 20%, sendo os mais frequentes: perda do acesso venoso, extubação acidental, obstrução da cânula ou de vias aéreas, alteração da temperatura corporal, deterioração clínica com necessidade de maior suporte de oxigênio. Com tudo, a maioria dessas intercorrências são totalmente evitáveis com o bom planejamento do transporte do RN.

16. E ao final do transporte, quais são os cuidados necessários?[1]

O principal é a transferência adequada do cuidado, com a comunicação da situação clínica e das condições do RN durante o transporte para a equipe de saúde que estará recebendo o neonato.

Para a transferência do cuidado, é recomendada a utilização de uma ficha de transporte, do tipo *checklist*, que contém todas as principais informações do RN, desde a sua origem até a chegada ao hospital de destino. Na Figura 8.1, segue o exemplo sugerido pela SBP.

Ao finalizar o transporte, a equipe deverá retornar e repor e/ou substituir materiais e equipamentos necessários para um novo transporte. E, se for o caso, comunicar o médico regulador da finalização do transporte.

IDENTIFICAÇÃO: RN de _____
Nascimento: dia ___/___/_____ às ___:___ horas Peso ao nascer _____ g IG _____ semanas
Hospital de origem _____ RG _____
Destino _____ Motivo do transporte _____
Doenças de base _____
Saída __/__/____ às ___:___ h Chegada __/__/____ às ___:___ h Duração: _____ minutos

EQUIPAMENTOS

Incubadora de transporte	sim ☐ não ☐	Intercorrência? _____
Oxímetro de pulso	sim ☐ não ☐	Intercorrência? _____
Bomba de infusão	sim ☐ não ☐	Intercorrência? _____
Ventilador mecânico	sim ☐ não ☐	Intercorrência? _____
Ventilador manual em T	sim ☐ não ☐	Intercorrência? _____
Balão auto-inflável	sim ☐ não ☐	Intercorrência? _____
Cilindro de oxigênio	sim ☐ não ☐	Intercorrência? _____
Cilindro de ar comprimido	sim ☐ não ☐	Intercorrência? _____

PROCEDIMENTOS E MEDICAÇÕES

Cânula traqueal   sim ☐ não ☐   Intercorrência? _____
Acesso vascular   sim ☐ não ☐   Intercorrência? _____
Qual?   periférico ☐ umbilical arterial ☐ umbilical venoso ☐ PICC ☐ Flebotomia ☐ Intraóssea ☐

Soro - início do transporte sim ☐ não ☐	Volume ____mL/kg, Eletrólitos:	VIG ____mg/kg/minuto	Volume recebido no transporte:
Soro - final do transporte sim ☐ não ☐	Volume ____mL/kg, Eletrólitos:	VIG ____mg/kg/minuto	

Drogas em infusão contínua   sim ☐ não ☐   Quais?_____
Medicação de emergência   sim ☐ não ☐   Quais?_____

MONITORIZAÇÃO	Saída	Chegada
TRIPS		
Temperatura		
FC		
FR		
pH/pO$_2$/pCO$_2$/HCO$_3$		
Pinsp/PEEP/FR		

	Saída	Chegada
ERTIH-Neo		–
PA		
SatO$_2$		
Glicemia		
Hematócrito		
NIPS		

INTERCORRÊNCIAS CLÍNICAS_____
_____
EQUIPE (CRM/COFEN):_____

Figura 8.1. Ficha de transporte neonatal inter-hospitalar e intra-hospitalar.[1]

Referências

1. Marba ST, et al. Transporte de recém-nascido de alto risco: diretrizes da Sociedade Brasileira de Pediatria. 2. ed. São Paulo (SP): Sociedade Brasileira de Pediatria, 2017.
2. Ministério da Saúde. Secretaria de Atenção à Saúde. Departamento de ações programáticas e estratégicas. Manual de orientações do transporte neonatal. Brasília, 2010.
3. Portal de Boas Práticas em Saúde da Mulher, da Criança e do Adolescente. Principais questões sobre Transporte Neonatal. Janeiro, 2019. Acesso em: 15 nov 2020. Disponível em: https://portaldeboaspraticas.iff.fiocruz.br/atencao-recem-nascido/principais-questoes-sobre-transporte-neonatal.

Retinopatia da Prematuridade

9

Karen Brigitte Fraenkel Silva
Ricardo Tarcísio de Oliveira Medeiros
Adriana Elisa Carcereri de Oliveira

1. **O que é a retinopatia da prematuridade (ROP)?**

    A retina consiste em uma membrana localizada na parte posterior do olho, cuja função é transformar a luz que chega aos olhos em impulsos elétricos que serão enviados até o cérebro. A retinopatia ocorre, pois, a vascularização da retina só se completa próximo dos 9 meses de gestação. Quando o bebê nasce antes, em geral a retina ainda apresenta uma porção sem vasos. Assim, a vascularização da retina necessita de 40 semanas de vida uterina para se formar por completo.[1]

    Desse modo, o aparecimento da ROP está relacionado à interrupção da formação dos vasos sanguíneos da retina, em razão da prematuridade no nascimento. Essa parte avascular da retina produz uma substância chamada *vascular endothelial growth factor* (VEGF), que estimulará a formação de vasos novos, chamados neovasos. Por serem frágeis, os neovasos podem sangrar e formar cicatrizes que puxam a retina, fazendo-a solar-se da parte de trás do olho. Isso provoca o descolamento da membrana.

2. **O que é *vascular endothelial growth factor* (VEGF)?**

    O VEGF é um potente fator angiogênico necessário para o crescimento normal dos vasos sanguíneos, mas está, ao mesmo tempo, associado com a neovascularização indesejada, tanto da retina quanto da íris. Quando ocorre o nascimento prematuro, a expressão de VEGF é reduzida. Acredita-se que esse fenômeno decorra da hiperóxia a que o bebê é submetido. Conforme a retina amadurece e torna-se hipóxica, em virtude da parada do crescimento vascular, os níveis de VEGF aumentam progressivamente até provocarem, em alguns pacientes, a neovascularização indesejada da retina (fase 2 da ROP). A inibição do VEGF, nessa fase, não previne, porém, completamente a neovascularização retiniana da ROP, mostrando que essa é uma doença multifatorial.[2,3]

3. Como se desenvolve o VEGF?

No processo de formação embrionária, a vascularização da retina nasal se completa ao redor da 32ª semana de gestação, enquanto na retina temporal a vascularização apenas se completa ao redor de 40ª semanas ou logo após o nascimento a termo. Após o nascimento, o oxigênio suplementar que é oferecido ao recém-nascido (RN) resulta na hiperóxia, que, por sua vez, desencadeia vasoconstrição, isquemia periférica e interrupção da formação de vasos na retina. Se for mantida por um período maior de tempo, a hiperóxia estimula a produção do fator de crescimento do endotélio vascular, que gera neovascularização indesejada da retina. Portanto, o VEGF é regulado pelo oxigênio.[2,3]

4. Qual é a incidência da ROP?

A ROP tem sido considerada uma das maiores causas de cegueira infantil em todo mundo. O aumento da sua incidência é consequência da melhoria na qualidade assistencial de prematuros extremos e com muito baixo peso ao nascimento, gerando aumento considerável da sobrevivência de tais pacientes. No Brasil, estima-se que a cegueira causada por essa doença atinja entre 500 e 1.500 pacientes por ano; sendo assim, a maior causa de cegueira bilateral infantil na atualidade. O *insulin-like-I* (*insulin-like growth factor-I, IGF-I*) é um fator não regulado pelo oxigênio; e estudos recentes demonstraram que baixos valores séricos de IGF-I, nas primeiras semanas de vida, estão relacionados ao aumento da incidência de ROP posteriormente e que a gravidade da doença poderia estar relacionada ao período de duração e IGF-I baixo no soro de prematuros.[4]

5. Quais são as causas e os fatores de risco para a ROP?

A patogênese da ROP ainda não está totalmente esclarecida; durante muitos anos acreditou-se que apenas os elevados níveis de oxigenoterapia estariam relacionados à patologia, porém atualmente confirmou-se que, apesar do controle rigoroso dos níveis de oxigênio oferecidos aos prematuros, estes pacientes desenvolviam a doença. Logo, tais fatos demonstraram que a ROP é uma doença de causa multifatorial. Logo, podemos citar diversos fatores de risco associados a essa doença, como oxigenoterapia prolongada, prematuridade, baixo peso ao nascimento e gravidade do RN. Alguns fatores como uso materno de esteroides e betabloqueadores, exposição à luz intensa nos berçários, uso de corticosteroide, baixo ganho ponderal, gemelaridade e hemorragia intracraniana também tiveram algum grau de relação com a doença, ainda não totalmente esclarecido.[5]

6. Com relação aos estágios da ROP, como podemos classificar?

A classificação internacional da ROP foi desenvolvida em 1984 e revisada em 2005. Essa classificação localiza a doença em um mapa da retina dividido em três zonas e descreve sua extensão de acordo com os meridianos envolvidos, contados em horas de relógio, conforme descrito no Quadro 9.1.

Na maioria dos casos, a ROP se apresenta nos estágios I ou II. Entretanto, em alguns bebês, a doença pode se desenvolver rapidamente. Os bebês com esse distúrbio são considerados mais propensos a desenvolver certos problemas oculares no decorrer da vida, como descolamento de retina, miopia, estrabismo (olho torto), ambliopia (olho preguiçoso) e glaucoma.[6,7]

Quadro 9.1. Classificação Internacional da Retinopatia da Prematuridade

ROP 1	Identificação de linha branca e plana que separa a retina vascular da avascular.
ROP 2	Alargamento da linha de demarcação e presença de crista elevada.
ROP 3	Presença de proliferação fibrovascular, a partir da crista, saindo do plano da retina. Esse estadiamento foi subdividido, a partir de 2005, em: • ROP 3 leve; • ROP 3 moderada; • ROP 3 grave.
ROP 4	Presença de descolamento de retina (DR) subtota;l ROP 4A: DR que não afeta a região macular; ROP 4B: DR que afeta a região macular.
ROP 5	Descolamento total de retina (em funil aberto ou fechado).

Adaptado de Tartarella e Fortes Filho, 2016.[4]

7. **Como ocorre o diagnóstico da ROP?**

    A retinopatia da prematuridade não apresenta sintomas. Sendo assim, o diagnóstico depende de um exame cuidadoso de fundo de olho por um oftalmologista. A melhor maneira de diagnosticar a ROP é mediante triagem dos recém-nascidos. Todos os prematuros com peso de nascimento inferior ou igual a 1.500 gramas e/ou idade gestacional menor ou igual a 32 semanas devem realizar exame oftalmológico entre a 4ª e a 6ª semana de vida com oftalmoscopia binocular indireta (OBI) e dilatação das pupilas. O seguimento dos recém-nascidos deve ser feito de acordo com os achados do exame inicial e a interrupção dos exames só deve ser dada quando ocorrer a vascularização completa da retina ou o bebê atinja idade gestacional corrigida de 45 semanas.[7]

8. **Qual é a idade indicada para a realização do exame?**

    Considerando-se a idade gestacional e a idade cronológica, recomenda-se que o primeiro exame deva ser realizado entre a 31ª e 33ª semanas de idade gestacional corrigida ou entre a 4ª e a 6ª semana de vida.[3]

9. **Como é realizado o exame?**

    Definiu-se que a extensão da doença seria mensurada em horas do relógio. Quando se olha o mapa do fundo do olho (FO), o meridiano das 3 horas está localizado no lado nasal do olho direito e no lado temporal do olho esquerdo. O mapa criado em 1984 é composto de dois círculos concêntricos, tendo a papila óptica como centro. Um terceiro círculo de forma semilunar era posicionado no setor temporal. O conjunto dos círculos limitava três zonas diferentes do FO centradas na papila óptica. Esses três círculos delimitavam as chamadas zonas de envolvimento da doença (Figura 9.1):[1,2,4,5]

    – Zona I (zona do polo posterior): centralizada a partir da papila atinge seu limite a uma distância equivalente a duas vezes a distância entre a papila e a mácula, em todas as direções;

    – Zona II (zona equatorial): atinge seu limite tangenciando a ora serrata, no lado nasal, e a uma extensão equivalente à zona equatorial no setor temporal; e

    – Zona III (zona periférica temporal): área de forma semilunar situada externamente à Zona II no setor temporal. Essa é a zona em que mais tardiamente se completa a vascularização da retina nos prematuros, sendo, portanto, a zona mais frequentemente envolvida na ROP.

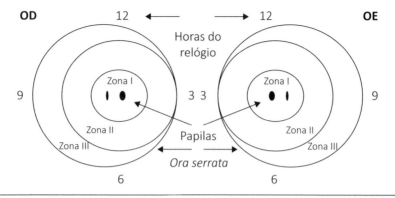

Figura 9.1. Mapa para a localização da doença nas zonas de envolvimento da retina.
Fonte: Tartarella e Fortes Filho, 2016.[4]

10. **Quais são os possíveis efeitos adversos dos medicamentos midriáticos utilizados durante o exame?**

    Com relação aos efeitos adversos, podemos citar várias complicações associadas à absorção sistêmica dos midriáticos. Os anticolinérgicos, em doses tóxicas, podem provocar febre, rubor facial, boca seca, rash cutâneo, distensão abdominal, astenia, cansaço, taquicardia e retenção urinária. A fenilefrina está mais associada aos efeitos adversos sobre o sistema cardiovascular, como aumento da frequência cardíaca e da pressão arterial, que eleva o risco de hemorragias cerebrais em recém-nascidos pré-termo.[6]

11. **Como é o tratamento da ROP?**

    O método de escolha para o tratamento da ROP é o laser aplicado através da OBI. Tal método vem alcançando bons resultados no controle da progressão natural da doença. Alguns estudos mencionam o uso de medicações anti-VEGF no tratamento da ROP, que vem demonstrando melhora nos casos de maior gravidade. Portanto, com os avanços da terapia intensiva neonatal e consequente maior sobrevida de prematuros extremos, a ROP vem se destacando com importante causa de morbidade a longo prazo, sendo, assim, um grande desafio para os profissionais dessa área.[6,7]

12. **De que maneira podemos prevenir a ROP?**

    A prevenção é a melhor maneira de impedir o surgimento de maiores complicações visuais. Dessa maneira, os bebês que apresentam riscos no desenvolvimento da retinopatia de prematuridade precisam ser investigados e acompanhados em caráter de urgência. Os principais modos de prevenção são: visita do oftalmologista à UTI neonatal para avaliação do prematuro; exame de mapeamento de retina na 4ª semana de vida; bom programa pré-natal para evitar a prematuridade no nascimento. Mesmo os bebês que demonstram regressão espontânea devem ser acompanhados por um oftalmologista. Isso porque há riscos de outros problemas oculares.[8]

13. Por que é tão importante prevenirmos?

Muitas das informações e estímulos que o lactente recebe vêm da sua visão e isso é primordial para o seu desenvolvimento. Por isso, devemos garantir que a estrutura do seu olho se mantenha normal. O profissional da equipe da unidade neonatal, que assiste uma criança com peso de nascimento menor do que 1.500 gramas, com menos de 32 semanas de idade gestacional, identificará que ela é uma criança de risco e providenciará o seu agendamento para o exame oftalmológico.[10]

Como foi possível observar neste capitulo, a retinopatia de prematuridade consiste em uma das maiores causas de cegueira no Brasil, e a falta de cuidados imediatos pode levar ao agravamento da doença.

Referências

1. Borroni C, Carvelaro C, Morzenti S, De Ponti E, Bozzetti V, Console V, et al. Survey on retinopathy of prematurity (ROP) in Italy. Italian journal of pediatrics. 2013;39(1):39-43.
2. Hartnett ME. Pathophysiology and mechanisms of severe retinopathy of prematurity. Ophthalmology. 2015;122(1):200-210.
3. Fors MS, Armas MM, Martínes R, Hernández ML, González YT. Características clínicas epidemiológicas de la retinopatía de la prematuridad en recién nacidos de embarazos múltiples. Revista Cubana de Oftalmología. 2013;26(1):121-128.
4. Tartarella MB, Fortes Filho, JB. Retinopatia da prematuridade. Oftalmo. 2016;2(4):1-16.
5. Cavallaro G, Filippi L, La Marca G, Cristofori G, Raffaeli G, Padrini L, et al. The pathophysiology of retinopathy of prematurity: an update of previous and recent knowledge. Acta ophthalmologica. 2014;92(1):2-20.
6. Sankar MJ, Sankar J, Chandra P. Anti-vascular endothelial growth factor (VEGF) drugs for treatment of retinopathy of prematurity. Cochrane Database of Systematic Reviews. 2018;1(1):1-48.
7. Parappil H, Pai A, Mahmoud NA, AlKhateeb MA, Al Rifai H, El Shafei MM. Management of retinopathy of prematurity in a neonatal unit: Current approach. Journal of Clinical Neonatology. 2019;8(4):203-211.
8. Liegl R, Hellström A, Smith LEH. Retinopathy of prematurity: the need for prevention. Eye and brain. 2016;8:91-102.
9. Shah PK, Vishma P, Karandikar, SS, Ranjan R. Retinopathy of prematurity: Past, present and future. World journal of clinical pediatrics. 2016;5(1):35-46.
10. Santos CN, Bahia NGC, Miranda FP. Retinopatia da prematuridade: o conhecimento de enfermeiros neonatais. Revista Enfermagem Contemporânea. 2015;4(1): 23-32.

Termorregulação e Perdas Insensíveis de Água por Exposição ao Calor

10

Patrícia Giulliane da Silva Barros Teixeira
Cláudia Regina Silva dos Santos Cunha
Widlani Sousa Montenegro

1. **O que significa termorregulação?**

   Significa equilíbrio térmico. Os neonatos são propensos a rápidas perdas de calor e/ou superaquecimentos, por isso é necessária a regulação de temperatura de modo eficaz.[1]

2. **Qual é o diagnóstico de enfermagem para o termo termorregulação?**

   Segundo o NANDA International (2018),[2] o diagnóstico é nomeado de acordo com a situação clínica, conforme se verifica nos exemplos a seguir:
   - Hipertermia: temperatura corporal central acima dos parâmetros diurnos normais decorrente da falha na termorregulação definida por taquicardia, pele quente ao toque, pele ruborizada, taquipneia e/ou vasodilatação relacionada à desidratação com risco de exposição à temperatura ambiental elevada, associada ao aumento da taxa metabólica.
   - Hipotermia: temperatura corporal central abaixo dos parâmetros diurnos normais decorrente de falha na termorregulação caracterizada por leitos ungueais cianóticos, pele fria ao toque, preenchimento capilar lento, palidez relacionada à baixa temperatura expondo o neonato a suprimento insuficiente de gordura subcutânea associada à diminuição da taxa metabólica.

3. **Como ocorre o desequilíbrio da manutenção da temperatura?[3]**
   - Por irradiação: a pele é exposta a um ambiente contendo objetos com temperatura mais quente ou fria;
   - Por evaporação: neonatos estão úmidos pelo líquido amniótico ou pelo percentual de umidificação da incubadora;
   - Por condução: neonatos são colocados em contato com uma superfície ou objeto quente ou frio;
   - Por convecção: fluxo de ar ambiente mais frio afasta o calor do neonato e mais quente superaquece a criança.

4. **Qual é a zona de temperatura ideal para os neonatos?**

   O ambiente térmico neutro (termoneutralidade) é a zona de temperatura ideal para neonatos; é definida como a temperatura ambiente em que as demandas metabólicas (e, portanto, gasto calórico) para manter a temperatura corporal no intervalo normal (36,5 a 37,5 °C retal) são as mais baixas. O ambiente termoneutro tem um intervalo curto de 36,7° a 37,3 °C.[1]

5. **Como ocorrem as perdas insensíveis de água?**

   A sequência de maturação de regiões das glândulas sudoríparas dos neonatos ocorre a partir da fronte, depois no tórax, axilas e, mais tarde, nas extremidades, assim, a sudorese não é observada em crianças com extrema prematuridade;[4] consequentemente, a perda de líquido não é percebida pelos cuidadores das unidades de terapia intensiva neonatais (UTIN).[5,6]

6. **Qual é o valor esperado de perdas insensíveis dos RN em incubadoras aquecidas?**

   Com o neonato na incubadora, as perdas esperadas em relação a mL/kg/dia ocorrem conforme descrito na Tabela 10.1.

Tabela 10.1. Perdas insensíveis esperadas do RN em incubadora aquecida (mL/kg/dia)

Peso ao nascer	500-750 g	750-1.000 g	1.000-1.250 g	1.250-1.500 g	1.500-1.750 g	1.750-2.000 g
Idade						
0-7 dias	100	65	55	40	20	15
7-14 dias	80	60	50	40	30	20

Fonte: Westphald et al, 2018.[8]

7. **Quais fatores podem influenciar as perdas hídricas e desfavorecer o controle térmico?**

   Fototerapia em até 40%, o uso de berço de calor em até 50% e febre são fatores que podem elevar essa perda, portanto o uso de gases umidificados nos respiradores e a umidificação nas incubadoras diminuem as perdas hídricas e favorecem o controle térmico.[8]

8. **Como promover o banho do recém-nascido e manter a temperatura adequada?**

   No recém-nascido, o banho pode causar hipotermia, aumento do consumo de oxigênio, estresse respiratório e alteração dos sinais vitais. Em função disso, o cuidado imediato com a pele do recém-nascido deve ser em sala aquecida, com tranquilidade e segurança, e o primeiro banho pode ser realizado depois que houver estabilidade térmica e cardiorrespiratória por 2 a 4 horas e não antes de 6 horas de vida, devendo remover com suavidade as secreções sanguíneas e manter o vêrnix. O banho com o neonato envolto por um campo aquecido e retirado após a imersão do corpo na água morna é o mais indicado, pois permite menor perda de calor e oferece mais conforto, isso para os bebês com peso acima de 1.500 gramas, os prematuros extremos, devem ser apenas higienizados na própria incubadora.[7]

9. **Qual é a relação adequada de temperatura da incubadora *versus* peso e idade do neonato com até 14 dias de vida?**

Para se chegar ao ambiente térmico neutro ideal para um recém-nascido dentro de sua incubadora, é necessário configurar a temperatura da incubadora de acordo com a idade do bebê e o seu peso de nascimento. No Quadro 10.1, está descrita essa relação para que se mantenha o ambiente térmico neutro.

Quadro 10.1. Temperatura de ambiente térmico neutro

Idade	Peso	Temperatura inicial da incubadora (°C)	Variação de temperatura da incubadora (°C)
0-6 horas	< 1.200 g	35	34-35,4
	1.200-1.500 g	34,1	33,9-34,4
	1.501-2.500 g	33,4	32,8-33,8
	> 2.500 g	32,9	32-33,8
6-12 h	< 1.200 g	35	34-35,4
	1.200-1.500 g	34	33,5-34,4
	1.501-2.500 g	33,1	32,2-33,8
	> 2.500 g	32,8	31,4-33,8
12-24 h	< 1.200 g	34	34-35,4
	1.200-1.500 g	33,8	33,3-34,3
	1.501-2.500 g	32,8	31,8-33,8
	> 2.500 g	32,4	31-33,7
24-36 h	< 1.200 g	34	34-35
	1.200-1.500 g	33,6	33,1-34,2
	1.501-2.500 g	32,6	31,6-33,6
	> 2.500 g	32,1	30,7-33,5
36-48h	< 1.200 g	34	34-35
	1.200-1.500 g	33,5	33-34,1
	1.501-2.500 g	32,3	31,4-33,5
	> 2.500 g	31,9	30,5-33,3
48-72h	< 1.200 g	34	34-35
	1.200-1.500 g	33,5	33-34
	1.501-2.500 g	32,3	31,2-33,4
	> 2.500 g	31,7	30,1-33,2
72-96h	< 1.200 g	34	34-35
	1.200-1.500 g	33,5	33-34
	1.501-2.500 g	32,2	31,1-33,2
	> 2.500 g	31,3	29,8-32,8

Continua

Continuação

Idade	Peso	Temperatura inicial da incubadora (°C)	Variação de temperatura da incubadora (°C)
4-12 dias	< 1.500 g	33,5	33-34
	1.501-2.500 g	32,1	31-33,2
4-5 dias		31	29,5-32,6
5-6 dias		30,9	29,4-32,3
6-8 dias	> 2.500 g	30,6	29-32,2
8-10 dias		30,3	29-31,8
10-12 dias		30,1	29-31,4
12-14 dias	< 1.500 g	33,5	32,6-34
	1.501-2.500 g	32,1	31-33,2
	> 2.500 g	29,8	29-30,8

Adaptado de Westphald et al, 2018.[8]

10. Qual é a contribuição do Método Canguru na termorregulação dos neonatos?

A posição canguru favorece a manutenção da temperatura, pois o contato pele a pele funciona como isolante térmico.[9]

Referências

1. Martins LA, Silveira SPX, Avila IMFT, Moraes JAS, Santos DSS, Whitaker MCO, et al. Thermoregulation protocol implementation for newborns in surgical procedures. Rev Gaúcha Enferm. 2019;40(esp):e20180218. doi: https://doi.org/10.1590/19831447.2019.20180218.
2. Diagnósticos de Enfermagem da NANDA-I: definições e classificação 2018-2020 [NANDA International]; tradução: Regina Machado Garcez; revisão técnica: Alba Lucia Bottura Leite de Barros... [et al.]. 11. ed. Porto Alegre: Artmed; 2018, xxv, 562 p.il.
3. Manual Merck Conhecimento Médico Global, 2020. Disponível em: https://www.msdmanuals.com/pt-br/profissional/resourcespages/publishing-and-production-staff. Acesso em: 28 abr 2020.
4. Polin RA, Fox WW, Abman S. Fetal and neonatal physiology. 3. ed. Filadélfia, W.B. Saunders; 2003.
5. Linder N, et al. Disinfection with 10% povidine-iodine versus 0,5% chlorhexidinegluconate in 70% isopropanol in the neonatal intensive care unit. Acta Paediatr 2004; 93(2): 205-10.
6. Walker L, Downe S, Gomez L. Skin care in the well term newborn: two systematic reviews. Birth 2005; 32(3): 224-8.
7. Ness MJ, Davis DM, Carey WA. Neonatal skin care: a concise review. International journal of dermatology. 2013;52(1):14-22.
8. Westphal C, Trindade G, Enk F, Baumgarten I, Sehbe M, Limberger A, et al. Manual de Rotinas. Hospital de Clínicas de Porto Alegre. Serviço de Neonatologia. Porto Alegre. 10. ed. 2018, 144p.
9. Brasil. Ministério da Saúde. Secretaria de Atenção à Saúde. Departamento de Ações Programáticas Estratégicas. Atenção humanizada ao recém-nascidos: Método Canguru: manual técnico. Departamento de Ações Programáticas Estratégicas. – 3. ed. – Brasília: Ministério da Saúde, 2017. 340 p.: il.

Cuidados com a Pele, Higiene e Banho

11

Patrícia Giulliane da Silva Barros Teixeira
Nayra Karoline Neco da Silva Magalhães
Widlani Sousa Montenegro

1. **Qual é a função da pele?**

    A pele do recém-nascido prematuro (RNPT) é mais sensível e propensa a riscos, pois é o maior órgão do corpo humano e, entre suas funções, destacam-se: proteção, sensibilidade, termorregulação (barreira de proteção que visa minimizar perda de calor, contribuindo para que o neonato se adapte ao meio externo), excreção, metabolismo e equilíbrio eletrolítico (impedindo a absorção de substâncias tóxicas, além da prevenção de infecções).[1-3]

2. **Quais são as características da pele do bebê prematuro?**

    É por volta da 24ª semana de gestação que a epiderme começa a se tornar mais espessa. A ceratinização de toda a superfície cutânea ocorre também nessa etapa da gestação, com o desenvolvimento de um estrato córneo ainda escasso. Embora a epiderme e a derme apresentem seu arranjo definitivo no final do 4º mês de gestação, somente a partir da 34ª semana o estrato córneo estará totalmente bem definido. Antes disso, ele é mais fino e funcionalmente poroso, apresentando uma camada de gordura do tecido subcutâneo pobremente desenvolvida.[2,3]

    Desse modo, os bebês prematuros vão sentir mais as consequências da imaturidade destas camadas da pele, tornando a prematuridade um sério fator de vulnerabilidade em razão da imaturidade da barreira epidérmica, podendo estar relacionada ao risco de infecções e de trauma superficial.[2,3]

    As práticas de cuidados com a pele realizada diariamente nas unidades de tratamento intensivo neonatais (UTIN) incluem a manutenção da temperatura e a umidade do ambiente, por meio de incubadoras, o posicionamento, o banho. Alguns procedimentos podem causar lesão na pele tais como, o uso de soluções cutâneas para antissepsia, fixação ou remoção de adesivos para suporte à vida e de aparelhos de monitorização, realização de procedimentos invasivos, como punções venosas ou arteriais.[2-4]

3. Qual é o objetivo da higiene corporal e perineal do prematuro?

O cuidado com a pele do recém-nascido prematuro deve ser preocupação constante dos profissionais de enfermagem, devendo se estabelecer metas e implementação de procedimentos que busquem preservar a integridade desse tecido, proporcionando bem-estar e qualidade de vida durante o tempo de internação do bebê na unidade neonatal.[4]

4. Como deve ser realizada a higiene perineal do prematuro?

O bebê deverá ser colocado em decúbito elevado (posição antirrefluxo), devendo ser rolado lateralmente de um lado para o outro, retirando-se a fralda e fazendo a higiene.[1] Para a realização da higiene perineal será necessário: água morna, algodão, fralda e luvas de procedimento. A seguir, cuidados importantes com o recém-nascido (RN):[1]

– Realizar a troca da fralda antes da dieta;
– Não realizar a troca se o RN estiver dormindo;
– Colocar o RN em decúbito dorsal;
– Abrir a fralda suavemente, evitar o barulho do velcro;
– Proteger a parte adesiva para evitar o contato com a pele;
– Colocar o RN em decúbito lateral, dobrar ou retirar a fralda suja;
– Realizar a higiene de modo suave, com água morna e algodão, sem erguer as pernas do RN, virar suavemente para o lado contralateral e concluir a higiene;
– Colocar a fralda limpa sem erguer as pernas, rolando o RN em decúbito lateral;
– Fechar a fralda suavemente deixando-a folgada para evitar o aumento da pressão abdominal;
– Reduzir o volume da fralda entre as pernas para evitar abdução.

Ao fazer a limpeza do pênis do bebê, não retraia a pele da ponta com força porque isso pode machucar a região e, ao limpar a vagina, afaste os grandes lábios para retirar delicadamente os resíduos que se acumulam. Faça a limpeza sempre no sentido da frente para trás. Como a pele do bebê prematuro é mais fina e sensível, é mais fácil de adquirir assaduras. Por isso, a fralda deve ser trocada com mais frequência a cada eliminação.[1]

5. O que é o banho para o recém-nascido?

O banho é uma atividade de vida diária que visa a limpeza e a proteção do revestimento externo do corpo, entretanto o banho também caracteriza-se como um excesso de manipulação para o recém-nascido prematuro. Trata-se de uma situação que propicia uma série de trocas e ajustes interacionais entre o adulto e a criança e, portanto, potencialmente reveladora das características da reação do RN aos tipos de manipulações.[1,5]

O banho nos bebês a termos tem sido descrito como algo prazeroso, pois lembra o ambiente líquido e quente característico do útero materno. Já para os bebês prematuros, diante de toda a imaturidade dos seus sistemas e a fragilidade que apresentam, é importante que o seu estado comportamental seja respeitado.[1]

6. Quais devem ser os cuidados com o banho do recém-nascido prematuro?

O banho com sabonete neutro é um procedimento rotineiro, usado tradicionalmente para realizar a higiene dos neonatos, cuja finalidade é a remoção de resíduos e a redução da colonização da pele. Todavia, sabe-se que essa prática em prematuros pode trazer complicações para esse tecido e outros sistemas. O banho com sabonete não apropriado pode alterar o pH neutro da pele do neonato, aumentando a fragilidade da fina camada da epiderme.[1,4]

No RNPT com idade gestacional abaixo de 32 semanas, recomenda-se a utilização de água esterilizada morna para a remoção dos fluidos corporais, com bolas ou compressas de algodão, pois ela não altera a flora da pele. Já em RNPT com idade gestacional inferior a 26 semanas, a utilização de água esterilizada é fundamental. Para esses bebês ainda é recomendado que o banho deva ser postergado, no mínimo, até que ele atinja duas semanas de vida, e depois realizá-lo por tempo menor que cinco minutos, no ambiente da incubadora, restringindo-se a área suja e áreas genitais, e de modo infrequente em um quantitativo menor do que três vezes por semana.[4]

7. **Quais são os benefícios do banho humanizado?**

Um RNPT internado em uma unidade neonatal vivencia inúmeros estímulos sensoriais e procedimentos invasivos dolorosos durante o período de internação hospitalar. Essas experiências causam repercussões negativas a curto, médio e longo prazo, já que podem interferir diretamente em processos traumáticos e acentuação do limiar de dor. Nessa perspectiva, o banho humanizado é capaz de proporcionar conforto, alívio da dor, relaxamento e bem-estar ao recém-nascido.[1]

8. **Qual são as indicações para o banho humanizado?**

O banho humanizado, também chamado de banho embrulhado ou enrolado, tem suas indicações baseadas no fato de que no RN os efeitos fisiológicos da água aquecida produzem, principalmente, alívio da dor e relaxamento muscular, por meio da diminuição da sensibilidade das terminações nervosas e do aumento da circulação periférica, provendo maior suprimento sanguíneo aos músculos, aumento da capacidade vital e sensação de bem-estar.[1]

Segundo o Ministério da Saúde, no que tange à atenção humanizada ao RN de baixo peso, no Método Canguru, o banho humanizado é indicado ao RNPT com sinais de estresse e que apresentem estabilidade clínica, com resolução da doença de base e peso entre 1,250 kg e 2,5 kg, nutrição enteral plena (seio materno, sonda gástrica ou copinho) e que estejam em processo de ganho de peso.[1,4]

Além de observar os fatores comportamentais intrínsecos ao bebê como estado de sono profundo, dor, fome, estresse e choro, deve-se estar atento também a uma série de aspectos extrínsecos relacionados ao ambiente, como: excesso de iluminação, temperatura do ambiente, ou ruídos excessivos que podem comprometer o relaxamento do bebê durante o momento do banho.[1]

9. **Quais as potencialidades e o objetivo da ofuroterapia?**

O ofurô é uma conduta de assistência humanizada realizada de maneira empírica nas unidades neonatais brasileiras, com objetivos de proporcionar estimulação sensorial e relaxamento ao recém-nascido, contribuindo na redução do estresse, da dor, da perda de peso e podendo refletir na redução do tempo de internação.[5] Possibilita um melhor desfecho para os recém-nascidos pré-termo de baixo peso, contribuindo positivamente para a 3ª etapa do Método Canguru que é a alta hospitalar.

10. **Qual é a indicação da ofuroterapia?**

É indicada para recém-nascidos com alteração no desenvolvimento neurocomportamental, no tônus motor e com dificuldade na organização dos estados comportamentais.

Também devem ser observados os seguintes critérios: que os recém-nascidos devam estar normotérmicos, clinicamente estáveis e com saturação de oxigênio acima de 90%. É importante ressaltar que essa prática terapêutica só deve ser realizada por profissional habilitado.[1,5]

11. **Quais são os passos para a realização do ofurô no bebê prematuro?[5]**
    - Proteger o balde com saco plástico descartável;
    - Colocar água morna (36 °C a 37 °C) até quase a borda;
    - Retirar as roupas do RN gentilmente, evitando sua desorganização;
    - Envolver o recém-nascido com um lençol da região axilar até os pés, deixando os braços livres;
    - Iniciar o estímulo colocando o RN lentamente na água;
    - Fazer suaves movimentos rotacionais e balanceio, pelo tempo que for necessário;
    - Desenrolar o RN, gentilmente;
    - Retirar o RN da água envolvendo-o com um pano seco em decúbito ventral.

12. **Como devem ser os cuidados com o coto umbilical?**

    O coto umbilical é rapidamente colonizável e pode ocorrer infecção causando onfalite e/ou sepse. As maternidades brasileiras, em geral, utilizam soluções de álcool etílico 70% ou clorexidina alcoólica 0,5% para a higiene do coto. Em recém-nascidos pré-termos, recomenda-se a utilização de soro fisiológico, evitando, assim, eventos adversos.[2,3]

    Assim, preconiza-se como norma essencial a limpeza do coto com água e sabão, mantendo-o sempre seco. O uso de álcool etílico a 70% ou clorexidina em concentrações de 0,5 a 4% são aparentemente eficazes em reduzir ainda mais o risco de infecção, devendo ser incentivado o uso adequado em todas as maternidades e cuidados pós-natais em casa.[3]

    É importante ressaltar a importância quanto às medidas de higiene durante a manipulação do coto, como higienização das mãos do cuidador. A troca de fraldas deve ser frequente e logo depois da micção ou evacuação. Essas medidas são essenciais e benéficas na redução das infecções do coto umbilical.[2-4]

Referências

1. Brasil. Ministério da Saúde. Secretaria de Atenção à Saúde. Departamento de Ações Programáticas Estratégicas. Método Canguru: diretrizes do cuidado Brasília – DF 2018.
2. Munhoz JT, Pires MC, Procianoy RS. Cuidados com a pele infantil. I Painel Latino Americano de Cuidados com a Pele Infantil. Série Atualização Médica. Editora Limay: São Paulo; 2010.
3. Carvalho VO, Markus JR, Abagge KT, Giraldi S, & Campos TB. Consenso de cuidado com a pele do recém-nascido. Sociedade Brasileira de Pediatria, 2015. Disponível em: https://www. sbp. com. br/fileadmin/user_upload/flipping-book/consenso-cuidados-pele/cuidados-com-a-pele/assets/downloads/publication.pdf .
4. Garcia RDATM, Oliveira CS, de Sales Carneiro FA, Oliveira LN, & Tavares MC. Cuidados com a pele do recém-nascido prematuro: o conhecimento produzido por enfermeiros. Revista Eletrônica Gestão e Saúde, (1); 2015. 419-436.
5. Ataíde VP, Barbosa JDSV, Carvalho MGS, Neves SMSG, Sanchez FF, & Gonçalves RL. Ofurô em recém-nascidos pré-termo de baixo peso: relato de experiência. Cardiorespiratory Physiotherapy. Critical Care and Rehabilitation, 7(2); 2019. 131-22.

Avaliação e Manejo da Dor

12

Mariana Bueno
Taine Costa
Ana Claudia Garcia Vieira
Fabiana Bacchini

1. **Os recém-nascidos sentem dor?**

    Estudos conduzidos ao longo das últimas três décadas indicam que os recém-nascidos (RN), inclusive os pré-termos, possuem elementos necessários para a percepção e o processamento da dor[1] e apresentam respostas reflexas generalizadas e baixo limiar de dor.[2,3]

    A ocorrência de dor em unidades de terapia intensiva neonatal (UTIN) é frequente em função de inúmeros procedimentos diagnósticos e terapêuticos necessários para garantir a recuperação e a sobrevivência de recém-nascidos criticamente doentes. RN hospitalizados são submetidos a cerca de sete a 17 procedimentos dolorosos por dia, sendo que o uso de medidas analgésicas é insuficiente.[4]

    Sabe-se que a dor repetida e não tratada pode resultar em consequências negativas no crescimento pós-natal e no desenvolvimento neurocomportamental, o que pode envolver prejuízos na atenção, cognição, desenvolvimento emocional e motor ao longo da infância, além de alteração da resposta à dor.[5-6]

    A dor é um fenômeno complexo, subjetivo e multidimensional, o que torna desafiadora sua avaliação. Considerando-se a população neonatal, na qual não há relato verbal e ou medidas objetivas, avaliar a dor torna-se ainda mais complexo.[7]

2. **Como a dor no recém-nascido pode ser avaliada?**

    O uso de diferentes indicadores é recomendado para uma avaliação mais precisa na prática clínica; esses indicadores compõem instrumentos especificamente desenvolvidos e validados para avaliação da dor neonatal,[8] são eles:

    — Reações fisiológicas e neurofisiológicas: aumento ou diminuição da frequência cardíaca, frequência respiratória e pressão arterial, redução da saturação de oxigênio, aumento da pressão intracraniana, alterações na oxigenação cerebral e nos padrões de eletroencefalograma ou ressonância magnética, por exemplo, aumento na excreção de hormônios do estresse, alteração na coloração da pele (rubor ou palidez), entre outros;[9]

    — Sinais comportamentais: choro (incluindo choro inaudível) e vocalização, expressão facial, movimentação corporal, tônus muscular aumentado ou diminuído, contato visual prejudicado, entre outros;[9]

– Componentes contextuais: idade gestacional, número de procedimentos dolorosos prévios, estado de alerta e sono.[10-11]

3. A dor no recém-nascido deve ser tratada?

Além da avaliação da dor neonatal, é essencial prevenir e tratar a dor para que sejam diminuídos os efeitos negativos posteriores que ela causa no neurodesenvolvimento infantil. Assim, estratégias para prevenção da dor neonatal devem ser rotineiramente aplicadas na prática clínica em unidades que prestam cuidados ao RN. Ações como agrupamento de cuidados, avaliação sobre a necessidade real do procedimento, emprego de técnica correta para minimizar o número de tentativas devem ser considerados pela equipe multiprofissional.

Além disso, intervenções farmacológicas e não farmacológicas estão disponíveis para tratamento da dor neonatal e seu uso deve ser avaliado pontualmente. Assim, adotar e seguir protocolos institucionais auxilia os profissionais nessa prática.

4. Quais são os instrumentos mais recomendados para a avaliação da dor em neonatologia?

Em recente revisão sistemática, foram identificados cerca de 60 instrumentos de avaliação da dor em recém-nascidos e lactentes.[12] Em geral, os instrumentos combinam indicadores comportamentais, fisiológicos e contextuais para avaliação da dor em recém-nascidos.

Alguns desses instrumentos passaram por inúmeros testes psicométricos, que objetivam verificar se o instrumento é capaz de medir aquilo a que se propõe e se sua medida é passível de reprodução e consistência quando realizada em momentos diferentes, por diferentes indivíduos. Esses instrumentos são considerados estáveis e, em geral, recomendados por consensos internacionais e protocolos. A Academia Americana de Pediatria,[8] por exemplo, recomenda cinco instrumentos que foram submetidos a rigorosos testes psicométricos (NFCS, PIPP-R, N-PASS, BIIP e EDIN). Já a revisão publicada recentemente indica diferentes instrumentos para diferentes tipos de dor.[12] As escalas consideradas mais confiáveis são COMFORT, EDIN, EVENDOL, NFCS, N-PASS e PIPP.

5. Quais são os instrumentos mais viáveis para avaliação da dor em terapia intensiva neonatal no contexto brasileiro?

Como descrito anteriormente, há inúmeros instrumentos desenvolvidos para avaliação da dor neonatal. Alguns desses apresentam propriedades psicométricas mais robustas e, por isso, são mais indicados do que outros. Contudo, para sua utilização na prática clínica brasileira, faz-se necessário também que o instrumento tenha sido adequadamente traduzido e adaptado para a língua portuguesa (Brasil). Por fim, as características da unidade neonatal (como idade gestacional dos neonatos atendidos e perfil clínico e/ou cirúrgico), bem como conhecimento, habilidade e preferências da equipe são fatores que merecem ser considerados ao se estabelecer o uso sistemático de um instrumento de avaliação da dor.

Assim, três instrumentos de avaliação da dor neonatal foram selecionados para discussão neste capítulo: *Neonatal Infant Pain Scale* (NIPS),[13] *Behavioral Indicators of Infant Pain* (BIIP)[14,15] e *Échelle Douleur Inconfort Nouveau-Né* (EDIN).[16-18]

- NIPS: traduzida para o português como "escala de dor no recém-nascido e no lactente".[19] Trata-se de instrumento multidimensional para avaliação da dor procedural e pós-operatória de RN pré-termo, termo e lactentes até dois anos de idade. É composta por cinco indicadores comportamentais (expressão facial, choro, movimentos dos braços, movimento de pernas, estado de consciência) e um indicador fisiológico (padrão respiratório). A pontuação de cada indicador varia entre zero e dois pontos e o somatório desses corresponde ao escore final. Os escores da NIPS variam entre zero e sete, sendo que escores > 3 pontos indicam dor.[13,19]
- BIIP: traduzida para o português como "indicadores comportamentais de dor no recém-nascido".[20] Trata-se de instrumento unidimensional, que pode ser utilizado em RN a termo e pré-termo para avaliação da dor resultante de procedimentos dolorosos. É composta por cinco expressões faciais (fronte saliente, olhos apertados, sulco nasolabial, boca esticada na horizontal e língua tensa), estado comportamental (sono profundo, sono ativo, sonolento, alerta quieto, alerta ativo, agitado/chorando) e movimentos das mãos (dedos estendidos e afastados e punho cerrado). Cada indicador varia entre zero e 2 pontos, sendo o somatório correspondente ao escore final, que varia entre zero e 9 pontos. Os escores finais entre zero e 2 pontos indicam ausência de dor ou dor mínima, entre 3 e 6 pontos, dor moderada e 7 a 9 pontos indicam dor intensa.[14,15,20]
- EDIN: traduzida para o português como "escala de dor e desconforto do recém-nascido",[21] é um instrumento unidimensional que pode ser utilizado em recém-nascidos termo e pré-termo para a avaliação da dor prolongada. Recomenda-se que o neonato seja observado por um período mínimo de 3 horas (por exemplo, ao longo de um plantão de 6 horas). É composta por indicadores comportamentais (face, corpo, sono, contato e consolo), cuja pontuação varia entre zero e 3 pontos para cada indicador. O somatório correspondente ao escore final que varia entre zero e 15 pontos; escores maiores ou iguais a 7 indicam dor. Recentemente, a idade gestacional foi incorporada no instrumento como um dos indicadores para avaliação da dor prolongada. Essa versão, denominada "EDIN6", objetiva aprimorar a avaliação da dor em pré-termos, porém estudos de validação e adaptação transcultural para o português ainda são necessários para sua utilização no país.[16-18,21]

6. **Como aplicar os instrumentos de avaliação da dor neonatal na prática clínica?**

    Cada um dos instrumentos de avaliação da dor neonatal apresenta instruções ou recomendações específicas para sua implementação. De modo geral, os instrumentos para avaliação da dor procedural são aplicados no momento ou imediatamente após o procedimento doloroso. Adicionalmente, é possível aplicar os instrumentos de avaliação em horários preestabelecidos, considerando-se a dor como "5º sinal vital". Finalmente, deve-se aplicar um instrumento de avaliação da dor sempre que se suspeitar da ocorrência da dor e para avaliar a efetividade analgésica de um tratamento administrado.

    O desenvolvimento e implementação de protocolos institucionais para a avaliação da dor é essencial e consiste em medida de qualidade do cuidado e segurança do paciente. Além disso, registrar os escores de dor em prontuário clínico favorece a documentação da assistência prestada, bem como o registro da evolução clínica do paciente e da continuidade do cuidado.

7. Quais medidas analgésicas não farmacológicas podem ser utilizadas pela equipe de enfermagem para prevenção e tratamento da dor neonatal?

Prevenir a dor é essencial. Por isso, minimizar o número de procedimentos, assim como minimizar o número de tentativas para sua realização, constitui-se como estratégia inicial para o alívio da dor. Medidas para o alívio da dor podem ser implementadas, considerando-se sua eficácia e segurança, além do custo.

A amamentação é uma estratégia não farmacológica de alívio da dor utilizada para procedimentos únicos e não urgentes, como punção de calcâneo, punção venosa e arterial. Configura-se como estratégia segura e de baixo custo, na qual o recém-nascido deve sugar efetivamente o seio da mãe por cerca 5 minutos antes do início do procedimento. É essencial manter sucção efetiva durante e após o procedimento para que haja efeito analgésico.[22]

Outra estratégia não farmacológica para procedimentos únicos e não urgentes é o contato pele a pele que pode ser realizado por mães, pais e/ou outros familiares. Também é uma estratégia segura e de baixo custo na qual o RN, vestindo apenas fralda, é posicionado verticalmente sobre o tórax despido do familiar. Essa posição deve ser iniciada cerca de 10 a 15 minutos antes do procedimento, mantido durante e após o procedimento.[23]

Tanto para o uso da amamentação como para o do contato pele a pele, como medidas analgésicas, o RN deve estar hemodinamicamente estável, deve ser mantida a monitorização e garantir a manutenção de dispositivos. O profissional deve adaptar seu posicionamento e técnica para a realização do procedimento doloroso, enquanto o recém-nascido é amamentado ou mantido em contato pele a pele.[24]

As soluções adocicadas, sacarose 24% ou glicose 25%, podem ser utilizadas para alívio da dor neonatal resultante de procedimentos não urgentes. Pequenas doses da solução via oral (0,1 a 0,5 mL, variando de acordo com idade gestacional e peso do RN, bem como com o tipo de procedimento) devem ser ofertadas cerca de dois minutos antes do procedimento.[25-28] Eventualmente, as soluções podem ser oferecidas repetidamente, ao longo da realização do procedimento. Essa medida analgésica pode ser potencializada quando combinada com a sucção não nutritiva.[29,27]

Recursos educativos que podem ser direcionados a profissionais de saúde e familiares sobre essas estratégias de alívio da dor estão disponíveis on-line e podem ser acessados em:
– Seja Doce com os Bebês (https://youtu.be/ZGLSNdYtppo)
– *Be Sweet to Moms and Babies* (https://youtu.be/lpZNwP7bnkg)
– *The power of a parent's touch* (https://youtu.be/3nqN9c3FWn8)

Outras estratégias não farmacológicas também podem ser usadas para alívio da dor neonatal como a sucção não nutritiva, enrolamento/contenção facilitada e colo/balanço.[30] Quando usadas em combinação com outras medidas apresentam melhores efeitos analgésicos: por exemplo, contenção facilitada combinada com solução adocicada, contenção facilitada combinada com sucção não nutritiva.

8. Quais medidas analgésicas farmacológicas podem ser utilizadas para o tratamento da dor neonatal?

Medidas farmacológicas podem ser administradas para alívio da dor neonatal e envolvem analgésicos opioides e não opioides. São recomendados para RN em ventilação invasiva, submetidos a cirurgias e procedimentos considerados altamente invasivos.[31-32] Tais medicamentos são prescritos considerando-se não somente o quadro clínico do RN, mas também idade gestacional e peso. Estes devem ser usados com cautela na prática clínica e, em geral, em ambiente de terapia intensiva, pois evidências sobre a eficácia e a segurança na população neonatal ainda são insuficientes.[31-33]

9. **Como sensibilizar, educar e treinar a equipe de enfermagem?**

    São inúmeras as evidências científicas para embasar as práticas de avaliação e tratamento da dor neonatal, no entanto verifica-se distanciamento entre as evidências disponíveis e a prática profissional.[34-36]

    Alguns fatores podem estar associados a isso, como a formação acadêmica insuficiente em relação à temática, sobrecarga de trabalho resultando em pouco ou nenhum tempo disponível, interação insuficiente das equipes com os familiares, produções científicas em língua estrangeira e pouco ou nenhum investimento institucional em educação e serviço.

    Assim, verifica-se a necessidade de maior envolvimento e conhecimento das equipes assistenciais sobre o tema. Estratégias de educação e treinamento periódico são essenciais para melhorar a qualidade da avaliação da dor neonatal, favorecendo a prevenção e o tratamento.

    Inserir a equipe multiprofissional no processo de construção de protocolos bem como discussão frequente da temática é essencial. Considerar objetivos factíveis para mudanças, assim como os recursos disponíveis sem deixar de lado as características da unidade.

    Com isso busca-se assistência de qualidade baseada em evidências científicas para se obterem desfechos de saúde favoráveis referentes ao crescimento e desenvolvimento infantil.

10. **Os pais podem participar do manejo da dor do recém-nascido?**

    O envolvimento e a participação dos pais no manejo da dor neonatal receberam a atenção de pesquisadores, na última década, e se revelaram um aspecto essencial para o cuidado de recém-nascidos a termo e pré-termo. Tal aspecto está alinhado ao desejo dos pais de poderem ajudar e estarem presentes, apesar dos temores iniciais e do sentimento de impotência e inabilidade por não saber como ajudar no ambiente de UTIN.[37-40]

    Sob essa ótica, dar voz aos pais é ético e relevante, embora desafiador. Precisamos aprender a ouvi-los e compreender suas necessidades nesse processo de construção de parentalidade, em um contexto aparentemente hostil e adverso como a UTIN.

    Enfermeiras de cuidados neonatais advogam constantemente em favor do bem-estar de recém-nascidos e suas famílias. Desse modo, é fundamental que tenham conhecimento sobre os efeitos deletérios da dor não tratada e sobre como utilizar as estratégias de manejo da dor com a colaboração dos pais. Outro aspecto é reconhecer que, inicialmente, os pais se sentem desamparados e sem confiança no seu papel de proteção e necessitam de estímulo para participar dos cuidados, sobretudo do alívio da dor.

11. **Os pais querem/desejam participar do manejo da dor de seus recém-nascidos internados em UTIN?**

    Estudos recentes mostraram que os pais desejam estar presentes durante os procedimentos potencialmente dolorosos, embora reconheçam sua inabilidade e ausência de conhecimento sobre como ajudar. Relatos sugerem que os pais acreditam que as enfermeiras são competentes e muito experientes e que eles devem confiar nas ações de alívio da dor realizadas por elas, embora também apontem falhas em situações em que elas não atentaram tanto para isso, em uma rotina intensa do intensivismo, como quando um recém-nascido é submetido a várias tentativas de punção sem sucesso, pelo mesmo profissional.[37,38]

O alívio do estresse dos pais ocorreu quando obtiveram informações sobre o manejo da dor e receberam suporte e encorajamento para se envolverem no conforto de seus filhos.[38]

12. **Como orientar a equipe de saúde a favorecer o envolvimento dos pais no manejo da dor de seus RN?**

    A equipe também necessita de suporte educacional por meio do apoio institucional para oportunizar o conhecimento e as melhorias na qualidade assistencial. Uma oportunidade de qualificação é o acesso a outros serviços e instituições nacionais e internacionais que já desenvolvam esses modelos de engajamento, bem como o acesso a pessoas com expertise na temática para que a conscientização e a viabilidade da implementação de modelos de cuidado centrados na família, como já preconizado pelo Método Canguru, importante tecnologia e filosofia de cuidado perinatal.[41]

13. **Quais estratégias educativas estão disponíveis para orientação dos pais para o manejo da dor?**

    O uso de vídeos em plataformas de mídia social como Youtube® e Facebook®, para disseminar o conhecimento de estratégias de manejo da dor (amamentação, contato pele a pele e uso das soluções adocicadas) direcionadas aos pais, foi avaliado em vários estudos, os quais apontaram o potencial promissor, a aceitação e a facilidade de compreensão para usá-las na vida real.[42-44]

    No caso de pais que vivenciam o estresse de verem seus filhos submetidos a inúmeros procedimentos invasivos e dolorosos, a possibilidade de usarem as redes sociais para obterem informação de qualidade e troca de experiência com outros pais é um recurso para confortá-los e incrementar o conhecimento sobre como lidar diante dessas situações. Ainda, a possibilidade de serem realizadas "classes" educativas com a presença de pais veteranos também tem sido mencionada como uma estratégia viável e com boa aceitação.[45]

    Entendemos ser prudente avaliar o perfil do público-alvo nas diferentes UTIN brasileiras, considerando o contexto e suporte institucional, para criar propostas educativas que satisfaçam as necessidades de conhecimento dos pais acerca do manejo da dor e encorajem sua participação de modo a adquirir confiança gradativamente.

    Apoiar os pais durante a jornada de sobrevivência de seus pequenos e frágeis recém-nascidos, compartilhando as estratégias que ajudem a aliviar a dor, é um compromisso ético de enfermeiras(os) e da equipe de saúde. Sobretudo, ensiná-los a advogar por seus filhos sempre que necessitarem.

Referências

1. Simons SHP, Tibboel D. Pain perception development and maturation. Semin Fetal Neonatal Med. 2006;11(4):227-31.
2. Walker SM. Neonatal pain. PaediatrAnesth. 2013;24(1):39-48.
3. Fitzgerald M. What do we really know about newborn infant pain? ExpPhysiol. 2015;100(12):1451-7.

4. Cruz MD, Fernandes AM, Oliveira CR. Epidemiology of painful procedures performed in neonates: a systematic review of observational studies. Eur J Pain. 2016;20(4):489-98.
5. Valeri BO, Holsti L, Linhares MBM. Neonatal pain and developmental outcomes in children born preterm: a systematic review. Clin J Pain. 2015;31(4):355-62.
6. Duerden EG, Grunau RE, Guo T, Foong J, Pearson A, Au-Young S, et al. Early procedural pain is associated with regionally-specific alterations in thalamic development in preterm neonates. J Neurosci. 2018;38(4):878-86.
7. Stevens BJ, Pillai Ridell RR, Oberlander TE, Gibbins S. Assessment of pain in neonates and infants. In: Anand KJS, Stevens BJ, McGrath PJ, editores. Pain in neonates and infants. 3. ed. Philadelphia: Elsevier; 2007.p. 67-90.
8. American Academy of Pediatrics (AAP). Prevention and management of procedural pain in the neonate: an update. Pediatrics. 2016;137(2):e20154271.
9. Eriksson M, Campbell-Yeo M. Assessment of pain in newborn infants. Seminars in Fetal and Neonatal Medicine. 2019;24(4):101003.
10. Sellam G, Cignacco EL, Craig KD, Engberg S. Contextual factors influencing pain response to heelstick procedures in preterm infants: what do we know? A systematic review. Eur J Pain. 2011;15(7):661.e1-15.
11. Sellam G, Engberg S, Denhaerynck K, Craig KD, Cignacco EL. Contextual factors associated with pain response of preterm infants to heelstick procedures. Eur J Pain. 2012;17(2):255-63.
12. Giordano V, EdoborJ, Deindl P, Wildner B, Goeral K, Steinbauer P, et al. Pain and sedation scales for neonatal and pediatric patients in a preverbal stage of development: a systematic review. JAMA Pediatr. 2019;173(12):1186-97.
13. Lawrence J, Alcock D, McGrath P, Kay J, MacMurray SB, Dulberg C. The development of a tool to assess neonatal pain. Neonatal Netw.1993;12(6):59-66.
14. Holsti L, Grunau RE. Initial validation of the behavioral indicators of infant pain (BIIP). Pain. 2007;132(3):264-72.
15. Holsti L, Grunau RE, Oberlander TF, Osiovich H. Is it painful or not? Discriminant validity of the behavioral indicators of infant pain (BIIP) Scale. Clin J Pain. 2008;24(1):83-8.
16. Ancora G, Mastrocola M, Bagnara C, Zola D, Pierantoni L, Rossi G, et al. Influence of gestational age on the EDIN score: an observation a lstudy. Arch Dis Child Fetal Neonatal Ed. 2009;94(1):F35-8.
17. Debillon T, Zupan V, Ravault N, Magny JF, Dehan M. Development and initial validation of the EDIN scale, a new tool for assessing prolonged pain in preterm infants. ArchDisChild Fetal Neo Ed. 2001;85(1):36-41.
18. Raffaeli G, Cristofori G, Befani B, Carli AD, Cavallaro G, Fumagalli M, et al. EDIN scale implemented by gestational age for pain assessment in preterms: a prospective study. Biomed Res Int. 2017:9253710.
19. Motta GCP, Schardosim JM, Cunha MLC. Neonatal infant pain scale: cross-cultural adaptation and validation in Brazil. J Pain Sympton Manage. 2015;50(3):394-401.
20. Bueno M, Castral TC, Kimura AF, Holsti L. Adaptação transcultural e validação de conteúdo do Behavior al Indicators of Infant Pain (BIIP). In: Anais do V Congresso Brasileiro de Enfermagem Pediátrica e Neonatal, 2013 Out 29-Nov01; Gramado, Brasil. Gramado: Sociedade Brasileira de Enfermeiros Pediatras, 2013.
21. Dias FSB, Marba STM. Avaliação da dor prolongada no recém-nascido: adaptação da escala EDIN para a cultura brasileira. Texto Contexto Enferm. 2014;23(4):964-70.
22. Benoit B, Martin-Misener R, Newman A, Latimer M, Campbell-Yeo M. Neurophysiological assessment of acute pain in infants: a scoping reviewresearch methods. Acta Pediatrica. 2017;106(7):1053-1066.
23. Johnston C, Campbell-Yeo M, Disher T, Benoit B, Fernandes A, Streiner D, et al. Skin-to-skincare for procedural pain in neonates. Cochrane Data base of Syst Rev. 2017;2:CD008435.
24. Cong X, Ludington-Hoe S, Vazquez V, Zhang D, Zaffetti S. Ergonomic procedure for heel sticks and shots in kangaroo care (skin-to-skin). Neonatal Netw. 2013;32(5):353-357.
25. Chen S, Zhang Q, Xie RH, Wen SW, Harrison D. What is the best pain management during gastric tube insertion for infants aged 0-12 months: a systematic review. J PediatrNurs. 2017;34:78-83.
26. Harrison D, Larocque C, Bueno M, Stokes Y, Turner L, Hutton B, et al. Sweet solution store duce procedural pain in neonates: a meta-analysis. Pediatrics [internet]. 2017;139(1):e20160955.
27. Stevens B, Yamada J, Ohlsson A, Haliburton S, Shorkey A. Sucrose for analgesia in newborn infants undergoing painful procedures. Cochrane DatabaseofSyst Rev. 2016;7:CD001069.

28. Stevens B, Yamada J, Campbell-Yeo M, Gibbins S, Harrison D, Dionne K, et al. The minimally effective dose of sucrose for procedural pain relief in neonates: a randomized controlled trial. BMC Pediatrics. 2018;18(1):85.
29. Gao H, Li M, Gao H, Xu G, Li F, Zhou J, et al. Effectof non-nutritive sucking and sucrosealone and in combination for repeated procedural pain in preterm infants: a randomized controlled trial. Int J Nurs Stud. 2018;83:25-33.
30. Pillai Riddell RR, Racine NM, Gennis HG, Turcotte K, Uman LS, Horton RE, et al. Non-pharmacological management of infant and Young child procedural pain. Cochrane DatabaseofSystematicReviews [Internet]. 2015;12(CD006275).
31. American Academy of Pediatrics, Committee on Fetus and Newborn and Section on Anesthesiology and Pain Medicine. Prevention and management of procedural pain in the neonate: an update. Pediatrics. 2016;137(2):1-15.
32. McPherson C, Inder T. Perinatal and neonatal use of sedation and analgesia. Seminars in Fetal& Neonatal Medicine. 2017;22(5):314-20.
33. Ohlsson A, Shah PS. Paracetamol (acetaminophen) for prevention or treatment of pain in newborns. Cochrane DatabaseofSystematicReviews. 2016;10(CD011219).
34. Costa T, Rossato LM, Bueno M, Secco IL, Sposito NPB, Harrison D, et al. Nurses' knowledge and practices regarding pain management in newborns. RevEscEnferm USP. 2017;51:e03210.
35. Ramos MCM, Candido LK, Costa T, Leite AC,Manzo BF, Duarte ED, et al. Painful procedures and analgesia in hospitalized newborns: a prospective longitudinal study. J Neonatal Nurs. 2019;25:26-31.
36. Sposito NPB, Rossato LM, Bueno M, Kimura AF, Costa T, Guedes DMB. Assessment and management of pain in newborns hospitalized in a neonatal intensive care unit: a cross-sectional study. Rev Latino-Am Enfermagem. 2017;25:e2931.
37. Axelin A, Anderzé N-Carlsson A, Eriksson M, Pö Lkki T, Korhonen A, Franck LS. Neonatal intensive care nurses' perceptions of parental participation in infant pain management. J Perinat Neonatal Nurs. 2015;29(4):363-74.
38. Franck LS, Oulton K, Bruce E. Parental involvement in neonatal pain management: an empirical and conceptual update. J Nurs Scholarsh. 2012;44(1):45-54.
39. Palomaa AK, Korhonen A, Pölkki T. Factors influencing parental participation in neonatal pain alleviation. J Pediatr Nurs. 2016;31(5).
40. Skene C, Franck L, Curtis P, Gerrish K. Parental involvement in neonatal comfort care. JOGNN – J Obstet Gynecol Neonatal Nurs. 2012;41(6):786-97.
41. Brasil. Ministério da Saúde. Manual Técnico Atenção Humanizada ao Recém-Nascido de Baixo Peso Manual Técnico. 2013. 204 p.
42. Bueno M, Nogueira Costa R, de Camargo PP, Costa T, Harrison D. Evaluation of a parent-targeted video in Portuguese to improve pain management practices in neonates. J Clin Nurs. 2018;27(5–6):1153-9.
43. Harrison D, Reszel J, Dagg B, Aubertin C, Bueno M, Dunn S, et al. Pain management during newborn screening: using YouTube to disseminate effective pain management strategies. J Perinat Neonatal Nursing. 2017;31(2):172-7.
44. Vieira ACG, Bueno M, Harrison D. "Be sweet to babies": use of Facebook as a method of knowledge dissemination and data collection in the reduction of neonatal pain. Paediatr Neonatal Pain. 2020;(March):1-8.
45. Galarza-Winton ME, Dicky T, O'Leary L, Lee SK, O'Brien K. Implementing family-integrated care in the NICU: Educating nurses. Adv Neonatal Care. 2013;13(5):335-40.

Distúrbios Neurológicos

13

Adriana Elisa Carcereri de Oliveira
Ricardo Tarcísio de Oliveira Medeiros
Karen Brigitte Fraenkel Silva

1. **O que é convulsão neonatal?**

    São descargas neuronais excessivas, irregulares e não sincronizadas decorrentes do mau funcionamento do sistema neurológico do neonato e geralmente se manifestam como alterações estereotipadas da atividade muscular de maneira súbita ou sutil, dependendo da gravidade da lesão, podendo ser agudas, recorrentes ou crônicas.[1] No período neonatal, as crises convulsivas representam o sinal de gravidade do sofrimento orgânico com repercussões no sistema nervoso central (SNC) do recém-nascido (RN) e não se trata de uma doença em si, mas de um aviso de algum problema agudo cerebral. O não tratamento das convulsões pode ocasionar lesões permanentes no SNC.[1]

2. **Quais são os sinais e sintomas das convulsões neonatais?**

    As características das convulsões em período neonatal são diferentes daquelas observadas em outra faixa etária em razão da imaturidade fisiológica cerebral e organização cortical reduzida.[1,2] Nas convulsões, ocorrem alterações nos movimentos oculares, diminuição da saturação de oxigênio e, às vezes, apneia; os movimentos das extremidades não cessam com suave contenção. Nos tremores de origem não convulsional, ocorre o inverso: ao se aplicar uma restrição suave na extremidade que está se movendo, os movimentos cessam imediatamente.[1,2]

3. **Como podemos classificar as convulsões?**

    É importante diferenciar as crises convulsivas de tremores ou agitação comuns no neonato e relacionar com o conhecimento das causas, é essencial para auxiliar no diagnóstico, manejo e prognóstico das convulsões no recém-nascido, a saber:[1-3]

    - **Convulsão sutil**: inclui nistagmo, piscar, desvio ocular, movimento de sugar, mastigar, beijocas; movimentos de membros, como o de nadar, pedalar, boxear, rotação dos braços; fenômenos autonômicos abruptos, apneia, taquicardia ou bradicardia, taquipneia, soluço etc.
    - **Convulsão clônica**: movimentos rítmicos inicialmente de 1 a 3/segundo declinando progressivamente. Focal quando envolve grupos musculares da face, membro superior ou inferior, musculatura axial ou hemicorpo. A multifocal envolve várias partes do corpo, frequentemente com um padrão migratório não ordenado.

- **Convulsão tônica**: flexão ou extensão sustentada de grupos musculares axial ou apendicular. Focal: postura sustentada de membros ou assimétrica de tronco e/ou pescoço. Generalizada: extensão tônica de membros superiores e inferiores mimetizando postura de descerebração ou postura tônica de flexão de membros superiores com extensão de inferiores mimetizando a postura de decorticação.
- **Convulsão mioclônica**: movimentos de velocidade rápida e predileção pelo grupo muscular flexor. Focal, envolve músculos flexores de membro superior. Multifocal, apresenta contração assíncrona de muitas partes do corpo. Generalizada, quando há contração da musculatura flexora bilateral de membros superiores e, às vezes, também de inferiores.

4. **Quais são os elementos necessários para o diagnóstico das convulsões?**[1]
   - História clínica: investigação sobre a existência de infecção materna no pré-natal, tipo de parto e intercorrências durante e após o parto, uso de drogas ilícitas pela mãe e casos de convulsões neonatais na família;
   - Exames físico e neurológico;
   - Exames laboratoriais: hemograma, dosagens de glicose, sódio, cálcio, magnésio, gasometria arterial, dosagens de aminoácidos no sangue e na urina, estudo do líquido cefalorraquidiano, sorologias para pesquisa de infecções congênitas;
   - Estudos radiológicos: ultrassonografia transfontanelar, tomografia computadorizada e ressonância magnética, eletroencefalograma (EEG), eletroencefalografia de amplitude integrada (aEEG);
   - Exame de fundo de olho.

5. **Quais são as principais causas de convulsão em recém-nascidos?**[4]
   - Malformações: agenesia do SNC, esclerose tuberosa e hidrocefalia;
   - Metabólicas: hipoglicemia, hiperglicemia, hipocalcemia, hipernatremia, hiponatremia, aminoacidúrias, deficiência de piridoxina;
   - Infecções pré-natais: citomegalovírus, hepatites, herpes simples, sífilis e toxoplasmose;
   - Infecções pós-natais: abcesso cerebral, meningite bacteriana, meningoencefalite viral e sepse;
   - Traumas ao nascimento: hemorragias (intracraniana, intraventricular, subdural e subaracnóidea), lesão encefálica hipóxica;
   - Tóxica: uremia e encefalopatia bilirrubínica;
   - Outras causas: abstinência de narcóticos e doença degenerativa.

6. **Qual é o tratamento para convulsões neonatais?**[4]
   Diante da crise convulsiva neonatal, algumas condutas devem ser tomadas de imediato, sempre em conjunto com a equipe médica, como a administração de drogas anticonvulsivantes e outros cuidados:
   1. Garantir vias aéreas livres e aporte de oxigênio;
   2. Manter cabeceira elevada a 30°;
   3. Monitorização cardíaca e saturação de oxigênio;
   4. Suspender dieta;

5. Manter sonda naso ou orogástrica aberta em frasco;
6. Coletar sangue para dosagem de glicose e eletrólitos (inclusive magnésio), lactato e gasometria;
7. Garantir acesso venoso em veia calibrosa;
8. Se a glicemia for menor que 45 mg/dL (dosagem por fita à beira leito); atenção, existe divergência na literatura sobre esse valor, variando desde 40 até 50 mg/dL; injetar por via endovenosa (EV) 2 mL/kg de soro glicosado a 10% a uma velocidade de 1 mL/min. Após, manter oferta EV contínua de glicose de 6 mg/kg/min;
9. Se o RN mantiver crise, suspeitar e tratar como hipocalcemia (existe demora para conhecimento dos resultados laboratoriais) com 2 mL/kg de gluconato de cálcio a 10%, em 5 a 10 minutos, com acompanhamento contínuo da frequência cardíaca;
10. Garantir a manutenção do equilíbrio térmico, hidreletrolítico e glicêmico;
11. Considerar punção lombar (orientar a equipe para separar material), quando a causa não for definida por outros exames ou na suspeita de infecção;
12. Iniciar drogas anticonvulsivantes.

7. **Quais são as drogas anticonvulsivantes para o tratamento das convulsões neonatais?**[4]

O tratamento com drogas anticonvulsivantes (Tabela 13.1) se justifica pelos efeitos adversos das convulsões na ventilação, circulação e metabolismo cerebral. É usado ainda para prevenir convulsões futuras e dano cerebral. Convulsão prolongada pode causar morte neuronal. Portanto, diante da crise, não esperar pela realização do eletroencefalograma, é necessário tratar prontamente. Nas situações de convulsões que acompanham doenças, como meningite, meningoencefalites, hipoglicemia, hipocalcemia, hipomagnesemia, distúrbios da natremia ou nas síndromes de abstinência, recomendam-se os tratamentos específicos.[3,5,6]

Tabela 13.1. Esquema de medicação anticonvulsivante[3]

Nome	Dose de ataque- EV	Manutenção
Fenobarbital – 200 mg/2 mL Fenobarbital oral – 1 mg/gota	20 mg/kg/dose (diluentes: AD, SG 5% ou SF 0,9%)	3 a 5 mg/kg/dia, 12/12 h, VO 5 a 7 mg/kg/dia, 12/12 h, VO
Fenitoína – 250 mg/5 mL Fenitoína oral – 100 mg/5 mL	20 mg/kg/dose (diluentes: AD, SG 5% ou SF 0,9%)	5 a 7 mg/kg/dia, 12/12 h, VO 5 a 7 mg/kg/dia, 12/12 h, VO
Midazolam – 15 mg/3 mL	0,15 mg/kg/dose EV (diluentes: AD, SG 5% ou SF 0,9%)	0,06 a 0,4 mg/kg/hora, EV
Tiopental – 1.000 mg/3 mL	4 mg/kg	2-5 mg/kg/hora
Diazepam – 10 mg/2 mL* Diazepam oral – cp 5 e 10 mg	0,3 mg/kg/dose (bólus, não diluir)	0,3 mg/lg/dose, 6/6 h, VO ou EV
Vigabatrina – 500 mg/cp	-	25 a 200 mg/kg/dia, 12/12 h, VO
Ácido valproico – 250 mg/5 mL ou valproato dose sódio – 200 mg/mL	-	15 a 70 mg/kg/dia, 8/8 h ou 12/12 h, VO
Topiramato cp 10, 25, 50, 100 mg	-	2 a 15 mg/kg/dia, 12/12 h, VO

Fonte: SAS/MS.

Importante destacar que a administração de anticonvulsivante deve ser imediata a fim de interromper e controlar as crises convulsivas e o enfermeiro ao administrar a droga deve atentar-se ao controle respiratório, uma vez que a infusão da medicação causa depressão na frequência respiratória.[2,3,5]

8. **O que é hemorragia peri-intraventricular (HPIV)?**

   É um sangramento que ocorre na matriz germinativa associado a várias alterações, localiza-se na região peri-intraventricular, que é o sítio de proliferação neuronal e de origem do tecido de sustentação cerebral. Ela é irrigada por um rico leito capilar, o qual tem sua proliferação máxima por volta de 34 semanas de gestação e regride à medida que o RN se aproxima da maturidade.[3,5,6]

9. **Quais são os sinais e sintomas clássicos da HPIV?**

   Os recém-nascidos com hemorragia peri-intraventricular são, na maioria das vezes, assintomáticos ou apresentam um quadro clínico inespecífico, comum a outras patologias relacionadas à prematuridade.

   A monitorização é de suma importância, pois os neonatos podem apresentar um quadro agudo com deterioração clínica rápida, caracterizado por estupor/coma profundos, hipoventilação, apneia, convulsão (com vários modos de apresentação, inclusive tonicoclônicas) e pupilas arreativas. Essas manifestações clínicas podem ser acompanhadas de hipotensão, abaulamento de fontanela, bradicardia, alteração na termorregulação, queda de hematócrito, acidose metabólica, alterações no equilíbrio hídrico e na homeostase da glicose. Nos casos menos graves há mudanças discretas no nível da consciência, queda na atividade espontânea, hipotonia e leve alterações na posição e movimentos oculares.[2,3,5-7]

10. **Quais são os elementos necessários para o diagnóstico da HPIV?**

    O diagnóstico pode ser realizado a partir de:[2,3,6]
    - Quadro clínico;
    - Ultrassonografia cerebral;
    - Tomografia computadorizada do crânio;
    - Ressonância magnética;
    - Punção lombar (verificação do aumento de hemácias, da concentração de proteína e do aumento da glicose).

    Deverá ser submetido ao rastreamento sistemático para HPIV, todo RN com peso de nascimento inferior a 1.500 gramas e/ou idade gestacional abaixo de 35 semanas, na primeira semana de vida. Foi evidenciado que, nesse período, ocorrem mais de 90% dos casos de HPIV. O método de escolha para o diagnóstico da HPIV é a ultrassonografia transfontanelar.[2,3,6]

11. **Como podemos classificar a HPIV?**

    A gravidade da HPIV é classificada de acordo com a extensão e a localização da hemorragia, e são reconhecidos os seguintes graus:[2-5]
    - Grau 1: hemorragia leve, restrita à matriz germinativa periventricular (abrangendo 10% da área ventricular).

- Grau II: hemorragia intraventricular no ventrículo lateral, sem dilatação dos ventrículos (abrangendo de 10 a 50% da área ventricular).
- Grau III: hemorragia moderada, que corresponde à hemorragia craniana intraventricular com dilatação aguda dos ventrículos (abrange 50% da área ventricular, com distensão dos ventrículos laterais).
- Grau IV: hemorragia grave intraventricular, estendendo-se ao tecido parenquimatoso cerebral.

Recomenda-se repetir o exame, em uma semana e com um mês de vida quando não houver alterações, e semanalmente nos casos com HPIV, em virtude da possibilidade de hidrocefalia pós-hemorrágica.[2-5]

12. Quais são os fatores de risco para a HPIV?

São muitos os fatores de risco que podem resultar na ruptura dos vasos da matriz germinativa. Os fatores de risco maternos e obstétricos estão relacionados às condições que podem favorecer a prematuridade. Já os fatores de risco perinatais baseiam-se no trabalho de parto prolongado.

Enquanto os fatores relacionados ao RN são:[3,6,7]

- Prematuridade – quanto menor a idade gestacional, maior o risco;
- Peso de nascimento – quanto menor o peso, maiores a incidência e gravidade da doença (menores de 1.500 g são os mais acometidos);
- Necessidade de reanimação em sala de parto;
- Desconforto respiratório grave – o que pode determinar crises de hipoxemia e hipercapnia graves;
- Necessidade de ventilação mecânica – ocasionando oscilação do fluxo sanguíneo cerebral;
- Exposição à hipóxia e à hipercapnia;
- Aspiração habitual de cânula traqueal – resulta em alterações significativas na circulação do RN pré-termo;
- Pneumotórax – promove oscilações importantes na circulação geral do RN pré-termo com repercussões no fluxo sanguíneo cerebral.

13. Quais são as medidas protetoras para evitar a HPIV?

O aprimoramento dos cuidados perinatais é imperativo para minimizar lesões traumáticas cerebrais e diminuir o risco do parto pré-termo, nesse aspecto é indicado o protocolo de manuseio mínimo para evitar a HPIV.[2,3,7]

Cuidados persistentes com as condições respiratórias do recém-nascido de baixo peso neonatal e o tratamento com líquidos e eletrólitos (evitando acidose, hipocarbia, hipóxia, hipotensão, grandes flutuações da pressão arterial neonatal ou PCO_2 e pneumotórax) são fatores importantes que podem afetar o risco de desenvolvimento de HPIV e leucomalacia periventricular (LPV).[2,3,7]

Recomenda-se dose única de corticosteroide pré-natal nas gestações de 24 a 34 semanas de duração com risco de parto pré-termo. Os esteroides pré-natais reduzem o risco de morte, HPIV de graus III e IV e LPV no recém-nascido.[3-6]

A administração profilática de doses baixas de indometacina (0,1 mg/kg/dia por três dias) em prematuros com muito baixo peso ao nascer reduz a incidência de HPIV grave.[3-6]

14. **Qual é o tratamento para a HPIV?**

    O tratamento da hemorragia peri-intraventricular inclui a correção das doenças de base que podem estar relacionadas com o surgimento da hemorragia, bem como suporte cardiovascular, respiratório e neurológico. A intervenção farmacológica é controversa e as drogas mais utilizadas são a indometacina e a acetazolamida. O tratamento cirúrgico é limitado à ocorrência de hidrocefalia pós-hemorrágica, cujo tratamento varia de acordo com a etiologia. Punções liquóricas de repetição em crianças com HPIV não são recomendadas, pois há risco de infecção liquórica.[3,4,7]

    O manejo do RN pré-termo de muito baixo peso por equipes experientes melhora a qualidade da assistência global, evitando-se manobras e tratamentos que podem provocar flutuações no fluxo sanguíneo cerebral e exercendo, portanto, efeito protetor,[3,4,7] destacam-se aqui os protocolos de manuseio mínimo que têm sido implementados nas instituições.

15. **O que é encefalopatia hipoxicoisquêmica?**

    A encefalopatia hipoxicoisquêmica (EHI) é uma síndrome clínica com manifestações de intensidade variável, que pode ocasionar lesão importante nas células do SNC. A evolução depende do tempo, da gravidade e da duração do incidente hipoxicoisquêmico no cérebro do RN, podendo resultar em óbito neonatal, paralisia ou retardo no desenvolvimento e/ou neuronal.[3,7]

16. **Quais são as causas de EHI?**

    A maioria dos distúrbios ocorre por eventos perinatais. A asfixia pode ser causada no período de pré-parto, ou durante o parto, em decorrência da diminuição da troca gasosa através da placenta, o que resulta na inadequação do suprimento de oxigênio e na remoção de hidrogênio e dióxido de carbono; por fim, a EHI pode ocorrer no período pós-parto geralmente associada a anormalidades pulmonares, cardiovasculares ou neurológicas.[2,7]

17. **Quais são as manifestações clínicas da EHI?**

    Ao nascer, o RN afetado apresenta-se deprimido e pode deixar de respirar espontaneamente, horas seguintes pode permanecer hipotônico, podendo mudar para o estado de hipertonia ou normalidade do tônus. Apresenta palidez, cianose, apneia, frequência cardíaca baixa e ausência de resposta a estímulos.[3,5,7]

    Critérios foram definidos (Tabela 13.2) para a classificação da gravidade da EHI. Foram estabelecidos três graus de gravidade associados com o prognóstico evolutivo das crianças.[9]

Tabela 13.2. Estágios da encefalopatia hipoxicoisquêmica[9]

	Estágio 1 (leve)	Estágio 2 (moderada)	Estágio 3 (grave)
Nível de consciência	Hiperalerta	Letargia	Torpor, coma
Controle neuromuscular	Super-reativo	Movimentos espontâneos diminuídos	Movimentos espontâneos diminuídos ou ausentes
Tônus muscular	Normal	Hipotonia leve	Flácido
Postura	Flexão distal suave	Flexão distal forte	Descerebração intermitente
Reflexos tendinosos	Super-reativo	Super-reativo desinibido	Diminuído ou ausente
Mioclonia segmentar	Presente ou ausente	Presente	Ausente
Reflexos complexos	Normal	Suprimido	Ausente
Sucção	Ativa ou pouco fraca	Fraca ou ausente	Ausente
Moro	Vivo	Fraco, limiar alto	Ausente
Oculovestibular	Normal	Exacerbado	Fraco ou ausente
Tonicocervical	Leve	Forte	Ausente
Funções autonômicas	Simpáticas generalizadas	Parassimpáticas generalizadas	Ambos os sistemas deprimidos
Pupilas	Midríase, reativas	Miose, reativas	Médias, poucos reativas, anisocoria
Respiração	Espontânea, regular	Periódica	Periódicas, apneias
Ritmo cardíaco	Normal ou taquicardia	Bradicardia	Variável, bradicardia
Secreções vias aéreas	Escassa	Profusa	Variável
Motilidade gastrointestinal	Normal ou diminuída	Aumentada, diarreia	Variável
Convulsões	Ausentes	Frequentes: focal ou multifocal	Frequentes: descerebração
EEG	Normal (desperto)	Baixa voltagem, padrão periódico (desperto)	Periódico com fases isoelétrico ou totalmente isoelétrico
Duração dos sintomas	< 24 horas	2 a 14 dias	Horas a semanas
Seguimento	100% normal	80% normal, anormal se sintomas por mais de 5 a 7 dias	50% óbito; os restantes, sequelas graves

Fonte: American Academy of Pediatrics, 1997.

18. **Qual é o tratamento para a EHI?**

    O tratamento da EHI deve ser imediato, logo após o episódio hipoxicoisquêmico a fim de interromper a cascata de eventos fisiopatológicos que causam a morte do neurônio. Deve-se ressaltar que, além dos danos ao SNC que o episódio hipoxicoisquêmico acarreta, todos os demais órgãos ou sistemas podem ser prejudicados, portanto, a abordagem deve ser sistematizada.

    – Primeiro passo: intervenção pós-natal imediata, ocorre na sala de parto, em que é fundamental a reanimação efetiva e rápida do RN asfixiado;

- Segundo passo: medidas de suporte vital, é fundamental que sejam instituídas prontamente as medidas de suporte à vida do RN gravemente enfermo. Nesse contexto, deve-se cuidar da manutenção da oxigenação e perfusão, temperatura corporal, balanço metabólico (glicose), hidreletrolítico (especialmente os íons, cálcio, sódio e potássio) e equilíbrio acidobásico, além de medidas para evitar e minimizar edema cerebral e tratamento das convulsões;
- Terceiro passo: estratégias de neuroproteção. Sabe-se que, nas primeiras seis horas após o episódio hipoxicoisquêmico, há redução do fluxo sanguíneo e do aporte de oxigênio cerebral. As intervenções terapêuticas, como a hipotermia terapêutica, demonstram ser mais eficazes quando instituídas no período de latência, cerca de 5 horas após o episódio hipoxicoisquêmico.[3,5-7]

Referências

1. Tamez RN. Enfermagem na UTI neonatal: assistência ao recém-nascido de alto risco. 5. ed. Rio de Janeiro: Guanabara Koogan; 2013.
2. Cloherty JP, Stark AR, Eric C. Manual de Neonatologia. 7. ed. Rio de Janeiro: Guanabara Koogan; 2016.
3. Brasil. Secretaria da Saúde. Linha de cuidado criança: manual de neonatologia. 2. ed. São Paulo; 2018.
4. Hockenberry MJ, Wilson D, Winkelstein ML. Wong Fundamentos da Enfermagem Pediátrica. 8. ed. São Paulo: Elsevier; 2011.
5. Brasil. Secretaria de Atenção à Saúde. Departamento de Ações Programáticas Estratégicas. Atenção à saúde do recém-nascido: guia para os profissionais de saúde. 2. ed. Brasília; 2014.
6. Al-Abdi SY, Al-Aamri MA. Revisão sistemática e metanálise do momento da hemorragia intraventricular precoce em recém-nascidos prematuros: implicações clínicas e de pesquisa. J Clin Neonatol. 2014; 3 (2): 76-88. doi: 10.4103 / 2249-4847.134674.
7. Nelson. Tratado de Pediatria - Richard E. Behrman, Hal B. Jenson, Robert Kliegman. 19. ed. Rio de Janeiro: Elsevier; 2014.
8. Sarnat HB, Sarnat MS. Neoanatal encephalopaty following fetal distress: a clinical and eletroencephalographic study. Arch. Neurol. v. 33, p. 696, 1976.
9. Elk Grove Village. American academy of pediatrics. Intrapartum care. In: Guidelines for perinatal care. 4. ed. ACOG, 1997. p. 93-125.

Protocolo do Manuseio Mínimo

14

Ricardo Tarcísio de Oliveira Medeiros
Adriana Elisa Carcereri de Oliveira
Karen Brigitte Fraenkel Silva

1. **Quais cuidados neonatais são essenciais para a garantia de uma excelência em qualidade?**

   É de responsabilidade do enfermeiro a assistência na sala de parto ou qualquer cenário oferecido para uma qualidade de enfermagem ao neonato. Importante destacar que 90% dos casos de nascimento ocorrem com sucesso, sem necessidade de reanimação na sala de parto. Condutas e protocolos institucionais são critérios que deverão ser bem estabelecidos para uma abordagem de sucesso. Observar sinais clínicos durante o nascimento como parâmetros vitais é conduta que exige uma qualificação especializada do enfermeiro frente aos cuidados estabelecidos.[1]

2. **Quais fatores de risco o enfermeiro deverá observar a fim de evitar complicações após o nascimento do neonato?**

   O enfermeiro deverá estar atento às novas demandas tecnológicas e disponibilidades de suporte a atender com eficiência os recém-nascidos (RN) de alto risco, destacando um plano de cuidados desde o pré-natal até o nascimento, facilitando uma monitorização clínica cuidadosa de modo a facilitar a vulnerabilidade e a instabilidade do neonato, seus fatores de riscos, identificando precocemente os riscos e a garantia de um atendimento de alta complexidade.[2]

3. **No contexto de mínimo manuseio, quais os perfis de recém-nascidos o enfermeiro deverá observar para traçar o melhor plano de cuidados durante a admissão desses bebês em uma unidade de terapia intensiva neonatal (UTIN)?**

   O enfermeiro deverá observar as possíveis causas e complicações durante a admissão do neonato em uma UTIN, entre as quais podemos destacar: sofrimento e asfixia perinatal, síndrome do desconforto respiratório do RN, apneia da prematuridade, displasia broncopulmonar, sendo essas associadas ao uso de ventilação mecânica, pneumotórax, intolerância à dieta enteral, hipoglicemia ou hiperglicemia, enterocolite necrosante, icterícia neonatal, sepse neonatal precoce ou tardia, riscos para retinopatia da prematuridade.[3] Para isso, o exame físico minucioso, de maneira tranquila e ordenada para garantir um manuseio adequado, deverá ser um importante diferenciador nos cuidados do enfermeiro à beira do leito, estabelecendo rotinas adequadas de acordo com o quadro clínico apresentado, preparando sua equipe de maneira conjunta e satisfatória, organizando o preparo do leito, sua ambiência, os materiais para monitorização hemodinâmica, acolhimento humanizado tanto para o neonato como para sua família, avaliando criteriosamente suas condutas de acordo com a evolução clínica do recém-nascido.

Como profissionais à beira do leito, os enfermeiros devem perceber que o bebê se mantém em um ambiente confortável, nesse caso o útero materno, com 80% do tempo em sono profundo, destacando a importância para a formação de suas condições fisiológicas, incluindo o seu crescimento intraútero e desenvolvimento cerebral. Nos casos de prematuridade, esse grupo de pacientes fica exposto a um ambiente inóspito, expostos a múltiplas intervenções fundamentais para sua sobrevida extrauterina, procedimentos esses que causam sensações desagradáveis, contribuindo para um ambiente nocivo ao RN, como procedimentos invasivos desnecessários que lhe causam dores, desconfortos, lesões de pele e dor.[4]

O excesso de luz no ambiente interfere no padrão de sono do recém-nascido, prejudicando a fisiologia do sono, bem como ruídos excessivos à beira do leito, prejudicando seu desenvolvimento coclear. Além disso, estresse, picos hipertensivos, comprometimento neurofisiológico podem se associar a esses fatores extrínsecos, destacando, nesse caso, a instituição de protocolos do manuseio mínimo nas unidades de neonatologia, destacando que os profissionais inseridos nessa prática devem ter fundamental importância e ela deverá ser incorporada por todos .[5]

4. O que é o protocolo do manuseio mínimo?

Também chamado de "protocolo de toque mínimo", "protocolo de/do mínimo manuseio" ou "protocolo das primeiras 72/96 horas de vida", é um documento confeccionado pelos profissionais de cada instituição que reúne os cuidados e condutas multiprofissionais padronizados para serem realizados por toda a equipe de saúde, para minimizar o manuseio dos recém-nascidos com maior risco de apresentar hemorragia intracraniana durante as primeiras 72 ou 96 horas de vida. Entretanto, muitos dos cuidados deverão continuar durante as primeiras semanas de vida do recém-nascido para a proteção do seu neurodesenvolvimento e melhor adaptação extrauterina; também esse protocolo pode ser realizado com outros recém-nascidos gravemente enfermos nos quais a equipe verificar benefícios. O protocolo deverá ser suspenso para o atendimento de situações de urgências do recém-nascido e ser reestabelecido assim que as condições clinicas forem propícias.[2]

Esses cuidados compreendem a redução da manipulação do recém-nascido prematuro (RNPT), possibilitando melhora do sono, alinhamento cefalocaudal adequado, manutenção de temperatura corporal e melhoria do padrão respiratório. A realização do protocolo do manuseio mínimo é direcionada aos recém-nascidos com idade gestacional (IG) inferior a 32 semanas e/ou nascidos com muito baixo peso (inferior a 1.500 gramas). Os cuidados de manuseio mínimo podem ser iniciados no momento do nascimento propriamente dito e também na primeira hora de vida (*Golden Hour*), além do transporte adequado para a UTIN, possibilitando a estabilidade clínica do paciente e minimizando traumas nesse período de transição.[1]

5. **Quais são os benefícios do protocolo do manuseio mínimo?**

Com o objetivo de minimizar o impacto dos cuidados prestados pelos profissionais e que não causem maiores agressões aos prematuros, destacamos uma postura terapêutica, garantindo uma qualidade na assistência de enfermagem e multiprofissional, uma abordagem humanizada, livre de danos, com estratégias que possibilitem uma reabilitação mais eficaz do neonato.[6]

O protocolo do manuseio mínimo entra nesse cenário destacando os principais efeitos benéficos associados a uma prática segura, como minimizar o estresse e a dor, respeitar o ciclo sono-vigília, organizar o recém-nascido na incubadora de maneira segura, evitando atividades motoras desnecessárias e o consumo excessivo de oxigênio, manter controle térmico adequado, otimizar o trabalho e reorganização do processo de trabalho, tendo a equipe multiprofissional como os principais atores na linha de cuidado, permitindo a interdisciplinaridade e a valorização técnico-científica de cada membro da equipe. Este cuidado deverá ser aplicado diariamente sempre com protocolos bem estabelecidos na unidade/instituição em questão.[2]

6. **Quais são os principais objetivos do protocolo do manuseio mínimo?[8]**
   - Auxiliar na redução de estímulos nocivos ao recém-nascido;
   - Minimizar o estresse e a dor causados aos recém-nascidos decorrentes de manuseios excessivos, promovendo sua neuroproteção e seu neurodesenvolvimento adequado;
   - Melhorar a qualidade de vida e diminuir os riscos de sequelas em recém-nascidos com idade gestacional inferior a 32 semanas e/ou com peso de nascimento menor ou igual de 1.500 gramas.

7. **Quais são os principais cuidados de enfermagem que devem ser implementados durante a realização do protocolo do manuseio mínimo?[9-11]**
   - Realizar banho somente após o 14° dia de vida caso seja indicado, pois a perda de calor ocorre com facilidade em RNPT para que seja mantida a temperatura corporal;
   - Realizar mudança de decúbito conforme protocolo estabelecido pelas diretrizes do Ministério da Saúde, não devendo o RNPT ser manipulado em curtos intervalos de tempo, mantendo-o sempre em linha mediana, pois a posição da cabeça lateralmente em relação ao corpo diminui o fluxo sanguíneo cerebral;
   - Trocar fraldas a cada 6 horas nas primeiras 96 horas de vida. Este procedimento comprovadamente provoca dor e aumento do estresse do recém-nascido;
   - Caso a unidade neonatal disponha de termômetro cutâneo, deve mantê-lo sob a região abdominal do RNPT, evitando, assim, a abertura desnecessária das portinholas das incubadoras, preservando o ambiente extrauterino, evitando perda de calor e reduzindo o manuseio e ruídos;
   - O rodízio do sensor de oximetria deve ser obedecido de modo criterioso, de preferência entre 3 e 4 horas a depender do estado clínico do RN, não fixando fitas adesivas diretamente na pele, para evitar possíveis lacerações, queimaduras e dor;
   - Realizar a troca de lençol após 96 horas de vida ou quando necessário, orientando a equipe a manter cuidados agrupados, ou seja, descartar o trabalho individualizado. Os riscos inerentes ao excesso de manipulação poderão acarretar eventos adversos

evitáveis, por isso é importante sempre destacar os modos de manuseio mínimo no RNPT, prevenindo possível extubação acidental, perda de temperatura e estresse;
— Evitar elevar as extremidades inferiores do RNPT acima do nível da cabeça, principalmente durante as trocas de fraldas, pois nesse momento poderá ocorrer um aumento do fluxo sanguíneo cerebral, ocasionando possíveis hemorragias intraperiventricular e possíveis sequelas relacionados a esse evento. As trocas as fraldas deverão ocorrer de maneira gentil, elevando ligeiramente o prematuro pelas nádegas e não por meio da elevação das pernas ou dos calcanhares. Para RNPT com IG abaixo de 27 semanas, as fraldas permanecerão abertas por até 4 dias, com o objetivo de evitar possíveis irritações da região inguinal e rachaduras na pele;
— Racionalizar o manuseio do RN com um intervalo de 3 a 4 horas mantendo a neuroproteção, não interrompendo o seu descanso, promovendo o sono profundo. Esperar o exame físico médico para manusear o bebê de maneira conjunta e contínua, agrupando cuidados, evitando várias manipulações no mesmo período;
— Em geral, dois profissionais adequadamente capacitados devem pesar ou trocar fraldas ou lençóis pelo menos uma vez ao dia ou somente quando se fizer necessário durante as primeiras 72 horas ou 96 horas de vida, conforme protocolo institucional;
— Manter diafragma do estetoscópio dentro da incubadora para que, quando o RNPT for auscultado, o dispositivo esteja devidamente aquecido;
— Posicionar o RNPT, protegendo-o com um lençol para colocação da placa de radiologia pelo profissional dessa área. O posicionamento durante a sua realização é uma das principais causas de eventos de extubação não planejada em neonatologia, devendo o profissional de enfermagem estar atento ao modo de fixação do tubo orotraqueal, bem como o manuseio adequado durante o procedimento;
— Respeitar a hora de descanso do RN, promovendo maiores períodos de sono e acúmulo energético, pois o neonato necessita passar no mínimo cerca de 30 minutos de sono leve, atingindo assim os 20 minutos de sono profundo, completando seu ciclo de sono, o que é necessário para que o RNPT tenha crescimento adequado. O sono profundo não dura mais que 50 minutos de acordo com o já informado. Reduzir estímulos sonoros e luminosos, evitando o alto nível de ruído, pois esse pode dificultar a manutenção dos estados de sono, que são importantes para um adequado desenvolvimento do sistema nervoso central do bebê;
— A luz forte e contínua é um fator de estresse para o RN, que apresenta menos defesas em relação à luz ambiente. Recomenda-se uso de venda ocular, coberturas de capacetes ou incubadoras, luz individual com reguladores da intensidade e foco para procedimentos;
— Promover a redução dos ruídos causados pelos equipamentos e seu manuseio, tais como incubadoras e respiradores; remover água dos tubos corrugados dos ventiladores mecânicos, manter alarmes dos monitores e demais aparelho em volume baixo, limitando o máximo e o mínimo para que os profissionais estejam alertas em relação a qualquer anormalidade. Utilizar ciclos dia/noite que melhoram a sincronização do ritmo biológico. Evitar tamborilar ou colocar objetos desnecessários sobre a incubadora o que dificulta a estabilização fisiológica, bem como a comportamental do RN. Abrir e fechar as portinholas da incubadora com cuidado e somente quando necessário. Os ruídos fortes e atitudes bruscas promovem efeitos indesejáveis ao

recém-nascido, como perturbação do sono, choro, hiper- ou hipoglicemia e taquicardia. Falar em voz baixa e leve, não estimular o uso de rádios e outros dispositivos sonoros, fazer uso de protetores auriculares se disponíveis da unidade neonatal nos recém-nascidos com suspeitas de hipertensão pulmonar e nas primeiras semanas de UTIN;

– Agrupar cuidados e ser breve em procedimentos, observando os sinais de estresse do RNPT tais como choro, tremor de queixo, levantamento de sobrancelhas, músculos rígidos e inquietação. Importante destacar a interrupção dos procedimentos dolorosos e estressantes, permitindo a recuperação do neonato, reduzindo o estresse e promovendo um melhor conforto;

– Manter o RNPT confortável e aninhado no leito, utilizando mecanismos facilitadores como o uso de redes, ninhos, rolinhos e coxins, entre outros oferecidos pela unidade neonatal, proporcionando conforto e favorecendo a diminuição do estresse com menor consumo de oxigênio;

– Estabelecer horários de repouso para o RN durante os três períodos, especialmente no noturno. O repouso é fundamental para o desenvolvimento neurológico do neonato e para seu crescimento extrauterino;

– Manter controle da temperatura da incubadora, pois a estabilidade da temperatura corpórea é importante para a boa evolução do neonato, evitando consequências como hipotermia ou hipertermia;

– Confeccionar óculos de fototerapia com elástico do gorro, malha tubular ou atadura. Evitar a colocação de adesivos diretamente na pele do RNPT;

– A remoção das fitas adesivas de modo incorreto ocasiona novos eventos adversos evitáveis, pois se remove também a parte externa da epiderme. Tal fato ocorre porque a derme e a epiderme não estão bem aderidas uma à outra, o que ocasiona lesão de pele, processo de dor e aumento do risco de infecção, uma vez que a pele fica exposta a agentes físicos, químicos e biológicos;

– Uso de placa de hidrocoloide ou fita hipoalergênica como segunda pele no local de aplicação de adesivos deve ser otimizado como prática institucional. Tais insumos, quando removidos, causam menos ou quase nenhuma dor e/ou lesão da pele;

– A equipe multiprofissional deve se atentar às taxas de saturação-alvo de oxigênio entre 91 e 95%, com alarmes entre 88 e 95%. Elevadas taxas de saturação podem se associar a maior índice de retinopatia da prematuridade, bem como baixas taxas de saturação se relacionam com os maiores índices de enterocolite necrosante e possível aumento da mortalidade neonatal;

– Manipular RNPT de maneira carinhosa, com as mãos devidamente higienizadas e aquecidas;

– Orientar aos pais ou responsáveis sobre protocolos institucionais como manipulações repentinas e com as mãos frias, orientando que medidas corretas evitam dor e geram menos estresse ao neonato;

– Manter a cabeceira da incubadora elevada a 30°, garantindo a manutenção de livre retorno venoso cerebral e evitando aumento repentino do fluxo sanguíneo cerebral;

– Manusear o paciente por meio das portinholas, evitando abertura da porta sempre que possível. A abertura desta acarreta perda de temperatura, o que dificulta a sua recuperação de maneira rápida, bem como ocasiona consumo excessivo de oxigênio e gastos calóricos;
– Realizar aspiração endotraqueal e de vias aéreas superiores somente quando clinicamente necessário, observada por queda de saturação, ausculta pulmonar com roncos e estertores bolhosos e/ou visualização da secreção subindo pelo tubo orotraqueal.

Referências

1. Tamez NR, Silva PJM. Enfermagem na UTI neonatal: assistência ao recém-nascido de alto risco. 3. ed. Rio de Janeiro: Guanabara/Koogan; 2013. 632p.
2. Sousa MWCR, Silva WCRS, Araújo SAN. Quantificação das manipulações em recém-nascidos pré-termo em unidade de terapia intensiva: uma proposta de elaboração de protocolo. Conscientia e Saúde. 2008;7(2):269-274.
3. Magalhães FJ, Lima F, Rolim KMC, Cardoso MVLML, Scherlock MSM, Albuquerque NLS. Respostas fisiológicas e comportamentais de recém-nascidos durante o manuseio em unidade de terapia intensiva neonatal. Rev. Rene. 2011;12(1):136-43.
4. Monteiro LM, Geremia FR, Martini C, Makuch DMV, Tonin L. Benefícios do toque mínimo no prematuro extremo: recomendações baseadas em evidências. Rev. Enf. Atual. 2019;89(27):1-7.
5. Gomes CA, Hahn GV. Manipulação do recém-nascido internado em UTI: alerta à enfermagem. Rev. Destaques Acadêmicos. 2011;3 (3):113-122.
6. Ruschel LM, Pedrini DB, Cunha MLC. Hipotermia e banho do recém-nascido nas primeiras horas de vida. Rev. Gaúcha Enferm. 2018;39:1-7.
7. Souza, ABG. Unidade de terapia intensiva neonatal: cuidados ao recém-nascido de médio e alto risco. São Paulo: Editora Atheneu; 2015. 632p.
8. Oliveira, RG. Blackbook: Enfermagem. Belo Horizonte: Blackbook Editora; 2016. 816p.
9. Rego MAS, Anchieta LM. Assistência hospitalar ao neonato.Belo Horizonte: Secretaria de Estado da Saúde; 2005. 296p.
10. Martins COA, Curado MAS. Escala de observação do risco de lesão da pele em neonatos: validação estatística com recém-nascidos. Rev. Enf. Ref. 2017;IV(13):43-52.
11. Souza ABGS. Manual prático de enfermagem neonatal. São Paulo: Atheneu Editora; 2017. 392p.

Hipotermia Terapêutica

15

Cássia Regina Lima
Alessandra Ferreira de Souza
Naiára de Oliveira Guerra

1. **O que é a asfixia perinatal?**

   Asfixia perinatal é um problema mundial, principalmente nos países em desenvolvimento, atingindo cerca de 1 a 5 recém-nascidos (RN) a cada 1.000 nascidos vivos. A encefalopatia hipoxicoisquêmica é uma das implicações mais graves desse quadro, com taxa de mortalidade de até 60%, e os sobreviventes, pelo menos, 25% evoluem com sequelas no desenvolvimento em longo prazo.[1]

2. **O que é a encefalopatia hipoxicoisquêmica (EHI)?**

   Trata-se de uma síndrome neurológica, frequentemente associada à asfixia perinatal que evolui com hipóxia, isquemia e acidose no feto, antes ou durante o parto. Ela desencadeia uma cascata de alterações que resulta em lesão do sistema nervoso central (SNC). É evidenciada em RN a termo ou pré-termo tardio (≥ 36 semanas) e caracteriza-se por desconforto respiratório, apneia, alteração do nível de consciência, depressão dos reflexos e do tônus muscular e presença de convulsões. Por ano, ocorrem 2 a 4 RN com EHI para cada 1.000 nascimentos vivos a termo e a taxa de mortalidade dos RN asfixiados que desenvolvem EHI é de 15% a 25%. Em torno de 25 a 30% dos sobreviventes exibem a sequela mais significativa, como a paralisia cerebral (PC). Outras sequelas que podem ser identificadas são: epilepsia, déficit mental e de aprendizado.[1]

3. **O que é a hipotermia terapêutica?**

   Hipotermia terapêutica (HT) ou hipotermia induzida é uma estratégia clinicamente viável para a redução da temperatura corporal para um padrão preestabelecido. Em neonatologia, tem a finalidade de reduzir danos cerebrais originados por asfixia perinatal, minimizando a morbimortalidade dos RN com EHI.[1-5]

4. **Qual é o mecanismo de ação da HT?**

   A base biológica da neuroproteção empregada na hipotermia se fundamenta na redução do metabolismo energético, na diminuição da necessidade de oxigênio (O_2) pelo encéfalo, na densidade de aminoácidos excitatórios, na produção de radicais livres de O_2 e na infiltração leucocitária nas áreas isquêmicas, além da diminuição da ativação microglial e da despolarização isquêmica.[2-4,6,7]

A conservação de um fluxo sanguíneo diminuído na área isquêmica permite a ocorrência de disfunção celular sem morte iminente, tal ação possibilita uma recuperação celular dependente do tempo e da intensidade da isquemia.[2-4,6-10]

O efeito da HT está diretamente influenciado pela gravidade da EHI. Vários estudos experimentais e clínicos concluíram que a neuroproteção da HT é menos efetiva na EHI grave em virtude da ocorrência de lesão grave da substância branca, associando-se com paralisia cerebral em níveis variados. É essencial que todo RN submetido à HT seja seguido longitudinalmente para estabelecer o resultado em longo prazo.[3,6,8]

5. Desde quando a HT foi reconhecida como método terapêutico?

Os primeiros benefícios descritos da HT sobre os danos cerebrais datam de 1956. Nesse período, realizaram-se estudos nos quais pessoas foram submetidas a uma temperatura de 23 °C, melhorando os danos cerebrais; contudo, acarretando vários efeitos indesejados. Na década de 1960, foram feitos estudos não controlados em neonatos que surtiram efeitos positivos, porém, após um período, a HT deixou de ser investigada.[1,2,5,6]

O primeiro local a descrever a HT em RN com EHI foi a Unidade de Cuidados Intensivos Neonatais do Serviço de Neonatologia do Hospital de Santa Maria, em Lisboa – Portugal, em novembro de 2009, onde foram tratados 29 RN em um período de 18 meses, todos necessitaram de reanimação avançada e apresentaram acidose metabólica.[1-4]

6. Quais são os critérios da HT para RN?

Cada instituição pode definir seu protocolo para HT. No entanto, alguns critérios já estão descritos na literatura, RN com idade gestacional maior do que 35 semanas, peso de nascimento maior do que 1.800 gramas e que tenham menos de seis horas de vida e preencham os seguintes critérios:[3,13]

1. Evidência de asfixia perinatal:

– Gasometria arterial de sangue de cordão ou na primeira hora de vida com pH ≤ 7 ou excesso de base (EB) ≤ -15;

– Ou história de evento agudo perinatal (p. ex., descolamento abrupto de placenta, prolapso de cordão);

– Ou escore de Apgar 5 ou menos no 10º minuto de vida;

– Ou ainda, necessidade de ventilação mecânica além do 10º minuto de vida.

2. Qualquer desses associados à evidência de encefalopatia moderada a severa antes de 6 horas de vida: convulsão, nível de consciência, atividade espontânea, postura, tônus, reflexos e sistema autonômico.

7. Quando está contraindicada a hipotermia terapêutica?

A HT está totalmente contraindicada em RN com < 35 semanas ou peso de nascimento < 1.800 gramas. Já as contraindicações relativas são: trombose ou suspeita de hemorragia significativa, condições cirúrgicas que possam estar associadas à perda sanguínea, hipertensão pulmonar leve.[13]

Atualmente, sabe-se que hipotensão, hipertensão pulmonar, plaquetopenia não são contraindicações para HT; entretanto, a terapêutica deverá ser interrompida, antes das 72 horas, nas situações em que o RN apresentar hipotermia sustentada (temperatura esofágica menor do que 33 °C), não responsiva às medidas de aquecimento por 3 horas. As medidas para reaquecimento são: manter ar-condicionado da sala em 25 °C, ligar berço/incubadora na temperatura baixa, cobrir o paciente, fechar incubadora.[13]

8. **Como é realizado o processo de resfriamento?**

   Primeiro ponto a ser considerado é o local onde será utilizada a técnica, deve ser em hospitais com suporte perinatal especializado, que disponibilizem todos os equipamentos necessários para a execução correta e segura e uma equipe multidisciplinar habilitada para otimizar o diagnóstico e tratamento de comorbidades e complicações, bem como a determinação de um prognóstico prévio e preciso.[2-5]

   A HT corporal total é realizada com um colchão térmico ligado a um aparelho de servo controle para controlar a temperatura do colchão para mais ou para menos, de acordo com a temperatura do paciente, a temperatura-alvo do RN é de 33,5 °C. Outro cuidado essencial é que o RN seja sedado, pois o estresse decorrente da exposição ao frio poderá interferir na ação neuroprotetora esperada com a HT.[2-4]

9. **Qual é o material necessário para a realização da HT?**[3,4]

   – Monitorização cardíaca continua;

   – Colchão térmico (HT total corporal) ou capacete (HT seletiva, cabeça);

   – Aparelho servo controle para realizar hiper/hipotermia e o manual do aparelho se disponível;

   – Termômetro esofágico para monitorização contínua da temperatura;

   – Incubadora ou berço de calor radiante, modo desligado;

   – Folha de registros dos sinais vitais específicos para HT;

   – Folha de registros do balanço hídrico.

10. **Como é realizada a medida para o posicionamento do termômetro esofágico e qual é o padrão-ouro de confirmação?**

    A medida é realizada do lóbulo da orelha até a base do nariz, a posição do termômetro esofágico deve ser no terço médio do esôfago (Figura 15.1). A confirmação do posicionamento se dá pela realização de radiografia de tórax após a sua inserção. A inserção do termômetro esofágico é pela cavidade oral e não devemos esquecer de marcar a medida com esparadrapo ou micropore para evitar que haja tração do termômetro, a sua fixação deverá ser na comissura labial.[3]

11. **Até quantas horas de vida o RN pode ser colocado no protocolo de HT?**

    A HT poderá iniciar até 6 horas de vida do RN; e até o início da HT, a enfermeira deverá manter o RN em temperatura corporal de 35 °C priorizando a verificação da temperatura esofágica; além de primar por um bom acesso venoso, o indicado é a passagem dos cateteres umbilicais e do cateter central de inserção periférica (PICC) antes do resfriamento. Caso, o RN necessite de transferência, deverá ser realizada até as 6 horas de vida.[13]

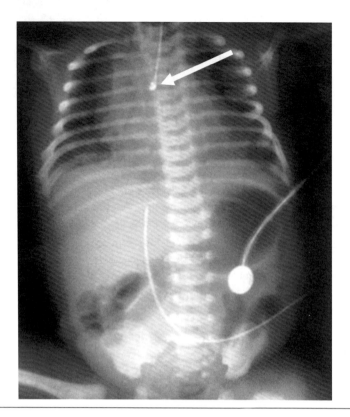

Figura 15.1. Radiografia evidenciando posicionamento do termômetro esofágico no terço médio do esôfago.[12]

12. **Qual é o tempo de manutenção da HT e como é realizado o reaquecimento do RN?**

    O tempo total do protocolo de HT é de 72 horas e, em seguida, deve-se iniciar o reaquecimento do RN. O reaquecimento deve ocorrer de modo lento, aumentando a temperatura do equipamento em 0,5 °C a cada hora, independentemente da temperatura esofágica do RN até obter uma temperatura esofagiana de 36,5 °C. Assim que o RN atingir a temperatura esofágica de 36,5 °C, fechar a incubadora, e retirar o colchão térmica para evitar a hipertermia. Após o processo, o monitoramento necessita ser mantido por pelo menos 24 horas para garantir que o reaquecimento foi realizado de maneira correta e segura.[1,2,6-8]

13. **Quais são os cuidados de enfermagem durante a HT?**

    Para que haja êxito no protocolo de HT, é indispensável que se tenha as avaliações e assistência de enfermagem de maneira adequada, os principais cuidados são:[2,4,8,10,13]

    – Aferir a temperatura esofágica de maneira contínua, atentando para que permaneça no valor estabelecido de 33,5 °C. Caso a temperatura esofágica fique menor do que o valor determinado, primeiro devemos conferir a temperatura da sala, temperatura do copo umidificador do ventilador mecânico, o qual deve permanecer ligado para proteção das vias aéreas, verificar se fralda e lençóis não estão úmidos; e se o motivo não for esses descritos, será necessário aquecer cuidadosamente o RN, caso esteja com a temperatura inferior a 33 °C, pode ser colocando cobertor sobre o RN, sempre registrando o valor da temperatura. Na situação contrária, em que a temperatura esteja acima do valor pretendido, deve-se retirar medidas de aquecimento, abrir as portas da incubadora, diminuir a temperatura da sala, retirar lençóis ou fralda;

– Monitoração dos sinais vitais a cada 15 minutos nas primeiras 4 horas do resfriamento e, após, de hora em hora durante o resfriamento; e de 30 em 30 minutos durante o aquecimento final do RN. Incluir o registro da pressão arterial média (PAM), monitoração cardíaca, temperatura esofágica e temperatura do colchão;

– Avaliar o quadro de bradicardia sinusal, trata-se de uma reação esperada em pacientes hipotérmicos, no entanto essa frequência cardíaca (FC) não poderá ser menor do que 80 batimentos por minuto (bpm). O enfermeiro identificando FC com valores inferiores a 80 bpm deverá reajustar a temperatura do paciente para 34 °C. Em ocorrência de taquicardia, é preciso considerar que o RN esteja com dor ou desconfortável; nessa circunstância, é essencial ajustar a sedação do paciente;

– Avaliar o quadro neurológico, observando-se a resposta a estímulos, o esforço respiratório, os movimentos espontâneos, a evolução do perímetro cefálico e se ocorrerem sinais de convulsão;

– Na ventilação mecânica, evitar a hiperoxia, portanto manter a saturação entre 92 e 98%. Além disso, em pacientes hipotérmicos, a secreção torna-se mais espessa, avaliar a necessidade de aspiração com maior frequência;

– Realização de registros da diurese e balanço hídrico rigorosos, pois RN em HT devem ter restrição hídrica. E caso for observado oligúria por mais de 8 horas, comunicar equipe médica;

– Realizar a glicemia capilar a cada 4 horas, mantendo os parâmetros da glicose de 50 a 150 mg/dL;

– Realizar troca do decúbito a cada 2 horas, atentando para alívio das proeminências ósseas do RN, e verificar a condição da pele a cada 20 minutos, principalmente da superfície corporal em contato com o colchão. O tratamento da hipotermia resulta na redução da perfusão da pele, assim é fundamental observar edema periférico causado por asfixia grave e necrose na gordura subcutânea decorrente de atrito da pele com o material utilizado para resfriá-la.

14. Quais são os exames importantes durante o manejo da HT?

É indicada a coleta de sangue para avaliar sódio (Na), potássio (K), glicose, ureia, creatinina, cálcio, magnésio, creatinoquinase (CK), creatinofosfoquinase fração MB (CKMB), troponina, transaminase oxalacética (TGO) ou aspartato aminotransferase (AST), transaminase pirúvica (TGP) ou alanina aminotransferase (ALT), lactato; hemograma com plaquetas, coagulograma e gasometria. Lembrar da importância da passagem do cateter umbilical arterial nesses RN antes da HT, pois, quando em hipotermia, a coleta arterial periférica fica bem comprometida.[2,3,8]

Além disso, é importante a realização da ultrassonografia transfontanelar, conforme o protocolo estabelecido pela Instituição. É recomendado ainda, se disponível, o eletroencefalograma de amplitude integrada durante as 96 primeiras horas de vida (tempo de resfriamento, durante e após o reaquecimento).[2,3,8]

15. Quais são os efeitos adversos que devem ser monitorados durante a HT?

Os principais efeitos adversos descritos durante a realização da hipotermia são hipotensão e intervalo QT prolongado, trombocitopenia e distúrbios de coagulação em geral (TP e KKTP alterados), queimaduras da pele e escleredema, distúrbios metabólicos e hidreletrolíticos. No entanto, é essencial distinguir que alguns eventos não estão diretamente relacionados à HT, e sim à disfunção multiorgânica que caracteriza a síndrome hipoxicoisquêmica e se sobrepõe aos efeitos adversos da HT neonatal. Podemos citar a hipertensão pulmonar persistente, que está relacionada com asfixia perinatal, e já o resfriamento pode acarretar hemoconcentração, hiperviscosidade e vasoconstrição pulmonar.[1-3,6]

16. É importante pensar no dimensionamento da equipe de enfermagem para a realização da HT?

Sim, o enfermeiro deverá indicar um técnico de enfermagem exclusivo para o RN em HT e, se o paciente estiver gravemente enfermo com utilização de, por exemplo ventilação mecânica, drogas vasoativas, eletroencefalograma de amplitude integrada. Quando possível, o enfermeiro também poderá ser exclusivo desse RN.

17. E o treinamento da equipe, é importante?

Sim, toda a equipe multiprofissional necessita de treinamento constante sobre o manejo clínico da HT e sobre o manuseio do equipamento, evitando eventos adversos. Também, a instituição deverá ter um protocolo escrito para a HT com todas as informações e funções de cada profissional, esse protocolo deve ser revisado anualmente com as publicações da área.

Referências

1. Lavor MFH. Encefalopatia hipoxicoisquêmica, 2015.
2. Magalhães M, Rodrigues FP, Chopard MR, Melo VC, Malhado A, Oliveira I, et al. Hipotermia corpórea neuroprotetora em recém-nascidos com encefalopatia hipoxicoisquêmica: três anos de experiência em hospital universitário terciário. Um estudo observacional retrospectivo. São Paulo Med J. 2015;133(4):314-9.
3. Silveira RC, Procianoy RS. Hipotermia terapêutica em recém-nascidos com encefalopatia hipoxicoisquêmica. J Pediatr. (Rio J.) 2015;91(6 supl. 1):S78-S83.
4. Margotto PR, Zaconela CA. Protocolo para hipotermia terapêutica – Unidade de Neonatologia do Hospital Materno Infantil de Brasília. Brasília; 2015.
5. US National Institute of Health. Late hypothermia for hypoxic ischemic encephalopathy. April, 2017. Acessível em: http://clinicaltrials.gov/ct2/show/NCT00614744.
6. Prempunpong C, Chalak LF, Garfinkle J, Shah B, Kalra V, Rollins N, et al. Prospective research on infants with mild encephalopathy: the PRIME study. Journal of Perinatology. 2017 Nov 2.
7. Carneiro JL, Mendes IC. Identificação da gravidade e do uso de intervenções em recém-nascidos com asfixia perinatal. Rev Rene. 2018;19:e3310.
8. Jesus JHS, Santos PMM. Hipotermia terapêutica em recém-nascidos de unidades de terapia intensiva neonatal. Revista Atualiza Saúde, v. 07, p. 65-75, 2018.
9. Brasil. Ministério da Saúde. Secretaria de Atenção à Saúde. Departamento de Ações Programáticas Estratégicas. Atenção à Saúde do Recém-Nascido: guia para os profissionais de saúde/Ministério da Saúde, Secretaria de Atenção à Saúde, Departamento de Ações Programáticas Estratégicas. 2. ed. atual. Brasília: Ministério da Saúde, 2014.

10. Santos C, Silva CR, Viana Leandra MAT, Souza CVB. Hipotermia terapêutica em recém-nascidos com encefalopatia hipoxicoisquêmica: revisão integrativa. Rev. Soc. Bras. Enferm. Ped.| v 18.1 (2018): 37-42.
11. Procianoy RS. Hipotermia terapêutica. SBP. Departamento de Neonatologia. Documento científico. 2015. Disponível em: http://www.sbp.com.br/pdfs/hipotermia-terapeutica.pdf.
12. Ramalhoso CNG. Quando indicar a hipotermia terapêutica na asfixia perinatal grave do recém-nascido. 2014. 51 f. Trabalho de Conclusão de Curso – residência médica em pediatria, HSPM-SP, São Paulo; 2014.
13. Westphal C, Trindade G, Enk F, Baumgarten I, Sehbe M, Limberger A, et al. Manual de Rotinas. 10. ed. Porto Alegre: Hospital de Clínicas de Porto Alegre. Serviço de Neonatologia, 2018.

Defeitos do Fechamento do Tubo Neural

16

Lorenna Monteiro Nolêto Fachetti

1. **O que é um defeito no fechamento do tubo neural (DFTN)?**

    DFTN são caracterizados pelo fechamento e formação incompletos do tubo neural e suas estruturas (pregas neurais), que se iniciam nas primeiras quatro semanas gestacionais após a fecundação.

2. **Como é formado o tubo neural?**

    O processo de formação do tubo neural acontece em duas etapas conhecidas como neurulação primária e secundária. Na neurulação primária, ocorre a formação do tubo a partir da região craniana até a região lombar alta, entre a 3ª e a 4ª semanas gestacionais. A neurulação secundária engloba a formação por um agregado de células indiferenciadas na região lombar baixa e sacral.

3. **Onde os DFTN são mais identificados?**

    DFTN podem ser identificados nas porções cervical, torácica ou sacral, tendo maior incidência em região lombossacra. Diretamente relacionadas à localização e extensão da lesão, estão a capacidade motora e a sensibilidade, que, em situações em que estejam em porções mais baixas da coluna vertebral, podem causar paraplegia, estase e/ou incontinência urinária.

4. **Quais são as causas dos DFTN?**

    Causas associadas aos DFTN estão relacionadas a fatores ambientais/nutricionais, como exposição a radioativos ou a pesticidas (no caso de trabalhadoras da agricultura), consumo de bebidas alcoólicas, medicamentos como o ácido valproico, obesidade, diabetes *mellitus*. No que tange aos fatores genéticos, ainda não se tem estabelecidas as principais causas, sendo constatado por alguns estudos maior risco em parentes de 1° grau e portadores de algumas síndromes genéticas – síndrome de Waardenburg e trissomias de cromossomos, além da idade materna, paridade e infecções virais.

Constatou-se também que fetos do sexo feminino necessitam em maior quantidade de gonadotrofrina coriônica humana (HCG) a fim de completar sua formação neural, e alguma deficiência relacionada à função desse hormônio pode ocasionar sua incidência.

5. **Quais os tipos de DFTN existentes?**

   Existem duas maneiras: a porção cranial e a porção caudal. Relacionadas à porção cranial, temos a encefalocele e a anencefalia. Já na porção caudal, temos malformações que, em grupo, são conhecidas como espinha bífida.

6. **Quais grupos de malformações compõem a espinha bífida?**

   São malformações decorrentes do não fechamento dos arcos vertebrais, podendo ser do tipo oculta ou aberta, diferenciando-se em:

   – Lipomeningocele (oculta) – quando o fechamento não ocorre no arco ósseo, formando um lipoma ou tumor de tecido adiposo e coberto de pele, geralmente localizado na coluna lombossacra, sem exposição de tecidos ou líquido cefalorraquidiano;

   – Meningocele (aberta) – ocorre na fase de neurulação secundária, com abertura anômala da coluna vertebral, geralmente nas porções lombar ou sacral, havendo protusão meníngea e lesão cística, coberta por líquido cefalorraquidiano (LCR) e epiderme ou pele hemangiomatosa, entretanto sem componentes nervosos em seu interior;

   – Mielomeningocele (aberta) – há protusão de meninges composta por uma placa neural central, estando coberta ou não por epiderme, e nos casos em que não possui, as chances de rompimento da bolsa são maiores, o que pode provocar infecções e exposição de tecidos. Resulta em tetraparesia ou paraparesia, bexiga neurogênica e alterações cognitivas.

7. **Quais são os DFTN relacionados à porção cranial?**

   DFTN relacionados à porção cranial são as malformações relacionadas à formação do encéfalo, entre o 23° e o 28° dia de gestação, sendo elas:

   – Anencefalia – ausência de fusão das pregas neurais e da formação do tubo neural na região correspondente ao encéfalo, evitando a formação correta desse; entretanto, sempre há presença de tecido neural funcionante. Pode ser subdividida em meroacrania, quando afeta a formação do crânio e cérebro anteriores, com preservação de algumas funções vegetativas; e holocrania, quando a falha em seu fechamento ocorre na parte posterior do cérebro e ossos cranianos;

   – Encefalocele – ocorre geralmente por um defeito no fechamento do osso occipital, geralmente na quarta semana de embriogênese, resultando em herniação das meninges e tecido cerebral (encefalocele ou meningoencefalocele) ou apenas das meninges (meningocele craniana), em todo caso, ficando protegidos apenas com saco herniário. Quanto maior o saco, mais conteúdo cerebral o compõe e pior o prognóstico.

8. **Existe alguma comorbidade ou patologia relacionada aos DFTN?**

   Sim, as anomalias mais prevalentes nos recém-nascidos estão associadas à mielomeningocele, sendo:

   – Hidrocefalia – dilatação dos ventrículos com aumento do volume e pressão de LCR, com crescimento excessivo do perímetro cefálico, tensão de fontanelas, sinal do sol poente (desvio dos olhos para baixo devido ao avanço do recesso suprapineal dilatado sobre o teto cerebral), ocorrendo em cerca de 80-90% dos casos associados a mielomeningocele, com necessidade implantação de cateter para realizar Drenagem Ventrículo-Peritoneal (DVP);

   – Malformação de Chiari II – alteração estrutural e morfológica que geralmente associada à mielomeningocele, tendo manifestação clínica em alguns casos (cerca de 76% dos casos), em que a fossa posterior apresenta tamanho reduzido com implantação baixa da tenda do cerebelo e seios transversos.

9. **Como é realizado o diagnóstico dos DFTN?**

   Atualmente, graças à evolução dos procedimentos de imagem realizados no período pré-natal, foi permitida a detecção de anomalias relacionadas ao sistema nervoso central (SNC) ainda no período intrauterino, sendo de suma importância o acompanhamento da gestante nesse período.

   Em geral, é realizada a dosagem materna de alfafetoproteína no segundo trimestre gestacional (16 a 18 semanas), funcionando como primeira triagem para DFTN, de modo menos invasivo. Entretanto, tal exame foi considerado pouco específico em virtude da ocorrência de casos mesmo com dosagens de alfafetoproteína normais.

   Outro exame essencial é a ecografia ou ultrassonografia morfológica, sendo realizada entre a 11ª e a 13ª semana, a 20ª e a 22ª semana e a 30ª e a 32ª semana em gestações de baixo risco, contribuindo na identificação de malformações fetais desde os meses iniciais. Nos casos identificados de malformações por meio da ecografia, caso julgue necessário, o obstetra poderá solicitar ressonância magnética para obter imagens fetais com maiores resoluções, de modo não invasivo.

   Nas situações em que não ocorram a detecção precoce por fatores externos (não realização de pré-natal ou inconclusividade nos exames de imagem), após o parto é possível identificar as malformações externas de visualmente e as internas, por alterações no perímetro cefálico, choro e consolabilidade do recém-nascido, força motora e, em alguns casos, alterações faciais. Nesses casos, imediatamente após a estabilização do recém-nascido, esse deve ser encaminhado para a unidade de terapia intensiva (UTI), realizar exames de tomografia computadorizada e, em situações específicas, ressonância magnética.

10. Quais condutas de enfermagem devem ser empregadas ao recém-nascido com DFTN na UTI neonatal?

O que fazer	Por que fazer	Como/Quando realizar
Exame físico e neurológico completo diariamente – atenção para fontanelas	Identificar sinais e sintomas de modo imediato	Iniciar o exame físico cefalocaudal, utilizando a inspeção, ausculta, palpação e percussão leve
Medição diária (mesmo horário) do perímetro cefálico	Monitorar o crescimento cefálico e identificar aumento ou redução do fluxo de LCR	Utilizando fita métrica em torno do crânio, na altura das sobrancelhas
Controle criterioso da frequência cardíaca e respiratória na administração de medicamentos	Identificar sinais de depressão respiratória	De preferência, verificar sinais vitais antes e após a administração ou conforme rotina da unidade
Monitoramento rigoroso, com atenção para a pressão arterial, gasometria e glicose (50-150 mg/dL)	Avaliar oxigenação e PCO_2 – hipoxemia, PCO_2 elevado e hipoglicemia aumentam fluxo sanguíneo cerebral	Diariamente após coleta laboratorial, verificar sintomas de sudorese intensa, pele fria e pegajosa, apneia, letargia, convulsões
Verificar perfusão, pupilas e aumento da pressão arterial quando posicionado em decúbito ventral	Nesse posicionamento há redução do fluxo sanguíneo cerebral, podendo provocar hipoxemia	Avaliação a cada 2 h ou conforme rotina da unidade
Manutenção de vias aéreas livres de secreções – evitar aspirações de tubo traqueais frequente	Aspirações provocam aumento da pressão intracraniana	Realizar anamnese antes da execução do procedimento

Fonte: Quadro confeccionado pela autora.

11. Quais são as situações específicas relacionadas ao pré- e ao pós-operatório?

Na hidrocefalia, é comum a realização da derivação ventrículo-peritoneal (DVP), que consiste na inserção de cateter da região ventricular ao peritônio, a fim de realizar drenagem do LCR com posterior eliminação por via urinária. O procedimento cirúrgico é extremamente importante para o controle da pressão intracraniana e necessita de acompanhamento constante, com diminuição de estressores ambientais, manutenção da ferida operatória limpa e seca, com curativo oclusivo nas primeiras 48 horas.

Em alguns casos, pode ser necessária a inserção de drenagem ventricular externa (DVE), que consiste na drenagem do LCR do ventrículo cerebral para uma bolsa posicionada ao lado da cabeceira do leito, havendo nesta uma coluna de mercúrio para mensuração da altura e controle pressórico. Cabem à enfermagem a manipulação do dispositivo e seu cuidado, sempre clampeando extremidades no ato da manipulação do recém-nascido, prevenindo retorno de líquido para a cavidade, além de sua mensuração diária conforme rotina da unidade.

Alguns sinais podem ser indicativos de alterações importantes, como a peritonite, quando são visualizadas distensão abdominal, hipertermia, taquicardia ou dor à palpação, além de meningite, caracterizada pelo vômito em jato, irritabilidade, letargia, convulsões e rigidez de nuca.

No que tange às malformações que compõem a espinha bífida, quando exposta, a bolsa deve sempre ser protegida com gazes ou compressas estéreis embebidas em soro fisiológico a 0,9%, sendo realizada técnica asséptica em sua manutenção. Além desse, é de suma importância o preparo de coxim em forma circular, evitando o rompimento da camada externa da bolsa, além da manutenção de decúbitos laterais e dorsais, reduzindo a pressão exercida sobre ela.

12. **Quais são os procedimentos mais realizados pela enfermagem?**
    - Punção venosa periférica – reposição rápida de fluídos em situações em que sejam identificados distúrbios hidreletrolíticos;
    - Cateter central de inserção periférica (PICC) – manutenção de acesso venoso de longa permanência decorrente de terapêutica prolongada e antibioticoterapia. Em alguns casos, pode haver necessidade de nutrição parenteral de maneira complementar;
    - Sondagem vesical de demora e sondagem vesical intermitente – Em virtude de localização e comprometimento neural, não ocorre controle de esfíncteres em grande parte dos casos, sendo necessário o procedimento para descompressão, além do controle em balanço hídrico rigoroso;
    - Sondagem naso/orogástrica – descompressão abdominal e manutenção de jejum precedente a procedimentos cirúrgicos;
    - Sondagem naso/oroenteral – promover via alimentar inicial pelo risco de broncoaspiração em razão de patologia; controle do volume administrado, avaliação de fatores relacionados à sucção e à deglutição.

13. **Qual é o prognóstico dos recém-nascidos com DFTN?**

    Com as novas tecnologias e desenvolvimento de cuidados, é possível a manutenção da vida e o controle de sua qualidade na grande maioria dos DFTN, sendo específico a cada caso o cuidado a ser desenvolvido, sempre associado ao atendimento de uma equipe multiprofissional especializada. Mas, mesmo assim, alguns DFTN e trissomias não são compatíveis com a vida

    Em sua maioria, os recém-nascidos têm prognóstico favorável, entretanto com readequações ao estilo de vida familiar e demanda de atenção, sendo mais difícil nos primeiros dias desenvolver a compreensão e aceitação dos pais sobre a nova realidade e o que podem esperar do futuro.

Referências

1. Freitas GL, Sena RR, Silva JCF, Braga DCO, Faleiros F. Reabilitação de crianças e adolescentes com mielomeningocele: relato de experiência de atuação da enfermagem. Cienc Cuid Saude 2016 Out/Dez; 15(4): 768-773.
2. Cunha CJ, Fontana T, Garcias GL, Martino-Roth MG. Fatores genéticos e ambientais associados à espinha bífida. Rev Bras Ginecol Obstet. 2005; 27(5): 268-74.
3. Marcondes E. Pediatria básica. São Paulo: Sarvier; 1991.
4. Linhares AO, Cesar JA. Suplementação com ácido fólico entre gestantes no extremo sul do Brasil: prevalência e fatores associados. Ciência & Saúde Coletiva, 22, 2017. 535-542.

5. Bizzi JWJ, Machado A. Mielomeningocele: conceitos básicos e avanços recentes. Jornal Brasileiro de Neurocirurgia, 23(2), 2012. 138-151.
6. Aguiar MJ, Campos ÂS, Aguiar RA, Lana AMA, Magalhães RL, Babeto LT. Defeitos de fechamento do tubo neural e fatores associados em recém-nascidos vivos e natimortos. Jornal de Pediatria, 79(2), 2003. 129-134.
7. Morioka T, Murakami N, Shimogawa T, Mukae N, Hashiguchi K, Suzuki SO, et al. Neurosurgical management and pathology of lumbosacral lipomas with tethered cord. Neuropathology, 37(5), 2017. 385-392.

Síndrome de Abstinência Neonatal

17

Tamara Soares
Edite Porciúncula Ribeiro
Maitê Larini Rimolo

1. **Quais são os efeitos, no feto, quando ocorre abuso de substâncias químicas, fármacos ou drogas ilícitas durante a gestação?**

   O consumo de substâncias químicas na gestação vem crescendo ao passar dos anos e se tornando um problema de saúde pública mundial. O abuso de psicoativos pode causar sérios efeitos no organismo da mulher e do recém-nascido (RN).[1] A maioria das substâncias é potencialmente teratogênica, causando danos ao feto quando atravessa a barreira placentária. Os efeitos dependem da dose utilizada, da substância e da idade gestacional. As anormalidades ocorrem com maior incidência no primeiro trimestre de gestação.[2]

2. **Quais são as alterações que o recém-nascido exposto a substâncias químicas, na vida intrauterina ou pela amamentação, pode apresentar?**

   A exposição a substâncias químicas pode ocasionar abortamento, restrição de crescimento intrauterino (RCIU), nascimento prematuro, baixo peso ao nascer, adição no neonato, sepse, lesões orgânicas e neurológicas, malformações fetais, diminuição do perímetro cefálico.[1] Alterações físicas, emocionais e intelectuais podem se manifestar logo após o nascimento, quando o RN apresenta a síndrome de abstinência neonatal.[2]

3. **O que é a síndrome de abstinência neonatal?**

   A síndrome de abstinência neonatal (SAN) é a reação do organismo à ausência da droga à qual o neonato foi acostumado por período longo. Ocorre a partir da interrupção abrupta do fluxo sanguíneo da mãe ao RN ou quando o aleitamento em situação de abuso de drogas é interrompido. O processo de abstinência pode iniciar logo no nascimento ou em até 12 a 24 horas após o parto, dependendo do tipo de substância a que o neonato foi exposto.[1]

   Outras variáveis que influenciam na SAN são fatores maternos (nutrição pobre ou estresse), capacidade da placenta em metabolizar os opioides e fatores ambientais; pois os cuidados devem ser realizados de maneira sutil pelos pais ou equipe de enfermagem.[3] A SAN é caracterizada por disfunções do sistema nervoso central (SNC), sistema nervoso autônomo (SNA), trato gastrointestinal (TGI) e sistema respiratório.[1]

4. Quais são os sintomas da síndrome de abstinência neonatal?

Os principais sintomas estão relacionados ao SNC como irritabilidade, tremores, reflexo de Moro hiperativo, choro estridente, alerta, aumento do tônus muscular, convulsão; ao TGI a exemplo de perda de peso, diarreia, dificuldade de sucção, anorexia, vômitos, regurgitamento; e a sinais autonômicos, entre eles febre, sudorese excessiva, instabilidade térmica, obstrução nasal, espirros, períodos de sono reduzidos mesmo após a alimentação (transtorno do sono), frequência respiratória alterada e, em casos graves, morte.[1] A incidência da SAN é proporcional à quantidade e ao tempo de uso de drogas pela mãe e quanto mais próximo do nascimento é a utilização da droga, maior é a chance de desenvolver a síndrome.[3]

5. Existe indicação de internação para os neonatos que apresentam SAN?

A Academia Americana de Pediatria recomenda a permanência do RN no hospital no período de 3 a 7 dias após o início dos sintomas. Evidências mostram que o período de 5 dias seja adequado para a avaliação da SAN e a indicação da necessidade de internação para tratamento adequado. Quando a internação ocorre, apresenta um tempo médio de permanência de 17 dias na conduta clínica e de 23 dias para os que exigem tratamento medicamentoso.[3]

6. Quais são as principais substâncias que causam abstinência?

A maconha é a droga ilícita isolada mais utilizada. A cocaína e o *crack* têm sua utilização aumentada de modo exponencial na atualidade. Drogas lícitas que também entram nessa lista são o álcool e o tabaco, substâncias que têm seu consumo aumentado entre os jovens e adolescentes.[3]

7. O uso pela gestante de analgésicos e sedativos pode ocasionar SAN ao neonato?

Os neonatos podem desenvolver SAN após o nascimento em decorrência do uso, pela gestante, de analgésico e sedativos (opioides, fentanil, morfina e metadona) de diferente intensidade conforme o tempo e a dose a que foram expostos.[1]

8. Os psicotrópicos utilizados em transtornos psiquiátricos pela mãe durante a gestação podem causar SAN?

A SAN está entre os principais efeitos adversos ao concepto exposto ao uso de psicotrópicos durante a gestação. Os principais medicamentos que estão fortemente associados são os inibidores seletivos de recaptação de serotonina (ISRS), benzodiazepínicos e barbitúricos. Não foram descritos sintomas significativos de abstinência em RN de mães usuárias de antipsicóticos, os sintomas para esse grupo de medicamentos derivam da impregnação, e não da retirada.[4]

Os ISRS constituem atualmente o tratamento de escolha para depressão moderada e grave em grávidas e nutrizes. A SAN frente à interrupção brusca de aporte dos ISRS é caracterizada por vômitos, hipertermia, rigidez, hipertonia, convulsões e taquipneia.[4] A incidência dessas manifestações está em torno de 30% dos RN expostos e o tratamento é não farmacológico (proteção ambiental, baixa luminosidade, limitação de manipulações). Os sintomas decorrem de um processo adaptativo e desaparecem em 2 semanas.[4]

Para crianças expostas a diazepínicos, os principais efeitos são hipertonia, hiperreflexia, agitação, irritabilidade, choro inconsolável, tremores, padrões anormais de sono e até convulsões. Esses sintomas podem surgir até 3 semanas após o nascimento.[4]

Deve-se considerar que distúrbios psiquiátricos não tratados também revelam danos ao feto e ao recém-nascido, sendo assim, os serviços de obstetrícia e neonatologia devem incluir, em seus protocolos, recomendações sobre o uso de medicações psicotrópicas na gestação e puerpério.[4]

9. **Como ocorre a avaliação do neonato com SAN?**

    Duas escalas foram publicadas para serem utilizadas como ferramentas de avaliação na SAN por meio de escores. O escore de Finnegan (*The Finnegan Neonatal Abstinence Scoring System*) é a mais abrangente e mais utilizada nas unidades neonatais. Consiste numa escala com vários itens que avaliam a gravidade e a indicação do tratamento adequado conforme o escore obtido após sua aplicação. É recomendado que RN com escore 8 ou mais sejam tratados com medicamentos visando a diminuição dos sintomas.[5]

    O escore de Lipsitz (*The Lipsitz Neonatal Drug-Withdrawal Scoring System*) é a escala recomendada pela Academia Americana de Pediatria (AAP), porém, por ser mais subjetiva, é pouco utilizada. Consiste na avaliação de 11 itens que são pontuados de 0 a 3, e os bebês que atingem um escore 4 necessitam de tratamento farmacológico para a SAN. Mesmo sendo a escala de Lipsitz mais recomendada pela AAP, a escala mais utilizada é o escore de Finnegan (Tabela 17.1).[5]

10. **Como é realizada a avaliação utilizando-se a escala de Finnegan?**

Tabela 17.1. Escala de Finnegan

Sinais e sintomas	Escore
Choro: • Excessivo • Contínuo	2 3
Dormir após alimentação: • < 1 hora • < 2 horas • < 3 horas	3 2 1
Reflexo de Moro: • Hiperatividade • Marcadamente hiperativo	2 3
Tremores: • Grave • Moderado a grave • Leve • Sem tremor	4 3 2 1
Aumento do tônus muscular	2
Bocejos frequentes	1
Escoriação	1
Convulsões	5

Continua

Continuação

Sinais e sintomas	Escore
Suor	1
Febre: • 37,8 a 38,3 °C • 38,3 °C	1 2
Cútis marmórea	1
Espirros frequentes	1
Prurido nasal	1
Batimento de asa de nariz	2
Frequência respiratória: • 60 rpm • > 60 + retrações	1 2
Sucção excessiva	1
Come pouco	2
Regurgitação	2
Vômitos em jato	3
Fezes: • Semipastosas • Líquidas	2 3

Fonte: Finnegan et al., 1975. In: Dias et al., 2019.

A avaliação é realizada observando-se o RN e pontuando-se os itens da escala logo após o nascimento, seguindo a cada 4 horas por até 48 horas após o final do tratamento farmacológico. Não havendo necessidade de tratamento farmacológico, o RN é avaliado nas primeiras 96 horas de vida.[1]

11. Quando é indicado o tratamento não farmacológico?

O tratamento não farmacológico deve ser iniciado desde o nascimento. As avaliações com escore de Finnegan menor do que 8 serão realizadas a cada 4 horas. Apresentando três escores consecutivos menores do que 8, a avaliação passa para cada 8 horas, nas primeiras 96 horas de vida.[1]

12. Qual é o tratamento não farmacológico para a síndrome de abstinência neonatal?

O tratamento ocorre por meio de medidas não farmacológicas como enrolamento, diminuição da luminosidade, ambiente silencioso, interrupções mínimas e cuidado ao manusear o neonato, evitando movimentos bruscos. Oferecer alimentação em pequenos volumes, evitando a ocorrência de vômitos e facilitando a digestão, com alto teor calórico, promovendo o ganho de peso. Observar sempre o padrão de sono, temperatura corporal, eliminações e nível de hidratação.[1,6]

13. Quando é indicado o tratamento farmacológico?

O tratamento farmacológico é indicado quando o RN apresentar três avaliações consecutivas com escores maiores ou iguais a 8 ou na presença de duas avaliações com escores maiores ou iguais a 12.[1,6]

14. Qual é o tratamento farmacológico para SAN?

Existem várias linhas de tratamento, não existindo um padrão universal. As medicações de 1ª escolha são os opioides como morfina e metadona. Na persistência dos sintomas, mesmo com o aumento nas doses das medicações, modifica-se o tratamento iniciando-se a administração dos fármacos da 2ª linha: fenobarbital e clonidina.[1,6]

15. Quando é indicada a terapia farmacológica de desmame?

Quando a avaliação da escala de Finnegan obtiver três escores consecutivos menores do que 8, pode se iniciar o desmame dos fármacos. A aplicação da escala segue a cada 4 horas por até 48 horas após o final do tratamento farmacológico.[1,6]

16. Quais os efeitos no recém-nascido do uso de álcool durante a gestação?

Os fetos expostos ao álcool na gestação após o nascimento podem apresentar hipoglicemia, síndrome alcóolica fetal (SAF), anomalias cardíacas e craniofaciais, retardo do crescimento pré- e pós-natal, anomalias do cérebro, da medula espinhal e do coração, retardo mental e outras anormalidades neurocomportamentais. O álcool diminui a síntese proteica do RNA e causa vasoconstrição umbilical, que podem ser possíveis causas das alterações apresentadas ao nascimento.[2,7]

17. Quais os efeitos no recém-nascido do uso de tabaco durante a gestação?

A exposição pré-natal ao tabaco, principalmente à nicotina, altera o neurodesenvolvimento no período inicial da infância. A abstinência da exposição ao tabaco pode aparecer precocemente nas 12 a 24 horas de vida, sendo resolvida de mmodo rápido dentro de 36 horas de vida e não ocasionando sequelas. Estudos mostram que quanto maior é a exposição à nicotina, maiores são os riscos de morte fetal e de morte neonatal[4]. Pode causar abortamento espontâneo, RCIU, alterações no desenvolvimento neurológico, problemas cardiorrespiratórios e síndrome da morte súbita.[1]

18. Quais são os efeitos no recém-nascido do uso de cocaína e do *crack* durante a gestação?

A cocaína e o seu derivado *crack* apresentam facilidade em atravessar a barreira placentária, porém seus metabólitos demoram mais a serem eliminados do feto do que da gestante, ocasionando maior toxicidade ao feto. Ocorre uma diminuição da perfusão da placenta e, por consequência, uma diminuição da oxigenação fetal, favorecendo o abortamento, descolamento prematuro da placenta, parto prematuro e a RCIU.[8] Os fetos podem apresentar anomalias do coração, do SNC e do aparelho geniturinário, aspecto dismórfico, anomalias esqueléticas, atresias, anormalidades neurocomportamentais. O efeito vasoconstritor pode alterar o fluxo sanguíneo cerebral intrauterino, estando relacionado aos efeitos adversos dessa droga.[1,8]

19. Quais são os efeitos no recém-nascido do uso de maconha durante a gestação?

A maconha, também conhecida como *Cannabis* ou haxixe, é a droga ilícita mais utilizada pela população e sua absorção difere conforme o modo que a droga é utilizada. Ao ser utilizada durante a gestação, não aumenta risco de complicações. Os filhos de mães usuárias apresentam tremores finos e alterações no ritmo do sono. Quando as doses utilizadas pela gestante são muito elevadas, seus filhos podem apresentar déficit no desenvolvimento cognitivo na idade escolar.[3]

20. O incentivo ao aleitamento materno é indicado?

O consumo de maconha, cocaína e *crack* representa contraindicação à amamentação pela Academia Americana de Pediatria.[4]

O incentivo ao aleitamento materno é indicado para as mães que tenham interrompido o consumo da droga. Isso favorece o contato pele a pele, promovendo o vínculo afetivo e reduz a prevalência e a gravidade da abstinência neonatal.[1]

Nos casos em que a puérpera mantém o uso da droga, fazem-se necessários a orientação e o encaminhamento desta à equipe de psiquiatria para auxílio no processo de desintoxicação. O esgote mamário com frequência se mantém a fim de se manter a lactação, porém o leite é desprezado. O aleitamento é liberado após resultados de indicativos toxicológicos negativos e a garantia da não utilização de drogas. O momento da amamentação é importante também para avaliação da capacidade da genitora em cuidar do bebê.[1]

Todos os psicotrópicos podem ser transportados pelo leite materno em quantidades variáveis e preocupam em função da toxicidade para o neonato, sendo recomendada cautela em seu uso. A transferência de benzodiazepínicos no leite materno pode produzir sintomas de abstinência neonatal sendo os efeitos dependentes das doses.[4]

21. O uso de sedativos durante a internação aumenta as chances de desenvolver a síndrome de abstinência neonatal?

Existem poucas publicações, nas bases de dados científicos, relativas a esse tema principalmente específicos da neonatologia. Em recém-nascidos que utilizam medicações analgésicas por longos períodos, se suspensas sem o desmame, pode ocorrer a SAN. Estudo brasileiro realizado em UTI pediátrica concluiu que crianças que receberam medicações sedativas como fentanil e midazolan apresentaram síndrome de abstinência e que essa, por sua vez, estava relacionada com a dose e o tempo de uso das terapias.[2,9]

22. Qual é o papel do enfermeiro diante da síndrome de abstinência neonatal?

O enfermeiro tem o papel de identificar os sinais da SAN, apresentados pelo neonato, registrando em prontuário a intensidade e a frequência e orientando sua equipe da importância desses registros. Transmitir conhecimento à sua equipe para que possam ter o embasamento teórico, sendo aplicado na prática diária. A implementação da Sistematização da Assistência de Enfermagem é necessária para definir as condutas e os cuidados da equipe de enfermagem.[10]

Referências

1. Dias RBF, Correia LTA, Araújo HA. Cuidados de Enfermagem ao recém-nascido em situação de abstinência. In: Associação Brasileira de Obstetrizes e Enfermeiros Obstetras. Morais SCRV, Souza KV, Duarte ED (org). PROENF Programa de Atualização em Enfermagem: Saúde Materna e Neonatal: CICLO 10. Porto Alegre: Artmed Panamericana; 2019. p.99-125. Sistema de Educação Continuada a Distância, v3.
2. Burroughs, A. Uma introdução à enfermagem materna. 6ª ed. Porto Alegre: Artes Médicas; 1995.
3. Queen K, Murphy-Oikonen J. Neonatal Abstinence Syndrome. N Engl J Med 2016; 375: 2468-79.
4. Enk I. Efeitos sobre o recém-nascido do uso de psicotrópico pela mãe. In Sociedade Brasileira de Pediatria; Procianoy RS, Leone CR, organizadores. PRORN Programa de Atualização em Neonatologia: ciclo 8. Porto Alegre: Artmed Panamericana; 2003. p.89-120 (Sistema de Educação Continuada a Distância; v1).
5. Boucher N, Bairam A, Beaulac-Baillargeon L. A new look at the neonate's clinical presentation after in utero exposure to antidepressant in late pregnancy. J Clin Psychopharmacol. 2008; 28:334-9.
6. Jansson LM, Velez M, Harrow C. The Opioid Exposed Newborn: Assessment and Pharmacologic Managemen. J Opioid Manag 2009; 5(1): 47-55.
7. AMERICAN ACADEMY OF PEDIATRICS. Committee on Substance Abuse and Committee on Children With Disabilities. Fetal Alcohol Syndrome and Alcohol-Related Neurodevelopmental Disorders. Pediatrics, v. 106, n. 2 August, 2020.
8. Reis FT, Loureiro RJ. Repercussões neonatais decorrentes da exposição ao crack durante a gestação. SMAD, Rev. Eletrônica Saúde Mental Álcool Drog. out.-dez. 2015;11(4):217-24.
9. Bicudo JN, Souza N, Mângia CMF, Carvalho WB. Síndrome de abstinência associada à interrupção da infusão de fentanil e midazolam em pediatria. Rev Ass Med Brasil 1999; 45(1): 15-8.
10. Sousa MD, Magalhães FJ, Rolim KMC, Vasconcelos SP, Albuquerque FHS, Pinto MMM. Síndrome da abstinência neonatal: intervenções/atividades de enfermagem junto ao recém-nascido e à puérpera. Atas CIAIQ2019. Investigação Qualitativa em Saúde// Investigación Cualitattiva em Salud, volume 2: 1519-27; 2019.

Eletroencefalograma de Amplitude Integrada

18

Márcia Koja Breigeiron
Natali Basílio Valerão
Silvani Herber

1. **O que é o eletroencefalograma de amplitude integrada (aEEG)?**

   O aEEG é o registro contínuo de um ou mais canais do eletroencefalograma convencional (EEG) que pode ser mantido por horas ou dias, permitindo avaliar de modo contínuo a tendência da diferença entre a amplitude máxima e mínima do EEG em cada momento.[1,2]

   O aEEG é um método clinicamente acessível de observação contínua da atividade cerebral de fundo, podendo identificar precocemente os distúrbios neurológicos e auxiliar na tomada de decisão mais precisa[2], além de passível de realização à beira do leito, o que facilita sua aplicabilidade em unidades de terapia intensiva neonatal (UTIN).[1,2]

   Diferentemente do EEG convencional, o aEEG pode fazer o registro com um número reduzido de canais posicionados no couro cabeludo e uso de uma configuração padronizada de eletrodos ou de agulhas subdérmicas.[1,2]

2. **Como é analisada a leitura do aEEG?**

   No aEEG, é analisada a tendência da amplitude mínima e máxima ao longo de horas, em que uma hora de registro do EEG equivale a 6 cm de tela no aEEG[3]. Portanto, os dados obtidos por meio do EEG são compactados em períodos de tempo para finalizar no traçado do aEEG,[4] como na Figura 18.1.

   O sinal é mostrado em forma semilogarítmica, o que significa que as medidas são em microvolts (μV), sendo que para neonatos as amplitudes de interesse estão entre 0 e 20 μV. Na tela do aEEG, o eixo x equivale ao tempo (centímetro por hora) e no eixo y, à amplitude (μV).[5]

   O acompanhamento do registro do aEEG é analisado pelo médico neonatologista ou pelo neurologista, e o último faz o laudo neurológico a cada 24 horas.

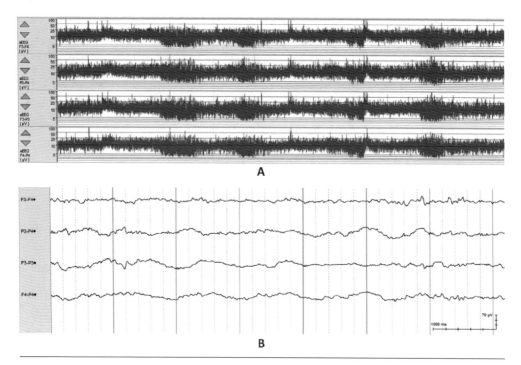

Figura 18.1. Traçado do (**A**) aEEG com duração de horas e do (**B**) EEG bruto com duração de segundos.[4]

3. **Quais são as indicações para o uso do aEEG na neonatologia?**

   O aEEG é uma monitorização clínica padrão em UTIN em todo o mundo.[1] Pode ser utilizado em neonatos com risco elevado de lesão cerebral,[6] nas hemorragias intraventriculares,[7] em crises convulsivas,[8] para indicação da hipotermia terapêutica e seu monitoramento,[2,7] nas malformações cardíacas,[9] em doenças metabólicas,[10] na sepse,[11] e em conjunto com outras técnicas como na espectroscopia de luz próxima ao infravermelho (ferramenta auxiliar no estudo do desenvolvimento neurológico).[1] Também, existe correlação significativamente positiva entre o grau de anormalidade do aEEG e o prognóstico de baixo desenvolvimento neurológico.[7]

   A monitorização pelo aEEG pode iniciar antes das 6 horas de vida, permanecer por 24 a 48 horas ou perdurar por 72 horas ou mais, conforme patologia de base[6-11] ou a critério médico.

4. **Qual é o benefício do aEEG na neonatologia?**

   O aEEG fornece uma atividade elétrica encefálica de base altamente correlacionada com o padrão dos registros de EEG convencional e de montagem completa. Anormalidades encontradas no aEEG no início da vida têm fortes índices preditivos de resultados anormais no primeiro ano de vida.[1]

   Como o aEEG é realizado à beira do leito, é possível analisar o padrão de fundo cerebral em tempo real,[12] o ciclo vigília-sono[13] e a presença de crises convulsivas subclínicas, o que auxilia na precisão do diagnóstico neurológico e na monitorização do tratamento com anticonvulsivantes.[8] A identificação de convulsões eletrográficas utilizando aEEG conta com a inclusão do traçado bruto do EEG em aparelhos de aEEG mais atuais. Algoritmos de detecção de convulsões computadorizados e validados melhoraram ainda mais a utilização do aEEG.[1]

O aEEG fornece uma maneira atrativa de avaliar a integridade do sistema nervoso central (SNC) em neonatos gravemente doentes, quando outras técnicas de monitoramento convencionais (EEG de montagem completa) não estiveram disponíveis.[1]

5. **Quais são os principais cuidados de enfermagem com o aEEG?**

   Apesar de a indicação do uso do aEEG ser de responsabilidade médica, os cuidados de enfermagem são fundamentais para uma boa interpretação do exame.

   Cuidados relacionados à enfermagem envolvem desde a instalação do aparelho, montagem dos fios e cabos, disposição do espaço para evitar interrupções de rede, medida e posicionamento adequados dos eletrodos, verificação da impedância do eletrodo uma vez ao turno (no mínimo) e inspeção do couro cabeludo no ponto de fixação dos eletrodos como prevenção de lesões locais.

   A enfermagem deve controlar a qualidade do sinal durante todo o período, bem como garantir que a câmera consiga captar a visualização completa do corpo do neonato. Com isso, o neurologista pode realizar o laudo comparando o traçado do aEEG com os movimentos do neonato, avaliando o registro conforme o ciclo vigília-sono.

   Para melhor orientação do técnico de enfermagem, os cuidados devem constar na prescrição de enfermagem.

6. **Quais são os materiais necessários para a instalação do aEEG?**

   – Eletrodos ou agulhas subdérmicas;
   – Fita métrica;
   – Clorexidina aquosa;
   – Gaze ou algodão;
   – Pasta conduta;
   – Malha tubular ou touca;
   – Atadura;
   – Fita adesiva hipoalérgica;
   – Console do aEEG;
   – Computador e cabo de UBS;
   – Câmara de vídeo.

7. **Como realizar as medidas para a montagem do aEEG?**

   Para três canais, considera-se a nomenclatura dos eletrodos da seguinte maneira: **A** (auricular), **C** (central) e **P** (parietal), e prossegue-se com o posicionamento dos eletrodos por meio das medidas correspondentes, como segue:

   – Realizar a medida do meato auricular esquerdo até o meato auricular direito, em linha reta e calcular 30% desse valor;
   – O valor resultante dos 30% será a nova medida a partir do meato auricular esquerdo, onde o valor final dessa medida, em linha reta e em direção ao meato auricular direito, será a posição do eletrodo C3. Para o lado direito, repetir essa ação, considerando-se

os 30% a partir do meato auricular direito, onde o final desse valor, em linha reta, no lado direito, será a localização do eletrodo C4;
- Realizar a medida a partir do espaço entre os olhos até o osso occipital, em linha reta, e calcular 20% desse valor;
- Localizar o eletrodo C3 e, a partir desse eletrodo, proceder à medida, com o valor resultante dos 20%, em direção ao osso occipital e em linha reta, para a localização do eletrodo P3;
- Localizar o eletrodo C4 e, a partir desse eletrodo, proceder à medida, com o valor resultante dos 20%, em direção ao osso occipital e em linha reta, para a localização do eletrodo P4;
- Posicionar os eletrodos na região atrás do pavilhão auditivo, sendo do lado esquerdo o eletrodo A1 (Figura 18.2) e do lado direito o eletrodo o A2;
- Posicionar o eletrodo-terra na região um pouco acima do espaço entre os olhos;
- As cores dos eletrodos são determinadas conforme os pares respectivos e segundo as orientações do fabricante;
- No total, serão sete eletrodos posicionados: seis nos pontos A1-A2, C3-C4, P3-P4 e um eletrodo-terra.

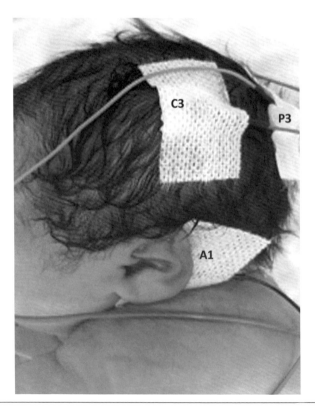

Figura 18.2. Neonato (lado esquerdo) com eletrodos em A1, C3 e P3.
Fonte: Acervo das autoras.

O número de canais utilizado será direcionado pela equipe médica, podendo ser um canal, em que o registro biparietal com uso de eletrodos nas posições P3 e P4 tem sido recomendado.[14]

A posição **F** (frontal) consiste na medida (valor resultante de 20% da medida do espaço entre os olhos até o osso occipital) a partir do eletrodo C em direção ao espaço entre os olhos. Do lado direito, a partir do eletrodo C4, será a posição do eletrodo F4, e, do lado esquerdo, a partir do C3, será a posição do eletrodo F3.

Para o registro bilateral em dois canais, é recomendado o posicionamento dos eletrodos F3-P3 e F4-P4 (Figura 18.3).[14]

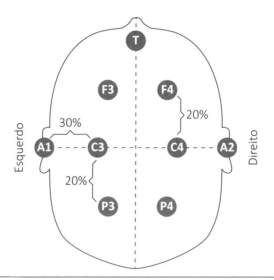

Figura 18.3. Posição dos eletrodos A1-A2 (auriculares); C3-C4 (centrais); P3-P4 (parietais), F3-F4 (frontais) e T (terra).
Fonte: Autoras.

Observações:
- No posicionamento dos eletrodos, higienizar o couro cabeludo com clorexidina aquosa e aplicar pasta condutora somente nos locais onde os dispositivos serão fixados;
- Na fixação do eletrodo, atentar para não o pressionar contra a pele e fixá-lo utilizando fita adesiva hipoalérgica. Para manter a posição dos eletrodos, conforme medidas, utilizar uma proteção ao redor da cabeça, tal como touca, atadura, malha tubular, ou outro dispositivo para esse fim;
- A pasta de condução de um eletrodo não deverá ter contato com a pasta do outro eletrodo, evitando impedância;
- A conexão com a rede deve ser adequada para o pleno funcionamento do aparelho de aEEG e interpretação do traçado em tempo real.;
- Os fios que ficam para fora da proteção da cabeça do neonato devem ser cobertos por atadura ou malha tubular em toda a sua extensão até próximo à central (Figura 18.4).

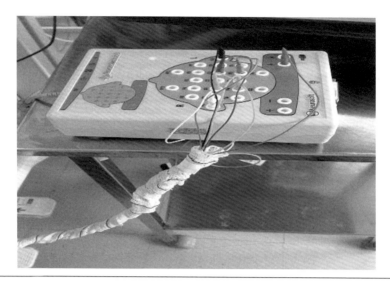

Figura 18.4. Atadura em toda a extensão dos eletrodos até próximo à central.
Fonte: Acervo das autoras.

Para os neonatos a termo, os eletrodos podem permanecer por 96 horas, e para prematuros, até 48 horas. Independentemente da idade gestacional do neonato, os pontos de fixação dos eletrodos devem ser inspecionados a cada 6 horas. Caso seja necessário o reposicionamento dos eletrodos, esse deve ser realizado mantendo a simetria entre os pares de eletrodos, adequando-se às medidas originais.

Logo após a inspeção, atentar para a troca de decúbito do neonato, com o intuito de reduzir as áreas de pressão nos locais de fixação dos eletrodos. A mudança de decúbito deve ser realizada preferencialmente em dupla para não deslocar os eletrodos. Os prematuros em protocolo de manuseio mínimo devem permanecer com a inspeção dos pontos de fixação dos eletrodos a cada 6 horas, e a mudança de decúbito, também, realizada em dupla para evitar a alteração do fluxo sanguíneo cerebral e manter a cabeça no alinhamento médio.

8. **Como verificar a qualidade da instalação dos eletrodos no aEEG?**

   Nos aparelhos de aEEG, consta o registro da impedância que verifica a qualidade do contato dos eletrodos com o couro cabeludo do neonato, considerando aceitável o valor entre 0 a 20 kOhm.[4] Por meio desse, registro é possível monitorar e averiguar algum erro no posicionamento dos eletrodos, evitando interpretações errôneas.[15]

   É necessário reforçar os cuidados relacionados à instalação e à manutenção dos eletrodos com a equipe de enfermagem, sendo essencial, a confirmação desses cuidados na passagem de plantão.

9. **O que pode prejudicar a interpretação do aEEG?**

   Alguns fatores podem variar a amplitude do aEEG, o que pode influenciar a interpretação dos sinais eletroencefálicos. Tais fatores são: edema no couro cabeludo, pneumotórax, atividade muscular, movimento respiratório, procedimentos assistenciais, realização de exames de imagem, como ecografia e radiografia. A variação da amplitude pode ser observada como ruídos ou artefatos, que seriam fatores extracerebrais que prejudicam a qualidade do sinal do aEEG.[4]

Além disso, o uso de antiepilépticos, sedativos e outros medicamentos podem influenciar o traçado do aEEG para a interpretação futura dos especialistas.[6]

O ambiente do paciente pode causar interferência no aparelho do aEEG, na medida em que aparelhos utilizados na assistência, de comunicação ou de navegação, emitem ondas eletromagnéticas. Também, outros aparelhos podem ser sensíveis à interferência eletromagnética do aEEG. Assim, a localização do aEEG e do computador a ele acoplado deve ser longe de aparelhos que interferem ou sofrem interferência no sinal de monitoramento. É indicado utilizar o aEEG à beira do leito em situações controladas, quando todos os equipamentos próximos estiverem devidamente regulados e aterrados.

O material utilizado para a montagem do aEEG também pode influenciar no sinal eletroencefálico, como: posicionamento inadequado dos eletrodos, pasta condutora sem condutividade, eletrodos oxidados, condutor dos eletrodos danificados ou não fixados em conjunto por atadura ou malha tubular.

10. Qual a importância do treinamento sobre o aEEG para a enfermagem?

Para que os cuidados de enfermagem sejam realizados de maneira adequada, é imprescindível a realização de treinamento que sigam protocolos institucionais baseados em evidências científicas. Desse modo, o enfermeiro deve realizar o treinamento da sua equipe de modo contínuo para que ela consiga melhores resultados. A realização de treinamento de habilidades em laboratório deixará o enfermeiro e sua equipe aptos para instalação do aEEG. Também, a simulação *in situ*, no momento em que um paciente necessita da instalação do aEEG, considerando o contexto mais realista, traz bons resultados na implementação e na melhoria de protocolos assistenciais.

Referências

1. Laptook A. Amplitude integrated electroencephalogram (aEEG): has it found its niche in neonatal intensive care unit. J. Pediatr. 2014; 90(2): 102-104.
2. Gucuyener K. Use of Amplitude-integrated electroencephalography in neonates with special emphasis on Hypoxic-ischemic encephalopathy and therapeutic hypothermia. Journal of Clinical Neonatology. 2016; 5(1): 18.
3. Rakshasbhuvankar A, Paul S, Nagarajan L, Ghosh S, Rao S. Amplitude-integrated EEG for detection of neonatal seizures: a systematic review. Seizure. 2015; 33(1): 90-98.
4. Wang J, Rong J, Yuanyuan C, Guijun L, Zhang Y. Automated diagnosis of neonatal encephalopathy on aEEG using deep neural networks. Neurocomputing. 2020; 398: 95-107.
5. EL-DIB M, Chang T, Tsuchida TN, Clancy R. Amplitude-integrated electroencephalography in neonates. Pediatric Neurology. 2009; 41(5): 315-326.
6. Variane GFT, Magalhães M, Gasperine R, Alves HCBR, Scoppetta TLPD, Figueiredo RJG, et al. Eletroencefalograma de amplitude integrada precoce no monitoramento de neonatos com risco elevado de lesão cerebral. J. Pediatr. 2017; 93 (5): 460-466.
7. Massaro NA, Tsuchida T, Kadom N, El-Dib M, Glass P, Baumgart S. et al. aEEG evolution during therapeutic hypothermia and prediction of NICU outcome in encephalopathic neonates. Neonatology. 2012; 102:197-202.
8. Van Rooij LGM, Toet MC, Van Huffelen AC, Groenendaal F, Laan W, Zecic A, et al. Effect of treatment of subclinical neonatal seizures detected with aeeg: randomized, controlled trial. Pediatrics. 2010; 125(2): e358.

9. Ter Horst HJ, Mud M, Roofthooft MTR, Bos AF. Amplitude integrated electroencephalographic activity in infants with congenital heart disease before surgery. Early Human Development. 2010; 86:759-64.
10. Theda C. Use of amplitude integrated electroencephalography (aEEG) in patients with inborn errors of metabolism – a new tool for the metabolic geneticist. Mol Genet Metab. 2010;100 (Supl 1):S42-8.
11. Ter Horst HJ, Van Olffen M, Remmelts HJ, De Vries H, Bos AF. The prognostic value of amplitude integrated EEG in neonatal sepsis and/or meningitis. Acta Paediatr. 2010; 99:194-200.
12. Sisman J, Campbell DE, Brion LP. AEEG de amplitude integrada em prematuros: maturação do padrão de fundo e tensão de amplitude com a idade pós-menstrual e a idade gestacional. J. Perinatol. 2005; 25 (6): 391.
13. Korotchikova I, Stevenson NJ, Livingstone V, Ryan CA, Boylan GB. Ciclo sono-vigília do termo saudável recém-nascido no período pós-natal imediato. Clin. Neurofisiol. 2016; 127(4): 2095-2101.
14. Hellström-Westas LL, De Vries LS, Rosén I. Methodology – CFM and aEEG. In: Hellström-Westas LL, De Vries LS, Rosén I. An atlas of amplitude-integrated EEGs in the Newborn. Informa Healthcare-UK. 2. ed; 2012.
15. Mahajan Y, Mcarthur G. Does combing the scalp reduce scalp electrode impedances? Journal of Neuroscience Methods. 2010; 188 (2): 287-289.

Taquipneia Transitória, Apneia da Prematuridade e Displasia Broncopulmonar

19

Leila Patrícia de Moura
Leticia Gabriel Abdala
Caroline da Cunha Campos Magalhães

1. **Como funciona o sistema respiratório do recém-nascido (RN)?**

   No ambiente intrauterino, o pulmão do feto é composto por líquido e apresenta pouco fluxo sanguíneo, portanto sua oxigenação é realizada através do cordão umbilical. Ao nascer, quando o RN realiza os primeiros movimentos respiratórios, são promovidas mudanças na pressão e no aumento do fluxo sanguíneo pulmonar, permitindo, assim, a entrada de ar pela primeira vez nos pulmões. Esse processo é denominado "adaptação imediata à vida extrauterina" e é considerado de extrema importância, pois é vital que o RN consiga manter uma respiração adequada após o nascimento. Para que esse processo ocorra com sucesso, é necessário que o RN tenha uma função cardiopulmonar adequada.[1-3]

   O RN prematuro está mais vulnerável a problemas respiratórios, pois seu nascimento precoce (< 37 semanas completas de gestação) não permitiu o desenvolvimento completo dos pulmões, entre outros órgãos. Portanto, esses pacientes estão mais suscetíveis a desenvolver problemas respiratórios logo após o nascimento. O RN com malformações cardíacas ou respiratórias também estão mais propensos a dificuldades para se adaptar à vida extrauterina.[3,4]

2. **Quais sinais e sintomas indicam dificuldade respiratória logo após o nascimento?**

   As manifestações clínicas do trabalho respiratório podem aparecer logo após o nascimento, podendo progredir nas primeiras 24 horas. Nos casos mais graves, podem ocorrer apneia e deterioração dos estados hemodinâmico e metabólico do RN. Observar os sinais e sintomas é um desafio ao profissional de saúde, pois o desconforto respiratório pode ser considerado um retardo na adaptação cardiorrespiratória e, nesse caso, uma condição benigna. A maioria dos sinais e sintomas que indicam doenças respiratórias neonatais apresenta características comuns, como alteração do padrão respiratório, uso de musculatura acessória e alterações da cor.[1,2] Entre eles, destacam-se:

   – Taquipneia: é uma alteração no padrão respiratório comumente observada e pode ser diagnosticada quando a frequência respiratória (FR) do RN, em repouso, se mantiver

> 60 movimentos por minuto, persistentemente (a FR do RN deve sempre ser contada em 60 segundos completos, em virtude de sua irregularidade característica);[1,2]
- Apneia e respiração periódica: são distúrbios do ritmo da respiração, sendo a apneia caracterizada pela ocorrência de uma pausa respiratória por 20 segundos, ou entre 10 e 15 segundos, acompanhada de bradicardia, cianose e queda de saturação de oxigênio. Na maioria dos casos, os episódios de apneia são resultantes de asfixia perinatal, infecções, hemorragia intracraniana, hipotermia, obstrução de vias aéreas, convulsões, entre outras lesões do sistema nervoso central (SNC). Já a respiração periódica é caracterizada pela presença de movimentos respiratórios por um período de 10 a 15 segundos, intercalados por pausa respiratória de 5 a 10 segundos, sem cianose ou bradicardia. Ocorre em cerca de 25% dos RN prematuros e apresenta um bom prognóstico;[2,4]
- Batimento de asas nasais: o RN tem respiração exclusivamente nasal e acredita-se que a dilatação das narinas durante a inspiração diminui a resistência da via aérea superior, reduzindo o trabalho respiratório;[2]
- Gemido expiratório: o gemido respiratório é um sinal importante a ser observado e resulta do fechamento parcial da glote durante a expiração;[2]
- Retrações torácicas: são observadas com mais frequência nos RN prematuros e aparecem quando há baixa complacência pulmonar ou quando o RN apresenta obstrução de vias aéreas ou alterações das estruturas torácicas. Na síndrome de desconforto respiratório (SDR), há baixa complacência pulmonar e, durante a inspiração, um excesso de pressão negativa é gerado no espaço pleural para expandir os pulmões. Nesses casos, como a caixa torácica é muito complacente, as retrações subcostais e intercostais aparecem a cada inspiração e podem piorar conforme a gravidade do desconforto respiratório;[2]
- Cianose: se periférica ou local, aparece nas regiões plantares e palmares e pode ser denominada de acrocianose. Indica um sinal benigno, comum do período de adaptação neonatal. A cianose central envolve a mucosa oral e aparece quando há hipoxemia grave, caracterizada pela redução nas taxas de concentração de O_2 na hemoglobina. Deve ser investigada a fim de descartar cardiopatias congênitas, hipertensão pulmonar e afecções graves do parênquima pulmonar.[2]

3. **O que é a taquipneia transitória do recém-nascido (TTRN)?**

    TTRN é caracterizada por um desconforto respiratório leve a moderado, decorrente de retardo na absorção do líquido pulmonar fetal, ausência de compressão da caixa torácica e imaturidade pulmonar. Aparece de maneira precoce, apresenta evolução autolimitada, na maioria dos casos é benigna, acomete de maneira mais frequente RN próximo ao termo ou termo, com incidência maior no sexo masculino. Algumas situações podem prejudicar a reabsorção do líquido pulmonar, como: cesariana eletiva sem trabalho de parto; asfixia perinatal; diabetes; e asma brônquica materna.[1,2]

    O quadro clínico da TTRN se inicia nas primeiras horas após o nascimento, com o aparecimento de desconforto respiratório caracterizado por taquipneia e/ou dispneia, retração intercostal, gemido expiratório, cianose e saturação de O_2 discretamente baixa. O desconforto melhora a partir de 24 a 48 horas na maioria dos casos, porém, mesmo com uma boa evolução, esses RN devem ser monitorados criticamente, com coletas de exames sanguíneos para descartar infecções, por exemplo, e exames radiológicos para facilitar o diagnóstico.[1,2]

4. **Como se caracteriza a apneia da prematuridade?**

   Apneia da prematuridade está diretamente relacionada à idade gestacional, acometendo principalmente RN com menos de 28 semanas. Está associada, principalmente, ao SNC imaturo, que realiza menos sinapses neuronais e consequentemente menos estímulos nervosos. Além disso, podem ocorrer: resposta à hipoxemia que deprime a respiração; influência do sono que pode causar irregularidades do padrão respiratório e diminuição do tônus da musculatura; menor atividade diafragmática; características anatômicas específicas do prematuro (vias aéreas mais finas e propensas a colabamento, caixa torácica mais complacente, má coordenação entre músculos respiratórios).[1,2,4,5]

   A apneia pode ser classificada em: apneia central (quando há interrupção do fluxo aéreo e do esforço respiratório simultaneamente), apneia obstrutiva (interrupção do fluxo de gases por obstrução das vias aéreas com movimentos respiratórios ativos) e apneia mista (apneia central, seguida de episódio obstrutivo ou vice-versa). Esta ocorre em cerca de 50 a 75% dos casos. Como tratamento, utilizam-se medicamentos estimulantes do SNC, como a cafeína e aminofilina.[1,2,4,5]

   Preventivamente, a terapia precoce com surfactante exógeno é largamente utilizada em prematuros. A estimulação tátil durante a apneia está indicada, bem como iniciar ventilação com pressão positiva por meio da máscara facial, caso a primeira não tenha sido efetiva. O uso de CPAP (*Continuous Positive Airway Pressure*) para oxigenioterapia tem inúmeros benefícios e contribui para evitar o uso de ventilação mecânica invasiva.[1,2,4,5]

   Outros cuidados podem ser realizados, como manutenção da temperatura adequada, manutenção da postura alinhada em posição neutra e mantendo a flexão natural das extremidades, manter a cabeceira elevada em 30° aproximadamente, observar a permeabilidade das vias aéreas e realizar a desobstrução conforme necessário, manter a monitorização da saturação de oxigênio e prevenir a distensão abdominal.[1,2,4,5]

5. **O que é a displasia broncopulmonar?**

   Displasia broncopulmonar é uma doença crônica que acomete com maior frequência RN prematuros, especialmente os com menos de 1.000 g, e resulta de agressões causadas pelo tratamento respiratório prolongado (> 28 dias com necessidade de O_2), como a ventilação mecânica. A oferta de oxigênio por intermédio da ventilação, mesmo que essencial, pode resultar em inflamação pulmonar e provocar cicatrizes que interferem no desenvolvimento normal dos pulmões. Portanto, níveis de saturação de oxigênio entre 90 e 95% são almejados com a menor quantidade de oxigênio possível, pois o excesso de oxigênio suplementar nas primeiras semanas de vida pode resultar em consequências ao organismo.[1,2,4,6,7]

   Essas lesões provocam dificuldade respiratória prolongada além de promover a dependência de oxigênio, retardando a melhora e até a alta hospitalar do RN. Seu quadro clínico é caracterizado pelo desconforto respiratório crônico, retrações intercostais moderadas a acentuadas, estertores e crepitantes pulmonares, cianose ao esforço ou choro, irritabilidade atribuída a instabilidade dos níveis de oxigênio e hipoxemia, acidose respiratória crônica, edema pulmonar. O tratamento consiste em uso de diuréticos, manutenção da oxigenação com níveis mais leves possíveis de O_2, uso de corticosteroides (p. ex., hidrocortisona), atender necessidades nutricionais, monitorar infecções, controlar agitação.[1,2,4,6,7]

Por ser uma doença crônica e com um tempo de melhora lento, orientar e capacitar os pais antes da alta é fundamental para que a transição do hospital para casa aconteça de maneira mais tranquila, além de deixá-los mais bem preparados e menos estressados, estando cientes da patologia, riscos de infecção, cuidados com medicações, nutrição, controle da agitação e oxigenação.[1]

6. **Como se dá a prevenção da displasia broncopulmonar?**

   Principalmente pelo controle da concentração de oxigênio oferecida ao paciente, desde a sala de parto e durante sua internação em unidade neonatal. Uma medida protetora da lesão pulmonar induzida pela ventilação mecânica no prematuro é a técnica de intubação com administração precoce de surfactante e extubação rápida para CPAP nasal.[1,6-8]

   A taxa de displasia broncopulmonar parece ser reduzida quando são adotadas estratégias que regulam o volume corrente, evitando o volutrauma. A enfermagem desempenha papel fundamental nesse processo, já que muitas vezes melhorar a postura, desobstruir vias aéreas e manter o paciente confortável pode ser suficiente, em vez de simplesmente aumentar a oferta de oxigênio suplementar.[6-8]

7. **Quais os cuidados de enfermagem devem ser considerados na assistência aos pacientes com patologias respiratórias?**

   A assistência de enfermagem para bebês com disfunção respiratória engloba diversos cuidados, entre os quais:

   – Monitorar continuamente o padrão respiratório e a saturação de oxigênio, por meio de observação direta e monitor multiparamétrico (recomenda-se manter a saturação de oxigênio entre 85 e 93%);[1-3,6]

   – Monitorar as condições hemodinâmicas (frequência cardíaca, amplitude do pulso, perfusão periférica e pressão arterial sistêmica);[1-3,6]

   – Manter as vias aéreas respiratórias superiores desobstruídas, realizando aspiração delicadamente e quando necessário. Às vezes apenas instilar soro fisiológico nas narinas já auxilia na fluidificação das secreções;[1]

   – Vigiar se o dispositivo de oxigenoterapia está bem ajustado, com O_2 aquecido e umidificado, sem água condensada acumuladas nas traqueias;[1,6]

   – Estabilizar e manter a temperatura do RN (idealmente entre 36,6 e 36,8 °C), para diminuir a demanda de oxigênio;[1]

   – Monitorar o balanço hidreletrolítico. A taquipneia, por exemplo, aumenta a perda insensível de água, havendo necessidade de aumento na quantidade de fluidos administrados;[1,3]

   – Avaliar de modo criterioso a administração de dieta em pacientes com a frequência respiratória alterada, a fim de prevenir aspiração e piora do padrão respiratório;[1]

   – Agrupar os cuidados com o bebê. O manuseio constante pode gerar agitação, irritabilidade e estresse, piorando o desconforto respiratório e aumentando o consumo de oxigênio.[1,3,6]

   – Avaliar a dor de maneira contínua por meio de escalas preconizada.[1]

Referências

1. Tamez RN. Enfermagem na UTI neonatal: assistência ao recém-nascido de alto risco. 5. ed. Rio de Janeiro: Guanabara Koogan; 2017.
2. Ministério da Saúde. Atenção à Saúde do Recém-Nascido. Guia para os Profissionais de Saúde. Problemas respiratórios, cardiocirculatórios, metabólicos, neurológicos, ortopédicos e dermatológicos. Vol. 3. 2. ed. Brasília – DF; 2014.
3. Segur PC, Moreiro JAP, Oliveira CT. Assistência de enfermagem ao recém-nascido com síndrome do desconforto respiratório. Rev. Uningá [internet] 2019 janeiro-março. Acesso em: 27 jul 2020; 56(2). Disponível em: http://34.233.57.254/index.php/uninga/article/view/2071/1909.
4. Sweet D, et al. European Consensus Guidelines on the Management of Respiratory Distress Syndrome. Neonatology, [internet] 2019. Acesso em: 20 jul 2020]; 115(1). Disponível em: https://www.karger.com/Article/Pdf/499361.
5. Ballout RA, Foster JP, Kahale LA, Badr L. Body positioning for spontaneously breathing preterm infants with apnoea. Cochrane Database of Systematic Reviews [internet] 2017. Acesso em: 19 jul 2020. Disponível em: https://www.cochranelibrary.com/cdsr/doi/10.1002/14651858.CD004951.pub3/abstract.
6. Flores BW, Heinemann GS, Quadros DR, Pisoni L. Assistência de enfermagem ao prematuro com síndrome do desconforto respiratório: uma revisão bibliográfica. Revista Gestão e Saúde [internet]; 2017. Acesso em: 20 jul 2020]; 17(1). Disponível em: http://www.herrero.com.br/files/revista/file2a2b8c2a12ee96aead66c3bd876cb03e.pdf.
7. Carvalho CG, Silveira RC, Procianoy RS. Lesão pulmonar induzida pela ventilação em recém-nascidos prematuros. Revista Brasileira de Terapia Intensiva [internet]; 2013, outubro-dezembro. Acesso em: 27 jul 2020; 25(4). Disponível em: http://dx.doi.org/10.5935/0103-507X.20130054.
8. Pérez TS, Rueda ES, Alfonso DJ, et al. Protocolo de seguimiento de los pacientes con displasia broncopulmonar [Guidelines for the follow up of patients with bronchopulmonary dysplasia]. An Pediatr (Barc) [internet]; 2016. Acesso em: 27 jul 2020]; 84(1). Disponível em: https://www.analesdepediatria.org/es-pdf-S169540331500212X.

Síndrome de Aspiração de Mecônio, Hipertensão Pulmonar e Óxido Nítrico

20

Carla Barbosa

1. **O que é o mecônio?**

    Mecônio é o conteúdo presente no intestino (íleo) do feto, formado de um composto de células epiteliais, água, pelos e cabelos.[1] Além de muco e sais biliares, sangue e líquido amniótico.[2]

2. **O que é a síndrome de aspiração de mecônio (SAM)?**

    O mecônio é expelido no líquido amniótico pelo feto em virtude do estresse (sofrimento), sendo chamado de líquido amniótico tinto de mecônio (LATM).[3] Com esse evento, ocorre a aspiração pelas vias respiratórias desse líquido amniótico sujo de mecônio – ainda intraútero.[1,3] Com a presença da aspiração do mecônio, ocorrem alterações no recém-nascido (RN), como dificuldade respiratória e necessidade de oxigênio – que se iniciam nas primeiras duas horas de vida e perduram por no mínimo 12 horas. Cabe descartar malformações que possam causar esses sintomas, como malformação cardíaca.[4]

3. **Qual é a idade gestacional dos RN acometidos pela SAM?**

    Normalmente, presente no RN a termo, pós-termo/pós-data, mas também ocorre em RN pequenos para idade gestacional (PIG) acometidos pela restrição de crescimento.[1,2,5]

4. **O que o RN com SAM pode apresentar (quadro clínico)?**

    Desconforto respiratório, hipóxia, obstrução das vias aéreas, falta de produção do surfactante, inflamação e hipertensão pulmonar.[1,4,6]

5. **Todos os RN com mecônio no líquido amniótico podem apresentar SAM?**

    Não. Apenas pequena parte dos RN apresentará SAM.[1] E os primeiros cuidados se iniciam no centro obstétrico (sala de parto/berço de reanimação).[2,7,8]

6. **É obrigatória a aspiração das vias aérea do RN com SAM?**

    Conforme a Sociedade Brasileira de Pediatria, se o RN nascer vigoroso e chorando não tem indicação para aspirar; mas se o RN nascer hipotônico, com frequência cardíaca (FC) menor do que 100 batimentos por minuto (bpm) e não respirar espontâneo (apneia) – sim, deve ser aspirado.[7] Estudos apresentam dúvidas quanto à realização da aspiração das vias aéreas, com relação ao seu benefício,[3] pois existem publicações indicando a não aspiração independentemente de o RN ser ou não vigoroso,[2,8] exceto se a via aérea estiver obstruída, impossibilitando a ventilação do RN.[6]

7. **Como deveria ser realizada a técnica de aspiração de RN com SAM?**

    Inicialmente – nos primeiros 60 segundos, realizar a aspiração das vias aéreas superiores (VAS), seguida de ventilação com pressão positiva (VPP); se após 30 segundos de manobras o RN não obtiver melhora e houver suspeita de obstrução da VAS, poderá ser realizada a aspiração da hipofaringe e da traqueia com a visualização direta, ou ainda, se o RN nascer deprimido, em apneia e com FC menor do que 100 bpm. A aspiração poderá ser realizada com a visualização direta (hipofaringe e traqueia), com a aspiração a vácuo (100 mmHg de pressão) uma única vez.[7]

8. **Quais são os cuidados com o RN ao chegar na unidade de tratamento intensivo neonatal (UTIN)?**

    Além das rotinas de admissão, que incluem berço de calor radiante, monitorização e medidas de precaução padrão.[1] Realizar manuseio mínimo, sedação e analgesia, suporte ventilatório (ventilação com pressão positiva, oxigênio). Poderá ser utilizado surfactante, óxido nítrico, antibióticos e, nos casos mais graves, a ventilação de alta frequência e a oxigenação por membrana extracorpórea (ECMO).[1-3,5]

9. **Qual suporte ventilatório é, normalmente, usado nesses RN?**

    Dependerá do comprometimento do RN, sendo tolerada saturação entre 90 e 95% de oxigenação; normalmente utilizam campânula (cubo/capota de acrílico com mistura de gases) e *Continuous Positive Airway Pressure* (CPAP) (ventilação com pressão positiva por meio de prongas/máscaras nasais).[2]

10. **A ventilação mecânica (VM) é usada nos casos de SAM?**

    Sim. Caso não se tenha resposta satisfatória com os modelos anteriores, campânula e CPAP, será necessário iniciar a VM. Primeiro com a ventilação convencional, se não houver melhora clínica e os parâmetros de pressão e oxigênio forem altos, ocorre a troca para a ventilação de alta frequência (VAF).[1,2]

11. **Ao internarem na unidade neonatal, os RN sempre recebem surfactante?**

    Não. Dependerá da gravidade e da evolução do RN. Nos RN que precisam de mais que 50% de oxigênio, a administração do surfactante promove melhora no prognóstico e reduz o uso de ECMO.[2,3]

12. **O RN que apresentou SAM sempre precisará de óxido nítrico (ON)?**

    Não, mas o ON é frequentemente usado nos RN com hipertensão pulmonar persistente (HPP), que estão com suporte ventilatório por VM.[5]

13. **O que é e como identificar a HPP?**

    Hipertensão pulmonar persistente é caracterizada pela alta resistência vascular pulmonar que resulta na incapacidade do ventrículo direito de bombear contra essa alta resistência pulmonar e ocasiona o *shunt* ao nível do forame oval e com a presença do canal arterial que caracteriza a patologia.[1-3]

A avaliação dos sinais clínicos e a ecocardiografia demonstrarão a presença de pressão pulmonar elevada, desvio do sangue da direita para a esquerda (pelo forame oval e ducto arterioso) e a vasoconstrição pulmonar.[1-3,5]

Um sinal clínico da HPP é a existência de diferencial na saturação pré-ductal e pós-ductal; por isso, é importante a verificação dessas duas medidas constantemente, com um sensor de saturometria no membro superior direito (MSD) para visualizar a saturação pré-ductal e outro sensor de saturometria em um dos outros três membros, mas usualmente é escolhido o membro inferior esquerdo (MIE) para o registro da saturação pós-ductal.

14. **Quando o tratamento com ON deve ser utilizado para HPP, qual o valor de ON devemos iniciar o tratamento do paciente?**

    O valor inicial em que deve-se instalar o ON é de 20 ppm.[6,9,10] Há referência de que doses de 15 a 30 ppm são seguras,[9] sempre com o acompanhamento e avaliação da equipe médica.

15. **Como montar o circuito do ON? Quais parâmetros devemos controlar e registrar?**

    A uma linha com a análise do gás e a outra de entrada do gás ON, ambas devem ser conectadas na via inspiratória do paciente. Devemos controlar o ON e o dióxido de nitrogênio (NO_2) – esse não deve ultrapassar 2% do valor do ON. Na montagem do circuito, priorizar o uso de sistema de umidificação e aquecimento da ventilação mecânica por meio de fios aquecidos, o que evita o contato com a água (Figura 20.1).[11]

16. **Quais os cuidados com o RN com SAM?**

    Entre muitos cuidados de rotina, inclui-se a mínima manipulação, agrupar cuidados – sempre que possível, em ambiente tranquilo, preferir baixa oscilação da temperatura do ambiente – e consequentemente do RN normotérmico, sedado e com débito urinário por sondagem vesical de demora, além de cuidados gerais para prevenção do risco de infecção.[2,9] Manter o nível de ON conforme prescrito, utilizando o monitor do ON.[11] Monitorar a saturação pré-ductal MSD e pós-ductal (um dos membros inferiores – MMII). Monitorar por gasometria via cateter umbilical o nível dos gases. Monitorar a pressão arterial média (PAM) e a FC, via monitor multiparamétrico.[9,11]

17. **Como saber se o RN está reagindo ao ON?**

    É possível avaliar nos primeiros minutos.[9,10] A resposta positiva do RN que inicia ON é vista já nos 30 a 60 minutos de uso da terapia.[11]

18. **Quando devemos suspender o ON?**

    Podemos dizer que, ao iniciar o ON, a sua retirada já deve ser programada, com o acompanhamento e a avaliação da equipe médica.[1,9] Outro motivo para a suspensão do ON envolve a sua toxicidade. Se a concentração de NO_2 estiver maior que 1 ppm, a metemoglobina estiver igual ou maior que 5% e/ou houver presença de sangramento ativo, o ON deve ser suspenso.[9,11]

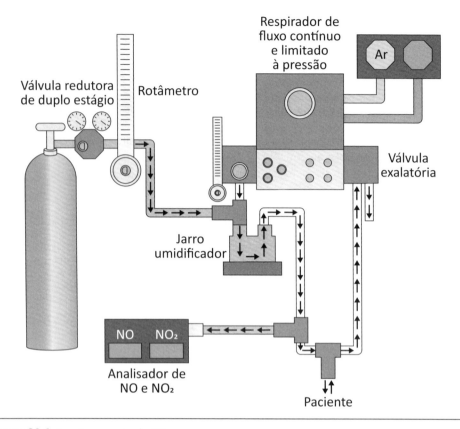

Figura 20.1. Funcionamento do ON.
Fonte: SAS/MS.[11]

19. **Como devemos desligar o ON?**

    Deve ser desligado gradualmente, visto que pode provocar a vasoconstrição pulmonar; recomendada a redução de 5 ppm/hora por vez, até atingir 5 ppm. Então após 1 ppm a cada 6 horas, para que possamos desligar.[10,11]

20. **Quando usar a terapia por ECMO no RN acometido por SAM?**

    Normalmente, usada quando não houve evolução clínica com as terapias tradicionais; citadas anteriormente.[1] Nos últimos anos, a utilização da VAF, de surfactante e de ON diminuiu o número de paciente que necessitaram de ECMO.[12]

21. **O que é a ECMO? Como funciona?**

    ECMO é a membrana de oxigenação extracorpórea. Quando o RN apresenta hipoxemia sem reposta aos tratamentos tradicionais, a alternativa é iniciar a ECMO. Esse é o evento no qual o sangue sai (via venosa) e circula – em linhas de um sistema fechado, fora do corpo; esse sistema apresenta uma membrana que oxigenará o sangue que retornará (via arterial) – o sangue oxigenado – para o corpo; tudo para que os pulmões tenham um tempo de recuperação de sua função, que é a oxigenação do sanguínea.[1,2]

22. Qual é a sobrevida no RN com SAM que utilizou a ECMO?

ECMO quando usada nos RN com SAM apresenta uma alta sobrevida, próximo de 95%.[3,5]

Referências

1. Tamez, RN. Enfermagem na UTI neonatal: assistência ao recém-nascido de alto risco. 5. ed. Rio de Janeiro: Guanabara Koogan; 2013; 173-174.
2. Goel A, Nangia S. Meconium aspiration syndrome: challenges and solutions. Research and Reports in Neonatology; 2017:7.
3. Chettri S, Bhat BV, Adhisivam B. Current Concepts in the Management of Meconium Aspiration Syndrome. Indian J Pediatr. 2016 Oct;83(10):1125-30. DOI: 10.1007/s12098-016-2128-9. Epub 2016 May 21. PMID: 27206687.
4. Lindenskov PHHL, Castellheim A, Saugstad OD. Meconium aspiration syndrome: possible pathophysiological mechanisms and future potential therapies. Neonatology: 2015. 107; 225-230.
5. Vain NE, Batton DG. Meconium "aspiration" (or respiratory distress associated with meconium-stained aminiotic fluid?). Seminars in Fetal & Neonatal Medicine. Review article; 2017. Vol. 22, Issue 4, 214-219.
6. Balest AL. Síndrome da aspiração de mecônio. In: Manuais MSD: versão para profissionais da saúde. 2018. Disponível em: https://www.msdmanuals.com/pt-pt/profissional/pediatria/problemas-respiratórios-em-neonatos/síndrome-da-aspiração-de-mecônio. Acesso em: 09 jul 2020.
7. Sociedade Brasileira de Pediatria. Reanimação do recém-nascido ≥34 semanas em sala de parto: Diretrizes 2016 da Sociedade Brasileira de Pediatria. SBP. São Paulo, 26 de janeiro de 2016.
8. Chabra S. Evolution of Delivery Room Management for Meconium – Stained Infants. Advances in Neonatal Care; 2018. Disponível em: www.advancesinneonatalcare.org.
9. Lima AKL, Ribeiro CMG. Cuidados de enfermagem ao recém-nascido com hipertensão pulmonar persistente. Rev. Eletrôn. Atualiza Saúde, Salvador; V.6, n. 6, p. 80-89, jul/dez: 2017.
10. Cabral JEB, Belik J. Persistent pulmonary hypertension of the newborn: recent advances in pathophysiolog and treatment. Elsevier: Jornal de Pediatria, 2013; 89(3): 226-242.
11. Brasil, MS. Atenção à saúde do recém-nascido: guia para profissionais da saúde/Ministério da Saúde. 2. ed. atual. Brasília: Ministério da Saúde; 2014. V.4.
12. Valencia E, Nasr VG. Journal of Cardiothoracic and Vascular Anesthesia. Elsevier: 2019; p.1-15.

Síndrome do Desconforto Respiratório e Surfactante

21

Bruna da Veiga da Silva Fleck
Sanah Pohlmam Issa

1. **O que é a síndrome do desconforto respiratório do recém-nascido?**

   Síndrome do desconforto respiratório (SDR), também conhecida como síndrome da angústia respiratória (SAR) e/ou doença da membrana hialina (DMH), tem como principal etiologia a deficiência quantitativa e a qualitativa de surfactante alveolar, associada à imaturidade estrutural e morfológica dos pulmões.[1]

2. **Qual é a sua incidência e taxa de mortalidade?**

   A incidência dessa doença é inversamente proporcional à idade gestacional do recém-nascido, por sua relação com a quantidade e a funcionalidade do surfactante presente na superfície alveolar; desse modo, é comumente diagnosticada em neonatos moderamente ou extremamente prematuros (< 33 semanas), acometendo, em média, 3% dos prematuros tardios (de 34 a 36 semanas) e 0,12% dos recém-nascidos a termo (> 37 semanas).[2] Em países desenvolvidos, a taxa de mortalidade em crianças que desenvolvem a SDR pode chegar a 60%.[3]

3. **Quais são os fatores de risco para a ocorrência dessa patologia?**

   Entre os fatores de risco para a ocorrência da SDR, destacam-se:
   - Diabetes *mellitus* gestacional: a hiperglicemia e o hiperinsulinismo, presentes em fetos de mães diabéticas, podem aumentar o risco da SDR, por diminuírem a síntese e a secreção de surfactante pelo pneumócito tipo 2;[4]
   - Ausência de administração de esteroides no pré-natal: a administração de glicocorticosteroides antenatal auxilia no processo de maturação pulmonar por aumentar a atividade de enzimas responsáveis pela biossíntese do surfactante;[2]
   - Ausência de trabalho de parto: durante o trabalho de parto, há ação da gravidade e a compressão torácica, que favorecem a absorção do líquido pulmonar. A ausência do trabalho de parto pode facilitar a persistência de grandes volumes de líquido intersticial e alveolar e, consequentemente, o surgimento de desconforto respiratório;[5]
   - Prematuridade, em especial os recém-nascidos com idade gestacional < 28 semanas: em torno de 28 semanas de gestação, inicia-se o aumento gradativo da produção de surfactante e da maturação pulmonar;[1]

– Sexo masculino: é demonstrado que níveis mais altos de andrógenos, presentes em fetos masculinos, interferem na produção de surfactante, resultando em aumento das taxas de SDR nessa população, quando comparados a neonatos femininos da mesma idade gestacional. O desenvolvimento estrutural pulmonar em fetos femininos também é mais avançado do que em fetos masculinos. Tal disparidade encontra-se presente até, aproximadamente, 32 semanas de gestação.[6]

4. **Qual é o quadro clínico apresentado pela recém-nascido com SDR?**

   A deficiência de surfactante alveolar presente na SDR predispõe o recém-nascido ao colapso progressivo dos alvéolos (atelectasia pulmonar), que resulta na diminuição do volume sanguíneo e, consequentemente, na redução da ventilação alveolar. Este processo desencadeia aumento da necessidade de oxigênio e adição de pressão na artéria pulmonar, resultando em *shunt* extrapulmonar através do canal arterial e forame oval. Diante desse quadro, os sinais comumente observados são: batimento de aletas nasais, gemido expiratório, taquicardia, retrações esternais e intercostais, aumento progressivo da frequência respiratória, diminuição difusa do murmúrio vesicular e apneia. À medida que a fadiga respiratória progride, o recém-nascido pode apresentar acidose respiratória e metabólica, bem como cianose central e de extremidades. Na SDR, os sinais de insuficiência iniciam até 6 horas após o nascimento e pioram progressivamente nas primeiras 48 horas de vida.[7]

5. **Como é realizado o diagnóstico da SDR?**

   O diagnóstico da SDR é realizado por meio do quadro clínico do recém-nascido, radiografia de tórax e gasometria arterial.[7]

6. **Quais são as características radiográficas encontradas nessa patologia?**

   Normalmente, a radiografia de tórax demonstra aspecto de vidro moído ou vidro fosco, ocasionado por microatelectasias, com opacidade alveolar e broncogramas aéreos (os espaços alveolares que circundam os brônquios estão preenchidos por líquido intersticial).[1,7]

7. **Quais são os possíveis achados da gasometria arterial?**

   Logo após o nascimento, a gasometria arterial poderá demonstrar somente hipoxemia. A pressão parcial de gás carbônico ($PaCO_2$) tende a estar elevada, porém, em alguns casos, ela poderá estar dentro dos parâmetros da normalidade em virtude da compensação ocasionada pela taquipneia. À medida que o recém-nascido apresenta fadiga respiratória, a $PaCO_2$ aumenta causando acidose respiratória, que desfavorece a perfusão periférica do neonato. Com a insuficiência respiratória iminente, a gasometria arterial tende à acidose metabólica em razão do fornecimento inadequado de oxigênio aos tecidos.[1]

8. **Qual é o tratamento dessa doença?**

   A oxigenoterapia e a garantia de suporte ventilatório adequado são as primeiras escolhas de tratamento para SDR. Em casos moderados a leves, o uso de pressão contínua nas vias aéreas é o mais indicado, a fim de evitar possíveis traumas pulmonares decorrentes da ventilação mecânica invasiva. Após instalação de suporte ventilatório, a resposta do neonato é avaliada mediante seu quadro clínico e os níveis de gasometria sanguínea.[2]

A administração de surfactante endotraqueal também faz parte do tratamento preconizado para essa patologia, podendo ser administrado pelo tubo endotraqueal em dose única ou múltiplas doses, com intervalo de 12 horas entre elas e somente nas primeiras 48 horas de vida do neonato.[2]

O recém-nascido geralmente apresenta melhora rápida da oxigenação e da complacência pulmonar após a administração do surfactante exógeno pulmonar, o que colabora para a redução de pneumotórax e enfisema intersticial. O tratamento com surfactante aumenta a sobrevida do paciente com SDR, especialmente nos neonatos com peso entre 750 e 1.250 gramas.[8]

9. **Como prevenir a SDR?**

A utilização de glicocorticosteroides antenatal tem demonstrado importante relação com o amadurecimento pulmonar, produção de surfactante e redução das taxas de mortalidade em recém-nascidos acometidos pela SDR.[2] No manejo durante o pré-natal e parto, descreve-se a importância de se evitar situações que predisponham à redução da circulação nos pulmões do feto, entre elas: parto prematuro (especialmente em parto cesariano em < 39 semanas); sedação excessiva e hipotensão materna; sofrimento fetal sem parto iminente; hipotermia; hipoglicemia; e atraso na reanimação do neonato em sala de parto.[7]

10. **Surfactante: o que é isso? E para que serve?**

Surfactante pulmonar é um fluido lipoprotéico presente em todo ser vivo que respira através de pulmões, tem a função de revestir a camada interna dos alvéolos pulmonares e diminuir a tensão superficial do pulmão.[8,9] No Brasil, são comercializados dois tipos de surfactante: de origem bovina; e o de origem porcina.[8]

11. **Quais são os cuidados de enfermagem durante a preparação, administração e após o uso do surfactante?**

A administração de surfactante em recém-nascidos somente será realizada após o diagnóstico de SDR, em intervalos mínimos de 6 horas entre as doses, com no máximo a repetição de quatro vezes a dose; e poderá ser por diversas técnicas, como: por intubação traqueal seguida de avaliação da posição do tubo por radiografia de tórax,[9] sondagem traqueal, uso de *trach care* específico para surfactante ligado ao tudo oro traqueal (TOT) ou por máscara laríngea. A definição da técnica que será utilizada para a administração do surfactante é da equipe médica.

Cuidados pré-administração de surfactante: após solicitado em prescrição médica, o surfactante deve ser retirado da geladeira e aquecido em ar ambiente, por no máximo 30 minutos antes do uso. Durante o aquecimento, o frasco não deve ser sacudido. No período que antecede a administração, separar os seguintes materiais: luva estéril, sonda de aspiração traqueal estéril, seringa de 3 ou 5 mL e agulha de tamanho 25 × 38 mm. Após a organização dos materiais, aspirar em uma seringa, de forma estéril, o volume prescrito de surfactante e, posteriormente, preencher a sonda com o fármaco.[9] E, se necessário, aspirar o TOT antes da administração do surfactante;

– Cuidados na administração do surfactante: o fármaco deve ser administrado no terço médio da traqueia, através de uma sonda introduzida no tubo endotraqueal. Essa administração deverá ser em bólus ou no máximo em duas alíquotas. Durante esse procedimento, a ventilação do paciente ocorrerá através do balão autoinflável por, no mínimo, 1 minuto e não pelo respirador, a fim de minimizar a chance de obstrução do tubo. Para a administração, o paciente deverá estar em decúbito dorsal;[9]

– Cuidados após a administração de surfactante: a aspiração do tubo endotraqueal deverá ser evitada por pelo menos 2 horas após a administração do fármaco (entretanto existe divergências na literatura, mostrando um intervalo desde 1 hora até 6 horas após a aplicação), exceto se o paciente apresentar piora clínica sugestiva de obstrução do tubo endotraqueal. O paciente deverá ser monitorizado e ter seus sinais vitais registrados a cada 15 minutos, durante a primeira hora após o uso do surfactante. Os parâmetros de ventilação deverão ser avaliados e registrados durante as primeiras 2 horas que sucedem o procedimento.[9]

12. **Quais são os cuidados de enfermagem a serem ofertados a esse paciente?**

Pacientes acometidos pela SDR devem ter seu padrão ventilatório avaliado a cada 1 a 2 horas e sempre que necessário. Essa inspeção deve incluir a coloração do recém-nascido, sua frequência respiratória, presença de retrações e gemido expiratório. A avaliação do neonato recebe destaque entre os cuidados ofertados, pois as mudanças no padrão ventilatório sugerem sinais de piora da patologia.[9]

Cabe ainda à equipe de enfermagem: garantir a oferta da ventilação e oxigenoterapia conforme a prescrição médica, por meio da oferta de oxigênio umidificado e aquecido, contribuindo, assim, com a estabilização térmica e evitando ressecamento das mucosas do trato respiratório; manter as vias aéreas desobstruídas, realizando aspiração de secreção sempre que necessário; realizar, conforme prescrição médica, coleta de sangue para monitorização de gasometria; e zelar pela comunicação clara e objetiva com os pais, a fim de esclarecer dúvidas e mantê-los informados sobre o quadro clínico do neonato e as terapias empregadas para sua recuperação.[8,9]

Referências

1. Gleason CA, Devascar SU. Avary's Diseases of the newborn. 9. ed. Philadelphia: Elsevier; 2011.
2. McPherson C, Wambach J. Prevention and treatment of respiratory distress syndrome in preterm neonates. Neonatal Netw. 2018;37(3):169-177. DOI: 10. 1891/0730-0832.37.3.169.
3. Hubbard RM, Choudhury KM, Lim G. Treatment patterns and clinical outcomes in neonates diagnosed with respiratory distress syndrome in a low-income country: a report from Bangladesh. Anesth Analg. 2018;5(126):1684-1686. DOI: 10.1213/ANE.0000000000002865.
4. Zhang Q, Ouyang W, Chai X, Deng F. Expression of Lung Surfactant Proteins SP-B and SP-C and Their Regulatory Factors in Fetal Lung of GDM Rats. Current Medical Science. 2018;38(5):847-852. DOI: 10.1007/s11596-018-1952-8.
5. Gomes V, Farias P, Nagem D, Gomes D, Silva G, Moran C, et al. Impacto do tipo de parto sobre a mobilidade toracoabdominal de recém-nascidos. Journal of Human Growth and Development. 2018;28(2):148. DOI: 10.7322/jhgd.127865.
6. Liptzin D, Landau L, Taussig L. Sex and the lung: observations, hypotheses, and future directions. Pediatr Pulmonol. 2015;50(12):1159-1169. DOI: 10.1002/ppul.23178.
7. Tamez R. Enfermagem na UTI neonatal. 6. ed. Rio de Janeiro: Guanabara Koogan; 2017.
8. Brasil. Administração de Surfactante [Internet]. Portal de Boas Práticas em Saúde da Mulher, da Criança e do Adolescente. Acesso em: 10 jun 2020. Disponível em: https://portaldeboaspraticas.iff.fiocruz.br/atencao-recem-nascido/administracao-de-surfactante/.
9. Segur PC, Morero JAP, Oliveira CT. Assistência de enfermagem ao recém-nascido com síndrome do desconforto respiratório. Revista Uningá [Internet]; 2019. Acesso em: 10 jun 2020. 56(S2):141-159. Disponível em: http://revista.uninga.br/index.php/uninga/article/view/2071.

Hérnia Diafragmática Congênita

22

Leticia Gabriel Abdala

1. **O que é hérnia diafragmática congênita (HDC)?**

    Definida como ausência de desenvolvimento de parte ou da totalidade de uma hemicúpula diafragmática, essa condição representa aproximadamente 8% de todas as malformações congênitas. Basicamente, essa descontinuidade no diafragma permite que vísceras passem para o tórax, dificultando o desenvolvimento dos pulmões. A incidência neonatal é variável, cerca de 1:2.000 a 1:4.000 nascidos vivos, com discreta ligação ao sexo masculino, mas sem influência de raça/etnia.

2. **Quais são os tipos de hérnia diafragmática?**

    Existem três tipos de HDC, classificadas pela localização do defeito:
    - Hérnia de Morgagni: decorre de um defeito no segmento anterior, entre a origem costal e esternal do diafragma e contabiliza apenas 1 a 2% dos casos;
    - Hérnia do hiato esofágico: é resultante do alargamento excessivo do hiato, podendo ocasionar a passagem do estômago para a cavidade torácica;
    - Hérnia de Bochdalek: descrita em 1848, representa cerca de 90% das HDC. Resulta de um defeito no segmento posterolateral do diafragma, mais especificamente na fusão das membranas pleuroperitoneais que ocorre entre a 8ª e a 10ª semana gestacional. O defeito pode ocorrer unilateral ou bilateralmente, sendo as hérnias esquerdas mais frequentes, como apresentado na Figura 22.1.

3. **Qual é a fisiopatologia e quais são os sinais clínicos da HDC?**

    Basicamente, o defeito na cúpula diafragmática permite a passagem de órgãos abdominais para a cavidade torácica, ocasionando a compressão do pulmão isolateral. A depender do volume de vísceras herniadas, pode haver desvio do mediastino e compressão do pulmão contralateral.

    Essa compressão, ainda durante o período gestacional, resulta no comprometimento do desenvolvimento pulmonar (hipoplasia pulmonar) decorrente da diminuição do número de alvéolos, do espaço aéreo e da troca gasosa, e também pode causar hipertensão pulmonar em razão especialmente da diminuição do número de vasos e da hipertrofia da parede das pequenas artérias pulmonares, com aumento da resistência vascular pulmonar.

O recém-nascido (RN) com HDC, geralmente, apresenta taquipneia e esforço respiratório importante, tórax mais insuflado e abdome escavado. Por vezes, os batimentos cardíacos podem ser auscultados em hemitórax direito, enquanto no abdome os ruídos hidroaéreos podem ser bastante diminuídos ou inaudíveis.

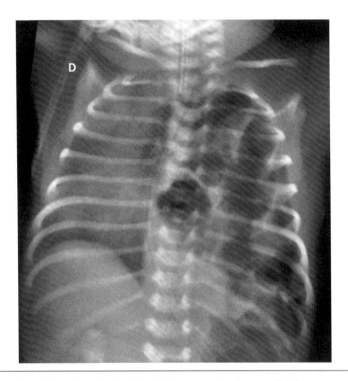

Figura 22.1. Radiografia evidenciando hérnia diafragmática de Bochdalek, com presença de alças intestinais em hemitórax esquerdo.
Fonte: Arquivo pessoal da autora.

4. Como é o diagnóstico e o que pode ser realizado durante o pré-natal?

HDC pode ser diagnosticada no pré-natal pela ecografia. Embora haja relatos de diagnóstico realizado com apenas 15 semanas de gestação, é geralmente um achado inesperado na ecografia morfológica do 2º trimestre. Quando diagnosticada, é importante a identificação do local da lesão, dos órgãos herniados, do grau de desvio do mediastino, da compressão cardíaca e do volume pulmonar existente.

O parto deve ser referenciado para um centro hospitalar de nível terciário, com suporte de intensivismo neonatal e cirurgia pediátrica. Também, ainda durante o pré-natal a equipe de saúde deverá dar suporte à família com orientações sobre a patologia e suporte psicológico.

Após o diagnóstico no pré-natal, a gestante deve ser referenciada a um centro especializado para seguimento. Não há, ainda, consenso na literatura sobre o melhor momento de interrupção e a via de parto de escolha para RN com diagnóstico de HDC. Estudos não encontraram diferença entre os RN com HDC nascidos via parto vaginal e cesárea; contudo, parece razoável programar o nascimento para 39 semanas ou mais, se possível, considerando condições maternas.

5. **Como são o suporte e o tratamento oferecidos ao RN na UTI neonatal?**

   Atendimento pós-natal do RN com HDC envolve muitos cuidados intensivos, entre os quais:

   – Intubação é indicada logo após o nascimento, exceto naqueles RN cujos dados pré-natais indicam bom desenvolvimento pulmonar, em que a respiração espontânea pode ser considerada para evitar danos pulmonares em decorrência da ventilação mecânica (VM);

   – VM convencional é recomendada inicialmente, podendo ser instalada VM de alta frequência como resgate no caso de falha da convencional. A saturação de oxigênio (SpO_2) pré-ductal alvo deve ser entre 80 e 95%, e acima de 70% pós-ductal. Por isso, o RN utiliza dois saturômetros: um no membro superior direito (pré), e o outro (pós) pode ser alternado entre os demais membros. O manejo ventilatório desses pacientes é um desafio em razão da hipoplasia e da hipertensão pulmonar. Atualmente, o uso de baixas pressões e mínimo possível de oxigênio suplementar (*gentle ventilation*), associado a uma postergação da correção cirúrgica da HDC tem sido a abordagem mais escolhida. A associação da ventilação mecânica de alta frequência (*High Frequency Ventilator – HFV*) com uso de óxido nítrico inalatório (*Inhaled Nitric Oxide – iNO*) combina um maior recrutamento alveolar e vasodilatação pulmonar, melhorando a troca gasosa;

   – Quando a saturação pré-ductal se sustenta abaixo de 85% ou há sinais de má-perfusão, inicia-se o tratamento para hipertensão pulmonar. A primeira escolha costuma ser o início de óxido nítrico (ON) inalatório, um vasodilatador pulmonar seletivo, em dose entre 10 e 20ppm. Ainda, em pacientes com hipertensão pulmonar importante, pode ser utilizado milrinona e sildenafil – ambos inibidores da fosfodiesterase, a primeira melhorando a contratilidade cardíaca e o segundo agindo em associação como vasodilatador pulmonar;

   – Monitorização cardíaca contínua;

   – Sondagem oro- ou nasogástrica para descompressão gástrica. O RN permanece sem receber dieta, conhecido como "nada por via oral" (NPO) ou jejum. E pode ser iniciada nutrição parenteral total (NPT), conforme prescrição médica para o aporte nutricional no bebê;

   – Cateterização umbilical arterial, para aferição da pressão arterial invasiva e coletas de sangue, bem como cateterização umbilical venosa para administração de fluidos. Caso não se obtenha esse acesso venoso, é indicada cateterização por cateter central de inserção periférica (PICC) ou cateter venoso central;

   – Não há indicação para o uso de surfactante; entretanto, pode ser utilizado em alguns casos de RN prematuros;

   – Sondagem vesical de demora, para controle da diurese;

   – Radiografia de tórax deve ser realizada o quanto antes para avaliação inicial;

   – Ecocardiograma pode ser solicitado também nas primeiras 24 horas de vida para avaliar função e anormalidades cardíacas e o grau de *shunt* direita-esquerda;

- Ecografia de abdome, para avaliação de anormalidades renais;
- Sedação endovenosa contínua, geralmente com opioides como morfina ou fentanil, é empregada. Não é recomendado o uso de bloqueador neuromuscular. A equipe de enfermagem tem papel fundamental na avaliação da dor e desconforto do RN, aplicando a escala de avaliação da dor, sendo a escala *Neonatal Infants Pain Scale* (NIPS) a mais utilizada;
- Os benefícios de iniciar suporte com ECMO (*Extracorporeal Membrane Oxygenation*) ainda são amplamente estudados. O seu uso pretende reverter a hipóxia, a hipercapnia e a acidose, permitindo que o pulmão "descanse", o que pode diminuir a hipertensão local e restaurar a capacidade de trocas gasosas. Há relatos de seu emprego na estabilização pré-operatória em centros que dispõem dessa terapia.

6. Existe tratamento cirúrgico para a HDC?

Sim, a técnica FETO (*Fetal Endoscopic Tracheal Occlusion*) pode ser uma alternativa em HDC severas e muito severas, as quais ofereceriam mínima chance de sobrevida frente a uma conduta expectante. A técnica, que consiste na inserção de um trocáter guiada por ultrassom na cavidade uterina, para colocação endoscópica de um balão traqueal de silicone no feto. Em teoria, o balão ocasiona o acúmulo de fluido pulmonar, o que acelera o crescimento do tecido, minimizando a hipoplasia pulmonar. Contudo, essa intervenção ainda não está consolidada no Brasil, sendo mais estudada em centros europeus e norte-americanos.

7. Qual é o prognóstico do RN com HDC?

A gravidade da HDC está relacionada com a dimensão das vísceras herniadas e com o momento em que a herniação ocorreu. Quanto maior o tamanho da hérnia e mais precoce o seu aparecimento, pior o prognóstico. O binômio hipoplasia-hipertensão pulmonar permanece como principal fator de mortalidade. O prognóstico para sobrevivência depende de vários fatores.

Ainda, estudos demonstram que RN com HDC à direita tem maior mortalidade do que os com o defeito à esquerda. O parâmetro mais aceito para avaliação do prognóstico é a quantidade de tecido pulmonar no tórax do feto, a relação pulmão-cabeça (*Lung-to-head ratio* – LHR). Como o crescimento pulmonar de um feto em desenvolvimento é diferente comparado ao crescimento da cabeça, esse dado é corrigido para a idade gestacional, expresso como percentual observado/esperado da relação pulmão-cabeça (o/e LHR).

Referências

1. Batra D, Smith C, Schoonakker B. Congenital Diaphragmatic Hernia. in Essentials of Neonatal Ventilation. Rajiv PK, Vidyasagar D, Lakshminrusimha S (eds.). 505-506. Rio de Janeiro: Elsevier; 2019.
2. Gallindo RM, Gonçalves FL, Figueira RL, Sbragia L. Manejo pré-natal da hérnia diafragmática congênita: presente, passado e futuro. Rev. Bras. Ginecol. Obstet. [Internet]. 2015 Mar; 37(3): 140-147. Disponível em: http://www.scielo.br/scielo.php?script=sci_arttext&pid=S0100-72032015000300140&lng=en. https://doi.org/10.1590/S0100-720320150005203.
3. Kosiński P, Wielgoś M. Congenital diaphragmatic hernia: pathogenesis, prenatal diagnosis and management – literature review. Ginekol Pol. 2017;88(1):24-30. DOI:10.5603/GP.a2017.0005.
4. Snoek KG, Reiss IK, Greenough A, Capolupo I, Urlesberger B, Wessel L, et al. Standardized Postnatal Management of Infants with Congenital Diaphragmatic Hernia in Europe: The CDH EURO Consortium Consensus – 2015 Update. Neonatology. 2016;110(1):66-74. DOI:10.1159/000444210.

Aspiração das Vias Aéreas

23

Eliane Norma Wagner Mendes
Graciela Feier Fróes
Lenir Severo Cauduro

1. **O que é a aspiração das vias aéreas?**

    A aspiração das vias aéreas é um procedimento frequente no intensivismo neonatal; por isso, assume destaque entre as competências da enfermeira, tanto na sua execução como na sua responsabilidade junto à equipe de enfermagem. A execução do procedimento requer, junto com habilidades técnicas, respeito aos aspectos anatômicos e fisiológicos característicos do sistema respiratório do recém-nascido (RN) de acordo com sua idade gestacional ao nascimento para antecipar e prevenir danos secundários.[1]

    A maior sobrevida de RN com pouca idade gestacional e com peso < 1.500 g ao nascer trouxe consigo a perspectiva das morbidades respiratórias adquiridas em função da maior imaturidade pulmonar ao nascimento. O nascimento prematuro interrompe o desenvolvimento pulmonar, inibe a formação alveolar, e o aumento de colágeno intersticial e de elastina compromete a função das vias aéreas, apesar da aparente normalidade de suas estruturas.[2]

2. **O que se pretende com a aspiração das vias aéreas e por que ela é necessária?**

    A aspiração das vias aéreas é um procedimento executado para corrigir falhas na oxigenação tecidual e na eliminação do dióxido de carbono (CO_2) secundárias à obstrução do trato respiratório do RN por afecções do trato respiratório que aumentam a produção de muco ou alteram sua viscosidade, ou por condições neurológicas inibidoras da atividade ciliar da mucosa ou depressoras do reflexo de tosse. A obstrução das vias aéreas geralmente ocorre por disfunção respiratória que aumenta o volume e a viscosidade do muco, ou quando alterações neurológicas inibem a atividade ciliar e o reflexo de tosse destinados à sua expulsão. A presença de uma via aérea artificial para suporte ventilatório que pode ser ocluída por acúmulo de secreções igualmente justifica o procedimento de aspiração.[3]

3. **Quais são as diretrizes que norteiam a aspiração das vias aéreas do RN?**

    Tanto a aspiração das vias aéreas superiores (VAS) e inferiores como a das vias aéreas artificiais, como traqueostomia são regidas por pressupostos comuns:

- As vias aéreas do RN apresentam características distintas das crianças maiores e de adultos: do ponto de vista anatômico e funcional, o desenvolvimento das vias aéreas ocorre durante toda a gestação e a totalidade desse processo é desconhecida; sabe-se, também que o desenvolvimento das estruturas pulmonares continua após o nascimento e se estende até o 10º ano de vida da criança;[1,4]
- As vias aéreas superiores produzem muco constantemente: a produção excessiva ocorre para destruir e remover microrganismos do aparelho respiratório;[4]
- A aspiração das vias aéreas é um procedimento invasivo e não se configura como rotina: a remoção das secreções por aspiração será realizada mediante avaliação e identificação de sinais clínicos que a justifiquem;[4]
- A aspiração das vias aéreas do RN requer antecipação de riscos: o seguimento da integridade, das condições circulatórias e respiratórias e a avaliação dos resultados são igualmente importantes.[4]
- A produção de muco e a necessidade de aspiração podem estar associadas à infecção, desidratação, hipóxia e baixa umidade: mudanças de decúbito e balanço hídrico controlado asseguram a hidratação, promovem a mobilidade das secreções, evitam a consolidação das vias aéreas e bloqueio das vias aéreas artificiais;[4]
- A aspiração das vias aéreas não é seletiva: o ar inspirado será removido das vias aéreas e, eventualmente, pode provocar hipóxia.[3]

4. **O que é preciso saber sobre as particularidades anatômicas e funcionais das vias aéreas do RN?**

A porção superior das vias aéreas condutoras ou VAS abrange a cavidade oral, cavidade nasal, faringe, laringe. Nessas estruturas, o ar inspirado, é aquecido, umidificado e filtrado antes de chegar à porção inferior das vias aéreas, indo pela laringe, brônquios, bronquíolos até aos alvéolos pulmonares; em que as trocas gasosas ocorrerão, difusão do O_2 para a corrente sanguínea e remoção do CO_2 pelo ar expirado. A Figura 23.1 apresenta alguns dos aspectos anatômicos do RN. Anteriormente, apresenta-se uma relação de aspectos anatômicos e funcionais e sua possível associação com o manejo das vias aéreas.[1,5-7]

- Cabeça maior em relação ao corpo: crânio alongado e occipital proeminente; flexão forçada da cabeça sobre o pescoço em decúbito dorsal obstrui as vias aéreas;
- Língua maior em relação à cavidade oral: a língua, em decúbito dorsal, move-se para trás e ocupa mais espaço na hipofaringe limitando a passagem de ar;
- Epiglote em posição superior: maior, mais estreita e angulada sobre a entrada da laringe; vias aéreas pérvias, em posição supina, requer um coxim sob os ombros;
- Narinas com baixa resistência à passagem do ar: espaço morto anatômico das vias aéreas força a respiração nasal;
- Osso hioide cartilaginoso, ossificado apenas na parte central: sustentação muscular da língua e laringe comprometida em repouso, resistência reduzida ao colapso na inspiração e deglutição;
- Epiglote em formato de Ω (ômega): mais longa e fina que no adulto.
- Laringe em posição mais cefálica (C3 a C4): menor comprimento, mais próxima à inervação vagal, cartilagens flexíveis e suscetíveis à compressão por manipulação;

– Cordas vocais mais cilíndricas, elípticas e não circulares: flexibilidade, facilita passagem do tubo traqueal pela glote; anel cricoide, o menor diâmetro transversal das vias aéreas explica lesões de cordas vocais e subglótica após extubação;
– Traqueia mais curta e com menor diâmetro: RN termo, ≈4 cm de comprimento, diâmetro interno até 7 mm; RN pré-termo, diâmetro interno 2 a 4 mm; até duas tentativas de intubação, processo inflamatório por introdução repetitiva de instrumental reduz luz da traqueia e passagem de ar.

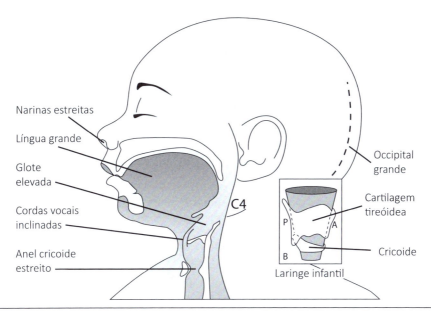

Figura 23.1. Aspectos anatômicos - vias aéreas do recém-nascido.
Adaptada de Neonatal Anesthesia, disponível em: https://aneskey.com/41-neonatal-anesthesia/.

Sobre a fisiologia respiratória do RN, sua respiração será facilmente afetada em função do diâmetro menor das vias aéreas, aumentando a chance de obstrução por secreções; da dificuldade em manter a capacidade residual funcional, maior volume pulmonar e elasticidade alveolar reduzida, predispondo à apneia prolongada e hipoxia; e da caixa torácica mais cartilaginosa, costelas horizontalizadas e tônus muscular subdesenvolvido, dificultando a expansão quando há limites mecânicos e posturais.[6,7]

A observação do aspecto somático do RN constitui recurso para atender e antecipar vulnerabilidades e adaptar o procedimento às diferenças anatômicas de cada idade gestacional e peso ao nascimento; uma vez que pescoço curto, cavidade oral menor, hipoplasia fisiológica da mandíbula, espaço faríngeo reduzido, traqueia horizontalizada em virtude do ângulo epigástrico obtuso e de órgãos do abdome mais volumosos são características influenciadas pelo tamanho do neonato. Essa projeção remete ao estudo da técnica de introdução, medidas de sondas e tubos, pressão negativa, tempo e frequência da sucção; lembrando que a proximidade das VAS do RN com a inervação vagal predispõe à bradicardia por estímulo nocivo durante a introdução de sondas e tubos.[4,5]

5. **O procedimento de aspiração é recomendado mesmo se a obstrução das vias aéreas por secreções é presumida, por exemplo de rotina em sala de parto?**

   Nem sempre a aspiração será a melhor opção para remover secreções das vias aéreas. As evidências disponíveis, segundo os autores de uma revisão sistemática, são insuficientes para apoiar ou refutar que a aspiração das vias aéreas seja um procedimento necessário para RN de termo, sem complicações ao nascimento; sugerindo a realização de estudos de qualidade com RN de termo e RN pré-termo.[8] A Organização Mundial da Saúde (OMS) recomenda evitar a aspiração nasal e oral do RN cujo choro está ausente e o líquido amniótico está claro ao nascimento, ou quando o líquido amniótico meconial não é visualizado na cavidade oral;[9] embora seja direcionada ao cuidado na sala de partos, essa orientação remete aos riscos desse procedimento para a adaptação ao nascimento.

   A produção de uma lâmina de muco revestindo as vias aéreas faz parte da fisiologia humana e sua presença objetiva preservar a integridade das mucosas e inibir a invasão de microrganismos. Contudo, sinais de esforço respiratório costumam ser associados ao muco dificultando a passagem de ar. Eventualmente, o procedimento é executado em detrimento de uma avaliação clínica detalhada. Tal conduta resulta em remoção do fator de proteção da mucosa e do ar inspirado pelo RN, podendo lesionar o tecido de revestimento mucoso, estimular a produção de muco e, daí sim, comprometer as trocas gasosas. O excesso de muco, no entanto, sempre deve ser avaliado porque pode sinalizar o início de um processo inflamatório.[4]

6. **Quais evidências clínicas indicam que o procedimento de aspiração das vias aéreas deva ser executado?**

   O procedimento deve ser realizado caso secreções pulmonares excessivas estejam impedindo a permeabilidade das vias aéreas ou a efetiva ventilação do RN; priorizando a remoção das secreções com menor dano tecidual e hipoxia. Por ser vinculado ao estado clínico do RN, a frequência do procedimento dependerá da necessidade e das condições do bebê. A presença de secreções que precisam ser removidas ocorrerá por um ou mais desses achados clínicos, secreções visíveis, audíveis ou palpáveis, suspeita de aspiração, níveis de saturação de oxigênio, maior necessidade de O_2, incapacidade de tossir, redução dos sons respiratórios, angústia e esforço respiratório, taquipneia, taquicardia/bradicardia, mudança de cor, dispneia; a palpação de frêmito pulmonar, a ausculta pulmonar diminuída, suspeita de atelectasias ou de consolidações pulmonares.[3,4,6]

7. **Quando a aspiração das vias aéreas pode ser contraindicada?**

   A aspiração está contraindicada na presença de hemoptise inexplicada ou por distúrbios de coagulação, laringoespasmo, broncoespasmo, fraturas basais do crânio, perda de líquido cefalorraquidiano através do ouvido, pneumotórax, anastomose esofágica ou traqueal recente, oclusão nasal congênita, hipoxemia/hipoxia grave, pressão intracraniana elevada, hipo ou hipertensão aguda.[3]

8. **Quais são os danos que o procedimento de aspiração das vias aéreas pode trazer ao RN?**

   Sendo a aspiração das vias aéreas um procedimento invasivo e conhecendo a vulnerabilidade do RN aos estímulos nocivos associados à terapia intensiva, faz-se necessário considerar a necessidade de antecipação dos riscos, a avaliação clínica, a organização prévia dos materiais e equipamentos, o seguimento das condições e monitoração da SpO$_2$ do RN, a execução compartilhada do procedimento e a disponibilidade de materiais para reanimação cardiorrespiratória.[1-4]

Entre os danos que o procedimento de aspiração das vias aéreas pode trazer ao RN, citam-se o aumento na produção de muco, o traumatismo das mucosas por onde o cateter passa e a pressão negativa atinge, o sangramento, o desconforto; a dor; o laringoespasmo; a hipoxemia; a queda da SpO$_2$; o aumento da pressão intracraniana; broncoespasmo; atelectasia; arritmia cardíaca; queda ou elevação da pressão arterial.[4]

9. **Quais são os cuidados recomendados para o procedimento de aspiração das VAS do RN?**

    As orientações variam de autor para autor e o nível de evidência nem sempre é apontado. Cuidados e suas justificativas estão citados a seguir:[1-5,10-16]

    – Avaliação das condições clínicas do RN em função da obstrução das VAS para identificar as estruturas onde estão depositadas as secreções e aplicar esses indicadores para seguimento dos resultados obtidos;

    – Seleção do cateter de aspiração adequado ao RN, para prevenir danos às mucosas; o calibre do cateter passará pela cavidade nasal sem atrito; ou, seu diâmetro externo corresponde à metade do diâmetro da menor narina; a indisponibilidade de cateteres em calibres variados dificulta essa associação.[3] Cateteres de calibre 4 até 6 French (Fr) são adequados para os RN em geral. Cateteres calibre 4 até 5 Fr são apropriados para o prematuro. Cateteres mais calibrosos, de 8 até 10 Fr, podem ser usados na aspiração da cavidade oral. Secreções mais espessas requerem maior calibre ou aumento na pressão negativa de aspiração; cateteres 10 ou 12 Fr são indicados para a aspiração da orofaringe durante a reanimação neonatal;

    – Fluidificação do muco: a viscosidade das secreções depende da hidratação do RN e da umidificação da oxigenoterapia e da ventiloterapia. Contraindicada por risco de colonização e infecção, ela pode ser adotada na ventilação mecânica se muco espesso e pegajoso; ao aspirar o tubo traqueal com sistema fechado, instila-se 0,2 mL de solução salina (0,9%) estéril e, em seguida, injeta-se 0,3 mL de ar em *push* para aspergir essa solução até o tubo traqueal. Na aspiração do tubo traqueal, sistema aberto ou fechado, outro protocolo recomenda como volume 0,3 até 1 mL de solução salina antes de aspirar;

    – Introdução do cateter na medida da estrutura a ser aspirada: para evitar danos desnecessários às mucosas e que a introdução descontrolada do cateter provoque espasmos por estimulação vagal ao atingir a laringe. Mensurar o comprimento do cateter a ser introduzido na cavidade nasal, na oral, cavidade orofaríngea e nasofaríngea. A distância do trajeto orofaríngeo e nasofaríngeo são obtidos com a medida da distância entre a boca e a bifurcação supraesternal e do nariz e a bifurcação supraesternal. Verificar a distância inserida do tubo traqueal em relação à comissura labial; uma das maneiras para calcular a profundidade do tubo endotraqueal é multiplicar por três o valor do seu diâmetro interno;

    – Duração e frequência da aspiração: aplicar a pressão negativa (sucção) assim que o cateter atingir a estrutura-alvo, de modo constante, por cerca de 2 segundos; remover o cateter, sem girar, movimentar para cima ou para baixo; executar o procedimento em 5 a 10 segundos; aguardar 20 a 30 segundos antes de aspirar novamente; aspirar no máximo três vezes rápida e consecutivamente. O procedimento deve ser encerrado com a melhora do paciente. Preferencialmente, utiliza-se a rota oral para a aspiração faríngea, evitando traumas à mucosa nasal. Contudo, se a aspiração precise ser nasofaríngea, pode-se utilizar um lubrificante à base de água. Danos às mucosas e transferência de microrganismos do trato respiratório superior para o inferior são possíveis fontes para infecções respiratórias;

– Pressão negativa controlada durante a aspiração: a fonte de aspiração requer manômetro de pressão negativa para fixar a intensidade da sucção e prevenir lesões à mucosa. A intensidade da pressão negativa recomendada para RN é variável: 50 a 80 mmHg;

– Prevenir infecção: adotar antissepsia e medidas de precaução universais, evitando a exposição a fluidos corporais potencialmente contaminados;

– Exercer controle sobre a dor: avaliar antes e depois. Prevenir com abordagens não farmacológicas;

– Orientar a família: explicar o procedimento e a sua finalidade;

– Revisar o procedimento com a equipe: confirmar o paciente correto. Treinar, educar e supervisionar a execução do procedimento;

– Documentação do procedimento: justificando, descrevendo o transcurso e os resultados do procedimento. Boa documentação qualifica a atenção ao RN.

10. **O que se pode concluir sobre a aspiração das vias aéreas, respeitando as particularidades do RN e a complexidade do procedimento?**

Diversos protocolos estão disponíveis para nortear as práticas e minimizar os danos; porém, em poucos se encontram as evidências para firmar melhores condutas. Essa deficiência sinaliza a necessidade de aquisição de conhecimentos anatômicos e fisiológicos nos diferentes graus de maturidade, a observação e avaliação clínica do início ao fim do procedimento, seleção de dispositivos adequados à idade gestacional, idade corrigida e ao peso, habilidade técnica, compartilhamento de experiências em discussões clínicas e produção de estudos observacionais e experimentais.[17]

Referências

1. Fiadjoe JE, Stricker PA, Litman RS. Pediatric airway management. In: Andropoulos DB, Gregory GA. Gregory's pediatric anesthesia. 6. ed. Nova Jersey: John Wiley & Sons Ltd; 2020. p 323-55. DOI:10.1002/9781119371533. Ebook.
2. Lioy J, Tkach E, Javia L. Chapter 19 – Airway management of the neonate and infant: the difficult and critical airway in the iIntensive care unit setting. Texas: Cambridge University Press; 2019. p185-203.DOI: https://doi.org/10.1017/9781316658680.019.
3. Association of Paediatric Chartered Physiotherapists. APCP Respiratory Group. Guideline for nasopharyngeal suction of a child or young adult [Internet]. Reino Unido; 2015. Citado em: 14 jul 2020. Disponível em: https://apcp.csp.org.uk/system/files/guidelines_for_nasopharyngeal_suction_0_1.pdf.
4. Edwards E. Principles of suctioning in infants, children and young people. Nursing children and young people. 2018 Jul;30(4):323-55. DOI: 10.7748/ncyp.2018.e846.
5. Hernandez-Cortez E, Martinez-Bernal GF. Airway in the newborn patient. J Anesth Crit Care Open Access. 2016 Jun;5(1): DOI: 10.15406/jaccoa.2016.05.00172.

6. Park RS, Peyton JM, Kovatsis PG. Neonatal airway management. Clin Perinatol. 2019 Dez;46(4):745-63. DOI: https://doi.org/10.1016/j.clp.2019.08.008.
7. Moretti C, Papoff P. Neonatal pulmonary physiology of term and preterm newborns. In: Buonocore G, Bracci R, Weindling M. Neonatology: a practical approach to neonatal diseases. Roma: Springer; 2018. P.759-73. DOI:10.1007/978-3-319-29489-6_197.
8. Foster JP, Dawson JA, Davis PG, Dahlen HG. Routine oro/nasopharyngeal suction versus no suction at birth. Cochrane Database of Systematic Reviews. 2017 Abr;2017(4). DOI: 10.1002/14651858.CD010332.pub2.
9. World Health Organization. WHO recommendations on newborn health: guidelines approved by the WHO Guidelines Review Committee [Internet]. Geneva; 2017. Citado em: 19 jul 2020. Disponível em: https://apps.who.int/iris/bitstream/handle/10665/259269/WHO-MCA-17.07-eng.pdf?sequence=1&isAllowed=y.
10. Thames Valley Neonatal Network Quality Care Group. Suction guideline: nursing care on the neonatal unit. [Internet]. Southampton; 2016. Citado em: 19 jul 2020. Disponível em: https://southodns.nhs.uk/wp-content/uploads/2018/10/Suction-Guideline-Final-Aug-16-v1-approved.pdf.
11. Yeo C, Biswas A, Ee T, Chinnadurai A, Baral V, Chang A, et al. Singapore neonatal resuscitation guidelines 2016. Singapore Medical Journal; 2017 Jun;58(7):391-403. DOI:10.11622/smedj.2017066.
12. Starship Child Health. Newborn intensive care clinical guideline: suctioning – inline circuit [Internet]. Auckland; 2018. Citado em: 20 jul 2020. Disponível em: https://www.starship.org.nz/guidelines/suctioning-inline-circuit.
13. Royal University Hospital Saskatoon City Hospital. Suctioning – pediatric/neonate patients ventilated (conventional and high frequency) via artificial airways [Internet]. Saskatoon; 2017. Disponível em: https://www.saskatoonhealthregion.ca/about/NursingManual/1056.pdf.
14. Our Lady's Children's Hospital, Crumlin. Guideline for suctioning [Internet]. Crumlin; 2015. Citado em: 17 jul 2020. Disponível em: https://www.olchc.ie/Healthcare-Professionals/Nursing-Practice--Guidelines/Suctioning-Guideline-Sept-2017.pdf.
15. Kelleher J, Bhat R, Salas AA, Addis D, Mills EC, Himel Mallick, et al. Oronasopharyngeal suction versus wiping of the mouth and nose at birth: a randomised equivalency trial. The Lancet. 2013 Jul;382:326-30. DOI: 10.1016/S0140-6736(13)60775-8.
16. Sweet DG, Carnielli V, Greisen G, Hallman M, Ozeke E, te Pasf A, et al. European Consensus Guidelines on the management of Respiratory Distress Syndrome – 2019 update. Neonatology. 2019 Abr;115:432-450. DOI: 10.1159/000499361.
17. Ringer SA. Common neonatal procedures Steven. In: Eichenwald EC, Hansen AR, Martin C, Stark AR. Cloherty and Stark's manual of neonatal care. 8. ed. Philadelphia: Wolters Kluwer Health; 2017. eBook.

Drenagem de Tórax

24

Leticia Gabriel Abdala
Leila Patrícia de Moura

1. **O que é a drenagem de tórax e quais tipos de drenagem existem?**

   Consiste em um procedimento cirúrgico em que é inserido um dreno na cavidade pleural ou mediastinal, acoplado a um sistema específico, cujo objetivo é dar saída às coleções líquidas ou gasosas dessa cavidade, restaurando a pressão no espaço pleural e a expansão do pulmão colapsado e restabelecendo a função cardiorrespiratória normal.

   Existem dois tipos de drenagem torácica utilizados em neonatologia: em selo d'água e em aspiração contínua. Ambas serão abordadas a seguir.

2. **Quando a drenagem de tórax está indicada?**

   As principais indicações incluem: pneumotórax, hemotórax (acúmulo de sangue no tórax), derrame parapneumônico complicado, empiema (acúmulo de pus no tórax), quilotórax (acúmulo de linfa no tórax) e pós-operatório de toracotomias.

   Os fatores de risco mais prevalentes são: síndrome de desconforto respiratório (SDR), deficiência de surfactante, uso de ventilação mecânica (especialmente quando utilizadas pressões mais elevadas), traumatismos diretos das vias respiratórias (como na intubação traqueal ou quando sondas gástricas estão mal posicionadas).

   O escape de ar pulmonar é ocasionado por uma supradistensão e ruptura da parede dos alvéolos, com consequente escape do ar do espaço intra-alveolar para fora. O pneumotórax é o tipo de escape de ar mais comum, e ocorre com mais frequência no período neonatal do que em qualquer outro momento da vida. Portanto, o pneumotórax é a indicação mais prevalente para realização drenagem torácica.

3. **Quem são os profissionais envolvidos nesse procedimento?**

   O procedimento pode ser realizado pelo médico intensivista neonatal ou, preferencialmente, pelo cirurgião pediátrico, assessorados pela equipe de enfermagem.

4. **Como é feito o procedimento e quais materiais são necessários?**

   O sistema é basicamente composto pelo dreno de tórax, as conexões intermediárias e extensões flexíveis e o(s) frasco(s). O dreno de tórax é um tubo flexível, radiopaco, feito de PVC ou silicone transparente. Para recém-nascidos (RN), são utilizados os drenos de calibre 10 ou 12 Fr. O RN deve ser posicionado em decúbito dorsal no leito, gentilmente imobilizado, podendo ser colocado um pequeno coxim sob as costas para lateralizá-lo levemente e posicionar o membro superior isolateral elevado para melhorar a visibilidade do lado afetado. É primordial que o RN seja previamente medicado com analgesia endovenosa (em geral, fentanil ou morfina), além de ser aplicada anestesia local com lidocaína 1% subcutânea ao redor do sítio da incisão, conforme decisão médica.

A pele é preparada com antissepsia com gaze embebida em solução de clorexidina alcoólica 0,5% (para prematuros < 1.000 g está indicado o uso de clorexidina aquosa 0,2%) e, após, é realizada uma pequena incisão na pele, entre o 4º e 5º espaços intercostais, dissecando-se com a pinça hemostática até atingir o espaço pleural. O dreno é, então, colocado sob visualização direta, conectado ao sistema de drenagem e fixado por pontos na pele. A inserção do dreno guiada por ecografia é recomendada, porém pouco utilizada em nosso cenário. Após o término do procedimento, que, em geral, é relativamente rápido, uma radiografia de tórax deve ser realizada para confirmar a correta posição do tubo (Figura 24.1).

No caso de um pneumotórax hipertensivo, decorrente do contexto de emergência clínica, a descompressão por punção direta é frequentemente realizada primeiro e, em seguida, é colocado o dreno após estabilização do paciente. A punção é realizada utilizando-se um cateter intravenoso (cateter sobre agulha de calibre 18 a 22 g, dependendo do tamanho do recém-nascido) previamente conectado a uma dânula (ou *three-way*) com uma seringa de 10 ou 20 mL, introduzido no 2º ou 3º espaço intercostal na linha hemiclavicular, passando logo acima da linha da costela. Assim que o fluxo de ar é confirmado, não é necessário introduzir mais o cateter, para evitar dano pulmonar.

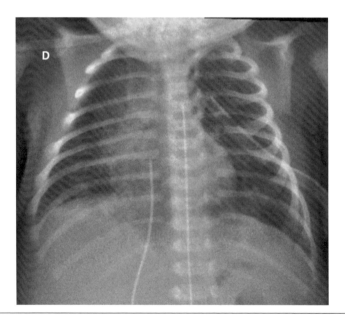

Figura 24.1. Radiografia evidencia dreno de tórax à esquerda bem posicionado.
Fonte: Arquivo pessoal das autoras.

5. Quais são os tipos de drenagem de tórax e como são montados os circuitos?

Há dois tipos de drenagem torácica utilizados em neonatologia, a drenagem em selo d'água e a drenagem em aspiração contínua, a depender das necessidades do paciente e da terapêutica escolhida pelo cirurgião pediátrico ou médico intensivista neonatal.

A drenagem em selo d'água (Figura 24.2) constitui-se na montagem de apenas um frasco, denominado "coletor", que ficará diretamente ligado ao dreno de tórax. Esse frasco deve conter líquido suficiente (água destilada ou soro fisiológico 0,9%), para que a extremidade distal da haste fique submersa cerca de 2 centímetros (cerca de 300 a 500 mL, a depender do modelo e tamanho de frasco disponível na instituição) para que o sistema de drenagem seja efetivo.

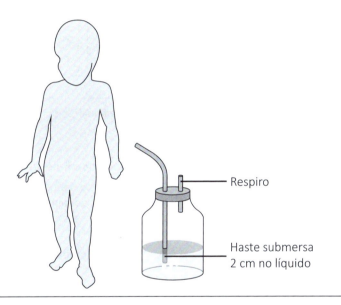

Figura 24.2. Sistema de drenagem torácica em selo d'água.
Fonte: Imagem produzida pelas autoras.

Já para o sistema de drenagem em aspiração contínua (Figura 24.3), é necessário, além do frasco coletor da mesma maneira descrita anteriormente, a instalação de mais um frasco, chamado "redutor" ou "regulador de pressão". Este deve ser conectado a um sistema de aspiração contínua (ponto de vácuo na parede da sala) e deve conter um volume maior de líquido, o suficiente para que a haste fique submersa em torno de 10 a 20 centímetros (pressão -10 a -20 H_2O). A aspiração conectada anula a pressão atmosférica e confere pressão negativa. Assim, a pressão da aspiração não dependerá da força do aspirador, e sim do quanto essa haste está submersa. Para isso, são necessários cerca de 1.500 a 2.000 mL de água destilada ou soro fisiológico 0,9%, dependendo do modelo e tamanho do frasco disponível na instituição. O ideal é que a pressão negativa do dreno (ou seja, o quanto essa haste ficará submersa) deva ser prescrita pelo médico que realizou o procedimento.

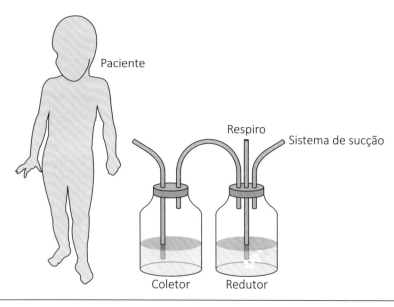

Figura 24.3. Sistema de drenagem torácica em aspiração contínua.
Fonte: Imagem produzida pelas autoras.

6. Quais são os cuidados de enfermagem após o procedimento?

Considerando que a equipe de enfermagem presta os cuidados diretos ao paciente 24 horas por dia, é essencial que ela conheça bem o procedimento e os sinais de alerta. Sempre que possível, é importante conversar com os pais antes e após o procedimento, para acalmá-los e sanar as suas dúvidas.

Os seguintes cuidados de enfermagem devem ser considerados:

— Avaliação e manejo da dor;
— Higienizar rigorosamente as mãos sempre antes e após a manipulação do dreno/circuito;
— Verificar se o sistema está corretamente montado, sem vazamentos ou escapes. Verificar se há borbulhas no frasco redutor quando a drenagem for em aspiração contínua;
— A troca do líquido dos frascos e a mensuração da drenagem devem ser realizadas a cada 12 a 24 horas, ou conforme protocolo institucional, e por dois profissionais da enfermagem, para que sejam feitas abertura, esvaziamento, limpeza e recolocação do volume de líquidos no(s) frasco(s), e posterior reconexão do sistema, com agilidade e rapidez, sem riscos de contaminação do sistema ou ambiente. É necessário clampear (fechar) o dreno quando esse processo for realizado para que não haja desequilíbrio na pressão intrapulmonar, lembrando de "desclampear" (abrir) o dreno rapidamente após;
— Os frascos devem ser posicionados em suporte próprio, ou sustentado em local adequado;
— Pode-se colocar uma fita adesiva ao lado da graduação do frasco para sinalizar melhor a marcação inicial do nível da água. Considerando-se o perfil do paciente neonatal, as drenagens apresentam volumes pequenos, então pesar o frasco para uma aferição acurada do diferencial é importante. Sempre registrar em prontuário o aspecto da

drenagem (p. ex., seroso, sero-hemático, hemático, purulento) e sua quantidade para controle do balanço hídrico;
- Nunca elevar os frascos acima do tórax sem que esteja clampeado (fechado);
- Verificar a oscilação na coluna líquida. Ela deve subir na inspiração, e descer na expiração. Caso não haja esse movimento espontâneo, pode haver obstrução do tubo. Por isso, é importante "ordenhar" ou massagear a tubulação, na direção de saída (frasco coletor), a cada 2 ou 4 horas, ou conforme necessário, para conferir se o tubo está pérvio;
- O curativo do dreno deve ser inspecionado em todos os turnos de trabalho, para verificar se há presença de sujidade, escapes, e se está bem fixado. A troca do curativo é realizada uma vez ao dia, e sempre deve-se observar a incisão do dreno, à procura de sinais de infecção, presença de secreções e se há enfisema subcutâneo. O curativo deve ser realizado com técnica asséptica com gaze e fita microporosa e deve cobrir toda a incisão do dreno. O dreno pode ainda ser fixado na pele do neonato com a mesma fita utilizada no curativo para que se evite tração acidental;
- O bebê deve ficar com a cabeceira do leito relativamente elevada, de 30 a 45 °C, para facilitar a drenagem. Em geral, o RN não é colocado em decúbito ventral.

7. Quais são as possíveis complicações?

A drenagem de tórax não é livre de riscos, e é considerada um procedimento com potencial morbidade e mortalidade. Durante a realização do procedimento, podem ocorrer dor, sangramento por laceração de vasos intercostais, perfuração de órgãos intratorácicos como coração, pulmão, diafragma, ou lesão do nervo frênico. Após o procedimento, entre as complicações, mais comumente tem-se as infecções, que podem ocorrer no sítio de inserção do dreno e é evidenciada por hiperemia, drenagem de secreção ao redor da incisão, edema e/ou calor.

8. Quando e como é realizada a retirada do dreno de tórax?

Uma vez observada melhoria do padrão respiratório, por meio de sinais clínicos e exames de imagem como radiografia, o médico poderá realizar a retirada do dreno de tórax. Se estiver em aspiração contínua e parar de borbulhar, pode-se modificar o sistema para selo d'água por 24 horas e realizar nova radiografia para verificar se houve novo acúmulo de ar. Para isso, o RN deve ser posicionado no leito, em decúbito dorsal e reto. Não há consenso na literatura sobre a necessidade de clampear (fechar) o dreno por algumas horas antes da retirada.

Após a retirada, imediatamente deve-se realizar um curativo compressivo aproximando as bordas da incisão, com gaze estéril e fita microporosa hipoalergênica, mantido por 48 horas.

Referências

1. Batra D, Smith C, Schoonakker B. Pulmonary Air Leaks. in Essentials of Neonatal Ventilation. Rajiv P K, Vidyasagar D, Lakshminrusimha S (eds.). 177-178. Elsevier, Rio de Janeiro, 2019.
2. Bruschettini M, Romantsik O, Zappettini S, O'Donnell CP, Calevo MG (2019). Needle aspiration versus intercostal tube drainage for pneumothorax in the newborn. The Cochrane database of

systematic reviews, 2(2), CD011724. https://doi.org/10.1002/14651858.CD011724.pub3. Acesso em: 07 jun 2020.
3. Cipriano FG, Dessote LU. Drenagem pleural. Medicina (Ribeirão Preto) 2011;44(1): 70-8. Disponível em: http://www.revistas.usp.br/rmrp/article/view/47338. Acesso em: 01 jun 2020.
4. Conselho Regional de Enfermagem de São Paulo. Boas práticas – dreno de tórax. [Introdução]. Os pulmões são órgãos em forma de cone que ocupam parte da cavidade torácica. São Paulo, SP; 2011. Disponível em: https://portal.coren-sp.gov.br/sites/default/files/dreno-de-torax.pdf. Acesso em: 07 jun 2020.
5. Liu J, Kurepa D, Feletti F, Alonso-Ojembarrena A, Lovrenski J, Copetti R, Sorantin E, et al. International expert consensus and recommendations for neonatal pneumothorax ultrasound diagnosis and ultrasound-guided thoracentesis procedure. J Vis Exp. 2020;(157):10.3791/60836. Published 2020 Mar 12. DOI:10.3791/60836.
6. Porcel, JM. Chest Tube Drainage of the Pleural Space: A Concise Review for Pulmonologists. Tuberc Respir Dis (Seoul). 2018;81(2):106-115. DOI:10.4046/trd.2017.0107. Disponível em: https://www.ncbi.nlm.nih.gov/pmc/articles/PMC5874139/pdf/trd-81-106.pdf. Acesso em: 01 jun 2020.
7. Ravi C, McKnight CL. Chest Tube. [Updated 2019 Dec 22]. In: StatPearls [Internet]. Treasure Island (FL): StatPearls Publishing; 2020 Jan-. Disponível em: https://www.ncbi.nlm.nih.gov/books/NBK459199. Acesso em: 28 maio 2020.

Oxigenoterapia Não Invasiva e Monitorização Respiratória

25

Eliane Norma Wagner Mendes
Graciela Feier Fróes
Lenir Severo Cauduro

1. **O que é a oxigenoterapia e o oxigênio?**

    Oxigenoterapia consiste na oferta suplementar de oxigênio (O_2) para corrigir a hipoxemia, reduzir o esforço respiratório, garantir a remoção do dióxido de carbono (CO_2) e assegurar o funcionamento de órgãos e sistemas mediante trocas gasosas teciduais efetivas.[1] Amplamente utilizado no período neonatal como medicamento, a preocupação com o metabolismo e a toxicidade do O_2 surgiu quando, em 1930, ele passou a ser administrado aos prematuros.[2]

    O O_2, um gás incolor, inodoro e insípido, está presente em um quinto do ar inspirado, numa concentração de 20,94 a 20,95% ou ≈ 21%. A nossa atmosfera levou bilhões de anos para chegar a essa taxa de O_2, considerada fração ideal para os humanos; contudo, a concentração de O_2 ideal para evitar prejuízos orgânicos decorrentes do estresse oxidativo aos neonatos ainda carece de evidências.[3,4]

2. **Como o RN reage às variações da pressão arterial parcial de O_2 (PaO_2) e de CO_2 ($PaCO_2$)?**

    O tempo respiratório e a ventilação-minuto são modulados pelo ar passando pela nasofaringe que estimula receptores de estiramento pulmonar; quanto ao volume tidal, ele é 7,5 mL/kg (4,3 a 11,8) em recém-nascido (RN) de termo saudável. Concentrações decrescentes da PaO_2 e o aumento da $PaCO_2$ agem de modo peculiar nos RN; isto é, sua frequência respiratória poderá aumentar momentaneamente na presença de hipoxia, cerca de 1 a 2 minutos, logo ele entrará em "depressão hipoxêmica do impulso respiratório". Quanto mais imaturo for o RN, maior a probabilidade de ele apresentar episódio grave de apneia por incapacidade de responder ao aumento da $PaCO_2$ e a redução da PaO_2; uma simples obstrução das vias aéreas superiores pode desencadear apneia.[5,6]

    A Tabela 25.1 destaca a relevância da coleta de sangue arterial para a identificação da PO_2; valores sanguíneos encontrados em coleta capilar e venosa são considerados não confiáveis.[7]

Tabela 25.1. Valores gasométricos de acordo com a origem da coleta sanguínea

Coleta arterial	Coleta capilar	Coleta venosa
pH 7,30 – 7,40	pH 7,25 – 7,35	pH 7,25 – 7,35
PaCO$_2$ 40 – 50 mmHg	PCO$_2$ 45 – 55 mmHg	PCO$_2$ 45 – 55 mmHg
PaO$_2$ 45 – 65 mmHg	Não confiável	Não confiável

Adaptada de Sinkin RA, 2017.[7]

3. **Quando a oferta suplementar de O$_2$ costuma ser indicada no período neonatal?**

A necessidade imediata de suplementação de O$_2$ pelo RN é evidenciada pelos seguintes sinais clínicos: cianose central e a queda ou supressão da frequência respiratória e cardíaca. A necessidade de O$_2$ suplementar geralmente é associada à presença de estresse respiratório ou angústia respiratória, cujas manifestações são: taquipneia, frequência > 60 mpm; retrações intercostais e subcostais, retração da pele no espaço intercostal ou subcostal durante a inspiração para expandir pulmões; dilatação das narinas (batimentos de asa de nariz) durante a inspiração, as narinas se alargam para aumentar a entrada de ar nos pulmões; grunhidos, tentativa de obter pressão positiva expiratória final mantendo a glote parcialmente fechada para expandir os alvéolos, sinalizando rigidez pulmonar/menor complacência pulmonar; som semelhante ao gemido ou choro repetitivo a cada expiração, audível sem ou com ausculta pulmonar; cianose central, baixa PaO$_2$ confirmada pela SpO$_2$; ausência de cianose, na anemia extrema mascara a cianose como evidência de queda na PaO$_2$ e o tom muito rosado/avermelhado do RN saudável confunde a observação de cianose.[7,8]

A suplementação de O$_2$ requer evidências quanto à baixa PaO$_2$; no entanto, definir se a concentração de O$_2$ foi suficiente ou se o problema foi resolvido depende da avaliação contínua da SpO$_2$ e periódica da PaO$_2$. Para fins de seguimento do RN em oxigenoterapia, indicam-se os valores da Tabela 25.2 para uma comparação aproximada entre os valores de SpO$_2$ e a PaO$_2$ encontrados.[7]

Tabela 25.2. Relação entre valores da SpO$_2$ e da PaO$_2$

SpO$_2$	PaO$_2$
0- 85 %	0- 45 mmHg
85- 95 %	45- 65 mmHg
95- 100 %	65- 500 mmHg

Adaptada de Sinkin, RA. 2017[7]

O desconforto/estresse respiratório, geralmente, sinaliza falhas ou retardo na transição ou a presença de patologias próprias do RN, tais como: taquipneia transitória do RN (TTRN), síndrome do desconforto respiratório (SDR), síndrome da aspiração de mecônio (SAM), pneumonia, sepse, pneumotórax, hipertensão pulmonar persistente do RN (HPPRN). Etiologias incomuns podem trazer desconforto respiratório, entre elas, atresia de coanas, hérnia diafragmática, cardiopatias congênitas, fístula traqueoesofágica, problemas hematológicos e erros inatos do metabolismo. Estima-se que ≈7% dos RN apresentam desconforto respiratório; cujas manifestações usuais são, taquipneia (FR > 60 mpm), gemidos, retrações, batimentos de asa de nariz e cianose.[7]

O acréscimo de fluxo adicional de O_2 ao ar inspirado pelo RN é indicado para reduzir o sofrimento respiratório até que PaO_2 e SpO_2 se estabilizem. Para que a oxigenoterapia atinja bons resultados, recomenda-se evitar flutuações na concentração de O_2 ofertada, aquecer e umidificar o O_2, monitorar a SpO_2 com limites de alarme definidos pela idade gestacional do RN, acompanhar a PaO_2 se fração inspiratória de O_2 (FiO_2) > 0,45 (45%).[8] Nos primeiros cinco minutos de vida do prematuro, a FiO_2 inicial deve ser ofertada para estabilizar a taxa de O_2 circulante e a frequência cardíaca (FC) dentro de limites fisiológicos; mantendo a leitura contínua dos monitores de FC e SpO_2 para RN muito prematuro, registro-a nos formulários relativos à reanimação.[9] Na falta de equipamento para oximetria de pulso, o O_2 suplementar deve ser administrado a todo RN com cianose, com frequência respiratória > 70 mpm.[10]

4. **O oxigênio pode ser tóxico para o organismo do RN?**

A oferta segura de O_2 ao RN exige conhecimentos e habilidades técnicas específicos a cada método adotado. Afirma-se que o RN com SpO_2 e PaO_2 acima do limite ideal durante a oxigenoterapia estará em risco de sofrer danos a tecidos e órgãos, em uma relação inversa com sua idade gestacional e a incidência de estresse respiratório.[8,9]

É preciso lembrar que o feto, mesmo em um ambiente relativamente hipóxico e com PaO_2 de 25 a 30 mmHg, tem sua oxigenação tecidual e desenvolvimento preservados às custas da maior afinidade da hemoglobina fetal com o O_2, do elevado débito cardíaco fetal (250 a 300 mL/kg/min) e do fluxo sanguíneo pós-carga cardíaca ser desviado para o coração e o cérebro.[2] Assim sendo, para instituir uma oxigenoterapia segura, é preciso reconhecer como fisiológicos valores de SpO_2 variando de 70 a 80% nos primeiros 10 minutos de vida, e que a SpO_2 aumentará gradativamente nesse espaço de tempo.[8] Todavia, recomenda-se adotar os seguintes limites-alvo de SpO_2 para o RN muito prematuro: 70 a 75% aos 3 minutos; 80 a 85% aos 5 minutos; e 85 a 95% no 10º minuto de vida.[10]

Os radicais livres são fundamentais para reações e processos celulares fisiológicos. A toxicidade do O_2, todavia, está associada ao desenvolvimento de espécies reativas de oxigênio (radicais livres de O_2); entre elas, um potente oxidante (radical hidroxila-OH), capaz de danificar tecidos ao reagir com lipídeos, proteínas, DNA, aminoácidos e várias outras moléculas. O desequilíbrio entre produção de substâncias oxidantes e as defesas antioxidantes chama-se estresse oxidativo. No período neonatal, o estresse oxidativo acontece por diminuição de antioxidantes, por aumento de radicais livres ou por ambos. A deficiência de antioxidantes corresponde a uma parte dos fatores envolvidos no estresse oxidativo neonatal; porém, o aumento da produção de radicais livres pode ser o principal fator desencadeante. O nascimento prematuro implica maior despreparo do neonato à hiperóxia extrauterina, tornando o RN mais propenso aos danos por oxidação. Radicais livres de O_2 secundários à hiperóxia têm sido associados às lesões encontradas nos pulmões, no sistema nervoso central (SNC), na retina e nos glóbulos vermelhos e a outros danos generalizados em tecidos durante e após o período neonatal.[11,12]

5. **De que maneira o O_2 é armazenado e distribuído?**

O O_2 é classificado como gás medicinal e atende às normas internacionais de classificação. Sua fabricação e fornecimento, no Brasil, são regulados pela Anvisa mediante duas resoluções publicadas em 1º de outubro de 2008 – a RDC 69 quanto às "boas práticas de fabricação de gases medicinais", e a RDC 70 sobre "a lista de gases medicinais de uso consagrado e de baixo risco sujeitos à notificação e aos procedimentos para a notificação". A instalação de centrais de suprimento de gases medicinais com cilindros e tubulações em estabelecimentos para atendimento em saúde no Brasil é de responsabilidade da ABNT.[13] Para atender à demanda mundial por segurança e qualidade na oxigenoterapia, a Organização Mundial da Saúde (OMS) e o Fundo das Nações Unidas para a Infância (Unicef) publicaram, em 2019, um manual contendo orientações técnicas e detalhes quanto à seleção, aquisição e manutenção desses produtos.[14]

Os medidores de vazão modelo Thorpe, com vazão de 0 até 15 L/min, parecem ser os mais utilizados, servem para conectar às saídas de cilindros e tubulações ao RN por meio de extensores próprios para o O_2 e o ar comprimido. Os medidores Thorpe têm uma válvula para controle da vazão do gás, um tubo transparente vertical com a escala de leitura do fluxo, um flutuador esférico que desliza para indicar o fluxo de gás e uma porta de saída para conexão com o paciente. A leitura do fluxo de O_2 é feita pela localização do centro da esfera na escala; caso o flutuador seja em forma cilíndrica, a leitura do fluxo corresponde ao topo do cilindro flutuador na escala. Medidores de vazão com flutuador sempre devem ser mantidos em posição vertical para precisão de fluxo e de leitura. Medidores de vazão "de precisão" são muito usados na oxigenoterapia do RN porque apresentam graduações de fluxo variando de 20 a 30 mL/min.[14]

6. **Quais são os métodos de oxigenoterapia não invasiva recomendados para o RN e quais são os critérios que determinam a sua escolha?**

   A seleção do equipamento de oxigenoterapia não invasiva considera as características gerais, a tolerância ao método e as necessidades terapêuticas do neonato. A escolha recai sobre equipamentos proporcionais ao tamanho, ao fluxo (L/min) para assegurar a FiO_2 terapêutica, ao menor risco, à duração do tratamento e ao conforto e mobilidade do RN.[14]

   A oferta não invasiva de O_2 suplementar ao RN costuma recair sobre os seguintes métodos: oxigenoterapia por "prongas" nasais (cerca de 10 mm de comprimento e 1 mm de diâmetro), que aproveita a nasofaringe como reservatório para misturar o fluxo de O_2 ofertado ao ar inspirado; e a oxigenoterapia por *head box*[14] ou *oxigen hood*; sendo a oxigenoterapia com prongas nasais subdividida em duas modalidades em função do fluxo ofertado e da sua indicação, uma denominada de baixo fluxo e a outra de alto fluxo.[15] A oxigenoterapia por incubadora está caindo em desuso por imprecisão e demasiada oscilação na FiO_2.[7]

   A oxigenoterapia de baixo fluxo por pronga nasal é uma alternativa para o RN que se mostra estável, recuperou a atividade respiratória após ventilação assistida, cuja necessidade de FiO_2 não ultrapassa 30%. Nessa modalidade, a estabilidade da FiO_2 é prejudicada pela respiração irregular, pela menor umidificação e aquecimento e porque a pronga nasal oclui parte das narinas; por isso, seu tamanho ocupará até 50% do diâmetro nasal e sua fixação sobre o lábio superior evitará oclusão das narinas. O fluxo indicado para RN é < 2 L/min., os medidores de baixa vazão são os que conferem segurança no ajuste de menor vazão de O_2.[7,15]

   A oxigenoterapia de alto fluxo por pronga nasal, em virtude do volume-minuto elevado, cria pressão positiva instável nas vias aéreas. Por isso, ela é comparada à ventilação não invasiva por pressão positiva contínua nas vias aéreas (*Continuous Positive Airway Pressure* - CPAP) por pronga nasal e considerada suporte respiratório não invasivo intermediário entre o CPAP nasal e o baixo fluxo. Com o fluxo de 2 L/kg/min, a pressão distensora positiva poderá atingir 4 a 8 cmH$_2$O. Ela, então, demanda umidificação e aquecimento para favorecer a depuração mucociliar das secreções e manter a capacidade residual funcional, reduzindo o esforço respiratório.[7,15,16] Uma ferramenta digital elaborada para calcular a FiO$_2$ na oxigenoterapia de baixo fluxo, *Low Flow Oxygen FiO2 Calculator*, está disponível no endereço: http://www.adhb.govt.nz/newborn/Guidelines/Respiratory/Oxygen/ActualO2.htm.

A oxigenoterapia por capota, ou também conhecida como "campânula", consegue, mediante um dispositivo fabricado em plástico transparente, envolver a cabeça do RN e formar uma micro atmosfera em que a FiO$_2$ desse ambiente poderá ser ajustada mediante mistura com fluxo de ar comprimido (Ar) para valores > 21% e < 100% na fase inspiratória. Dispensa dispositivos que invadem as vias aéreas e oferece maior estabilidade para a FiO$_2$. Produzida em diferentes formas, a maioria delas circular, seu tamanho será diretamente proporcional ao porte do RN e terá como critério de escolha o menor tamanho compatível com o bebê: tamanho pequeno para RN < 1.000 g, médio para RN com 1.000 até 3.600 g e grande para RN > 3.600 g. Apesar das vantagens, a FiO$_2$ terapêutica pode não ser homogênea em todos os pontos do capacete, e a concentração de O$_2$ deverá ser avaliada constantemente por um analisador de O$_2$ colocado próximo das narinas do RN. Fluxos elevados da mistura e fluxo de O$_2$ elevado reduzem a umidade relativa dentro do capacete, para conferir conforto ao RN e preservar a integridade das vias aéreas, a mistura de gases precisa ser umidificada e aquecida para preservar a temperatura da região cefálica, antes de entrar na capota.[7,16,17]

Observe a Figura 25.1. Ela esquematiza a disposição dos equipamentos para obter a mistura de O$_2$ e Ar, a umidificação, o aquecimento e o posicionamento do RN no interior da capota. Um distribuidor de fluxo, localizado dentro da capota, distribui o fluxo da mistura (Ar e O$_2$) para impedir que ele incida diretamente sobre a cabeça e, no lado oposto, há uma abertura para acomodar o pescoço do RN. Outra possível desvantagem seria a retenção do CO$_2$ exalado quando o volume-minuto da mistura for insuficiente, a vedação for excessiva na abertura cervical e nos orifícios de segurança, por dobras nas tubulações e desconexão acidentais das conexões no trajeto da fonte dos fluxos até o aquecedor umidificado e dele até a capota.[7,16,17]

7. **Como saber se o volume-minuto da mistura é suficiente para remover o CO$_2$ exalado pelo RN de dentro da capota?**

Existe uma relação entre o peso do RN e a produção de CO$_2$ durante a expiração. Para evitar retenção de CO$_2$, o fluxo total dentro da capota deverá ser de 2 a 3 L/kg/min para garantir a remoção do CO$_2$ expelido pelo RN, além de manter as aberturas necessárias.[10]

Exemplo: um RN com 2 kg (2.000 g) de peso (P) necessitará no mínimo um fluxo total de 4 L/min (P × nºL/min → 2 × 2) até o máximo de 8 L/min. Lembrando que a observação atenta e a antecipação dos riscos pela enfermagem são primordiais em qualquer tipo de oxigenoterapia; aumento da FR com SpO$_2$ adequada e depressão sensorial inexplicada podem sinalizar que o RN está exposto à retenção do CO$_2$ exalado; o esmagamento das tubulações e as desconexões acontecem inesperadamente.

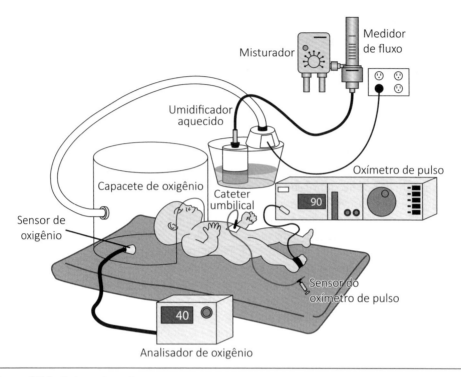

Figura 25.1. Oxigenoterapia por capacete.
Fonte: Sinkin RA. 2017.[7]

8. **Como a FiO$_2$ pode ser regulada durante a oxigenoterapia por capota?**

   A FiO$_2$ em um capacete requer a mistura de fluxo de O$_2$ e de Ar comprimido. A melhor maneira de obter essa mistura e atender à FiO$_2$ desejada é recorrer ao Blender, que nada mais é do que um misturador de gases controlado. Mesmo assim, a estabilidade da fração de O$_2$ e de Ar continuará e a remoção do CO$_2$ continuará na dependência da velocidade do fluxo, da atividade respiratória do RN, do tamanho do capacete e do espaço livre em suas aberturas. Ele foi desenvolvido para fracionar a mistura de O$_2$ e Ar de tal modo que seja possível regular a FiO$_2$ de 0,21 até 1,0 (21 a 100%). Dois tubos flexíveis conectam as redes de O$_2$ e de Ar a ele e um comando regula a FiO$_2$.[3,7]

9. **Como estimar os fluxos de O$_2$ e de Ar comprimido para atender à FiO$_2$ terapêutica na ausência do Blender?**

   Por se tratar de uma mistura de fluxo de O$_2$ (FlO$_2$) com um fluxo de ar (FlAr), o fluxo total (Ftotal) será (FlO$_2$ + FlAr).

   Sabe-se que o fluxo total na capota deverá ser de 2 a 3 L/kg/min[10]; isto é:

   $$Ftotal = peso\ kg\ RN(P) \times 2L/min \rightarrow Ftotal = P \times 4L/min$$

   $$Ftotal = (FlO_2 + FlAr) \rightarrow FlO_2 = Ftotal - Fl\ r \rightarrow FlAr = Ftotal - FlO_2$$

   A fórmula[16,18] recomendada para estimar o fluxo de O$_2$ e de Ar é a descrita a seguir:

   $$FiO_2 - [(FlO_2 \times 1.00) + FlAr \times 0,21)] \div (FlO_2 + FlAr)$$

Exemplo: Assumindo uma FiO_2 30% e um FI total de 4 L/min para um RN com P = 2 kg, o FIAr = 4 - FIO_2. Inicia-se por substituir os valores conhecidos para resolver a equação:

$$30 = [(FIO_2 \times 100) + (4 - FIO_2) \times 21)] \div 4 \text{ ou seja, } 120 = 100FIO_2 + 84 - 21 FIO_2$$
$$100FIO_2 - 21FIO_2 = 120 - 84 \rightarrow 79FIO_2 = 36 \rightarrow FIO_2 = 36 \div 79 \rightarrow FIO_2 \approx 0,36 \text{ L/min.}$$

Sendo FItotal = FIAr + FIO_2; FIAr = FItotal - FIO_2, então FIAr≈3,64 L/min.

10. **Qual a finalidade do oxímetro de pulso, como ele funciona e quais são os cuidados necessários para a oximetria em RN?**

    A oximetria, ou saturometria, é um recurso tecnológico essencial ao cuidado do RN na adaptação ao nascimento e durante a oxigenoterapia; além de seu caráter não invasivo, permite que todos profissionais da assistência neonatal exerçam, segundo suas competências, controle sobre os efeitos da oferta de O_2, tendo como referência limites predeterminados e seguros de SpO_2.

    O oxímetro de pulso, ou saturômetro de oxigênio, é um dispositivo eletrônico de pequeno porte, de fácil transporte e manipulação, desenvolvido para monitorar a quantidade de O_2 transportada nos glóbulos vermelhos; ele depende do fluxo sanguíneo pulsátil para obter precisão na leitura da saturação de O_2. Aparelhos adequados ao RN têm um dispositivo/manguito sensor, sem necessidade de aquecimento, para conectar o bebê ao corpo do aparelho. O manguito tem dois diodos, um deles emissor de luz (LED) vermelha e infravermelha e o outro fotodetector; eles devem ser colocados em posição oposta no local selecionado para a oximetria. O fotodetector identifica a quantidade de luz absorvida pelas hemoglobinas funcionais: oxiemoglobina saturada de O_2 que absorve mais luz infravermelha que a desoxiemoglobina, não saturada de O_2. O fotodetector envia a leitura ao aparelho que a decodifica e os compara com os limites de alarme pré-estabelecidos de SpO_2 e FC.[19,20]

    A oximetria de pulso apresenta limitações: diferença de até 2 desvios-padrão entre a leitura da SpO_2 e da PaO_2; discrepância entre os limites inferiores da SpO_2 e da SaO_2, a SaO_2 fica até 10 pontos abaixo da leitura da SpO_2; tempo médio de leitura comprometido e leitura imediata errática aumentam o tempo de ajuste do aparelho. Com relação à correspondência entre a PaO_2 e SpO_2, valores variando de 60 até 90 mmHg de PaO_2 correspondem a uma $SpaO_2$ de 94 a 98%; e 1 até 2% na variação da SpO_2 significa que a PaO_2 variou de 6 até 12 mmHg.[21,22]

11. **Com relação à oxigenoterapia não invasiva no período neonatal, quais os aspectos que devem ser destacados?[20-23]**
    - Prevenir a obstrução das vias aéreas do RN quando em decúbito dorsal, alinhando a cabeça sem flexionar ou estender o pescoço, lembrando sobre a hipotonia muscular na porção superior da faringe;
    - Revisar o alinhamento anatômico da cabeça e do pescoço após procedimentos, durante a manipulação pode-se flexionar o pescoço do RN, obstruindo a faringe, predispondo à apneia, especialmente nos prematuros moderados a extremo;
    - Manter as narinas pérvias, secreções nasais pela presença de prongas traumáticas podem predispor a produção de muco excessivo, edema e obstrução nasal, acarretando má oxigenação tecidual, predispondo à apneia pela incapacidade de alternar

respiração nasal para oral. Dispositivos como a pronga nasal, se mal adaptados, tendem ao obstruir as narinas e comprometem a inspiração e a eliminação de CO_2 na expiração;

- Avaliar a frequência respiratória, sistematicamente para rastrear manifestações de imaturidade respiratória: respiração periódica (padrão regular intercalado com pausas em ao menos três ciclos da respiração); pausas respiratórias (> 3 s até 10 s); apneias (a respiração cessa de 15 a 20 s, com ou sem desaceleração cardíaca, bradicardia e/ou cianose);
- Umidificar e aquecer o O_2 ofertado, de modo simultâneo e contínuo a temperatura da mistura (O_2 e Ar) em oxigenoterapia por capota. A temperatura ideal corresponde àquela que proporciona neutralidade térmica ao RN em incubadora;
- Administrar os gases (Ar e O_2) preferencialmente com o misturador Blender evita que a FiO_2 se desestabilize por flutuações da mistura de gases a partir da fonte, mantém a $SatO_2$ nos limites de segurança;
- Verificar a FiO_2 pelo menos a cada hora, ajustar a FiO_2 de acordo com a meta de $SatO_2$ estabelecida, monitorar o fluxo de O_2 e se houver, o de Ar;
- Instalar oximetria de pulso contínua para fins de seguimento da $SatO_2$, manter os ajustes de alarme em limites de segurança predefinidos;
- Administrar O_2 complementar apenas em situações emergenciais tendo como limite a quantidade suficiente para abolir a cianose;
- Com relação à oximetria de pulso recomenda-se:
  - Posicionar o diodo emissor e o fotodetector em posição oposta, sem garrotear e comprometer a circulação sanguínea local.
  - Selecionar o local para que não ocorra leitura da pressão arterial e inserção de cateteres arteriais de demora, ambos alteram o fluxo sanguíneo pulsátil.
  - Reposicionar o sensor a cada 3 a 4 horas para garantir leitura precisa; evitar redução do fluxo sanguíneo local e prevenir necrose secundária à isquemia.

Referências

1. Golombek SG, Palloto EK, Truog WE. Princípios do manejo dos problemas respiratórios. In: MacDonald M, Seishia MM. Avery neonatologia, fisiopatologia e tratamento do recém-nascido. 7. ed. Rio de Janeiro: Guanabara Koogan; 2018. p. 457-80.
2. Vento M. Oxygen supplementation in the neonatal period: changing the paradigm. Neonatology. 2014 May;105:323-31. DOI: 10.1159/000360646.
3. Mittal K, Jain A, Bansal T, Kumar P, Mittal A. Oxygen therapy. J Pediatr Crit Care. 2018 Jul-Aug;5(4):60-8. DOI: 10.21304/2018.0504.00413.
4. Saugstad OD, Oei JL, Lakshminrusimha S, Vento M. Oxygen therapy of the newborn from molecular understanding to clinical practice. Pediatric Research. 2019 Jan; 85:20-9. DOI: 10.1038/s41390-018-0176-8.
5. Frey UP, Latzin P. Breathing function in newborn babies. In: Maynard RL, Pearce SJ, Nemery B, Wagner PD, Cooper BG. Cotes' lung function. 7. ed. John Oxford: Wiley & Sons Ltd; 2020. p:423-34. DOI: 10.1002/9781118597309. Disponível em: https://onlinelibrary.wiley.com/doi/book/10.1002/9781118597309.
6. Bobson NR, Thompson MW, Hunt DE. Controle da respiração, maturação e distúrbios clínicos associados. In: MacDonald M. Seishia MM. Avery neonatologia, fisiopatologia e tratamento do recém-nascido. 7. ed. Rio de Janeiro: Guanabara Koogan; 2018. p. 409-20.

7. Sinkin RA, Robert A, American Academy of Pediatrics, Chisholm CA, University of Virginia. Series: PCEP, Book III, Neonatal care. 3 ed. Elk Grove Village, IL: American Academy of Pediatrics. 2017. eBook.
8. Hermansen CL. Mahajan A. Newborn respiratory distress. Am Fam Physician. 2015 Dez;92(11):994-1002.
9. Ringer AS. Resuscitation in the delivery room. In: Eichenwald EC. Hansen AR. Martin C. Stark AR. Cloherty and Stark's manual of neonatal care. 8. ed. Wolters Kluwer Health; 2017. eBook.
10. World Health Organization. Oxygen therapy for children: a manual for health workers. WHO Library Cataloguing-in-Publication; 2016. Disponível em: https://apps.who.int/iris/bitstream/handle/10665/204584/9789241549554_eng.pdf;sequence=1.
11. Perrone S, Bracciali C, Di Virgilio N, Buonocore G. Oxygen use in neonatal care: a two-edged sword. Front Pediatr. 2017 Jan;4:143. DOI: 10.3389/fped.2016.00143.
12. Lara-Cantón I, Solaz A, Parra-Llorca A, García-Robles A, Millán I, Torres-Cuevas I, Vento M. Oxygen supplementation during preterm stabilization and the relevance of the first 5min after birth. Front Pediatr. 2020; Jan;8:12. DOI: 10.3389/fped.2020.00012.
13. MINISTÉRIO DA SAÚDE (BR), Agência Nacional de Vigilância Sanitária. Anvisa esclarece, medicamentos, 2677-gases medicinais. Disponível em: http://portal.anvisa.gov.br/anvisa-esclarece?p_p_id=baseconhecimentoportlet_WAR_baseconhecimentoportlet&p_p_lifecycle=0&p_p_state=normal&p_p_mode=view&p_p_col_id=column-2&p_p_col_pos=1&p_p_col_count=2&_baseconhecimentoportlet_WAR_baseconhecimentoportlet_assuntoId=13&_baseconhecimentoportlet_WAR_baseconhecimentoportlet_conteudoId=2485&_baseconhecimentoportlet_WAR_baseconhecimentoportlet_view=detalhamentos.
14. World Health Organization (WHO), United Nations Children's Fund (UNICEF). WHO-UNICEF technical specifications and guidance for oxygen therapy devices. Geneva: WHO and UNICEF (UNICEF), 2019. Disponível em: https://www.who.int/medical_devices/publications/tech_specs_oxygen_therapy_devices/en/.
15. The Royal Childre's Hospital Melbourne. Clinical guideline (Nursing). Oxygen delivery [Internet]. Melbourne; 2017 [citado 2020 jul 13]. Disponível em: https://www.rch.org.au/rchcpg/hospital_clinical_guideline_index/Oxygen_delivery/.
16. The Royal Childre's Hospital Melbourne. Clinical guideline (Nursing). High flow nasal prong (HFNP) therapy [Internet]. Melbourne; 2017 [citado 2020 jul 15]. Disponível em: https://www.rch.org.au/rchcpg/hospital_clinical_guideline_index/High_flow_nasal_prong_(HFNP)_therapy/.
17. Melo MAS, Ferreira MA, Silva VP, Reis JRG. O uso do hood na UTI-Neonatal: é considerada uma terapia segura? Revista Mineira de Ciências da Saúde. 2012 Out;(4);1-8.
18. Fundação Educacional de CARATINGA – FUNEC, Soares, DFG, Ferreira RC, Botelho PCS, Ribeiro MCB, Cruz KG, Goulart SCA, et al. Protocolos da assistência fisioterápica neonatal do CASU. Caratinga:FUNEC; 2018. Disponível em: http://bibliotecadigital.unec.edu.br/ojs/index.php/protocoloscasu/article/viewFile/536/657.
19. Cummings JJ, Polin RA, AAP Committee on fetus and newborn. Oxygen targeting in extremely low birth weight infants. Pediatrics. 2016 Ago; 138 (2). e20161576. DOI: https://doi.org/10.1542/peds.2016-1576.
20. The Royal Childre's Hospital Melbourne. Clinical Guidelines (Nursing): oxygen saturation SpO2 level targeting in neonates [Internet]. Melbourne; 2017 [citado 2020 jul 20]. Disponível em: https://www.rch.org.au/rchcpg/hospital_clinical_guideline_index/Oxygen_Saturation_SpO2_Level_Targeting_Premature_Neonates/#:~:text=Oxygen%20saturations%20should%20be%20targeted,both%20preterm%20and%20term%20neonates.
21. Wackernagel D, Blennow M, Hellström A. Accuracy of pulse oximetry in preterm and term infants is insufficient to determine arterial oxygen saturation and tension. Acta Paediatrica. 2020 Fev;00:1-7. DOI: https://doi.org/10.1111/apa.15225.
22. Askie LM, Darlow BA, Finer N, Schmidt B. Association between oxygen saturation targeting and death or disability in extremely preterm infants in the neonatal oxygenation prospective meta-analysis collaboration. JAMA. 2018 Jun;319(21):2190-201. DOI: 10.1001/jama.2018.5725.
23. Tajkia G, Shirin M, Hossain MM, Mamun MAA. Accuracy of SpO2 measurements by placing probes on newborns' wrist and ankle. Bangladesh Med Res Counc Bull 2019; 45:191-196.

Ventilação Mecânica

26

Alessandra Vaccari
Silvani Herber
Fernanda Araujo Rodrigues

1. **Quais são as causas mais comuns de falência respiratória em recém-nascidos (RN)?**[1-3]

   Falência respiratória é a incapacidade dos pulmões em manter a ventilação naturalmente. Suas principais causas são:
   - Problemas neurológicos (apneia da prematuridade, hemorragia intraventricular, anormalidades congênitas neurológicas, depressão respiratória por medicações);
   - Mau desempenho das funções pulmonares (imaturidade pulmonar, infecções ou pneumonia, edema pulmonar, lesão pulmonar decorrente de asfixia, síndrome de aspiração de mecônio, malformações congênitas que limitem o crescimento dos pulmões);
   - Comprometimento cardiovascular (cardiopatias congênitas, hipertensão pulmonar persistente, persistência do ducto arterioso, policitemia);
   - Obstrução das vias respiratórias (atresia de coanas, síndrome de Pierre-Robin, outras malformações congênitas);
   - Problemas metabólicos (hipoglicemia, hipotermia, acidose metabólica).

2. **Quais são as estratégias ventilatórias utilizadas em neonatologia?**

   Em neonatologia, podemos dividir as estratégias ventilatórias em dois grandes grupos:
   1. **Ventilação Mecânica Não Invasiva (VNI):** realizada através de pronga ou máscara nasal;
   2. **Ventilação Mecânica Invasiva (VMI):** realizada com a necessidade da intubação do RN.

   Entretanto, em cada um desses grandes grupos, existem tipos e modos ventilatórios diferentes. Nos Quadros 26.1 e 26.2 estão as principais informações sobre as estratégias ventilatórias utilizadas em neonatologia.[1-5]

Quadro 26.1. Principais modos ventilatórios não invasivos em neonatologia[1-5]

Ventilação Mecânica Não Invasiva (VNI)

Modos/Tipos	Características	Indicações	Vantagens	Desvantagens
CPAP (*Continuous Positive Airway Pressure*): pressão positiva contínua em vias aéreas	É um fluxo contínuo de gás (mistura de oxigênio e ar comprimido na fração de oxigênio desejada (FiO_2)), aquecido e umidificado, que circula através das vias respiratórias do neonato, tipicamente com uma pressão média de via aérea (MAP) de 3 a 8 cmH_2O (em geral, a MAP é em torno de 5 cmH_2O), mantendo o volume pulmonar expiratório final elevado enquanto o RN respira espontaneamente. Pode ser realizado com máscara, pronga e tubo endotraqueal (entretanto, esse último é desaconselhável durante muito tempo pelo aumento do trabalho respiratório gerado pela alta resistência do tubo).			• Não melhora a ventilação; • Suporte inadequado diante de alterações intensas da complacência e resistência pulmonar; • Tecnicamente difícil manter a pronga e máscara em neonatos maiores e ativos; • O ar deglutido pode elevar o diafragma e gerar distensão gástrica, muitas vezes necessita ser retirado com a sonda gástrica aberta em frasco; • Possibilidade de hipoxemia transitória; • Possibilidade de lesões de pele nasal e/ou facial, podendo evoluir até uma necrose; • Ressecamento nasal e oral; • Retirada acidental do dispositivo.
Ventilação mecânica controlada	É um suporte respiratório total, o RN não necessita realizar nenhum esforço. Nos ventiladores para VNI, é a ventilação identificada como ciclada a tempo, indicada para aqueles RN com comando respiratório central respiratório ineficaz. Esses ventiladores possuem um ajuste para o tempo em que a pressão definida será alcançada: se curto, o aumento será rápido; se mais longo, o aumento será progressivo, sendo mais confortável para o neonato.	• Após extubação recente; • Tratamento precoce em RN com dificuldade respiratória mínima e necessidades baixas de O_2; • Episódios de apneia moderadamente frequentes; • Desmame de neonatos com dependência crônica do respirador.	• É a VM menos invasiva e causa menos barotrauma; • Aumenta a ventilação alveolar sem a necessidade de uma via invasiva; • Previne e trata atelectasias; • Reduz episódios de apneia obstrutiva.	
Ventilação assistida-controlada	É quando se determina um número de ciclos respiratórios a ser ofertado na ausência do esforço do paciente. Como o ventilador "atrasa" seu ciclo quando o paciente apresenta um esforço respiratório, esse modo é dito **sincronizado**, indicado pela sigla: SIMV, nos equipamentos comuns ou S/T (*spontaneous/timed*) nos ventiladores específicos para VNI.			
Ventilação Assistida Espontânea	É mais conhecida como ventilação com **suporte de pressão** (PSV). O esforço inspiratório do paciente "dispara" o respirador, que lhe oferta a pressão determinada. É importante que o equipamento para VNI tenha uma frequência respiratória mínima ajustável, para casos de pausa respiratória, ou seja *back up* no caso de ocorrer a apneia no paciente.			

Quadro 26.2. Principais modos ventilatórios invasivos em neonatologia[1-5]

Ventilação Mecânica (VM)

Modos/tipos	Características gerais	Indicações	Vantagens	Desvantagens
Ventilação mandatória intermitente (VMI)	Um fluxo contínuo de gás (mistura de ar comprimido e O_2) aquecido e umidificado circula através das vias respiratórias do RN. Na **VMI** ou **convencional**, são determinados a pressão de pico inspiratório (PIP), a pressão expiratória final positiva (PEEP) e o ciclo respiratório (frequência entre a inspiração e a expiração).	• Apneia persistente que não responde adequadamente a tratamentos clínicos e/ou farmacológicos; • Ventilação mecânica não-invasiva por pressão positiva = CPAP > 8 mmH$_2$O com concentração de oxigênio de > 80%; • Falência respiratória (PaCO$_2$ > 55 mmHg, PaO$_2$ < 50 mmHg); • Comprometimento das funções pulmonares (pneumonia, aspiração de mecônio, síndrome de angústia respiratória, pneumotórax, hipertensão pulmonar persistente); • Defeitos congênitos anatômicos (hérnia diafragmática, hipoplasia pulmonar); • Problemas neurológicos com alteração do funcionamento do centro respiratório.	Sistema relativamente simples e barato.	Por não ser sincronizado com o RN, pode ser desconfortável e mantê-lo agitado; exige um trabalho mais acentuado da respiração, aumentando a necessidade de oxigênio e o metabolismo. O volume corrente é inconsistente e a pressão e o fluxo são irregulares, afetando a troca gasosa; podem ocorrer pneumotórax e alterações na perfusão cerebral.
Ventilação pulmonar mecânica controlada (VMC)				

Continua

Continuação

Ventilação Mecânica (VM)

Modos/tipos		Características gerais	Indicações	Vantagens	Desvantagens
Ventilação disparada pelo paciente	Ventilação mandatória intermitente sincronizada (SIMV)	Possuem transdutores que identificam a mudanças de fluxo nas vias aéreas superiores ou pressão, movimentos abdominais ou impedância torácica; sendo possível a sincronia entre a frequência respiratória do ventilador e o esforço do RN. Ou seja, o esforço respiratório do bebê que irá disparar o equipamento.	Se disponíveis, são os modos preferíveis para RN que estão respirando espontaneamente na VMI. A SIMV é especialmente indicada para RN com baixo peso a nascer.	Esse sistema evita que o paciente tenha de competir com a frequência respiratória preestabelecida do equipamento e isso reduz a necessidade de sedativos e auxilia no desmame da VMI.	Equipamento fornece uma incursão indevida em reposta a sinais artificiais; Deixa de disparar as incursões por problemas nos sensores.
	Ventilação assistida/ controlada (A/C)	As ventilações mecânicas são iniciadas pelo paciente (assistidas) ou pelo aparelho de ventilação mecânicas (controladas).			
	Ventilação com suporte de pressão (PS)	As respirações espontâneas são minimamente suportas por uma pressão inspiratória assistida acima da linha base de pressão.			
Ventilação adaptada ao paciente	Ventilação controlada à pressão (PC)	As incursões respiratórias são liberadas com um pico de pressão inspiratória preestabelecido, mas com um Ti fixo e fluxo inspiratório variável.	São modos ventilatórios mais recentes e muitos são híbridos com outros modos. A maioria ainda está em estudo para a população neonatal.	Fluxo variável capaz de encontrar a demanda do paciente. Rápido enchimento alveolar.	O volume corrente liberado é variável e depende da mecânica pulmonar do RN; ainda, com poucos dados sobre sua utilização em neonatologia.

Continua

Continuação

Ventilação Mecânica (VM)

Modos/tipos	Características gerais	Indicações	Vantagens	Desvantagens
Ventilação controlada à volume	A fase inspiratória termina quando um volume de gás predeterminado é liberado pelo paciente.		Possibilidade da redução de barotrauma. Pode ser combinado com outras estratégias ventilatórias para auxiliar no desmame.	Em RN pequenos, pode haver uma dificuldade maior em ocorrer o disparo da incursão, dificultando a manutenção do volume corrente, aumentando a frequência dos alarmes e o limite do fluxo poderá resultar em Ti inadequada.
Ventilação com pressão regulada e volume controlado (PRVC)	O VC e a frequência das ventilações são preestabelecidos.	São modos ventilatórios mais recentes e muitos são híbridos com outros modos. A maioria ainda está em estudo para a população neonatal.	Redução do trabalho respiratório. Melhor distribuição do gás. Existe uma resposta imediata à estratégia.	Não há dados suficientes na literatura sobre essa estratégia no período neonatal.
Ventilação com volume garantido (VG)	Libera uma ventilação limitada à pressão com um volume fixo.		O ventilador com volume garantido tem sido o mais utilizado, pois realiza um ajuste automático para a complacência pulmonar. E realiza uma compensação para o escape pela cânula endotraqueal.	
Ventilação adaptada ao paciente Ventilação assistida proporcional (VAP)	Baseia-se no uso combinado das forças elásticas e resistivas da musculatura respiratória, ou seja, o suporte ventilatório é proporcional ao esforço do RN.			É uma estratégia de desmame, se o RN precisar o aumento do suporte, trocar por outro modo ventilatório.

Continua

Continuação

Ventilação Mecânica (VM)

Modos/tipos		Características gerais	Indicações	Vantagens	Desvantagens
Ventilação adaptada ao paciente	Ventilação assistida ajustada neuralmente (NAVA)	O momento e a magnitude da pressão liberada para o paciente são controlados pela atividade elétrica do diafragma do RN.	São modos ventilatórios mais recentes e muitos são híbridos com outros modos. A maioria ainda está em estudo para a população neonatal.	É mais sincrônico que a ventilação convencional por pressão de suporte. Também libera pressões médias em vias aéreas menores para a mesma ventilação e esforço muscular respiratório.	Equipe treinada para a instalação e manutenção do dispositivo.
Ventilação mecânica de alta frequência (VAF)	Oscilador de alta frequência (VAFO) Interruptor de alta frequência (VAHFI)	É um importante recurso adicional, não é a primeira escolha em neonatologia. Fornecem **frequências altíssimas** (300 a 1500 incursões/minuto, 5-25 Hz, onde 1 Hz é igual à 60 incursões/minuto) com volumes correntes iguais ou menores que o espaço morto anatômico. O objetivo desse modo é aplicar uma pressão distensora contínua para manter o volume pulmonar elevado, volumes coerentes pequenos se sobrepõem a rápida frequência. A respiração do paciente é passiva, isto é, depende do ressalto da parede torácica e dos pulmões. O mecanismo das trocas gasosas ainda carece de mais estudos.			
	Respirador a jato de alta frequência (VAFJ)		Tratamento de resgate para neonatos refratários a VM convencional.	Diminuição do barotrauma pela pressão pequena da amplitude; Favorece trocas gasosas quando a VM convencional não funciona; Permite a utilização da pressão média nas vias respiratórias (MAP) alta para obter recrutamento alveolar, resultando a melhora na igualdade ventilação-perfusão.	São respiradores mais caros e complexos para sua utilização e assistência de enfermagem ao RN, pois interromper a VAF pode prejudicar a sua eficiência; Ainda não há evidência sobre as diferenças entre os tipos de VAF e sua utilização em neonatologia.

3. **Quais são os significados dos parâmetros envolvidos nas estratégias ventilatórias?**[1]
   – **Pressão positiva no final da expiração (PEEP):** pressão de distensão contínua; a pressão é preestabelecida e mantida nos pulmões durante a expiração, prevenindo colapso dos alvéolos ao final da expiração. O colapso alveolar é comum no paciente neonatal devido ao menor número e tamanho dos alvéolos. Valores indicados: 4 a 7 cmH$_2$O.
   – **Pressão inspiratória de pico ou máxima (PIP):** esse parâmetro reflete a pressão positiva máxima que chega ao paciente durante a inspiração, que infla os pulmões, controlando o volume corrente (no neonato, deve estar entre 4 e 6 mL/kg). Parâmetros indicados: 15 a 25 cmH$_2$O.
   – **Pressão média das vias respiratórias (MAP):** é a pressão média aplicada aos pulmões durante o ciclo respiratório. As mudanças que se fazem nos parâmetros do ventilador afetam a pressão média das vias respiratórias. Esse parâmetro é influenciado pelo fluxo, PIP e a PEEP.
   – **Frequência:** reflete a frequência com que o fluxo de mistura gasosa será enviado ao paciente através do ventilador; ou seja, o número de ciclos inspiratórios e expiratórios.
   – **Tempo inspiratório (Ti):** o tempo de que o ventilador dispõe para a inspiração, a quantidade de fluxo que segue para os pulmões, em um período definido, controla o volume corrente. Recomenda-se um Ti de 0,3 a 0,4 segundo.
   – **Fluxo:** o fluxo mínimo deve ser 2 a 4 vezes a ventilação minuto do paciente. Recomenda-se um fluxo entre 4 e 10 L/min.
   – **Fração inspirada de oxigênio ou concentração de oxigênio (FIO2):** percentual de oxigênio administrado, variando de 21 (somente ar ambiente) a 100% (somente O$_2$).

   Para a VAF:
   – **Amplitude (AMP):** é a mudança da pressão do ventilador e responsável pela eliminação do CO$_2$. O aumento na resistência nas vias respiratórias afeta a amplitude.
   – **Frequência:** reflete a frequência com que o fluxo da mistura gasosa é enviado para o paciente, sendo a medida feita em hertz (Hz). No neonato, essa medida é mantida entre 10 e 15 Hz, de acordo com o tamanho do paciente.
   – **Pressão média das vias respiratórias (MAP):** medida da pressão aplicada aos pulmões durante o ciclo respiratório. No ventilador de alta frequência, essa pressão oscila ao redor da amplitude e é mantida de maneira relativamente constante durante o ciclo ventilatório. A MAP está diretamente relacionada com a oxigenação do paciente.
   – **Tempo inspiratório (Ti):** normalmente, esse tempo é fixo em 33%. Quando esse parâmetro é aumentado, o volume pulmonar também pode ser levemente aumentado.
   – **Fluxo de frequência:** o aumento no fluxo de frequência pode causar aumento na MAP. Normalmente, esse parâmetro é mantido entre 8 e 10 L/min.

4. **Quais são os objetivos da VM e da VNI em RN?**
   No geral, a VNI tem como objetivo aumentar a ventilação alveolar no neonato que consegue manter a respiração espontânea,[5] resultando na melhora da fadiga muscular, da capacidade residual funcional e das trocas gasosas, com a diminuição das áreas de atelectasias, aliviando o desconforto respiratório e evitando a intubação do paciente.[4] Além, de reduzir a necessidade de oxigênio e o tempo de VM invasiva.[2]

Já a VM é utilizada em neonatologia quando os RN apresentam alterações na sua função respiratória levando à falência. Assim, os objetivos principais da VM são:
1. Manter e atingir a troca gasosa pulmonar adequada;
2. Diminuir as chances de lesão mecânica dos pulmões;
3. Reduzir o esforço respiratório; e
4. Proporcionar maior conforto ao paciente.[1-3]

5. **Quais são as contraindicações para utilizarmos a VNI?**[4,5]
   – Malformação facial (que impeça a utilização do dispositivo da VNI);
   – Obstrução total de vias aéreas superiores, por qualquer motivo;
   – Ausência de reflexo de proteção de via aérea, por qualquer motivo;
   – Hipersecreção respiratória, pois aumenta o risco de obstrução total das vias aéreas superiores;
   – Alto risco de broncoaspiração (vômitos ou hemorragia digestiva alta);
   – Pneumotórax não drenado;
   – Falência orgânica não respiratória: encefalopatia severa, hemorragia digestiva, arritmia cardíaca e instabilidade hemodinâmica (incluindo choque).

6. **Como instalar a VM e a VNI?**
   Embora existam ventiladores/respiradores projetados especificamente para a VNI, a princípio, qualquer ventilador é capaz de realiza-la;[4] entretanto, com os diferentes fabricantes, mudam as opções das estratégias ventilatórias de VM e de VNI.
   Para a instalação, além do equipamento, o Enfermeiro irá necessitar:
   – Circuito/traqueias próprio do ventilador;
   – Conexões adequadas para o circuito;
   – Filtro bacteriológico;
   – Equipamento para umidificação e aquecimento da mistura de gases oferecida (oxigênio e ar comprimido).
   – **Para VNI:**
     ▫ Dispositivo para a VNI (máscara ou pronga), compatível com o ventilador. Sugere-se ter vários tamanhos para medir e verificar qual será o mais adequado para cada RN;
     ▫ Fitas elásticas ou touca para a ancoragem e fixação do dispositivo;
     ▫ Material para proteção da pele do paciente (placas de hidrocoloide).
   – **Para VM:**
     ▫ Tubo orotraqueal (TOT), com conexão adequada para as traqueias do equipamento. Sugere-se ter vários tamanhos disponíveis para a equipe médica;
     ▫ Fitas adesiva cortada para a ancoragem e fixação do TOT;
     ▫ Material para aspiração de vias aéreas inferiores com sistema fechado (*trach care*), se for utilizado na instituição, atentar se as conexões são compatíveis com o circuito.

7. **Quais os principais cuidados de enfermagem com a VNI?**

    É importante que o Enfermeiro reconheça os modos ventilatórios e suas terminologias para garantir os cuidados necessários envolvidos[5]. São muitos os cuidados que devem ser implementados, os quais devem ser discutidos com a equipe multiprofissional.

    Deve-se providenciar proteção da pele a fim de evitar a ocorrência de lesão por pressão, pois poderá ocorrer necrose tecidual em região nasal ou facial. Os dispositivos utilizados em neonatologia para a VNI (máscara nasal, pronga ou cânula nasal), normalmente, são de materiais flexíveis e macios; entretanto, o desenvolvimento de lesão por pressão no local de contato do dispositivo com a pele é a complicação mais comum da VNI, com uma incidência aproximada de 10%.[4]

    A lesão ocorre geralmente pela hipóxia tecidual no local pela pressão e peso do dispositivo sobre a pele frágil do neonato[4]. Para a proteção, recomenda-se:

    - Realizar a proteção do local de contato do dispositivo com a pele, com materiais adesivos (curativos) a base de hidrocoloide,[6] que devem ser trocados sempre que úmidos, sujos ou descolados. Incluem-se nesse cuidado as regiões de pele que podem sofrer o atrito das faixas elásticas de sustentação do dispositivo;
    - Implementar uma rotina diária de rodízio entre tipos de dispositivos[6] e quando essa não for uma possibilidade viável, deve-se realizar a retirada ou afrouxamento do dispositivo para o alívio do local por alguns instantes (para a ocorrência da reperfusão vascular local);
    - Manter uma selagem adequada do dispositivo na pele evitando o aperto excessivo, incluindo a esse cuidado as faixas elásticas que prendem o dispositivo no local;[6]
    - Inspecionar a pele da região nasal e facial, no mínimo, três vezes ao dia/noite, observando sinais iniciais de lesão por pressão.

    A utilização da VNI gera ressecamento e/ou a congestão nas mucosas das vias aéreas, mesmo com equipamentos que possibilitam a umidificação da ventilação,[7] para evitar esse desconforto, principalmente nos RN sedados ou muito pequenos, é recomendado a instilação de soro fisiológico 0,9% em narinas e bocas, em quantidade compatível com a idade gestacional corrigida, no mínimo, de 3 a 4 vezes ao dia/noite.

    É indicada a aspiração das vias aéreas para a desobstrução das vias aéreas pela congestão de secreções, sempre que o Enfermeiro avaliar que seja necessário e, sempre que possível a mistura de gases ofertada deve ser umidificada e aquecida para diminuir os efeitos deletérios sobre as vias aéreas.[5]

    No que tange a distensão gástrica, teoricamente, somente poderá ocorrer com pressões maiores que 25 mmHg. Entretanto, é importante que o Enfermeiro observe os sinais clínicos que a envolvem, como: barulho borbulhante na região epigástrica, palpação de vibração no abdome e aumento da circunferência abdominal abruptamente.[4] Para evitar a ocorrência da distensão ou para diminuí-la, pode ser utilizado uma sonda gástrica aberta em frasco para drenagem do ar do estômago.

    Durante toda a realização do suporte ventilatório ao RN, é essencial a manutenção da monitorização correta do paciente, mantendo a verificação constante da oximetria de pulso; para isso, o Enfermeiro deve assegurar o bom funcionamento do equipamento e atestar que os alarmes estão ligados e calibrados para segurança do paciente e evitar uma hipóxia transitória. A monitorização cardíaca é indicada para neonatos com algum grau de desconforto respiratório.[5]

8. **Quais os principais cuidados de enfermagem com a VM?**[1]

    Os cuidados relacionados com a prevenção de infecções são fundamentais e incluem: lavagem das mãos ao manusear as conexões do circuito e ao realizar qualquer cuidado como a aspiração; e caso seja necessário desconectar o circuito é importante protegê-lo com uma gaze estéril.

    Atentar para ter certeza que os parâmetros do equipamento já foram ajustados conforme a indicação médica, para somente após realizar a conexão do RN ao equipamento. E de hora em hora os parâmetros devem ser checados conforme a prescrição médica para garantir que não houve mudanças acidentais ou falhas no equipamento.

    Em relação ao RN, o Enfermeiro deve: avaliar sempre que necessário os ruídos respiratórios para verificar a eficiência ventilatória e a necessidade de aspiração; verificar a fixação da cânula endotraqueal; avaliar e manejar a dor; realizar a mudança de decúbito do RN a cada 4 a 6 horas, de acordo com a estabilidade do paciente. Em relação ao equipamento: o circuito deve ser mantido livre de condensação de água e não pode estar dobrado; verificar a funcionalidade dos alarmes (nunca podem ser desligados).

9. **Quais os principais cuidados de enfermagem com a VAF?**

    Além de todos os cuidados já citados para a VM, na VAF o Enfermeiro deve atentar para:[1]

    - Monitoramento contínuo dos sinais vitais, incluindo a pressão arterial e monitoramento do balanço hídrico: como o RN estará paralisado há o aumento do edema intersticial, com redução no débito urinário que poderá afetar a hemodinâmica;
    - Em caso de piora no estado clínico do RN, deve ser realizada a aspiração da cânula endotraqueal, em caso de estabilidade pode ser realizada uma aspiração rápida a cada 6 a 8 horas ou conforme avaliação do enfermeiro e/ou do médico para manter a permeabilidade da cânula;
    - Na ausência de sistema de aspiração fechado, a aspiração deve ser realizada brevemente, evitando-se a utilização de ventilação com o reanimador manual; no intervalo de cada passagem do cateter, é preciso reconectar o paciente diretamente ao ventilador, para que não haja interrupção prolongada da ventilação de alta frequência;
    - Mudança do decúbito (levemente lateral direito, esquerdo e supino) alternadamente, de acordo com a tolerância do paciente, de 4 em 4 horas. Auxilia no desconforto e na drenagem do edema intersticial;
    - Mudança da posição do tubo, das traqueias e da cabeça do paciente a cada 8 a 12 horas;
    - Atenção às vibrações torácicas, à simetria e à existência ou não das mesmas: a falta de vibração torácica ou a assimetria dessas vibrações podem indicar necessidade de aspiração endotraqueal, reposicionamento do paciente, problemas com o ventilador ou ocorrência de pneumotórax;
    - Agrupamento dos cuidados, reduzindo a estimulação do ambiente.

10. **Quais são os cuidados gerais com as estratégias ventilatórias?**

    São parâmetros importantes para serem verificados no RN durante as estratégias ventilatórias:[5]

    - Mudança da posição do tubo, das traqueias e da cabeça do paciente a cada 8 a 12 horas;

- Frequência cardíaca;
- Avaliação do conforto e agitação;
- Mensuração da dor;
- Volume corrente (VC) fornecido, no caso da VMNI; e demais parâmetros do caso da VM;
- Fração inspirada de oxigênio (FiO$_2$) fornecido;
- Avaliação da presença de distensão abdominal.

Quanto aos equipamentos, é indicada a troca dos circuitos/traqueias do ventilador/respirador mecânico e a troca do umidificador de acordo com o indicado pelo setor de controle de infecção da instituição, pois dependendo dos materiais e fabricantes utilizados, podem variar os prazos. No caso da utilização de circuitos e máscaras reutilizáveis, após o uso devem ser esterilizadas para um próximo paciente.[4]

Também, é recomendada a utilização de filtro bacteriológico entre o paciente e o ventilador/respirador para que não ocorra a contaminação do equipamento. O filtro protege de danificar o equipamento (ventilador) da umidade proveniente do umidificador.[4]

A superfície externa do equipamento deve ser limpa entre uma vez ao dia e após a sua utilização. Portanto, é importante que se tenha uma rotina definida e implementada quanto aos cuidados voltados às trocas e higienizações dos materiais e equipamentos.[4]

Por último, é de responsabilidade da equipe multiprofissional, portanto também do Enfermeiro, a checagem do funcionamento do equipamento antes da instalação no paciente e durante a realização da terapêutica ventilatória. Deve-se verificar se o circuito não tem furos ou rupturas em sua extensão evitando inadequações na terapêutica; se todas as conexões estão corretas e sem escapes; se o dispositivo (máscara, pronga) está adequado para o tamanho da criança, evitando escapes e lesões de pele; e se os alarmes do equipamento estão funcionando e todos calibrados para a segurança do paciente.

Referências

1. Tamez RN. Enfermagem na UTI Neonatal: Assistência ao Recém-nascido de Alto Risco. 6. Ed. Rio de Janeiro: Guanabara Koogan, 2017.
2. Araújo KJC. Particulariedades da Ventilação Mecânica no Recém-nascido. In: Carvalho W B, Hirschheimer MR, Proença Filho JO, Freddi NA, Troster EJ. Ventilação pulmonar mecânica em pediatria e neonatologia. 3. Ed. São Paulo: Atheneu, 2013. p. 289-312.
3. Eichenwald EC. Ventilação Mecânica. In: Cloherty JP, Eichenwald EC, Stark AR. Manual de Neonatologia. 6. Ed. Rio de Janeiro: Guanabara Koogan, 2010. p.269-79.
4. Silva DCB, Foronda FAK, Troster E. Ventilação não invasiva em pediatria. Jornal de Pediatria 2003;3 (79) Supl 2:S161.
5. Carvalho, WB. Ventilação Mecânica Não Invasiva: Conceito e Aplicação Clínica. In: Carvalho, W B, Hirschheimer MR, Proença Filho JO, Freddi NA, Troster EJ. Ventilação pulmonar mecânica em pediatria e neonatologia. 3. Ed. São Paulo: Atheneu, 2013. p. 209-23.
6. Diez T, et al. Prevenção de Úlceras da Face, em Pessoas Submetidas a Ventilação não invasiva, indicadores sensíveis aos cuidados de Enfermagem: Revisão sistemática de Literatura, Journal of Aging & Inovation 2015;4(3):54-66.
7. Correia A, et al. Nursing outcome in the person with Noninvasive Ventilation at home. Journal of Aging & Inovation 2013;2(1):63-75.

Oxigenação por Membrana Extracorpórea

27

Bruna dos Santos Meneses Moraes
Raquel Martins Gomes

1. **O que é a oxigenação por membrana extracorpórea?**[1-3]

    Oxigenação por membrana extracorpórea (ECMO) é um suporte mecânico invasivo temporário idealizado para fornecer suporte cardiopulmonar parcial ou total para pacientes com choque cardiogênico e/ou insuficiência respiratória aguda. Pode ser de dois tipos: venoarterial e venovenoso.

    O objetivo é manter a perfusão dos tecidos com sangue oxigenado enquanto se aguarda a recuperação do órgão primariamente acometido, coração, pulmões ou ambos. É uma tecnologia com instalação rápida, aplicável à maioria dos pacientes, e que rapidamente reverte a falência circulatória e/ou anoxia.

2. **Quais são as duas formas de ECMO?**[1-3]
    - **Venoarterial (VA):** o sangue é drenado do átrio direito com uma cânula inserida com opções de inserção como veia jugular interna direita, veia femoral ou diretamente no átrio direito e devolvido à aorta torácica por meio de uma cânula na carótida direita, femoral ou aórtica. A VA-ECMO presta apoio cardíaco e pulmonar. As cânulas transtorácicas (cânula auricular direita e aórtica) normalmente são usadas em pacientes cardíacos no pós-operatório.
    - **Venovenosa (VV):** o sangue é drenado do átrio direito pelos orifícios posterior e inferior de uma cânula de duplo lúmen inserida na jugular direita e devolvido ao mesmo átrio direito por meio do orifício anterior da mesma cânula, direcionada à válvula tricúspide. Um dos limites desse método é a recirculação do sangue, já oxigenado por meio da cânula de duplo lúmen, corrigida com os novos desenhos da cânula para VV-ECMO. A VV-ECMO também é feita em crianças mais velhas com o uso de duas cânulas, remove o sangue da veia jugular e o devolve pela veia femoral. A VV-ECMO exige um coração em bom funcionamento. Essa modalidade de ECMO evita a canulação da carótida ou da artéria femoral, diminui, assim, as complicações decorrentes da canulação ou da ligadura dessas artérias e da entrada de ar no circuito de ECMO. O uso desse modo aumentou no último ano e atualmente é usado em 40% e 50% dos casos respiratórios neonatais e pediátricos, respectivamente.

3. **Qual é o tempo de utilização da ECMO?**

    ECMO venoarterial é um suporte mecânico temporário (1 a 30 dias) para pacientes com potencial recuperação funcional ou como ponte para decisão, transplante ou dispositivos de assistência circulatória mecânica (DACM) de longa permanência. Considerando-se as complicações inerentes à ECMO (hemólise, trombose, sangramento, acidentes vasculares, infecção, validade de uso da membrana e incapacidade de descompressão do ventrículo esquerdo – no caso de modalidade periférica), ela tem clara limitação quanto ao tempo de uso. Não existindo sinais de recuperação cardíaca no prazo de uma semana, deve-se proceder ao escalonamento para implante de dispositivo mais duradouro ou modificar a estratégia de suporte. Da mesma maneira, no contexto de ponte para transplante, o tempo de espera em fila, e a prioridade, avaliando as complicações inerentes devem ser contempladas na decisão para uso de outro dispositivo mais adequado.[1]

4. **Quais são os critérios de seleção para a aplicação da ECMO?**

    Os critérios diferem para pacientes neonatais ou pediátricos e dependem de a possibilidade da causa ser principalmente cardíaca ou respiratória. Os critérios são gerais e devem ser individualizados para cada paciente, avaliam-se os riscos e benefícios da aplicação da ECMO:[1]

    – Idade gestacional ≥ 34 semanas;

    – Peso ao nascer ≥ 2 kg;

    – Doença cardiopulmonar reversível;

    – Ventilação mecânica ≤ 10 a 14 dias;

    – Alta mortalidade pulmonar;

    – Acidose metabólica não tratável (pH < 7,15 por 2 horas);

    – Débito cardíaco reduzido com etiologia reversível;

    – Impossibilidade de desmame da circulação extracorpórea;

    – Ponte para transplante cardíaco;

    – Inexistência de lesões pós-cirurgia cardíaca;

    – Inexistência de grande hemorragia intracraniana;

    – Inexistência de hemorragia incontrolável;

    – Inexistência de evidências de dano cerebral maciço;

    – Inexistência de malformações ou síndromes com prognóstico fatal.

5. **Quais são as contraindicações para aplicação da ECMO?[3]**

    As contraindicações específicas da ECMO para pacientes cardíacos são a presença de lesões pós-cirúrgicas residuais e as contraindicações do transplante cardíaco. Contudo, cada caso deve ser analisado individualmente, se considerarmos a qual contraindicação pode estar relacionada ou mudar ao longo do tempo.

6. **Quais são os cuidados de enfermagem com a ECMO?[4]**

    – Monitorar sinais vitais de hora em hora: a temperatura do paciente deve ser monitorada de modo contínuo (*online*), com termômetro retal. Deve permanecer entre 36 e

36,5 °C. Temperaturas mais elevadas comprometem o fluxo controlado pela ECMO. Lembrar que a temperatura está diretamente ligada ao seletor de temperatura do trocador de calor da bomba de ECMO, podendo ser alterada na tentativa de garantir o aquecimento. Isso não impede a utilização de mantas térmicas e demais métodos de aquecimento, incluindo touca para a cabeça. Os membros inferiores devem ser mantidos aquecidos com algodão e ataduras, deixando pequena área dos dedos para avaliação da perfusão periférica do recém-nascido.

– As curvas de pressão invasiva não estão presentes. A ECMO é uma bomba de propulsão linear, assim não há pulso, não há espículas de pressão como de maneira convencional. As pressões sistólicas e diastólicas podem ser totalmente ou quase totalmente convergentes à pressão arterial média (PAM). Devem ser definidas junto à equipe médica as tolerâncias de PAM.

– A oxigenação é dada pelo oxigenador da ECMO, assim, a ventilação mecânica tem objetivo de manter permeabilidade das vias aéreas e manutenção das funções alveolares, porém sem garantir troca gasosa pulmonar. Devem ser registrados: FIO_2 do oxigenador da ECMO e do ventilador mecânico.

– A segurança do paciente, hoje é um assunto em ênfase grande no âmbito de saúde, o que torna relevante a qualquer serviço de saúde a higienização das mãos. Segundo o Ministério da Saúde, deve-se instituir e promover a higiene das mãos nos serviços de saúde do país com o intuito de prevenir e controlar as infecções relacionadas à assistência à saúde (IRAS), visando à segurança do paciente, dos profissionais de saúde e de todos aqueles envolvidos nos cuidados aos pacientes. Assim, a lavagem das mãos é de importância singular como uma das principais barreiras contra a infecção.

7. **O que é necessário ser realizado durante a avaliação neurológica?**[3,4]
   – Avaliação de fontanelas (lembrar que o paciente em ECMO fica anticoagulado, o que pode induzir o sangramento cerebral);
   – Avaliação pupilar a cada 6 h.

8. **O que é necessário ser realizado durante a avaliação digestória?**[3,4]
   – Avaliação de distensão abdominal (risco de sangramento);
   – Manter cateter orogástrico em sifonagem ou aberta em frasco, registrando quantidade e aspecto do resíduo;
   – Solicitar prescrição de medicação para proteção gástrica independente da presença de sangramento.

9. **O que é necessário ser realizado durante o controle da perfusão periférica?**
   – Manter aquecimento de membros inferiores (sempre com algodão e ataduras) e superiores quando for necessário;
   – Tempo de enchimento capilar superior a 3 segundos, membros frios e hipocorado sugerem hipoperfusão.

10. **O que é necessário ser realizado para o controle hidreletrolítico?**
    – Precisão no balanço hídrico;
    – Avaliação da extensão do edema corporal;

– Glicemia capilar regular conforme prescrição médica, quando instável deve ser checada de hora em hora (deve-se considerar linha arterial, isto é, uso de um dispositivo invasivo que facilite a coleta do sangue).

11. **O que é necessário ser realizado durante os cuidados com drenos e cânulas?**
    – Se o bebê estiver com drenos torácicos, considerar ordenha a cada hora e registrar em balanço hídrico e comunicar quando drenagem maior do que 10 mL/kg/h;
    – Cânulas da ECMO bem fixadas por curativos não podem sofrer dobradura em hipótese alguma.

12. **O que é necessário ser realizado durante o posicionamento para o controle de úlceras por pressão?**[3,4]
    – Cabeceira a 30 graus e centralizada;
    – Utilizar cremes ou *spray* de barreira em toda a extensão do corpo 3 vezes/dia;
    – Proteger e descomprimir periodicamente região occipital, escapular, sacrococcígea e calcânea.

13. **Quais são os cuidados com dispositivos vasculares?**
    – A pressão venosa central (PVC) deve ser mensurada e registrada de hora em hora, sempre que o cateter estiver em vias superiores e bem posicionado em região cavoatrial. A mensuração demonstra relação entre o volume intravascular, função ventricular, tônus vasomotor e pressão intratorácica, importantes parâmetros para tomada de decisão.
    – Não infundir nada em cateteres posicionados na artéria pulmonar. Os cateteres atriais podem ser utilizados sempre que bem posicionados (decisão em conjunto com a equipe médica), porém não infundir aminas vasoativas.
    – Cuidados prioritários para prevenção de infecção de corrente sanguínea: é cuidado do enfermeiro a gestão da assistência de enfermagem ao paciente em ECMO, incluindo toda a complexidade a ele atribuída, amparada nos órgãos legais. É solicitado que todas as infusões, incluindo *drippings* e todas as medicações, sejam administradas pelo enfermeiro devendo ser registrado em evolução.

14. **Quais são os cuidados com drogas e infusões?**
    – Paciente deve receber sedação e analgesia contínua, conforme prescrição médica;
    – O uso de alguns sedativos específicos diminui a meia-vida do circuito da ECMO por adesão à parede do circuito e principalmente do oxigenador. Porém, não fica impedido de ser administrado em situações eventuais de modo intermitente;
    – Antes das manipulações ou sempre que houver avaliação da presença de dor, deve ser feita dose analgésica extra, conforme prescrição médica. Prescrições verbais devem ser seguidas somente em situações de urgência e devem ser prescritas após a ocorrência. Não administrar nenhum hemocomponente no circuito da ECMO. Principalmente plaqueta e crioprecipitado.

15. Como é realizada a inspeção periódica da ECMO?

– Deve ser feita inspeção com uma lanterna no circuito da ECMO no intuito de observar coágulos. Direção: cânula venosa > bomba > ponte > hemofiltro > oxigenador > cânula arterial (Figura 27.1);

– Observar nível de água da bomba;

– Verificar temperatura e coloração das cânulas. Caso ocorra rompimento do circuito, este já é acompanhado por pinças para impedir o extravasamento de sangue. Nessa situação, contactar imediatamente o perfusionista de plantão.

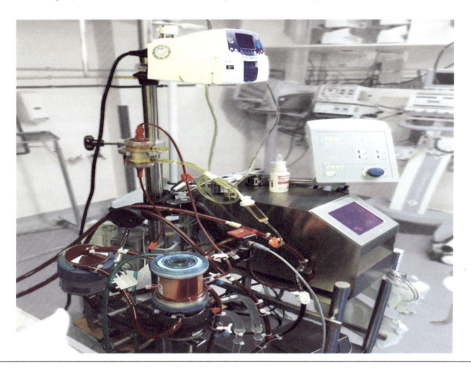

Figura 27.1. Sistema da ECMO.
Fonte: Acervo da autora.

16. Quais são as complicações da ECMO?

O procedimento da ECMO apresenta vários riscos de complicação em virtude do uso de anticoagulantes e mudanças nos fluxos sanguíneos, como consequência da gravidade da doença do paciente após a introdução da ECMO. Dentre as complicações mais comuns, estão hemorragia (sítio cirúrgico 6%, pulmonar 4%, gastrointestinal 2%), infarto ou hemorragia cerebral (9% e 5%, respectivamente), convulsões (11%), disfunção cardíaca (atrofia do miocárdio 6%, arritmia 4%), insuficiência renal (4%), sepse (6%), hiperbilirrubinemia (9%), hipertensão arterial (12%) e hemólise (13%). A complicação mais comum da ECMO é de longe a necessidade de drogas vasoativas durante o apoio extracorpóreo, seguido da hemorragia do sítio cirúrgico.

A hemorragia intracraniana é a principal causa de óbito durante a ECMO e o aparecimento de convulsões é um sinal de mau prognóstico. Também existem complicações decorrentes de falhas do circuito do oxigenador ou de outros equipamentos da ECMO.[1]

17. **Como é o prognóstico e acompanhamento da ECMO?**

A sobrevida pós-ECMO entre pacientes neonatais varia de acordo com a doença de base, as causas respiratórias são os melhores resultados de sobrevida até a alta hospitalar de cerca de 70%, de acordo com relatórios da ELSO e da ELSO América Latina. Dentre todas as causas respiratórias, os neonatos com síndrome de aspiração meconial (SAM) apresentam a mais alta taxa de sobrevida até a alta hospitalar, de 94%.

Contudo, os pacientes tratados com ECMO por causas cardíacas apresentam taxa de sobrevida mais baixa, de cerca de 45%. Contudo, para pacientes bem selecionados, a ECMO é uma ferramenta útil que deve estar disponível em centros de cardiologia altamente complexos.

A sobrevida e o prognóstico neurológico em cinco anos entre pacientes que estiveram na ECMO por causas não cardíacas são, em geral, muito bons, porém pioram com baixa idade gestacional, baixo peso ao nascer e alto índice de oxigenação pré-ECMO. Os piores resultados de sobrevida e evolução neurológica são de pacientes com diagnósticos de choque séptico.[1]

Referências

1. Kattan J, González A, Castillo A, Caneo LF. Oxigenação por membrana extracorpórea neonatal e pediátrica em países emergentes da América Latina. J. Pediatr. (Rio J.) [Internet]. 2017 Apr [Citado em: 8 jul 2020] ;93(2): 120-129. Disponível em: http://www.scielo.br/scielo.php?script=sci_arttext&pid=S0021-75572017000200120&lng=en. https://doi.org/10.1016/j.jped.2016.10.004.
2. Fortenberry JD. The history and development of extracorporeal support. In: Annich GM, Lynch W, MacLaren G, Wilson JM, Bartlett RH (eds.). ECMO: extracorporeal cardiopulmonar support in critical care. 4. ed. Ann Arbor Michigan: Extracorporeal Life Support Organization (ELSO); 2012. p. 1-10. Acesso em: 15 jul 2020.
3. ELSO Data Registry. ECMO Registry of the Extracorporeal Life Support Organization (ELSO). Ann Arbor: University of Michigan; 2016. Disponível em: http://www.elso.org
4. Brasil. Ministério da Saúde, 2013. Programa Nacional de Segurança do Paciente (PNSP). Portaria Nº 529, de 1º de Abril de 2013. Padilha, Alexandre Rocha Padilha (DOU de 02/04/2013).

Cardiopatias Congênitas

28

Bruna dos Santos Meneses Moraes
Vanessa dos Santos Araujo Florêncio
Sirlene Silva

1. **Qual é a definição de cardiopatia congênita?**

    Os defeitos cardíacos congênitos são definidos como uma anormalidade na estrutura e na função cardiocirculatória presente desde o nascimento. As malformações congênitas podem resultar, na maioria dos casos, da alteração do desenvolvimento embrionário de uma determinada estrutura normal ou da possibilidade de não se desenvolver de modo pleno, obtendo um desenvolvimento insuficiente e incompleto a partir do seu estágio inicial.[1,2]

2. **Quais são os tipos de cardiopatia congênita?**

    Os defeitos cardíacos são classificados como cianóticos e acianóticos (Figura 28.1), indicando a presença ou não de coloração azulada da pele e das mucosas em virtude de oxigenação insuficiente do sangue, e outro baseado em características hemodinâmicas, como fluxo sanguíneo pulmonar aumentado ou diminuído, obstrução do fluxo sanguíneo fora do coração e fluxo sanguíneo misto.[3]

3. **O que é a persistência do canal arterial (PCA)?**

    A persistência do canal arterial (PCA) se conceitua pela manutenção de um canal vascular que é normal na circulação fetal, entre a aorta e a pulmonar. Sua incidência é:[1]
    - Encontra-se entre as três cardiopatias mais frequentes, ao lado da comunicação interventricular e comunicação interarterial;
    - É mais frequente em recém-nascido (RN) prematuro;
    - Está presente em 20% dos RN acima de 32 semanas e em mais de 70% nos RN abaixo de 28 semanas gestacionais.

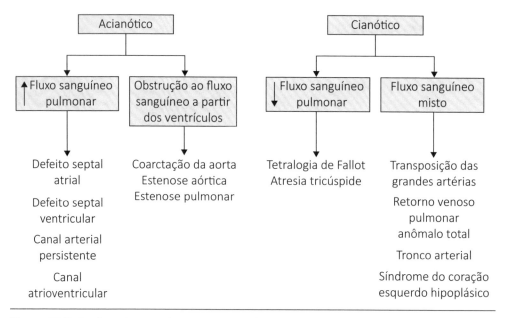

Figura 28.1. Cardiopatias acianóticas e cianóticas.[3]

4. **Quais são os fatores de risco para PCA?**

   PCA, no RN prematuro, está associada a uma série de morbidades comuns em bebês prematuros, como displasia pulmonar, enterocolite necrosante, hemorragia cerebral, mortalidade aumentada, retinopatia da prematuridade. Já a asfixia perinatal, rubéola congênita e hipoxemia são fatores de risco para PCA nos RN prematuros e nos RN de termos. Portanto, a redução na taxa de oxigênio tem sido relacionada a esse problema, porém não se explica por que haveria o fechamento normal do canal arterial em casos de hipoxia severa (cardiopatia cianótica).[1,2]

5. **Qual é o quadro clínico de um RN com PCA?**

   O quadro clínico pode apresentar-se de modo diferente no bebê prematuro e no bebê de termo, relacionado a própria clínica e maturidade diferenciadas:[3]

   – Taquicardia, taquipneia e pulsos amplos;
   – Esforço respiratório, piora do padrão respiratório com aumento das exigências de oxigênio (O_2) ou dos parâmetros de ventilação mecânica e com retenção de dióxido de carbono (CO_2);
   – Apneia é mais frequente em prematuro;
   – Sopro no 2º ou 3º espaços intercostais esquerdos;
   – Podem apresentar-se assintomáticos ou mostrar sinais de insuficiência cardíaca congestiva (ICC).

6. **Qual é o tratamento para PCA?**

   O fechamento pode ser clínico, utilizando-se de drogas inibidoras da síntese de prostaglandina (ibuprofeno e indometacina), com fármacos próprios e/ou pode ser necessário o fechamento cirúrgico convencional (que está indicado após o tratamento refratário aos ciclos de fármacos), via cateterismo cardíaco ou cirurgia. Se a abertura for muito pequena e assintomática, deve-se dar seguimento clínico até os seis meses, pois pode haver o fechamento espontâneo.[1,2]

O uso dos fármacos para auxiliar o fechamento do canal pode gerar efeitos colaterais próprios, como o aumento da temperatura, a apneia e a bradicardia; efeitos incomuns são a hipoventilação, a hipotensão, a taquicardia, o edema, a coagulação vascular disseminada; e raramente causam broncoespasmo, hemorragia, hipoglicemia ou hipocalcemia.[1,2]

7. **Quais são os cuidados de enfermagem ao RN com PCA?**[3]
   – Monitorar volume urinário, manter em balanço hídrico (BH);
   – Avaliar o sopro cardíaco;
   – Monitorizar sangramentos gastrointestinais por meio de pesquisa de sangue oculto nas fezes e aspirado gástrico;
   – Avaliar perfusão periférica;
   – Observar sinais de insuficiência cardíaca congestiva;
   – Atenção com a preparação dos fármacos (a reconstituição da indometacina, uso imediato após reconstituição com descarte das sobras);
   – Monitorar a respiração e o sistema cardiovascular;
   – Avaliar a melhora da oxigenação;
   – Monitorizar a temperatura;
   – Usar bomba de infusão para administração precisa. O extravasamento pode causar necrose tecidual.

8. **O que é a comunicação interatrial (CIA)?**
   É a abertura anormal entre os átrios, permitindo que o sangue oriundo do átrio esquerdo, com pressão mais alta, circule para dentro do átrio direito, de pressão menor.[3]

9. **Quais são as manifestações clínicas de um RN com CIA?**
   Os pacientes podem ser assintomáticos ou podem apresentar dispneia ao esforço e fadiga. Também podem desenvolver ICC com presença de sopro, desenvolvendo arritmias atriais, e mais tarde o retardo de crescimento.[3]

10. **Qual é o tratamento para CIA?**
    O tratamento pode ser não cirúrgico, no qual o fechamento ocorre com a utilização de dispositivo durante o cateterismo cardíaco ou pode ser cirúrgico, com a utilização de retalho de Dácron. No defeitos septais grandes, em geral, é feita a correção com circulação extracorpórea antes da idade escolar.[3]

11. **O que é a comunicação interventricular (CIV)?**
    É a abertura anormal entre os ventrículos direito e esquerdo. Pode variar de tamanho, desde uma abertura pequena até a ausência do septo. Está frequentemente associada com outros defeitos: estenose pulmonar, transposição dos grandes vasos, ducto arterioso pérvio, defeitos atriais e coarctação da aorta.[3]

12. Quais são as manifestações clínicas de um RN com CIV?

ICC é comum em defeitos septais grandes, em que há presença de sopro. Além dela, podem acontecer: taquipneia, taquicardia, irritabilidade e fadiga com alimentação. Os pulsos periféricos são rápidos e podem estar fracos; já a dispneia franca é uma manifestação tardia e o retardo do crescimento dependerá do tamanho do defeito septal.[3]

13. Qual é o tratamento para CIV?

Os defeitos pequenos são corrigidos com fechamento com sutura em laço, já os defeitos grandes, em geral, necessitam de um retalho de malha de Dácron suturado sobre a abertura.[3]

14. O que é o defeito do septo atrioventricular (DSAV)?

A ausência do septo varia de tamanho, podendo ser observado pelo ecocardiograma transtorácico ou fetal, feito por médico habilitado. Quando se observa a ausência total do septo interventricular, ocasionando a mistura do sangue oxigenado com o sangue rico em gás carbônico no interior dos ventrículos, o fluxo turbilhonar pode favorecer a formação de trombos no interior da cavidade cardíaca, favorecendo o aparecimento de trombos intracavitários ou até ocasionando o deslocamento dos mesmos para qualquer área corporal. Os cuidados e o tratamento são de acordo com o tamanho do septo diagnosticado pelo ecocardiograma e são os mesmos apresentados para a patologia CIV.[3]

15. O que é a coarctação da aorta?

É um estreitamento anatômico da aorta descendente, mais comumente no local de inserção do canal arterial.[3]

16. Quais são as manifestações clínicas do RN com coarctação de aorta?

A coartação de aorta pode se apresentar desde assintomática até ICC grave, com taquipneia progressiva e taquicardia nas primeiras semanas de vida. O sinal clínico mais importante de coartação de aorta é a assimetria da amplitude dos pulsos arteriais, seguido da pressão arterial sistêmica maior nos membros superiores em relação aos membros inferiores, com extremidades frias; por esse motivo não se deve colocar oximetria ou aferir pressão em membros inferiores, pois os resultados estarão sempre mais baixos do que o real em virtude da hipoperfusão da parte inferior do corpo. A ventilação mecânica, o suporte inotrópico e a manutenção do canal arterial aberto devem ser realizados com a utilização de prostaglandina em infusão contínua, os quais, frequentemente, são necessários antes da cirurgia. Deve-se ressaltar que o RN prematuro tem grande risco de desenvolver enterocolite necrosante em virtude da baixa oxigenação das vísceras intestinais, mediante a essa probabilidade é indicado dieta zero ou dieta trófica (com baixos volumes de infusão).[1-3]

17. O que é a estenose aórtica?

É o estreitamento ou estenose da válvula aórtica, causando resistência ao fluxo do sangue no ventrículo esquerdo, débito cardíaco reduzido, hipertrofia ventricular esquerda e congestão vascular pulmonar. A consequência anatômica proeminente é a hipertrofia da parede ventricular esquerda. A estenose valvular é um defeito grave pelos seguintes motivos:

1. A obstrução tende a ser progressiva;
2. Os episódios repentinos de isquemia miocárdica, ou baixo débito cardíaco, podem resultar em morte súbita; e
3. A correção cirúrgica raramente resulta em uma válvula normal. Esse é um dos raros casos em que a atividade física vigorosa pode ser restringida pela condição cardíaca.[3]

18. Quais são as manifestações clínicas do RN com estenose aórtica?

RN com estenose aórtica crítica manifestam débito cardíaco reduzido com pulso fraco, hipotensão, taquicardia e má alimentação. Nos casos mais críticos apresentam ainda a presença de sopro e ICC.[1,2]

19. O que é a estenose pulmonar?

É o estreitamento na entrada da artéria pulmonar, gerando resistência ao fluxo sanguíneo que causa a hipertrofia ventricular direita e o fluxo sanguíneo pulmonar diminuído. A atresia pulmonar é a forma extremada de estenose pulmonar, na qual existe uma fusão total das comissuras e nenhum sangue flui para os pulmões. Em alguns casos, o ventrículo direito pode ser hipoplásico.[3]

20. Quais são as manifestações clínicas do RN com estenose pulmonar?

Os pacientes podem ser assintomáticos, a cianose normalmente não está presente, os RN apresentam: dispneia, fadiga, sopro presente, ICC nos casos mais graves. E em apenas alguns pacientes se observa a cianose branda.[1,2]

21. O que é a insuficiência cardíaca congestiva (ICC)?

É a incapacidade do coração de bombear uma quantidade adequada de sangue para a circulação sistêmica para preencher as necessidades metabólicas do corpo. Normalmente, nos RN, ocorre de maneira secundária a anormalidades estruturais que resultam em aumento do volume e da pressão do sangue.[3]

22. Como se apresenta a ICC do lado direito?

O ventrículo direito não consegue bombear sangue eficazmente para a artéria pulmonar, resultando num aumento da pressão no átrio direito e na circulação venosa sistêmica. A hipertensão venosa sistêmica causa hepatoesplenomegalia e, ocasionalmente, edema.[1]

23. Como se apresenta a ICC do lado esquerdo?

O ventrículo esquerdo não consegue bombear o sangue para a circulação sistêmica, resultando em aumento da pressão no átrio esquerdo e nas veias pulmonares. Assim, os pulmões se tornam congestos, causando elevação das pressões pulmonares e edema pulmonar.[1]

24. Quais são as manifestações clínicas da ICC no RN, em relação ao distúrbio da função miocárdica?[1,2]

– Taquicardia;
– Sudorese excessiva;

- Diminuição do débito urinário;
- Fraqueza;
- Inquietação;
- Inaptidão alimentar;
- Extremidades pálidas e frias;
- Pulsos periféricos fracos;
- Diminuição da pressão sanguínea;
- Cardiomegalia.

25. **Quais são as manifestações clínicas da ICC no RN, em relação à congestão pulmonar?**[1,2]
    - Taquipneia;
    - Dispneia;
    - Retrações;
    - Batimentos das asas das narinas;
    - Cianose;
    - Sibilos e roncos.

26. **Quais são as manifestações clínicas da ICC no RN, em relação à congestão venosa sistêmica?**[1,2]
    - Ganho de peso;
    - Hepatomegalia;
    - Edema periférico, especialmente periorbital;
    - Ascite.

27. **Quais são os cuidados de enfermagem para a ICC?**[3]
    - Manter o RN calmo para diminuir as suas necessidades cardíacas;
    - Preconizar o manuseio mínimo;
    - Atentar para os cuidados para controle das infecções;
    - Auxiliar no posicionamento para facilitar a respiração;
    - Atentar para a utilização de medicações para o manejo adequado da dor, e em alguns casos será necessária a sedação do neonato;
    - Administrar digoxina conforme prescrição médica;
    - Reconhecer os sinais de intoxicação digitálica (náuseas, vômitos, bradicardia, arritmias);
    - Verificar o pulso apical antes de administrar o digitálico;
    - Verificar sinais vitais e pressão arterial;
    - Monitorização cardíaca e saturação de oxigênio;
    - Colocar a criança na posição inclinada de 30 a 45 graus, inclinar o suporte do colchão na incubadora, ou colocar em bebê conforto;
    - Administrar oxigênio umidificado;

- Observar e registrar coloração periférica, frequência respiratória quando em uso de oxigênio;
- Organizar o manuseio do paciente de modo a permitir períodos ininterruptos de sono;
- Se necessário, administrar a dieta por gavagem ou gastróclise;
- Explicar aos pais sobre os equipamentos e os procedimentos para diminuir a ansiedade;
- Manter fraldas folgadas;
- Balanço hídrico rigoroso;
- Pesar diariamente;
- Manter restrição hídrica, se prescrita;
- Manter em ambiente térmico neutro;
- Orientar a família quanto à patologia, medicamentos e agravamento da insuficiência cardíaca congestiva.

28. **O que é a tetralogia de Fallot?**

    Tetralogia de Fallot é do tipo cianótica e consiste em quatro patologias cardíacas, são elas: defeito septal ventricular, estenose pulmonar, dextroposição da aorta (desalinhamento da aorta sobre o septo interventricular) e hipertrofia do ventrículo direito.[3]

29. **Quais são as manifestações clínicas do RN com tetralogia de Fallot?**

    Alguns RN podem estar agudamente cianóticos ao nascimento, outros têm cianose discreta que progride durante o primeiro ano de vida, à medida que a estenose pulmonar se agrava. Há presença de sopro e episódios agudos de cianose e hipoxia; e as crises anóxicas ocorrem quando a necessidade de oxigênio excede o suprimento sanguíneo (choro ou após a alimentação).[1,2]

30. **Qual é o tratamento para a tetralogia de Fallot?**

    O tratamento dependerá da gravidade da lesão; entretanto, frequentemente há o uso de oxigênio suplementar, prostaglandina E utilizada até a possibilidade do procedimento cirúrgico. Existem dois tipos de cirurgias, a saber:

    1. Cirúrgico paliativo: procedimento para aumentar o fluxo sanguíneo pulmonar e a saturação de oxigênio; e
    2. Correção cirúrgica completa: é realizada, em geral, no primeiro ano.[3]

31. **O que é a atresia tricúspide?**

    É quando a válvula tricúspide falha em seu desenvolvimento; consequentemente, não há comunicação do átrio direito com o ventrículo direito. Essa condição está muitas vezes associada à estenose pulmonar e à transposição das grandes artérias (TGA). Existe uma mistura completa entre o sangue oxigenado e o não oxigenado no lado esquerdo do coração, resultando na dessaturação sistêmica e em quantidades variáveis de obstrução pulmonar, causando um fluxo sanguíneo pulmonar diminuído.[3]

32. **Quais são as manifestações clínicas do RN com atresia tricúspide?**

    A cianose é normalmente observada no período neonatal, podendo haver taquicardia e dispneia. Há a presença de sopro e uma possível evolução para ICC[1,2].

33. Existe cardiopatia congênita cianótica com fluxo sanguíneo misto?

Sim, muitas anomalias cardíacas complexas são classificadas em conjunto na categoria mista porque a sobrevivência no período pós-natal depende da mistura do sangue entre a circulação pulmonar e a sistêmica dentro das câmaras cardíacas.[3]

34. O que é a TGA, ou transposição dos grandes vasos (TGV)?

É quando a artéria pulmonar sai do ventrículo esquerdo e a aorta sai do ventrículo direito, sem comunicação entre as circulações sistêmica e pulmonar, resultando em uma circulação de sangue oxigenado que retorna para os pulmões e um sangue pobre em oxigênio circulando em todo o corpo, resultando em cianose.[3]

35. Quais são as manifestações clínicas do RN com TGA ou TGV?

Dependem do tipo e tamanho dos defeitos associados. Os RN com uma comunicação mínima são gravemente cianóticos e têm função deprimida ao nascimento. Já aqueles com defeitos septais amplos ou PCA podem ser menos cianóticos, porém apresentam sintomas de insuficiência cardíaca. Os sons cardíacos variam de acordo com o tipo de defeito presente. E a cardiomegalia geralmente é evidente algumas semanas depois do nascimento.[3]

36. Qual é o tratamento para a TGA ou TGV?

A administração da prostaglandina E endovenosa pode ser iniciada para manter o canal arterial aberto, a fim de aumentar temporariamente a mistura do sangue e fornecer uma saturação de oxigênio de 75% ou para manter o débito cardíaco. Durante o cateterismo cardíaco ou sob a orientação ecocardiográfica, uma septostomia atrial com balão (procedimento de Rashkind) também pode ser realizada para aumentar a mistura, abrindo o septo atrial garantindo o mínimo de saturação viável para manter a vida RN, até que a cirurgia de Jatene possa ser realizada (correção anatômica dos vasos).[3]

37. Quais são os cuidados de enfermagem ao RN com TGA ou TGV?[3]

– Manter o RN monitorizado;
– Avaliar cor, temperatura e perfusão;
– Verificar sinais vitais, de preferência fazê-lo quando o RN estiver calmo ou dormindo;
– Palpar os pulsos periféricos;
– Fazer ausculta cardíaca;
– Palpar o fígado;
– Observar os sinais de ICC;
– Manter o RN em semi-*fowler*;
– Restringir manipulação do RN.

38. O que é a drenagem anômala de veias pulmonares total ou conexão venosa pulmonar anômala total (CVPAT)?

É um defeito raro, caracterizado por falhas das veias pulmonares ao se conectarem no átrio esquerdo. Em vez disso, elas são anormalmente conectadas ao circuito venoso sistêmico através do átrio direito ou de diversas veias que convergem na direção dele, como a veia cava superior (VCS). O átrio direito recebe todo o sangue que normalmente fluiria para o átrio esquerdo. Como resultado, o lado direito do coração sofre hipertrofia, enquanto o lado esquerdo, principalmente no átrio esquerdo, pode permanecer pequeno.[3]

39. Quais são as manifestações clínicas da CVPAT?

A maioria dos RN desenvolve cianose no início da vida, o grau de cianose é inversamente relacionado à quantidade de fluxo sanguíneo pulmonar – quanto mais sangue pulmonar, menos cianose. A cianose piora com a obstrução da veia pulmonar; quando a obstrução ocorre, em geral a condição do RN piora rapidamente, sem a intervenção adequada, a ICC progride para a morte.[3]

40. O que é o tronco arterial ou *truncus arteriosus*?

É quando o sangue dos dois ventrículos se mistura em uma grande artéria comum, causando dessaturação e hipoxemia. O sangue ejetado do coração flui preferencialmente para as artérias pulmonares de pressão mais baixa, para que o fluxo sanguíneo pulmonar seja elevado e o sistêmico, reduzido.[3]

41. Quais são as manifestações clínicas da *truncus arteriosus*?

A maioria dos RN é sintomática e apresenta o pulso amplo, com a possibilidade de sopro, ICC e cardiomegalia.[3]

42. O que é a síndrome do coração esquerdo hipoplásico?

É o subdesenvolvimento do lado esquerdo do coração, resultando em hipoplasia do ventrículo esquerdo e atresia aórtica. A maior parte do sangue do átrio esquerdo flui através do forame oval persistente para o átrio direito, para o ventrículo direito, saindo pela artéria pulmonar. A aorta descendente recebe o sangue do canal arterial persistente que supre o fluxo sanguíneo sistêmico. Os neonatos requerem estabilização com ventilação mecânica e suporte inotrópico, uma infusão de prostaglandina é necessária para manter a permeabilidade do canal e garantir o fluxo sanguíneo sistêmico adequado até a cirurgia.[1,2]

43. Quais são as manifestações clínicas da síndrome do coração esquerdo hipoplásico?

O paciente apresenta cianose branda e sinais de ICC até que o canal arterial persistente se feche, e depois ocorre a deterioração progressiva com cianose e débito cardíaco diminuído, resultando no colapso cardiovascular. Geralmente, essa condição é fatal nos primeiros meses de vida sem uma intervenção cirúrgica, que pode ocorrer em uma abordagem de múltiplas fases, em casos extremos, poder ser indicado o transplante cardíaco.[3]

Referências

1. Avery GB. Neonatologia: fisiologia e tratamento do recém-nascido. 2. ed. Rio de Janeiro: Medsi; 1984.
2. Cloherty JP, Eichenwald EC, Stark AR. Manual de Neonatologia [pdf]. 7. ed. Rio de Janeiro: Guanabara Koogan; 2015.
3. Hockenberry M, Wilson D. Wong fundamentos de enfermagem pediátrica. 8. ed. Rio de janeiro: Elsevier; 2011.

Parada Cardiorrespiratória

29

Carla Barbosa

1. **O que é parada cardiorrespiratória (PCR) em recém-nascido (RN)?**

    PCR é a parada cardiorrespiratória, ou seja, ocorre a ausência dos movimentos ventilatórios e a falência circulatória do RN.[1]

2. **O que fazer quando o RN apresenta uma PCR?**

    Na presença da PCR, a equipe médica deve ser acionada.[1,2]

3. **O que é o manejo de PCR?**

    Trata-se de reconhecer a presença da PCR e responder, prontamente, às necessidades do RN em sala de parto e na Unidade de Terapia Intensiva Neonatal (UTIN), mantendo a sua ventilação e circulação funcionando adequadamente.[1-3]

4. **Existe diferença entre o atendimento de PCR na sala de parto e na UTI neonatal? Qual é a diferença?**

    Sim. Diferentemente da UTI, em sala de parto a equipe está à espera do nascimento do bebê; ela tem um programa com os passos da reanimação e todos da equipe estão posicionados à espera do RN.[1,3]

5. **Existe diferença no atendimento do RN conforme o peso/idade?**

    Sim. O RN de baixa idade gestacional (IG) é mais frágil, demanda ainda mais cuidados – principalmente, devido à possibilidade de hemorragia intraparaventricular (HIPV).[4,5]

6. **Qual é a causa/etiologia da PCR?**

    Podem ser inúmeras. Devemos estar atentos às questões que podem iniciar a PCR. Por exemplo, sistema nervoso central (SNC) como as convulsões – decorrentes de HIPV.[1] Além, é claro, da interrupção súbita da frequência respiratória (FR), seguida de bradicardia.[4,5]

7. Quais são os sinais de alerta para identificar a PCR no recém-nascido?

A ausência de FR/apneia e a bradicardia; assim como os sinais de obstrução de vias aéreas, ausência de movimentos ventilatórios, o colapso do sistema circulatório – com a bradicardia e a má perfusão – cianose.[1,3-5]

8. Qual o material e os equipamentos necessários para atender uma PCR na UTI neonatal?

São eles o berço aquecido – ideal para prematuros na ausência das incubadoras/berços, as incubadoras que se tornam berço, monitorização de saturação/cardíaca, materiais para ventilação com pressão positiva (VPP), para intubação endotraqueal, para sondagem gástrica e para punção venosa – incluindo medicações de reanimação.[1-3]

9. Quais são as medicações mais usadas na PCR neonatal?

Primeiramente, adrenalina e na sequência – expansor de volume (solução fisiológica), vasopressores (dopamina/dobutamina).[1,3,6]

10. Quais procedimentos estão envolvidos na PCR, passo a passo?

Segue o fluxograma de atendimento em sala de parto, visto que os parâmetros de respiração e frequência cardíaca (FC) são os mesmos (Figura 29.1). Mediante a resposta do RN, a progressão dos passos ou a cessação desses provocará: desobstrução das vias aéreas superiores (VAS), oxigenação com 21 a 30% – VPP, passagem da sonda gástrica (se necessário), massagem cardíaca e por último aporte medicamentoso.[3,6]

11. O enfermeiro é o único que faz a VPP?

O enfermeiro poderá realizar a VPP, assim como o médico responsável pelo atendimento.[3,5]

12. Como é realizada a VPP?

Utilizar o balão inflável de ventilação com uso de máscara facial ou um ventilador mecânico. A máscara deverá cobrir nariz, boca e queixo. O pescoço do RN deverá estar levemente estendido. Então, manualmente, o balão deve ser pressionado em número de 60 vezes por minuto, simulando a respiração do RN.[1,3,5] Cuidando para que a pressão do equipamento (balão-máscara) não ultrapasse 40 mmHg, essa pressão máxima é mantida com a válvula de pressão sempre aberta (por onde escapará o excesso da pressão) ou com fluxômetros acoplados ao equipamento.

13. Se a VPP não está respondendo, o que fazer?

O primeiro passo é revisar o sistema: posicionamento da cabeça, fornecimento de oxigênio, tamanho da máscara facial – com cobertura boca, nariz e, claro, a desobstrução das VAS.[1,3]

14. Como é realizada a intubação orotraqueal?

Quando a ventilação não for satisfatória com o uso de balão e máscara, ocorre a intubação (Figura 29.2). São necessários o laringoscópio, as lâminas, a cânula traqueal e a fixação. O médico realiza o procedimento obedecendo as medidas de acordo com o tamanho do bebê.[1-3] O enfermeiro auxilia durante o procedimento, principalmente com a fixação do tubo orotraqueal (TOT).

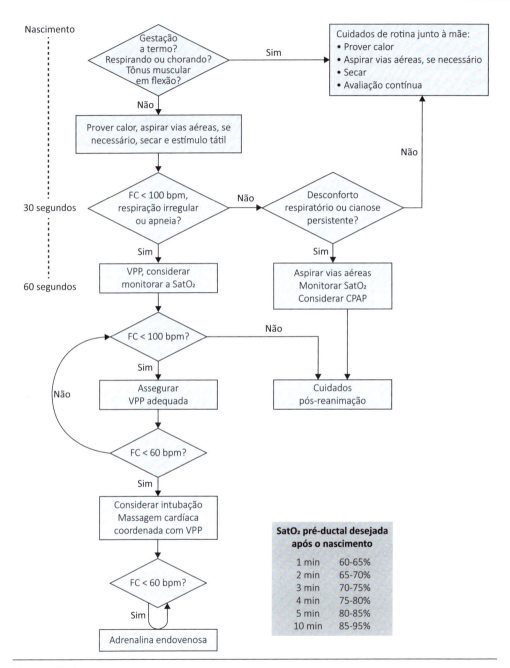

Figura 29.1. Fluxograma para atendimento de PCR neonatal.
Fonte: Kattwinkel, 2013.[7]

15. **Sempre será necessária a aspiração das VAS antes da intubação?**

Não. Com auxílio do laringoscópio, o médico visualiza as VAS do RN e identifica a necessidade da aspiração.[3,5]

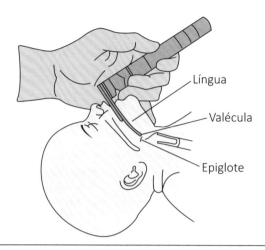

Figura 29.2. Intubação orotraqueal em recém-nascidos.
Fonte: Kattwinkel, 2013.[7]

16. O que devemos considerar na escolha da cânula traqueal?

Devemos considerar o tamanho do RN (Tabela 29.1).[2,3,5]

Tabela 29.1. Razão entre peso, idade e tubo endotraqueal para recém-nascidos

Peso (g)	Idade gestacional (semanas)	Tamanho da cânula (diâmetro interno em mm)
Abaixo 1.000	Abaixo 28	2,5
1.000-2.000	28-34	3
2.000-3.000	34-38	3,5
Maior que 2.000	Maior que 34	3,5-4,0

Fonte: Kattwinkel, 2013.[7]

17. Sempre que houver a reanimação, será instalada a sonda orogástrica aberta em frasco (em sifonagem)?

Não. Dependerá da duração da ventilação e da distensão abdominal do RN. Após 2 a 3 minutos, haverá a indicação da passagem da sonda – sob avaliação da equipe de atendimento.[3,5]

18. Na intubação orotraqueal, qual é a função do enfermeiro?

O enfermeiro passará ao médico a sonda de aspiração – caso seja necessário, aspirar as VAS, alcançar o tubo endotraqueal e fixar o tubo no bebê.[1,2,5]

19. Como realizar a compressão cardíaca?

O ponto a ser comprimido com os polegares é no terço médio do esterno, com os polegares sobrepostos ou lado a lado. A ventilação será realizada com três compressões para cada ventilação, totalizando, dentro de 1 minuto, 90 compressões cardíacas e 30 ventilações.[1,3,5]

20. **Qual medicação usar nos primeiros minutos do atendimento da PCR?**
    A medicação de primeira escolha é a adrenalina.[3,5]

21. **É necessário preocupar-se com o tempo do atendimento da PCR?**
    Sim, a cada 30 segundos é recomendada a verificação da resposta, ou seja, o retorno da FR e dos batimentos cardíacos.[1,3,5] Além de registrar tempo total de PCR para avaliar prognóstico do RN após parada.

22. **O que devemos fazer após a PCR, após a recuperação do RN?**
    Devemos monitorar a ventilação e o padrão hemodinâmico do RN.[1,3]

23. **É necessária a participação do médico no atendimento pós-PCR?**
    Sim, ele é parte da equipe multiprofissional,[1,3] todos os cuidados ao RN devem ser discutidos em equipe com todos os profissionais.

24. **Existe uma frequência para ocorrer a capacitação da equipe multiprofissional para o atendimento da PCR neonatal?**
    Sim, a capacitação de toda a equipe multiprofissional que atua na UTI neonatal deve ter uma periodicidade normalmente, anual ou bianual; entretanto essa escolha é de caráter institucional.[1,3]

Referências

1. Tamez, RN. Enfermagem na UTI neonatal: assistência ao recém-nascido de alto risco. 6 ed. Rio de Janeiro: Guanabara Koogan; 2017. p. 19-34.
2. Prefeitura Municipal de São Paulo, Secretaria Municipal de Saúde. Manual de rotinas de enfermagem da unidade neonatal. 5. ed. São Paulo; 2016.
3. Gary MW. Textbook of neonatal resuscitation. American Academy of Pediatrics. 7. ed.; 2016.
4. MINISTÉRIO DA SAÚDE. BRASIL. Atenção à saúde do recém-nascido: guia para profissionais da saúde/ Ministério da Saúde. 2 ed. atual. Brasília: Ministério da Saúde, 2014. v. 3.
5. Sociedade Brasileira de Pediatria. Reanimação do recém-nascido ≥ 34 semanas em sala de parto: Diretrizes 2016 da Sociedade Brasileira de Pediatria. SBP. São Paulo, 26 de janeiro de 2016. p. 7-19.
6. Jasmeet S, Ian M, Myra H, Wyckoff TM, Olasveengen EM, Singletary RG, et al. 2019 International Consensus on Cardiopulmonary Resuscitation and Emergency Cardiovascular Care Science With Treatment Recommendations. Elsevier: Resuscitation, 2019; 145: 95-150.
7. Kattwinkel J. Manual de reanimação neonatal. Org. Guinsburg R., Alemrida MFB. São Paulo: Universidade Federal de São Paulo. 6 ed. 2013.

Sistema Hematológico

30

Sabrina dos Santos Pinheiro
Fernanda Rodrigues Girard Abdallah

1. **O que é a doença hemorrágica do recém-nascido (RN)?**

    A doença hemorrágica do RN é uma doença causada pela deficiência dos fatores de coagulação (II, VII, IX e X) dependentes da vitamina K. O RN apresenta baixos níveis de fatores de coagulação, pouca reserva de vitamina K sendo mais suscetível à doença.[1,2]

2. **Por que administrar a vitamina K?**

    A administração profilática de 1 mg de vitamina K lipossolúvel ao nascimento previne a doença hemorrágica do recém-nascido a termo e na maioria dos prematuros.[3]

    Atualmente, todos os recém-nascidos, independentemente do peso de nascimento, recebem uma dose de vitamina K para profilaxia das doenças hemorrágicas dependentes de vitamina K, que mais comumente afetam essa faixa etária.[4]

3. **Quais são as formas da doença hemorrágica no RN?[1,2]**

Tabela 30.1. Formas da doença hemorrágica

Precoce	Clássica	Tardia
• Idade: 0-24 horas; • Local da hemorragia: cefalohematoma, subgaleal, intracraniana, gastrointestinal, umbilical, intra-abdominal; • Etiologia/risco: drogas maternas que interferem com a vitamina K (fenobarbital, fenitoína, varfarina, rifampicina, isoniazida); Coagulopatia hereditária; • Prevenção: vitamina K ao nascimento ou para a mãe (20 mg) antes do parto. Evitar medicamentos de alto risco; • A profilaxia com vitamina K em gestantes é discutido, em virtude de deficiente transporte da vitamina K através da placenta (os níveis dos fatores dependentes da vitamina K estão abaixo de 50% dos valores nos adultos).	• Idade: 2-7 dias; • Local da hemorragia: trato gastrointestinal, mucosas da orelha/nariz/garganta, intracraniana (é pouco comum), circuncisão, cutânea, locais de injeção; • Etiologia/riscos: deficiência de vitamina K, aleitamento materno; • Prevenção: vitamina K parenteral ao nascimento; esquemas orais exigem várias doses ao longo do tempo.	• Idade: 1-6 meses; • Local da hemorragia: intracraniana, gastrointestinal, cutânea, mucosas da orelha/nariz, locais de injeção, torácica; • Etiologia/riscos: colestase – má absorção de vitamina K (atresia biliar, fibrose cística, hepatite); deficiência de abetalipoproteína; uso de varfarina; • Prevenção: vitamina K oral parenteral em doses altas durante os períodos de má absorção ou colestase.

4. **Quais são os principais sinais e sintomas da doença hemorrágica do RN?**

   Vômitos com aspecto borráceo ou sangue vivo, palidez generalizada e letargia do recém-nascido. Importante pontuar a importância da avaliação da hemorragia, de origem do trato gastrointestinal, para diferenciar de sangue materno deglutido.[1,2]

5. **Quais são os cuidados de enfermagem usuais para o tratamento das doenças hemorrágicas do recém-nascido na unidade de tratamento intensivo neonatal (UTIN)?**

   - Passar sonda orogástrica, calibre nº8/curta, aberta em frasco (sifonagem), para controle e drenagem de resíduo gástrico;
   - Interromper o aleitamento materno até que se estabeleçam as funções coagulativas;
   - Coletar sangue para análise das provas de coagulação, hemograma com contagem de plaquetas e eletrólitos para controle de absorção da vitamina K e hemodiluição associadas a perdas de volume por sangramento ativo e/ou oculto;
   - Administrar vitamina K na dose de 5 mg via intramuscular ou, nos casos mais graves, via intravenosa em virtude do risco de formação de hematomas no local da injeção intramuscular, conforme avaliação médica;
   - Geralmente, a estabilidade e a recuperação do recém-nascido se dão em 48 horas após o início dos sintomas e o RN não apresenta nenhuma outra comorbidade futura.

6. **O que é anemia?**

   A presença de anemia deve ser definida de acordo com o volume de hemácias, em vez de se levar em conta somente o valor do hematócrito. Pode-se determinar o volume de hemácias multiplicando o volume de sangue por quilo de hematócrito (volume de sangue/kg × hct = volume de hemácias); o volume de hemácias deverá ser maior do que 25 mL/kg. O volume estimado de sangue no recém-nascido a termo é de 80 a 85 mL/kg e no prematuro de 100 mL/kg.[5]

7. **Como é a mudança da hemoglobina no neonato?**

   No RN a termo, a oxigenação melhorada depois do nascimento resulta em produção eritrocitária significativamente diminuída, refletindo adaptação natural ao ambiente extrauterino. A produção de hemácias no 7º dia de vida é menor que 10% do nível intrauterino. A contagem de reticulócitos é baixa e os níveis de hemoglobina caem. Essa queda é resultante de uma produção eritrocitária diminuída; um espectro de vida dos eritrócitos fetais encurtado; e da diluição plasmática e aumento do volume sanguíneo relacionado com o crescimento.[4,5]

8. **O que é a anemia fisiológica?**

   Nos neonatos a termo, observa-se o mínimo de concentração de hemoglobina com cerca de 4 a 8 semanas, com uma concentração de hemoglobina média de 11,2 g/dL e uma faixa normal inferior de 9 g/dL. Esse mínimo é chamado de anemia fisiológica. Em torno de 6 meses, o bebê que nasceu a termo apresenta concentração média de hemoglobina de 12,1 g/dL. O declínio médio na hemoglobina dos RN pré-termo que pesam menos de 1.500 g é muito diferente daquele apresentado pelos RN a termo. Isso se deve, em parte, às perdas por flebotomia, que acontecem com certa frequência, bem como ao efeito das transfusões sobre a eritropoiese endógena. Esses RN atingem o mínimo de hemoglobina – que alcança a média de 8 g/dL – com 4 a 8 semanas de idade. Os RN pequenos para a idade gestacional, os filhos de mães diabéticas, os filhos de mães fumantes e os RN nascidos em altitudes elevadas tendem a apresentar concentração de hemoglobina mais elevada ao nascimento.[6]

9. **Qual é o volume sanguíneo do RN?**

A placenta e o cordão umbilical contêm 75 a 125 mL de sangue a termo ou aproximadamente um quarto a um terço do volume sanguíneo fetal. As artérias umbilicais sofrem constrição logo após o nascimento, mas a veia umbilical permanece dilatada. O volume sanguíneo neonatal pode ser 50% maior nos RN que apresentaram clampeamento tardio do cordão umbilical (ou ordenha de cordão) que nos RN que têm seus cordões clampeados imediatamente após o nascimento. Os RN pré-termo apresentam volume sanguíneo ligeiramente mais elevado (89 a 105 mL/kg) em decorrência do volume plasmático aumentado.[6]

10. **Quais são as principais causas de anemia no período neonatal?**[6,7]

Tabela 30.2. Principais causas de anemia no período neonatal.

Hemorrágicas	Hemolítico	Hipoplásico
Antes e durante o parto: • Hemorragia placentária (placenta prévia, descolamento da placenta, ruptura uterina e incisão da placenta durante o parto cesariano); • Hemorragia do cordão umbilical (ruptura do cordão umbilical, inserção velamentosa do cordão, hematoma do cordão umbilical); • Hemorragia fetal: transfusão fetal-materna (crônica ou aguda), fetoplacentária (cesariana com remoção do feto acima do nível da placenta, massa placentária, hematoma, nós ou prolapso de cordão oculto), fetofetal (placenta com anastomose arteriovenosa), iatrogênico (amniocentese traumática). **Período neonatal:** • Doença hemorrágica do recém-nascido; • Hemorragia intracraniana: relacionada à prematuridade, gemelaridade, parto pélvico ou parto rápido, hipóxia; • Cefalohematoma maciço, hemorragia subgaleal ou *caput* hemorrágico; • Retroperitoneal: renal ou adrenal; • Fígado ou ruptura esplênica; • Gastrointestinal: úlcera, enterocolite necrosante, sonda nasogástrica (excluir a deglutição do sangue materno); • Desconexão dos cateteres umbilicais; • Anemia iatrogênica (múltiplas extrações, principalmente nas prematuras).	• Isoimune (incompatibilidade de grupo e Rh); • Autoimune materno. Infecções; • Constitucional (esferocitose hereditária, enzimopenia, hemoglobinopatia); • Tóxico (imune, induzido por drogas); • Distúrbios mecânicos dos glóbulos vermelhos (coagulação intravascular disseminada (CID), hemangioma); • Deficiência de vitamina E.	• **Anemia hipoplásica fisiológica:** no termo recém-nascido (6 a 12 semanas de vida), no recém-nascido prematuro (4 a 10 semanas de vida); • **Anemia aplástica congênita:** anemia de diamante negro e diamante, anemia de Fanconi, diseritropoiética, Estren-Damesheck, aplasia idiopática; • **Anemia aplástica secundária:** leucemia congênita, infecções (rubéola, parvovírus), Albers-Schonberg, Benjamin, anemia pós-transfusional (extrauterina ou intrauterina por isoimunização).

11. Quais são os sinais e sintomas da anemia?[6,7]

Hemorragia aguda (fetomaterna, fetoplacentária, fetofetal)	Hemorragia crônica (fetomaterna, fetoplacentária)
• Palidez intensa; • Respiração irregular e do tipo *gasping*; • Mínima cianose; • Pulsos periféricos fracos e rápidos; • Pressão arterial baixa; • Queda nos níveis de Hb (pode estar normal nas primeiras horas), anemia normocrômica, normocítica.	• Palidez intensa em desproporção ao grau de sofrimento; • Pressão venosa é normal; • Hemoglobina baixa ao nascer, hemácias hipocrômicas e microcíticas; • Ferro sérico baixo logo após o nascimento; • Presença de hemácias fetais no sangue materno.

12. Como deve ser feita a avaliação inicial para RN com suspeita de anemia?[4]

— História familiar e obstétrica;

— Exame físico;

— Hemograma completo;

— Contagem de reticulócitos;

— Esfregaço de sangue periférico;

— Teste de Coombs e nível de bilirrubina;

— Teste de Apt (teste da desnaturação alcalina) no sangue gastrintestinal de origem incerta;

— Teste de Kleihauer-Betke do sangue da mãe (é a pesquisa de hemoglobina fetal no sangue da mãe);

— Ultrassonografia do abdome e da cabeça;

— Testes nos pais. Hemograma completo, esfregaço de sangue periférico e índices hematimétricos são exames de triagem úteis. O teste de fragilidade osmótica e os níveis de enzimas hematimétricas (p. ex., G6PD, piruvatoquinase) podem ser úteis em casos específicos;

— Exames à procura de infecções congênitas: toxoplasmose, rubéola, citomegalovírus (CMV) e herpes-vírus simples;

— Exame da medula óssea (raramente usados, exceto em casos de insuficiência da medula óssea por hipoplasia ou tumor).

13. Como é feito o diagnóstico e o tratamento da anemia?

Deve-se obter a história materna completa, incluindo informações sobre sangramento vaginal, trauma, infecção ou exposição a indivíduos infectados, e sobre o uso de qualquer droga prescrita ou não (incluindo ervas ou suplementos dietéticos) durante a gravidez. É importante notar o momento da apresentação da anemia. A avaliação laboratorial inicial do RN com suspeita de anemia inclui hemograma completo com índices eritrocitários e esfregaço periférico, contagem de reticulócitos, um teste de Coombs direto e de bilirrubina quando a icterícia estiver evidente. Com exames laboratoriais mínimos, a história completa e um exame físico, a maioria das causas de anemia no período neonatal pode ser determinada.[6]

14. **O que é anemia da prematuridade?**

    É a queda progressiva na taxa de hemoglobina provocada pela incapacidade renal de produzir eritropoietina adequadamente, menor sobrevida das hemácias, das transfusões, das hemorragias e do crescimento acelerado. O quadro clínico é inespecífico com baixo ganho de peso, dificuldades de alimentação, diminuição da atividade, palidez musculocutânea, bradicardia ou taquicardia, taquipneia ou apneia, variações nos níveis de saturação.[6,8]

    A anemia da prematuridade não responde à adição de ferro, folato ou vitamina E. Alguns RN podem estar assintomáticos, enquanto outros demonstram sinais de anemia, os quais são aliviados pela transfusão. O tratamento busca a diminuição de exames laboratoriais, eritropoietina subcutânea, sulfato ferroso e transfusão.[6,8]

15. **Quando iniciar a reposição de ferro no neonato e qual é a dose?**

    O ferro é utilizado quando já existe volume parcial de dieta oral, que é algo em torno de 100 mL/kg. A dose variará de acordo com o peso de nascimento.

    Com relação à dose de ferro, a Sociedade Brasileira de Pediatria recomenda:[9]

    – Profilaxia: 1 mg de ferro elementar/kg/dia, 3 a 24 meses de idade, independentemente do regime de aleitamento;

    – Para os lactentes nascidos pré-termos ou com muito baixo peso ao nascer:
      ▫ Maior de 1.500 g: 2 mg/kg/dia, a partir do 30º dia até os 12 meses de idade.
      ▫ Entre 1.000 g e 1.500 g: 3 mg/kg/dia até os 12 meses
      ▫ Menor de 1.000 g: 4 mg/kg/dia.

16. **O que é a anemia hemolítica?**

    A anemia hemolítica é caracterizada pela presença de hemácias com sobrevida curta e/ou destruição rápida (hemólise). Caracteriza-se pela contagem alta de reticulócitos sem a presença de hemorragia, diminuição da hemoglobina e icterícia decorrente de aumento da bilirrubina direta.[6,10]

    A anemia hemolítica é comumente observada no período neonatal, podendo ser causada por inúmeros fatores, tanto intrínsecos como extrínsecos ao eritrócito. Independentemente da etiologia, a característica fundamental de todas as anemias hemolíticas é a redução no espectro de vida do eritrócito. O espectro de vida médio para um eritrócito neonatal é de 60 a 90 dias, aproximadamente metade a dois terços de um eritrócito adulto. Espectros de vida de eritrócitos acentuadamente menores (35 a 50 dias) são encontrados em maior prematuridade. A hemólise no período neonatal é mais comumente marcada pela icterícia, podendo também estar associada à hepatoesplenomegalia.[6,10]

17. Quais são as classificações das principais causas de anemias hemolíticas no recém-nascido (Tabelas 30.4 e 30.5)?[11-17]

Tabela 30.4. Classificação das anemias hereditárias

Defeitos enzimáticos	
Deficiência de glicose-6-fosfato desidrogenase (G6PD)	A glicose-6-fosfatodesidrogenase, mais conhecida como G6PD, é uma enzima presente em todas as células do organismo, auxiliando na produção de substâncias que as protegem de fatores oxidantes. No caso das hemácias, a G6PD é essencial, pois é a única responsável por essa proteção. Sabe-se que o diagnóstico precoce pode prevenir a hiperbilirrubinemia neonatal. Em recém nascidos, a deficiência de G6PD é reconhecida como um sério fator de risco, uma vez que, os bebês afetados são mais propensos a desenvolver hiperbilirrubinemia e aproximadamente, 20% evoluem para kernicterus. O tratamento para pacientes recém-nascidos se concentra no controle da icterícia e na prevenção do kernicterus. Isso inclui fototerapia e, em casos graves, uma transfusão sanguínea pode ser necessária.
Deficiência de piruvatoquinase (PK)	É uma doença autossômica recessiva. Nas hemácias, por exemplo, ela causa a anemia hemolítica congênita, na qual as células sofrem danos variados em virtude da falta de 50% de seu total de trifosfato de adenosina (ATP), que seria produzido pela PK. O quadro clínico dos pacientes com deficiência de PK decorre de um grau altamente variável de hemólise crônica, variando de icterícia neonatal grave e anemia fatal ao nascimento, hemólise crônica grave dependente de transfusão, hemólise moderada com exacerbação durante a infecção, até uma hemólise totalmente compensada sem anemia aparente. O cuidado do recém-nascido com deficiência de PK é fundamental, pois é comum a hiperbilirrubinemia grave, geralmente requerem fototerapia e/ou transfusões sanguíneas.
Defeitos de membrana	
Esferocitose hereditária (HS)	A esferocitose é uma doença hereditária de característica dominante em que há um defeito genético na membrana dos eritrócitos. Ocorrem, principalmente, alterações na forma das hemácias que ficam cada vez mais esféricas, ficando incapazes de se deformarem ao passarem pela circulação esplênica e pelos pequenos capilares, momentos em que essa deformação é extremamente necessária. Os exames diagnósticos são, principalmente, o hemograma com plaquetas, os testes para hemólise (entre eles, o LDH, bilirrubina indireta, haptoglobina reticulócitos) e o Coombs. O tratamento inicial é de suporte com reposição de ácido fólico, pela necessidade na hematopoiese, transfusões sanguíneas (principalmente no primeiro ano de vida) e transplante de células hematopoiéticas. Entretanto, o principal modo de tratamento da doença é a esplenectomia total ou parcial.
Eliptocitose hereditária (EH)	São mutações genéticas das hemácias que resultam em fraqueza do citoesqueleto da célula, acarretando deformação. Os eritrócitos com formatos anormais são absorvidos e destruídos pelo baço, os eritrócitos são ovais ou elípticos. Segundo a clínica e exames laboratoriais, a EH tem características semelhantes às da HS, exceto no esfregaço de sangue periférico que apresenta eliptócitos e poiquilocitose. Os doentes são geralmente assintomáticos, mas aproximadamente 10% podem ter uma forma moderada ou grave de anemia.

Continua

Continuação

Defeitos de hemoglobina (hemoglobinopatias)	
Talassemias	A doença é caracterizada por um defeito genético na produção das hemoglobinas, que promovem a redução ou ausência de síntese de uma ou mais cadeias de globina, ocasionando ao final eritropoiese ineficaz. Apresentam uma variedade de manifestações clínicas e laboratoriais de acordo com a cadeia afetada e com o grau de desequilíbrio. São classificadas conforme a cadeia polipeptídica afetada, as mais frequentes são as do tipo alfa e beta. Talassemia-beta: apresenta três formas clínicas, talassemia-beta menor/traço talassêmico-beta (anemia leve), talassemia-beta intermediária (de anemia leve a grave, podendo necessitar de transfusões de sangue de maneira esporádica ou crônica) e talassemia-beta maior (anemia grave, necessitando de transfusões de sangue a cada 2 a 4 semanas desde os primeiros meses de vida). Talassemia-alfa: envolve quatro aspectos clínicos – portador silencioso (sem manifestações), traço talassêmico-alfa (anemia leve), doença da hemoglobina H (de anemia moderada a grave) e síndrome da hidropsia fetal da hemoglobina Bart's (anemia muito grave e incompatível com a vida). O tratamento para formas graves pode incluir transfusão, esplenectomia, quelação e transplante de células-tronco.
Anemia de células falciformes	A anemia falciforme é um distúrbio genético autossômico recessivo, de dominância incompleta, caracterizada pelo fato de os eritrócitos assumirem uma forma de "foice" rígida. O afoiçamento diminui a flexibilidade das células e acarreta um risco de várias complicações. O recém-nascido com doença falciforme é, geralmente, assintomático em decorrência do efeito protetor da hemoglobina fetal, que, nesse período da vida, representa cerca de 80% do total da hemoglobina. Por esse motivo, os testes de falcização (pesquisa de drepanócitos) e os testes de solubilidade não se aplicam durante os primeiros meses de vida.

Tabela 30.5. Classificação das anemias adquiridas

Imunológicas	
Autoimune (AHAI)	É caracterizada pela produção de autoanticorpos contra antígenos de superfície das hemácias, diminuindo o tempo de sobrevida dessa célula. O diagnóstico depende fundamentalmente do teste de Coombs direto positivo que confirma a presença de anticorpos e/ou complemento, ligado à membrana eritrocitária. É uma doença que pode ser classificada de acordo com a temperatura de reatividade dos autoanticorpos à membrana eritrocítica: • AHAI quente: caracteriza-se por reação dos autoanticorpos à temperatura de 37° C, não sendo capazes de aglutinar os eritrócitos, e a hemólise ocorre pela destruição pelo sistema reticuloendotelial; • AHAI fria: os autoanticorpos frios se ligam aos eritrócitos em temperaturas abaixo de 37 °C, e a hemólise ocorre nos eritrócitos em virtude da aglutinação deles na circulação sanguínea, consequentemente o sistema complemento é ativado e ocorre a hemólise; • A AHAI também pode ser classificada com base em sua etiologia, sendo classificada em idiopática ou secundária a outras doenças como as linfoproliferativas, imunodeficiências, infecções ou drogas.
Aloimune	Nessas anemias, o anticorpo produzido por uma pessoa reage com os eritrócitos de outra. Ocorre, normalmente, em duas situações: transfusões sanguíneas com incompatibilidade do grupo ABO e na doença hemolítica do RN.

18. O que é a doença hemolítica do recém-nascido?

A doença hemolítica do recém-nascido (DHFRN) engloba o grupo de patologias decorrentes da destruição dos eritrócitos do feto e/ou recém-nascido. Esta destruição pode ser ou não mediada por anticorpos (Ac), o que permite classificar a anemia resultante em anemia hemolítica imune e anemia hemolítica não imune. Estes, quando expressam antígenos de superfície diferentes (tipo sanguíneo e/ou fator Rh) dos maternos, podem iniciar uma cascata de eventos que culmina na produção de Ac IgG direcionados aos eritrócitos fetais. Atualmente os vários progressos tecnológicos e a rotina da profilaxia materna com imunoglobulina anti-RhD (Roghan) permitiram a diminuição da prevalência e uma modificação na abordagem da unidade fetomaterna, em relação à aloimunização.[10]

19. Quais são as consequências da doença hemolítica do recém-nascido?

A principal consequência é a hiperbilirrubinemia por incompatibilidade ABO e/ou Rh. Após o nascimento, em virtude do excesso de produção e da imaturidade hepática do RN, existe uma acumulação de bilirrubina não conjugada, resultando na icterícia que habitualmente surge nas primeiras 24 horas de vida. Podendo evoluir para casos mais graves de encefalopatia bilirrubínica aguda.[1,10]

20. Qual é o tratamento para as doenças hemolíticas do recém-nascido?

– Acompanhamento de exames laboratoriais para controle dos níveis de bilirrubinas totais e contagem de reticulócitos;
– Fototerapia de acordo com o nível de bilirrubina total × dias de vida (curva de fototerapia em RN);
– Exsanguineotransfusão para casos elevados de níveis de bilirrubina, respeitando a curva para indicação em RN de acordo com a idade gestacional corrigida (Figura 30.1).[1,10]

21. O que é a policitemia?

É uma doença causada pelo aumento do número hemácias no sangue, o que engrossa o sangue e, por consequência, tenha mais dificuldade para se transportar pelo corpo e chegar aos órgãos. Também se define como hematócrito venoso periférico superior a 65%, apesar de sinais clínicos raramente ocorrerem com valores de hematócrito inferior a 70%.[2,7]

22. Quais são as complicações da policitemia?

As complicações da policitemia são consequência do aumento da viscosidade do sangue, que ocorre à medida que o hematócrito aumenta, comprometendo a circulação de uma variedade de tecidos e de órgãos.[2,7]

23. Quais são os achados clínicos da policitemia?

As manifestações clínicas são diversas e depende de cada sistema ou órgão. As manifestações cutâneas incluem a pletora e um retardo do enchimento capilar. O quadro renal inclui a proteinúria e a hematúria e, em condições extremas, a doença renal pode ser confundida com a trombose da veia renal. Se a gravidade da policitemia não for adequadamente identificada e a alimentação precoce da criança for instituída, elas podem desenvolver enterocolite necrosante. No sistema nervoso, as manifestações podem ser leves, incluindo a má alimentação, irritabilidade e um choro anormal; sinais mais específicos incluem a apneia, convulsões e infarto cerebral.[2,7]

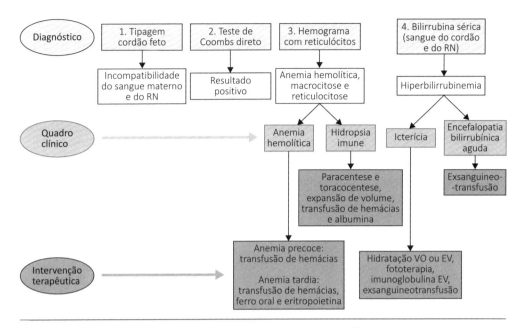

Figura 30.1. Resumo do diagnóstico e tratamento da doença hemolítica no recém-nascido. Adaptada de Baptista, et al.[10]

24. Como é feito o diagnóstico da policitemia?

O diagnóstico de policitemia não é baseado unicamente no hematócrito porque não existe um hematócrito preciso associado aos sintomas que aparecem em todos os recém-nascidos. Isto é, em parte, decorrente do fato de que outros fatores afetam a viscosidade do sangue, além de hematócrito. É essencial que a policitemia seja confirmada, medindo-se o hematócrito no sangue venoso porque os valores capilares são mal correlacionados com o hematócrito venoso central (hematócritos capilares são, geralmente, mais elevados). Usualmente, apresentam sinais clínicos nas primeiras 6 horas de vida, com alterações cardiorrespiratórias e neurológicas, como letargia e leve taquipneia.[2,7]

25. Qual é a maior incidência de policitemia neonatal?

A policitemia tem uma incidência que varia de 0,4% (em RN de termo) a 12% (em RN de risco). Entretanto, é rara antes das 34 semanas e não se encontra hiperviscosidade (SPH) sanguínea (existem diferenças nas proteínas plasmáticas, nomeadamente no fibrinogênio); assim, não tem indicação o tratamento, mesmo com hematócritos superiores a 65%.[2,7]

– **Fatores relevantes na policitemia**: importante excluir a existência de sinais de desidratação, pois é comum nas primeiras 48 horas de vida enquanto a síndrome policitemia e a SPH sanguínea aparecem já nas primeiras 24 horas de vida.[2,7]

– Se a clínica e a perda ponderal do recém-nascido sugerem desidratação, esse deve ser reidratado antes de se fazer o diagnóstico de policitemia. Em oposição, é importante detectar os sinais de "verdadeira" policitemia, como pletora, sinais cardiopulmonares e neurológicos.[2,7]

26. Qual é o tratamento para policitemia?

O tratamento para o neonato com policitemia é exsanguineotransfusão parcial, na qual o sangue é trocado com um substituto do plasma. Solução salina isotônica, plasma e uma mistura de solução salina e albumina têm sido utilizadas com igual eficiência. O objetivo é que o hematócrito seja de 50%. O hematócrito deve ser cuidadosamente monitorizado após esse procedimento, porque poderá aumentar se o hematócrito desejado não for obtido com a troca de volume inicial. Esse aumento poderá atingir um nível perigoso. O maior dilema aparece nos casos de policitemia em que o recém-nascido é assintomático.[2,7]

27. O que é neutropenia neonatal?

Neutropenia é definida como redução do número absoluto de neutrófilos na circulação sanguínea (abaixo de 1.500 neutrófilos/mm^3 para recém-nascido), sendo considerada grave quando a contagem for inferior a 500 neutrófilos/mm^3 de sangue, e crônica quando permanece baixa durante os últimos 3 meses.[7]

A neutropenia pode ser classificada como de grau leve (1.000-1.500 neutrófilos/mm^3 de sangue), moderado (500-1.000 neutrófilos/mm^3 de sangue) ou grave (< 500 neutrófilos/mm^3 de sangue).[7]

28. Quais são as causas da neutropenia neonatal?

Pode ser causada por:[20]

– Diminuição da produção de neutrófilos;

– Destruição aumentada de neutrófilos;

– Margem excessiva de neutrófilos;

– Neutropenia induzida por drogas;

– Outros: por exemplo, neutropenia idiopática da prematuridade.

29. Quais são os possíveis tratamento para a neutropenia neonatal?

O objetivo do tratamento é melhorar a produção e a função dos neutrófilos:[20,21]

– Imunoglobulina intravenosa;

– Corticosteroides;

– Transfusões de granulócitos;

– Interferon-gama;

– Fator estimulador de colônias de granulócitos recombinantes (rG-CSF) e macrófagos recombinantes de granulócitos fator estimulador de colônias (rGM-CSF): esse é o tratamento mais utilizado nas UTIN, pois estimula a produção de neutrófilos e liberação da medula óssea e reduz a apoptose dos neutrófilos. A dose usual de rG-CSF é de 5 a 10 μg/kg/dia, administrada por via intravenosa ou subcutânea. Na maioria das situações, a contagem absoluta de neutrófilos aumenta em 24 a 48 horas.

Embora os tratamentos mencionados estejam descritos na literatura, seu uso e benefício não são seguros e claros, necessitando de estudos clínicos que mostrem os reais desfechos.

30. O que é a trombocitopenia neonatal (TP)?

Uma contagem normal de plaquetas em neonatos é de 80.000 a 450.000/mm^3. Depois de uma semana de vida, alcançam-se os níveis do adulto de 150.000 a 400.000/mm^3. Contagens inferiores a esses valores são consideradas como trombocitopenia.[3]

31 Quais são as principais causas de TP?

Origina-se de três mecanismos: 1. aumento da destruição das plaquetas; 2. diminuição da produção de plaquetas; 3. sequestro esplênico, ou uma combinação entre esses.[22]

32. Como classificar as TP e quais são as possíveis causas?[7,22]

Fetal (apresenta-se durante a vida fetal): aloimune, infecção congênita, aneuploidia, eritroblastose fetal, autoimune;

Neonatal de início precoce (apresenta-se com < 72 h de vida do RN): insuficiência placentária, asfixia perinatal, infecção perinatal, aloimune, autoimune, coagulação intravascular disseminada, trombose, erro inato de metabolismo, leucemia congênita;

Neonatal de início tardio (apresenta-se com > 72 h de vida do RN): sepse tardia, enterocolite necrosante, infecção congênita, autoimune, erro inato de metabolismo.

33. Quais são os principais tipos de trombocitopenia neonatal e as suas intervenções terapêuticas?[23,24]

Tabela 30.6. Tipos de trombocitopenia neonatal e as suas intervenções terapêuticas

Trombocitopenia	Conceito	Terapêutica
TP por hipóxia fetal crônica	Contagem plaquetária de 50.000 a 149.000/µL e que ocorre nas primeiras 72 h de vida, muitas vezes associada à neutropenia. Nesses RN, a TP é detectada ao nascimento ou nos primeiros dias de vida, atinge o limite inferior por 2 a 4 dias.	Resolve espontaneamente por 7 a 10 dias de vida.
TP autoimune	Ocorre pela passagem transplacentária de anticorpos antiplaquetários de origem materna que reagem com as plaquetas do RN. O recém-nascido normalmente é assintomático ou apresenta leve sangramento (petéquias).	Se plaquetas < 50.000/mm³ e sangramento ou plaquetas < 30.000/mm³: Imunoglobulina intravenosa 1 g/kg/dia por 2 dias (pode-se associar prednisona 3 a 4 mg/kg/dia). Transfusão de plaquetas pode ser realizada após infusão da imunoglobulina se sangramento grave ou com risco de vida.
TP aloimune	Resulta da transferência placentária de aloanticorpos maternos dirigidos aos antígenos paternos presentes nas plaquetas do filho, mas ausentes na da mãe. É a causa mais frequente de TP precoce severa e de hemorragia intracraniana em RN de termo. Ocorre geralmente na primeira gestação, podendo apresentar evoluções mais graves nas gestações subsequentes.	Pode ser dividido em duas partes: antenatal e pós-natal. No período pós-natal, está indicada a transfusão plaquetária com qualquer valor plaquetário se houver sangramento ativo e quando o número das plaquetas for menor do que 30.000 plaquetas/mm³ nos RN a termo sem sinais de sangramento ou outras patologias. Nos pacientes doentes, pré-termo ou com riscos neonatais, como asfixia, a transfusão plaquetária está indicada quando as plaquetas estiverem abaixo de 50.000 plaquetas/mm³. Esses valores devem ser respeitados especialmente nas primeiras 96 horas de vida, período considerado crítico para hemorragia intracraniana. O tratamento com altas doses de imunoglobulina endovenosa é considerado efetivo, mas a resposta é lenta, demorando mais do que o período crítico para o RN desenvolver sangramento grave.

Referências

1. Figueiredo RCP, et al. Doença hemorrágica do recém-nascido na forma tardia: descrição de casos. J Pediatr (Rio J) 1998;74(1):67-70. Disponível em: http://www.jped.com.br/conteudo/98-74-01-67/port.asp. Acesso em: 17 jun 2020.
2. Rocha G, et al. Consenso clínico: policitemia e hiperviscosidade. Secção de Neonatologia da SPP. Disponível em: https://www.spneonatologia.pt/wp-content/uploads/2016/11/2014-Policitemia.pdf. Acesso em: 16 jul 2020.
3. Organização Mundial da Saúde – Genebra. O uso clínico do sangue na Pediatria e Neonatologia. Disponível em: https://www.who.int/bloodsafety/clinical_use/en/Module_P.pdf. Acesso em: 21 jul 2020.
4. Manual de Neonatologia. Secretária de Estado da Saúde de São Paulo, 2015. Disponível em: https://edisciplinas.usp.br/pluginfile.php/3905402/mod_resource/content/1/manual_de_neonatologia.pdf. Acesso em: 20 jul 2020.
5. Cloherty JP, et al. Manual de neonatologia. 7. ed. Rio de Janeiro: Guanabara Koogan; 2015.
6. Polin RA, Yoder MC. Neonatologia prática. Tradução Camila Nogueira. 5. ed. Rio de Janeiro: Elsevier; 2016.
7. Fanaroff AA, Fanaroff JM, Klauss & Fanarrof. Alto risco em neonatologia. Tradução Adilson Dias Salles e outros. 6. ed. Rio de Janeiro: Elsevier; 2015.
8. André NA, et al. Prematuridade: uma revisão atualizada dos aspectos clínicos, epidemiológicos e terapêutica. Brazilian Journal of Surgery and Clinical Research. vol.12, n.3, p.58-68. Set-Nov, 2015.
9. Portal de boas práticas do Ministério da Saúde, 20/02/2020. Disponível em: https://portaldeboaspraticas.iff.fiocruz.br/atencao-recem-nascido/principais-questoes-sobre-anemia-prematuridade. Acesso em: 18 jul 2020.
10. Baptista M, Nabais I, et al. Doença hemolítica do feto e recém-nascido. Seção de neonatologia SPP, 2014. Disponível em: https://www.spneonatologia.pt/wp-content/uploads/2016/11/2014--D_Hemolitica.pdf. Acesso em: 18 jul 2020.
11. Gigliotti P. Deficiência de G6PD e sua repercussão clínica: revisão da literatura. Disponível em: http://www.ciencianews.com.br/arquivos/ACET/IMAGENS/Artigos_cientificos/3%20-%20Deficiencia-de-G6PD.pdf. Acesso em: 08 jul 2020.
12. Ferreira MFC. Triagem neonatal de deficiência de glicose-6-fosfatodesidrogenase e prevalência das mutações G202A e C563T em Mato Grosso/Brasil. Tese (doutorado) Faculdade de Medicina da Universidade de São Paulo. São Paulo; 2014.
13. Grace RF, et al. Erythrocyte pyruvate kinase deficiency: 2015 status report. American Journal of Hematology, vol. 90, N. 9, September 2015.
14. Batista EH. Anemias hemolíticas. In: RICCI, Vitor Hugo Parpinelli; MAMAN, Maria Julia Cavaler De. Guia prático de hematologia. Criciúma: Unesc, 2019. p. 35-55.
15. Martins SDC. Anemias hemolíticas: clínica, diagnóstico e terapêutica – uma revisão crítica. (Dissertação de mestrado). Faculdade de Medicina da Universidade de Coimbra, 2014. Disponível em: https://estudogeral.sib.uc.pt/bitstream/10316/37306/1/Anemias%20hemoliticas%20clinica%20diagnostico%20e%20terapeutica%20uma%20revisao%20critica.pdf. Acesso em: 16 jul 2020.
16. Brasil. Ministério da Saúde. Secretaria de Atenção à Saúde. Departamento de Atenção Especializada e Temática. Orientações para diagnóstico e tratamento das talassemias-beta / Ministério da Saúde, Secretaria de Atenção à Saúde, Departamento de Atenção Especializada e Temática. Brasília: Ministério da Saúde; 2016.
17. Ferraz MHC, Murao M. Diagnóstico laboratorial da doença falciforme em neonatos e após o sexto

22. Gianini NOM. Trombocitopenias no período neonatal. In: Programa de Atualização em Neonatologia (PRORN)/ organizado pela Sociedade Brasileira de Pediatria. Porto Alegre: Artmed/Panamericana Editora, 2004.
23. Ebserh. Distúrbios hemorrágicos do recém-nascido. Disponível em: http://www2.ebserh.gov.br/documents/214336/1108363/Cap%25C3%25ADtulo-22-Dist%25C3%25BArbios--Hemorr%25C3%25A1gicos-do-Rec%25C3%25A9m-nascido.pdf/cda7dfe8-874a-42d2-a690-74963bf6a681. Acesso em: 23 jul 2020.
24. Kalmam DA, et al. Plaquetopenia neonatal aloimune: apresentação de dois casos clínicos com revisão da literatura. Rev Med (São Paulo). 2010 abr.-jun.;89(2):88-92.

Composição, Volume e Transfusão Sanguínea

31

Vitório Guedes Gomes
Anna Caroline Leite Costa

1. **Quais são as diferenças entre a circulação fetal e a neonatal?**

    A circulação sanguínea fetal ocorre principalmente por meio da placenta, visto que o pulmão não tem função de troca gasosa, já que se encontra revestido de líquido pulmonar – responsável pela maturação dos pneumócitos. A resistência vascular pulmonar é maior que a sistêmica, e por isso as câmaras cardíacas direitas são mais hipertrofiadas. O padrão de fluxo sanguíneo ocorre da direita para a esquerda.[1]

    A circulação do recém-nascido (RN), por sua vez, assume padrão de fluxo inverso, visto que, em decorrência da eliminação do líquido pulmonar após o parto, as trocas gasosas passam a ocorrer por meio pulmonar. Desse modo, ocorrerá uma queda da resistência vascular pulmonar e aumento progressivo da resistência vascular sistêmica, resultando em uma hipertrofia das câmaras cardíacas esquerdas.[1]

2. **Qual é o volume sanguíneo do recém-nascido?**

    Em recém-nascido de termo (RNT), o volume sanguíneo é de aproximadamente 80 mL/kg a 90 mL/kg. Enquanto nos recém-nascido pré-termo (RNPT), esse volume varia entre 90 mL/kg e 100 mL/kg. Ressalte-se que o clampeamento oportuno do cordão umbilical – ou a sua ordenha – pode aumentar o volume sanguíneo do RN em até 25%.[1-2]

    Algumas horas após o nascimento, espera-se que em torno de 20 a 25% do líquido dos vasos sanguíneos migre para o espaço intersticial. Sendo assim, os RN submetidos ao clampeamento oportuno ou ordenha de cordão, permanecerão com seu volume sanguíneo próximo ao ideal mesmo após a migração do volume pelos espaços teciduais.[1,2]

3. **Qual é a composição sanguínea do neonato?**

    O sangue é composto por uma parte celular e pelo plasma. A formação das células sanguíneas tem início intraútero. Ao nascer, 99% dessas células são eritrócitos e 1% leucócitos. Os eritrócitos (células vermelhas ou hemácias) transportam hemoglobina (responsável pelo transporte de oxigênio), e a sua produção é definida pelo hormônio eritropoetina – produzida pelos rins e ativada em situações de hipoxemia. O feto está em situação de hipoxemia constante, por isso a produção intraútero de eritropoetina é elevada.

Entretanto, ao nascimento ocorre redução da hipóxia e, respectivamente, da produção de tal hormônio. No entanto, essa redução gera, novamente, um quadro de hipóxia, resultando na elevada produção de eritropoetina. Ressalte-se que, quanto maior a idade gestacional, maiores os níveis de eritropoetina.[2,3]

O hematócrito é a porcentagem sanguínea composta de células vermelhas e é obtida por meio da multiplicação do valor da hemoglobina por 3, variando entre 37 e 52%, a depender da idade gestacional. Ressalte-se que, quanto maior o hematócrito, maior a viscosidade sanguínea e respectivamente a dificuldade para o sangue circular entre pequenos vasos.[2,3]

Os leucócitos (ou células brancas), por sua vez, compõem a parte celular do sangue em menor proporção. São responsáveis por combater agentes infecciosos, compondo, então, o sistema imunológico. Tais células são adquiridas passivamente intraútero, especialmente após a 32ª semana de gestação.[3-5] Após o nascimento, essas células são formadas na medula óssea e no tecido linfoide. Também após o nascimento, dar-se-á início à produção de imunoglobulinas nos RN. Ressalta-se que a efetividade de anticorpos produzidos pelos RN é menor do que em adultos, além de apresentarem menores concentrações séricas e curta duração.[3-5]

Com relação ao plasma, trata-se da parte líquida do sangue, composta por água, sais e proteínas. Dentre essas, 0,3% são fibrinogênios; 2,5%, globulinas; e 4,5% de albumina. Os fibrinogênios atuam nas fases finais da cascata de coagulação, enquanto as albuminas têm função de impedir que o líquido plasmático extravase dos capilares e das globulinas, por sua vez, carreiam diversas substâncias e proteínas, que são compatíveis com a sua estrutura, inclusive imunoglobulinas.[3]

4. **Quais são as indicações de transfusão no período neonatal?**

A transfusão de hemocomponentes e hemoderivados (concentrado de hemácias, concentrado de plaquetas, plasma fresco, crioprecipitado, albumina, globulinas e concentrado de fatores de coagulação) apresentam riscos imediatos e tardios, de modo que a sua indicação deve ser baseada em uma análise de risco/benefício. A transfusão de sangue total usualmente não oferece muitos benefícios se comparado aos derivados e componentes, por isso a administração desses são mais frequentes. Quando indicados, a sua prescrição deve ser realizada por meio de formulário específico, que contenha todos os dados do paciente e da transfusão, conforme previsto em lei.[3-6]

As indicações mais comuns de transfusões no período neonatal consistem em tratamento de anemias, hemoglobinopatias e coagulopatias congênitas, hemorragia grave e choque, trombocitopenia, hipoproteinemia, reposição de fatores de coagulação, transfusão perioperatória e pós-operatória além de exsanguineotransfusão.[3,7,8]

5. **Quais são os neonatos mais prováveis de receber transfusões sanguíneas e quais situações favorecem sua realização?**

RN que apresentam perda aguda de grandes volumes de sangue, anemia crônica e coagulopatias são os mais prováveis de receber transfusões sanguíneas. *Guidelines* direcionam quais os pacientes deverão receber hemotransfusões, entretanto as unidades neonatais devem adaptar esses guias para a realidade local e perfil dos seus pacientes.[8,9]

As transfusões de células vermelhas podem ser realizadas após perda aguda de sangue ou anemia crônica. Com relação à perda aguda de sangue, as principais recomendações para neonatos a termo e prematuros consideram: perda sanguínea > que 20% do volume total, perda sanguínea entre 10 e 20% com sinais de hipoperfusão tecidual e sangramento ativo. No que diz respeito ao tratamento de anemia crônica, as recomendações consideram níveis mais baixos de hemoglobina (g/dL), relacionados com a idade do RN e necessidade de suporte respiratório (Tabela 31.1).[8,9]

Tabela 31.1. Indicação de transfusão de concentrado de hemácias em neonatos de acordo com os níveis mínimos de hemoglobina (g/dL), relacionado com a idade cronológica e a necessidade de suporte respiratório.

Suporte respiratório?	Níveis de hemoglobina em g/dL		
	1ª semana	2ª semana	3ª semana
SIM	11,5	10	8,5
NÃO	10	8,5	7,5

Adaptada de Robin Ohls, MD. Red blood cell transfusions in the newborn. UpToDate (2020).

Estudos que compararam protocolos restritivos *versus* liberais de transfusão de células vermelhas em neonatos não demonstraram aumento de mortalidade ou morbidades graves em nenhum dos grupos. Contudo, nos protocolos restritivos, os pacientes receberam transfusão mais tardia, foram expostos a menor número transfusões e de doadores.[9]

Concentrado de plaquetas, plasma fresco, plasma fresco congelado, crioprecipitado, albumina, globulinas e concentrado de fatores de coagulação estão indicados para tratamento e correção de coagulopatias e doenças aloimunes. Pacientes críticos e com risco de sangramento na unidade de terapia intensiva neonatal devem manter contagem de plaquetas entre 50.000 e 100.000/mm³.[8]

6. **Quais são os hemocomponentes que podem ser transfundidos no período neonatal?**

Os componentes sanguíneos normalmente transfundidos no período neonatal são concentrados de hemácias (eritrócitos), concentrados de plaquetas, o plasma congelado, o plasma fresco congelado e o crioprecipitado. Existe também a possibilidade de transfusão de sangue total reconstituído em casos específicos, como a realização de exsanguineotransfusão (Figura 31.1).[2,3,8]

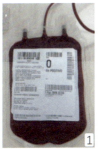
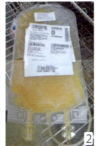
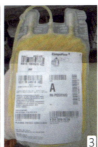
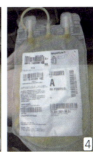

7. Quais são os eventos adversos que estão associados às transfusões no período neonatal?

Eventos adversos associados às transfusões são chamados de reação transfusional. Dentre esses, podemos relatar as reações no sistema respiratório, como queda de saturação e alteração da frequência respiratória, reações no sistema cardiovascular, reações exantemáticas como eritema local, *rash* cutâneo, hiperemia, tremores, hipotermia, choque anafilático e sobrecarga de volume. Outras reações menos frequentes são a hipocalcemia, hiperpotassemia, a lesão pulmonar aguda associada à transfusão, entre outros.[8-10]

8. O que fazer ao verificar a ocorrência de uma reação transfusional?

Ao suspeitar ou constatar uma reação transfusional, deve-se interromper imediatamente a hemotransfusão. O enfermeiro deverá garantir a permeabilidade do acesso venoso e a monitorização dos sinais vitais, acionar equipe médica e comunicar o ocorrido, reservar materiais, equipamentos, carro de emergência e preparar-se para prestar assistência imediata, inclusive reanimação cardiopulmonar. Guardar a bolsa do hemocomponente, conferir novamente os dados e identificação do paciente, acionar agência transfusional, notificar a ocorrência em ficha de incidente transfusional (FIT) e coletar exames conforme solicitado.[8,10]

9. Quais são os cuidados de enfermagem na transfusão em neonatologia?

A transfusão em RN é um procedimento que envolve muitos riscos e, por isso, a sua administração exige supervisão de profissional devidamente capacitado e com conhecimento sobre tal prática. Antes do início da transfusão, cabe ao enfermeiro garantir a dupla checagem da identificação do receptor com o rótulo da bolsa e de sua inspeção visual. A infusão deve ocorrer por meio de equipo com filtro sanguíneo de leucócitos. O acesso venoso utilizado deve ter bom fluxo e estar visível durante todo o procedimento, a fim de monitorar a sua permeabilidade. Além disso, idealmente, apenas a solução fisiológica a 0,9% pode ser administrada pelo mesmo acesso venoso em que ocorre a hemotransfusão.[6,10,11]

Os dados vitais devem ser aferidos antes e após o procedimento, além de serem verificados com regularidade durante a transfusão. Além disso, o enfermeiro responsável pelo início da transfusão deve permanecer à beira do leito do RN nos 10 primeiros minutos da infusão, visto que é o momento em que mais ocorrem reações transfusionais. A infusão deve ser iniciada lentamente, com ligeiro aumento da velocidade após os primeiros 15 minutos de infusão. A sua velocidade deve ser regulada durante todo o procedimento a fim de evitar sobrecarga volumétrica ou infusão excessivamente lenta.[3,6,11]

A transfusão de hemoderivados e hemocomponentes deve iniciar no máximo em 30 minutos após a remoção da bolsa do refrigerador, e seu conteúdo deve ser infundido em no máximo quatro horas. Findo esse período, caso seja necessário prosseguir com a transfusão, uma nova bolsa deve ser iniciada. Ressalte-se que a equipe de enfermagem deve se atentar para a administração de medicamentos comumente prescritos, em especial os diuréticos.[6,11]

Percebe-se que os cuidados com a transfusão de hemoderivados e hemocomponentes são complexos e envoltos de riscos. Por isso, reforça-se a necessidade de uma equipe capacitada para prestar assistência ao RN que requer tal terapia.

Referências

1. Hall JE. Tratado de fisiologia médica. 12. ed. Rio de Janeiro: Elsevier; 2011. p. 1.075-1.100.
2. Diniz EMA, Albiero AL, Ceccon MEJ, Vaz FAC. Uso de sangue, hemocomponentes e hemoderivados no recém-nascido. J Pediatr (Rio de Janeiro). 2001;77(supl.1):S104-14.
3. Tamez RN, Silva MJP. Enfermagem na UTI neonatal: assistência ao recém-nascido de alto risco. 6. ed. Rio de Janeiro: Guanabara Koogan; 2017. 408p.
4. Jacob CMA, Pastorino AC. Desenvolvimento do sistema imunológico. In: Jacob CMA, Pastorino AC (eds.). Alergia e imunologia para o pediatra. São Paulo: Manole; 2010. p. 3-17.
5. Adkins B, Leclerc C, Marshall-Clarke S. Neonatal adaptive immunity comes of age. Immunology. 2004;4:553-64.
6. Brasil. Portaria N. 2.712 de 12 de novembro de 2013. Redefine o regulamento técnico de procedimentos hemoterápicos. Brasília. 2013 [Citado em: 9 jul 2020]. Disponível em: http://bvsms.saude.gov.br/bvs/saudelegis/gm/2013/prt2712_12_11_2013.html.
7. Oliveira MJ, et al. Terapia intensiva neonatal e pediátrica. Belo Horizonte: Folium; 2013. p. 315-333.
8. Cloherty JP, Eichenwald EC, Hansen AR, Stark AR. Manual de neonatologia. 7. ed. Rio de Janeiro: Guanabara Koogan; 2015. p. 413-470.
9. Robin Ohls, MD. Red blood cell transfusions in the newborn. UpToDate. Waltham, MA: UpToDate Inc. https://www.uptodate.com. Acesso em: 9 jul 2020.
10. Cherem EO, Alves VH, Rodrigues DP, Souza FDL, Guerra JVV, Maciel VL. Saberes do enfermeiro para o cuidado no processo transfusional em recém-nascidos. Rev Gaúcha Enferm. 2017 mar;38(1):e63557. DOI: http://dx.doi.org/10.1590/1983- 1447.2017.01.63557
11. Conselho Federal de Enfermagem. Resolução COFEn N. 005/2016. Aprova a Norma Técnica que dispõe sobre a atuação dos Enfermeiros e Técnicos de Enfermagem em hemoterapia. Brasília. 2016 [Citado em: 9 jul 2020]. Disponível em: http://www.cofen.gov.br/resolucao-cofen-no-05112016_39095.html.

Hiperbilirrubinemia, Fototerapia e Exsanguinotransfusão

32

Vitório Guedes Gomes
Anna Caroline Leite Costa

1. **O que é a hiperbilirrubinemia neonatal?**

   Em neonatos, a hiperbilirrubinemia é caracterizada pelo aumento da concentração sérica de bilirrubina indireta (BI) – não conjugada – ou de bilirrubina direta (BD) – conjugada – em níveis maiores do que 1,5 mg/dL. No caso da elevação da BD, somente será considerada hiperbilirrubinemia caso o valor de 1,5 mg/dL represente mais do que 10% do valor de bilirrubina total (BT). Tal acontecimento acomete cerca de 85% dos neonatos a termo sadios e a maioria dos prematuros. A icterícia clínica neonatal é normalmente benigna e autolimitada e apresenta coloração amarelada da pele, mucosas e escleras do recém-nascido (RN).[1-3]

2. **Como o corpo em condições normais metaboliza e elimina a bilirrubina?**

   A BI (lipossolúvel) é carreada pela albumina até os hepatócitos, quando é dissociada da albumina e atravessa a membrana plasmática do hepatócito, sendo unida à ligandina citoplasmática e transportada ao retículo endoplasmático liso. Nesse momento, ocorre a conversão para BD (hidrossolúvel), que pode ser excretada nos canalículos biliares, em seguida para a vesícula biliar, que lança esse conteúdo no trato gastrointestinal e o elimina por meio das fezes. A excreção também pode ocorrer por meio da filtração pelos rins, sendo posteriormente eliminado na urina.[3,4]

3. **Quais são os mecanismos que estão envolvidos na ocorrência hiperbilirrubinemia neonatal?**

   No RN, os eritrócitos têm menor sobrevida que nos adultos (90 e 120 dias respectivamente), contudo são encontrados em maior quantidade. A bilirrubina é o produto final da quebra dos anéis Heme da hemoglobina – processo responsável pela produção de 75% de toda bilirrubina. Os 25% restantes derivam da quebra de outras proteínas. A BD é excretada pela vesícula biliar no trato gastrointestinal, entretanto o número reduzido de bactérias intestinais que auxiliam no metabolismo da bilirrubina e a diminuição da motilidade intestinal com evacuação deficiente de mecônio resulta na reabsorção desta através da circulação entero-hepática.[3,4]

4. **Quais são as diferenças entre hiperbilirrubinemia fisiológica e patológica?**

   A hiperbilirrubinemia fisiológica é benigna e autolimitada, acometendo a maioria dos neonatos sadios a termo e quase todos os neonatos prematuros. Os níveis plasmáticos de bilirrubina aumentam até atingirem um pico entre o 3° e o 5° dia de vida e depois se reduzem gradativamente. Os principais mecanismos envolvidos na hiperbilirrubinemia fisiológica são um desequilíbrio entre a produção aumentada de bilirrubina e a sua eliminação ineficaz, que se ajusta ao final da primeira semana de vida, alcançando os valores considerados normais.[5]

   A hiperbilirrubinemia patológica, por sua vez, ocorre em menor proporção nos neonatos (entre 1 e 8%) e requer intervenção. Quando os níveis séricos de bilirrubina são extremos (≥ 25 a 30 mg/dL) é necessário rápido reconhecimento e tratamento, pois a BI pode resultar na encefalopatia e danos cerebrais irreversíveis.[5,6]

5. **Quais são os pacientes mais suscetíveis à hiperbilirrubinemia patológica?**

   Os fatores de risco para ocorrência de hiperbilirrubinemia neonatal estão ligados a condições maternas e dos RN. Dentre os riscos maternos, ressaltam-se mães do grupo sanguíneo O com Rh-negativo, que apresentam anticorpos para células vermelhas, história pregressa de filhos com icterícia, mãe portadora de qualquer tipo de diabetes, além de questões genéticas.

   Com relação ao RN, os principais fatores são a idade gestacional (especialmente prematuros tardios), pobre alimentação enteral, especialmente de leite materno, icterícia observada nas primeiras 24 horas, algumas condições hematológicas como doenças hemolíticas autoimunes ou não, policitemia, presença de hematomas e cefalohematomas, além de descendentes do oeste asiático.[3,5,6]

6. **Por que a hiperbilirrubinemia neonatal deve ser tratada?**

   A BI tem o potencial de atravessar a barreira hematoencefálica e impregnar no sistema nervoso central (SNC), em especial nos núcleos da base, nos núcleos de nervos cranianos, outros núcleos do tronco encefálico e várias outras estruturas. Isso provoca necrose, gliose e perda neuronal irreversível, causando encefalopatia crônica ou *kernicterus*.[1-3]

7. **O que é *kernicterus* e quais são as complicações da hiperbilirrubinemia patológica grave?**

   Kernicterus é uma disfunção neurológica grave, caracterizada por paralisia cerebral, neuropatia auditiva com ou sem perda da audição, paralisia do olhar, displasia dentária e, em alguns casos, déficits intelectuais. Na fase inicial do *kernicterus*, o neonato apresenta letargia, hipotonia, sucção débil e choro agudo, que evolui na fase intermediária para hipertonia, irritabilidade, febre e convulsões. Os sobreviventes evoluem para a fase avançada em que manifestam a encefalopatia bilirrubínica crônica, evidenciada pela presença de opistótono marcante ou hipotonia, choro estridente, apneia, convulsões, coma e morte.[5,6]

8. **Quando suspeitar de hiperbilirrubinemia patológica e como é realizado o diagnóstico?**

   Deve-se suspeitar de hiperbilirrubinemia patológica em qualquer RN que evolua com icterícia nas primeiras 24 horas de vida e que apresente fatores de risco. Em neonatos que não apresentem icterícia antes de 24 horas, mas que apresentam fatores de risco, deve-se monitorar os níveis de bilirrubina por meio da mensuração transcutânea ou da bilirrubina sérica total. É importante ressaltar que a avaliação clínica e o exame físico, mesmo em condições ideais, não são fidedignos para correlacionar níveis de bilirrubina sérica total.[2,7]

9. **Quais são os pacientes que deverão receber tratamento e como este é realizado?**

As recomendações de tratamento para neonatos com hiperbilirrubinemia patológica devem obedecer a critérios clínicos e laboratoriais, direcionados para a população atendida e norteados por protocolos e normas próprias de cada serviço. A fototerapia convencional e a exsanguinotransfusão, nos casos mais severos, são os principais modos de tratamento da hiperbilirrubinemia patológica.[7,8]

Em neonatos com idade gestacional ≤ 35 semanas, a fototerapia normalmente é profilática, com a intenção de prevenir a elevação dos níveis de bilirrubina. Nos neonatos com idade gestacional ≥ 35 semanas, a fototerapia é realizada quando a icterícia é clinicamente importante e os níveis de bilirrubina podem tornar-se perigosos, mas que ainda não tenham atingidos os níveis para exsanguinotransfusão (Tabela 32.1 e Figura 32.1).

Tabela 32.1. Indicação de fototerapia e exsanguinotransfusão em neonatos de acordo com a idade gestacional

Idade gestacional (semanas)	Níveis de bilirrubina total fototerapia (mg/dL)	Nível de bilirrubina total exsanguinotransfusão (mg/dL)
< 28	5-6	11-14
28-29	6-8	12-14
30-31	8-10	13-16
32-33	10-12	15-18
34-35	12-14	17-19

Adaptada de MJ Maisels, et al. An approach to the management of hyperbilirubinemia in the preterm infant less than 35 weeks of gestation Journal of Perinatology (2012).[8]

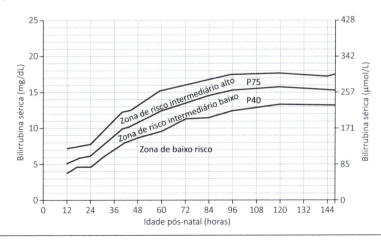

Figura 32.1. Percentis de bilirrubina total obtidos em neonatos com idade gestacional maior do que 35 semanas e 2 kg conforme a idade pós-natal.
Fonte: Ministério da Saúde. Atenção à saúde do recém-nascido. v. 3. 2014.[1]

10. **Qual é o mecanismo de ação da fototerapia, os cuidados e os efeitos adversos dessa técnica?**

Ao expor a pele do neonato à luz da fototerapia, a bilirrubina sofre uma cadeia de reações e conversões fotoquímicas, sendo convertida em vários subprodutos diferentes, solúveis em água e excretados pela bile e urina. Fototerapia convencional pode utilizar lâmpadas fluorescentes, lâmpadas halógenas de tungstênio, lâmpadas de metal halide ou LED's. Lâmpadas LED de alta intensidade têm sido preferidas nas unidades de terapia intensiva neonatal (UTIN), pois alcançam maior durabilidade (3 mil horas), são compactas, consomem menos energia, geram pouco calor, parecem não apresentar efeitos significativos na perda insensível de água e permitem ser colocadas próximo do neonato, ampliando a irradiância espectral do dispositivo.[4]

Os principais cuidados na aplicação da fototerapia convencional são: utilizar aparelho que emitam irradiância mínima de 30 mW/cm^2/nm, posicionar o aparelho de 30 a 50 cm do neonato, permitir que a luz cubra todo o tronco e raiz das coxas. A eficácia está diretamente ligada à área da pele exposta à luz, apenas protetores oculares e pequenas fraldas devem utilizadas.[4,5]

Em prematuros extremos e RN gravemente enfermos, as fraldas poderão estar abertas. Em casos de hiperbilirrubinemia grave, não deverá ser utilizada nenhum tipo de fralda ou cobertura. Utilizar apenas água na higienização do neonato. Incubadoras com umidade elevada e parede condensadas com vapor de água podem reduzir em 15% a irradiância das lâmpadas de LED – fato que deve ser considerado durante o tratamento. Deve ser desligada a fototerapia ao se realizar coleta de sangue periférico para análise da bilirrubina sérica, e o frasco deve ser de cor âmbar ou deve ser protegido da luz durante o transporte e até a análise do exame pelo laboratório.[4]

Os principais efeitos adversos a curto prazo da fototerapia são a interferência no vínculo mãe-filho, ocorrência de hipotermia ou hipertermia, *rash* cutâneo benigno, erupções bolhosas púrpuras, síndrome do bebê bronzeado, íleo paralítico, aumento da perda insensível de água, deficiência de riboflavina e cálcio, peroxidação lipídica, alterações no ritmo circadiano, lesões na retina. Efeitos a longo prazo incluem doenças alérgicas, melanomas e câncer de pele.[3,4]

11. **Qual é o objetivo da exsanguinotransfusão, os cuidados e as complicações dessa técnica?**

A exsanguinotransfusão tem o objetivo de reduzir rapidamente os níveis de bilirrubina sérica e remover as células vermelhas parcialmente hemolisadas e/ou revestidas por anticorpos, bem como os anticorpos circulantes não fixados. A técnica consiste em retirar pequenas alíquotas do sangue do paciente e repor com hemocomponentes do doador.[3,7,8]

O procedimento é realizado na UTIN, com o RN em um berço de calor radiante na função servocontrolado, monitorizado com saturação de O_2, monitoração cardíaca, pressão arterial não invasiva e com contenção de membros inferiores e superiores. Um profissional deve registrar os volumes retirados e infundidos de sangue, drogas administradas e tempo de duração do procedimento. Tal procedimento deve ser realizado por meio de veias centrais, seja por cateterismo venoso umbilical ou acesso venoso central.

A quantidade de sangue retirado e hemocomponente infundidos, bem como o número total de banhos ou ciclos, é calculada com base no peso do neonato:[3,7,8]

— < 1.500 g: alíquotas de 5 mL

— > 1.500 g e < 2.500 g: alíquotas de 10 mL

— > 2.500 g: alíquotas de até 15 mL

A bolsa de hemocomponentes deverá ser homogeneizada sempre que necessário para prevenir sedimentação de eritrócitos. Pode ser necessária a administração de cálcio e glicose durante o procedimento.[3,7,8]

Os principais eventos adversos relacionados ao procedimento são insuficiência cardíaca congestiva, infecção de corrente sanguínea, anemia, embolia, hipocalcemia, plaquetopenia, hipotermia e hipoglicemia.[1]

12. **Quais são as principais atribuições e como o enfermeiro intensivista neonatal pode fazer a diferença no cuidado dos doentes com hiperbilirrubinemia neonatal?**

O enfermeiro intensivista neonatal deve ser treinado para reconhecer precocemente sinais clínicos da hiperbilirrubinemia neonatal. Além disso, durante a assistência de pacientes em fototerapia, deve checar diariamente a irradiância emitida pelos aparelhos de fototerapia, devendo encaminhá-los para manutenção corretiva caso identifique emissão de irradiância menor do que 30 mW/cm^2/nm. Ainda deve garantir a proteção ocular e a maior exposição possível do corpo do RN à luz, tomando os cuidados citados neste capítulo para reduzir a interferência de fatores externos na fototerapia.

Com relação aos cuidados prestados em RN em exsanguinotransfusão, cabe ao enfermeiro garantir a permeabilidade do cateter venoso, garantindo a utilização de técnica antisséptica durante a sua manipulação. Além disso, deve supervisionar e auxiliar a equipe médica na retirada e infusão de hemocomponentes, além de garantir que alguém da equipe seja responsável por registrar as informações do procedimento, como volume extraído e infundindo, drogas administradas, tempo de duração e intercorrências.

Referências

1. Brasil. Ministério da Saúde. Secretaria de Atenção à Saúde. Departamento de Ações Programáticas Estratégicas. Atenção à saúde do recém-nascido: guia para os profissionais de saúde / Ministério da Saúde, Secretaria de Atenção à Saúde, Departamento de Ações Programáticas Estratégicas. 2. ed. atual. Brasília: Ministério da Saúde, 2014. v. 3. 167p.
2. Mir SE, van der Geest BAM, Been JV. Management of neonatal jaundice in low and lower middle-income countries. BMJ Paediatrics Open 2019;3:e000408. DOI:10.1136/ bmjpo-2018-000408.
3. Cloherty JP, Eichenwald EC, Stark AR. Manual de neonatologia. 7. ed. Rio de Janeiro: Guanabara Koogan; 2015.
4. Yurdakök M. Phototherapy in the newborn: what's new? J Pediatr Neonat Individual Med. 2015;4(2):e040255. DOI: 10.7363/040255.
5. Maisels MJ. Managing the jaundiced newborn: a persistent challenge CMAJ, March 17, 2015, 187(5).

6. Le Pichon, et al. The neurological sequelae of neonatal hyperbilirubinemia: definitions, diagnosis and treatment of the kernicterus spectrum disorders (KSDs). Current Pediatric Reviews, 2017, 13, 199-209.
7. AMERICAN ACADEMY OF PEDIATRICS. Management of Hyperbilirubinemia in the Newborn Infant 35 or More Weeks of Gestation Pediatrics 2004;114;297 DOI: 10.1542/peds.114.1.297.
8. MJ Maisels, et al. An approach to the management of hyperbilirubinemia in the preterm infant less than 35 weeks of gestation. Journal of Perinatology (2012) 32, 660-664.

Alterações Geniturinárias

33

Carolina Rossi de Figueiredo
Alessandra Vaccari

1. **O que é a trombose da artéria renal?**

   Trombose da artéria renal se caracteriza pela presença de trombo arterial no recém-nascido (RN) e está relacionada, em grande parte dos casos, à inserção de cateter interno na artéria umbilical.[1] Os RN que estão mais propensos a precisarem utilizar um cateter em artéria umbilical são aqueles com: evento traumático no nascimento; sepse; diabetes materna; persistência de canal arterial; asfixia perinatal; desidratação; e prematuridade.[1]

2. **Como é feito o diagnóstico da trombose da artéria renal? E o tratamento?**

   O diagnóstico é comumente realizado por ultrassonografia renal por fluxo Doppler das artérias renais e da aorta, porém quando esse exame não apresenta irregularidades, utilizam-se radionuclídeos (MAG-3 e DTPA) para a confirmação por imagem renal. A aortografia é uma terceira opção para uso diagnóstico em casos específicos.[1]

   O tratamento é focado, principalmente, no manejo da hipertensão decorrente da trombose arterial renal, que ocorre em cerca de 25% dos casos de trombose arterial, e se dá pela remoção do cateter da artéria umbilical e subsequente início de terapia anti-hipertensiva. Em casos de alto risco ou oclusão total da artéria, as terapias fibrinolítica e de heparinização podem ser utilizadas.[1]

3. **O que é a hidronefrose?**

   Hidronefrose é uma malformação que se caracteriza pelo aumento do tamanho dos cálices renais e da pelve, resultando em um estreitamento do canal urinário excretor,[2,3] que pode ser total ou parcial, unilateral ou bilateral. Seus achados histológicos são polimórficos e os exames de imagem são utilizados para critérios diagnósticos.[3]

4. **O que pode causar a hidronefrose?**

   São muitas as possíveis causas da doença, na maior parte das vezes, são resultado da obstrução do ureter[4] e os principais fatores presentes pós-natal são estenose da junção ureterovesical, válvula de uretra posterior, duplicação pieloureteral, estenose da junção ureteropélvica e refluxo vesicoureteral.[5]

5. Qual é o tratamento para a hidronefrose?

A conduta preconizada hoje para hidronefrose é a de observação fetal para planejamento futuro de tratamentos e intervenções no RN, além de aconselhamento dos pais. Existem, todavia, possibilidades de intervenção precoce que podem ser intrauterinas com cirurgia percutânea – colocação de *shunt* vesicoamniótico ou o tratamento por endoscopia da válvula de uretra posterior – ou a interrupção precoce da gestação – somente quando há a presença de oligo-hidrâmnio grave no 3º trimestre – para desobstrução do canal excretor.[6]

6. O que é a displasia cística renal congênita?

A displasia cística renal congênita é uma condição que pode fazer parte de um conjunto de malformações renais e/ou ser fator precedente de outras patologias resultantes da obstrução do canal renal, da presença de cistos no tecido renal ou, em casos mais graves, da substituição de parênquima dos rins por múltiplos cistos (multicística), ainda no período da embriogênese, intraútero. A doença pode afetar os dois rins ou apenas um e pode resultar em insuficiência ou falência renal.[7]

7. Qual é a causa da displasia cística renal congênita?

A displasia cística renal congênita pode ser herdada geneticamente, de forma recessiva ou dominante, além de ser resultante de outros fatores ambientais e gênicos, como teratógenos, drogadição, mutações e anomalias cromossômicas.[8]

8. Quais são o diagnóstico, o prognóstico e o tratamento para a displasia cística renal congênita?

O diagnóstico de displasia cística renal congênita, tanto neonatal como infantil, é obtido por exames de imagem, como ultrassonografia. O prognóstico está relacionado à quantidade de parênquima funcional ainda existente no momento da descoberta da doença.[7]

Para o tratamento, existem duas opções – ambas cirúrgicas. Uma é a correção de malformações resultantes da displasia cística renal congênita e, em casos de falência renal, a substituição dos rins por transplante é a opção preconizada.[7]

9. O que é a genitália ambígua?

A genitália ambígua está inserida na categoria de anomalias da diferenciação sexual (ADS) e caracteriza-se pela não diferenciação genital no RN.[9] Anatomicamente falando, apresenta-se como a presença de órgãos não condizentes com o aparelho reprodutor do bebê; o não desenvolvimento completo de algum órgão, parte desse sistema, como a ocorrência de micropênis; ou a ausência de órgãos importantes, como os testículos.[1]

10. Quais são as causas da genitália ambígua?

A genitália ambígua pode ser resultante de problemas hormonais, alterações cromossômicas ou malformação no desenvolvimento sexual. Anomalias do sexo cromossômico advêm da estrutura ou número anormal de cromossomos sexuais e podem causar diferenciação gonodal anômala e produção alterada de hormônios. As anomalias do sexo gonadal têm como consequência o desenvolvimento alterado das gônadas, enquanto as anomalias do sexo fenotípico podem gerar modificações anormais da produção ou atividade hormonal.[9]

11. **Quais são o prognóstico e o tratamento para a genitália ambígua?**

    Pacientes com genitália ambígua podem apresentar um inadequado, ou atrasado, desenvolvimento puberal, além de possível infertilidade futura. O ponto mais importante no manejo e tratamento da genitália ambígua é evitar designar sexualmente o RN antes de uma avaliação criteriosa de toda a equipe multidisciplinar – preferencialmente composta por enfermeira, endocrinologista e cirurgião ou urologista pediátricos, neonatologista, psicólogo ou psiquiatra infantil, ginecologista, geneticista, equipe de ética médica e assistente social –, sempre levando-se em consideração a situação, envolvendo paciente e responsáveis. O tratamento é dividido em medicamentoso, clínico e cirúrgico, sendo comum a abordagem composta pelas três esferas, seguida de longo acompanhamento ambulatorial.[9]

12. **O que é a extrofia de bexiga?**

    A extrofia de bexiga, ou extrofia vesical, é uma condição congênita em que há a malformação da parede abdominal inferior, envolvendo o sistema musculoesquelético e o trato geniturinário.[10,11]

13. **Como se apresenta a extrofia de bexiga?**

    A extrofia de bexiga é congênita e o paciente apresenta, em casos clássicos, a parede anterior da parte traseira da bexiga exposta, e essa alteração pode ser acompanhada de displasia dos músculos que formam o assoalho pélvico, de epispádia, além de clitóris bifurcado ou pênis curto. A grande maioria dos casos apresenta, também, rotação lateral dos acetábulos da pelve, sínfise púbica e expansão lateral dos ossos.[11]

14. **Qual é o tratamento da extrofia de bexiga?**

    A extrofia de bexiga é reversível com intervenção cirúrgica pela reconstrução das estruturas bífidas e fechamento do tecido. Entretanto, existe o risco de, se a sínfise púbica não for aproximada anteriormente, a reconstrução urológica pode resultar em complicações, como a formação de fístulas ou recidivas.[10,11]

15. **Quais são os principais cuidados de enfermagem ao paciente com malformação geniturinária?**

    Os cuidados de enfermagem ao paciente com malformação geniturinária voltados para o manejo da dor têm como principais abordagens: a utilização de enrolamento; sucção não nutritiva; solução de glicose; e associação da sucção com a solução de glicose. Além desse foco, orientação sobre a correta lavagem das mãos para os responsáveis, como modo de educação em saúde, é de extrema importância e fica a cargo da equipe de enfermagem, servindo como mecanismo para proteção do RN contra agentes infecciosos antes desconhecidos por aqueles que dão seguimento ao cuidado.[12-14]

    Outro ponto que precisa da atenção da equipe de enfermagem é a busca pela manipulação mínima do RN, permitindo o repouso, possibilitando o manejo do estresse e que o corpo do bebê possa se recuperar. Junto a isso, a troca de curativos, limpeza, atenção aos drenos e acesso venosos, administração de medicamentos, mudanças de decúbito – a fim de evitar lesões por pressão –, manutenção da temperatura corporal, cuidados envolvendo os sinais vitais principais e a glicemia, bem como relacionados à nutrição e ao peso do RN são exemplos de condutas preconizadas para a equipe de enfermagem no cuidado ao RN portador de alterações geniturinárias.[12-14]

Estimular o vínculo materno-infantil no período de internação é essencial e um dos cuidados sob responsabilidade, especialmente, da equipe de enfermagem, ainda que toda a equipe multidisciplinar possa e deva apoiar essa movimentação.[13-14]

Referências

1. Klauss AA, Fanarrof JM. Klauss & Fanarrof: Alto risco em neonatologia. Tradução Adilson Dias Salles e outros. 6. ed. Rio de Janeiro: Elsevier; 2015.
2. Oliveira EA, Cabral ACV, Leite HV, Rabêlo EAS, Colosimo EA, Oliveira RBB, et al. Hidronefrose fetal: abordagem pós-natal e seguimento. Jornal de Pediatria. Vol. 73, N. 4, 1997. Disponível em: http://www.jped.com.br/conteudo/97-73-04-252/port.pdf. Acesso em: 20 out 2020.
3. Duval JM, Milon J, Coadou Y, Blouet JM, Langella B, Bourgin T, et al. Ultrasonographic anatomy and diagnosis of fetal uropathies affecting the upper urinary tract. Anatomia Clinica, 1985; 7(4): 301-332. doi:10.1007/bf01784646.
4. Schedl A. Renal abnormalities and their developmental origin. Nature Reviews Genetics, 2007; 8(10), 791-802. doi:10.1038/nrg2205.
5. Piçarro C, Silva JMP, Oliveira EA. Hidronefrose na criança. Rev Med Minas Gerais. 2014; 24 (Supl 2): S61-S65. doi: 10.5935/2238-3182.20140039.
6. Sociedade Brasileira de Urologia. Hidronefrose antenatal: diagnóstico e tratamento. Projeto Diretrizes. Associação Médica Brasileira e Conselho Federal de Medicina. 2006. Disponível em: https://diretrizes.amb.org.br/_BibliotecaAntiga/hidronefrose-antenatal-diagnostico-e-tratamento.pdf. Acesso em: 20 out 2020.
7. Jaipaul N. Displasia renal cística congênita. Manual MSD. 2018. Disponível em: https://www.msdmanuals.com/pt/profissional/dist%C3%BArbios-geniturin%C3%A1rios/doen%C3%A7a--renal-c%C3%ADstica/displasia-renal-c%C3%ADstica-cong%C3%AAnita?query=Displasia%20c%C3%ADstica%20renal%20cong%C3%AAnita. Acesso em: 20 out 2020.
8. Jaipaul N. Visão geral da doença renal cística. Manual MSD. 2018. Disponível em: https://www.msdmanuals.com/pt/profissional/dist%C3%BArbios-geniturin%C3%A1rios/doen%C3%A7a-renal-c%C3%ADstica/vis%C3%A3o-geral-da-doen%C3%A7a-renal-c%C3%ADstica. Acesso em: 20 out 2020.
9. Picon PX, Marostica PJC, Barros e colaboradores. Pediatria: consulta rápida. Porto Alegre: Artmed; 2010.
10. Beaty JH. Congenital and developmental anomalies of hip and pelvis In: Canale TS. Campbell's operative orthopaedics. 10. ed. St Louis: Mosby; 2003. p. 1118-9.
11. Nogueira FCS, Ramos BLF, Machado LP, Almeida MF, Tibúrcio MA, Parrela LFS, et al. Tratamento da extrofia de bexiga: osteotomia posterior dos ossos ilíacos e fechamento da pelve com cinta de náilon. Rev. bras. ortop. [Internet]. 2011; 46(Suppl 4): 27-31. doi: 10.1590/S0102-36162011001000006.
12. Lorenzini E, Costa TC, Silva EF. Prevenção e controle de infecção em unidade de terapia intensiva neonatal. Rev. Gaúcha Enferm. [Internet]. 2013; 34(4): 107-113. doi: 10.1590/S1983-14472013000400014.
13. Christoffel MM, Castral TC, Daré MF, Montanholi LL, Gomes ALM, Scochi CGS. Atitudes dos profissionais de saúde na avaliação e tratamento da dor neonatal. Esc. Anna Nery [Internet]. 2017; 21(1): e20170018. doi:10.5935/1414-8145.20170018.
14. Fontoura FC. Recém-nascidos com malformações congênitas: prevalência e cuidados de enfermagem na unidade neonatal. 2012. 121 f. Dissertação (Mestrado em Enfermagem) – Faculdade de Farmácia, Odontologia e Enfermagem, Universidade Federal do Ceará, Fortaleza, 2012. Disponível em: http://www.repositorio.ufc.br/handle/riufc/4618. Acesso em: 20 out 2020.

Diálise Peritoneal

34

Cíntia Wyzykowski
Katiane Rosa da Rocha
Carolina Pires Duarte

1. **O que é a insuficiência renal?**

    A insuficiência renal é definida como a incapacidade dos rins de excretar subprodutos, acarretando o aumento da concentração de urina e de eletrólitos. Isso pode decorrer de um súbito déficit da função renal em resposta a uma perfusão inadequada, doença renal ou obstrução do trato urinário, ocasionando um acúmulo de toxinas denominado insuficiência renal aguda (IRA), atualmente denominada lesão renal aguda (LRA). O termo LRA torna-se mais amplo porque abrange desde as pequenas alterações que ocorrem na função renal até mudanças que possam necessitar de terapia de substituição.[1-5]

    A LRA ocorre a partir de fatores que sugerem que os rins estão incapazes de realizar a regulação do volume e composição da urina na ingestão dos alimentos e líquidos necessários ao organismo. Caracteriza-se pela oligúria, associada à azotemia, que se refere ao acúmulo de nitrogenados no sangue, acidose metabólica e distúrbios eletrolíticos, como alterações no metabolismo do potássio, hipernatremia, hipomagnesemia, hipofosfatemia, além de hematúria, proteinúria, ureia e creatinina séricas elevadas.[1,2,4]

    No período neonatal, a LRA pode ser uma situação clínica subvalorizada, sendo difícil determinar, em virtude de uma retenção azotada significativa poder coexistir com uma diurese adequada. Pode ocorrer como condição isolada ou associada à falência multiorgânica.[6]

    Segundo estudo realizado, há um aumento crescente de técnicas dialíticas em doentes com LRA, as quais têm se mostrado eficazes e seguras. Destaca-se o uso da diálise peritoneal (DP), como terapia renal substitutiva, em recém-nascidos (RN) e prematuros de baixo peso com bons resultados.[6]

2. **O que é a diálise peritoneal?**

    A DP é considerada uma técnica acessível, que não necessita de equipamentos sofisticados para a sua execução. A sua maior vantagem é não necessitar de anticoagulação, nem de acesso vascular, podendo ser utilizada em doentes hemodinamicamente instáveis. É considerada uma técnica efetiva em todas as idades, incluindo os RN e os prematuros de baixo peso.[1-6]

É caracterizada pela administração de solução de glicose e eletrólitos diretamente na cavidade peritoneal através de um cateter de silicone conhecido por cateter de Tenckhoff. A cavidade peritoneal tem uma membrana semipermeável que possibilita a troca de solutos por meio de osmose e difusão. Durante o curso da DP, ocorrem simultaneamente três processos: difusão; ultrafiltração; e absorção.[1]

Na unidade de tratamento intensivo neonatal (UTIN), geralmente é utilizado o método de DP intermitente, com sistema fechado de buretas. Consiste em trocas de banhos com a solução dialisadora, aquecida a 37 °C e heparinizada, por infusão direta pela cavidade peritoneal de 10 a 15 minutos. Mantendo uma duração de 30 minutos, sendo aberto o sistema para drenagem do dialisado (10 a 15 minutos). O volume a ser infundido é de 10 a 20 mL/kg da solução dialisadora a cada ciclo.[7] A composição da solução dialisadora bem como os banhos são prescritos pela equipe médica assistencial do bebê.

Tanto para preparação da solução dialisadora como para a instalação do sistema fechado, é necessário utilizar técnicas assépticas para que não haja a contaminação de todo o sistema, minimizando, assim, a ocorrência de uma das complicações mais comuns, a peritonite.

3. Como funciona o cateter de Tenckhoff?

É um dispositivo flexível, de silicone, inserido na região abdominal através de um túnel subcutâneo, contendo dois *cuff*; o primeiro é localizado no tecido subcutâneo, enquanto o segundo fica na parede do músculo retoabdominal, ambos com função bacteriostática e para a própria fixação do cateter, por meio do surgimento de fibrina. Por esse cateter, será realizada a DP, em que o líquido de diálise será infundido e drenado.[6] Esse cateter, normalmente, é inserido em bloco cirúrgico com o RN anestesiado, e um dos principais cuidados de enfermagem é manter o cateter fixo por curativo, evitando a sua tração.

4. Qual é a indicação para a DP em neonatologia?

As causas da LRA neonatal mais comuns são decorrentes da hipoperfusão renal e da diminuição do suprimento de oxigênio, por exemplo: anoxia/hipoxia; sepse; choque; hemorragias; e cirurgias cardíacas em virtude da necessidade de circulação extracorpórea.[1,2] Assim, as indicações de DP incluem: comprometimento grave do estado geral e piora clínica progressiva; sepse; uremia grave; hipervolemia e congestão grave; hiperpotassemia grave; hipercalemia grave sintomática; acidose grave; hiperuricemia e intoxicação por drogas dialisáveis; remoção de líquidos para permitir aporte nutricional adequado ou transfusão de sangue; intoxicações específicas ou erros inatos do metabolismo; e síndrome hemolítica urêmica.[2]

5. No RN, como perceber e relacionar a insuficiência renal?

A insuficiência renal pode ter início no período intrauterino relacionado à presença de doenças congênitas, como displasia renal com ou sem uropatia obstrutiva e em doenças genéticas, como doença renal policística autossômica recessiva. No período pós-natal, a LRA é comumente adquirida por causa de insultos tóxicos e da lesão hipoxicoisquêmica. Esta última geralmente está associada ao uso de antibióticos aminoglicosídeos e anti-inflamatórios não esteroides, como a indometacina, utilizada no tratamento da persistência do canal arterial (PCA), bastante comum no prematuro. Pontua-se que nessa situação a LRA geralmente é reversível.[3] Além disso, podemos considerar como fatores de risco a constante administração de fármacos nefrotóxicos e o diagnóstico de diabetes *mellitus* materno, o que aumenta o risco de trombose da veia renal e a insuficiência renal consequentemente.[8]

Na assistência aos RN prematuros de baixo peso ou muito baixo peso, a equipe de enfermagem deve estar apta a reconhecer os sinais e sintomas da presença de LRA, que podem ser: anuria ou oliguria (diurese menor 0,5 a 1 mL/kg/h em 24 horas); palidez; edema; má perfusão periférica; hipertensão; entre outros. Nessas situações, intensificam-se os cuidados específicos da equipe de enfermagem mediante o balanço hídrico rigoroso e a observação do RN.[1-4]

6. **Quais são as possíveis complicações para o RN em tratamento com DP?**

   As complicações na utilização da DP são por problemas mecânicos (dor abdominal e torácica, sangramento, extravasamento, fluxo inadequado, perfuração de vísceras, obstrução do cateter), infecciosos (peritonite) e clínicos (hipervolemia, hipovolemia, hiperglicemia, perda proteica, entre outros).

   A mais comum entre elas é a peritonite, cujas taxas de ocorrência vêm diminuindo nos últimos anos em virtude de avanços nas técnicas de DP e dos cuidados mais especializados na utilização desse método. Apesar disso, ainda permanece como a principal causa de falha terapêutica, além de, ocasionalmente, evoluir com o óbito do paciente. Outra complicação muito frequente em DP neonatal são as obstruções do cateter, por esse motivo os banhos devem ser monitorados constantemente pela equipe de enfermagem.

   Entretanto, dificuldades e complicações da DP não são empecilhos para o tratamento, pois se mostra eficaz nos casos de bebês prematuros de muito baixo peso que evoluem para LRA. Deve-se salientar, contudo, que, apesar da oferta nutricional suplementar, a maioria das crianças em diálise em longo prazo apresenta crescimento prejudicado e anormalidades do desenvolvimento.[4]

7. **Quais são as principais intervenções de enfermagem?**

   Durante todo o procedimento, como no pós-procedimento, a enfermagem se faz importante para a manutenção e o sucesso do método dialítico. A seguir, alguns cuidados necessários a fim de promover segurança para o RN submetido à técnica:[7-9]

   – Manter os registros no balanço hídrico quanto a infusão e débito, de modo rigoroso;
   – Avaliação diária da presença de edema;
   – Registrar o peso corporal, diário ou a cada 12 horas;
   – Avaliar a permeabilidade do cateter inserido, como também possíveis dobraduras e o seu posicionamento;
   – Observar o posicionamento das bolsas dialíticas;
   – Observar e comunicar expressão de dor e agitação do RN durante a terapêutica;
   – Observar e comunicar possível distensão abdominal;
   – Observar e comunicar possível constipação do neonato;
   – Prevenir a entrada de ar na cavidade peritoneal durante a infusão;
   – Manter o neonato aquecido;
   – Observar e manter as técnicas assépticas durante o procedimento e trocas de curativos, preparo das bolsas e troca das bolsas;

- As bolsas devem ser trocadas a cada 24 horas ou quando mudar a composição das mesmas;
- Observar aspecto da região peri-incisional, comunicar se alterações;
- Observar aspecto do fluido antes de realizar o procedimento;
- Observar instalação de hipertermia e hiperemia no neonato;
- Realizar coletas de sangue de acordo com a prescrição médica para cultura e demais exames;
- Realizar administração de medicação, conforme prescrição médica;
- Dimensionamento da equipe de enfermagem de maneira criteriosa para uma boa terapêutica.

Referências

1. Andreoli SP. Acute renal failure in the newborn. Semin Perinatol. [Internet]. 2004;28(2). Acesso em: 4 mai 2020. Disponível em: https://www.sciencedirect.com/science/article/abs/pii/S0146000503001277.
2. Andreoli SP. Management of acute kidney injury in children: a guide for pediatricians. Paediatr Drugs. 2008;10:379-90.
3. Yanga EM, Song ES, Young YC. Comparação de ibuprofeno via oral e indometacina intravenosa no tratamento da persistência do canal arteriar em neonatos com extremo baixo peso ao nascer. J. Pediatr. [Internet]. 2013;89(1). Acesso em: 4 mai 2020. Disponível em: http://dx.doi.org/10.1016/j.jped.2013.02.006.
4. Bem GL. Insuficiência renal aguda no recém-nascido. In: Santos AMSN, Goulart AL, Kopelman BI, Almeida MFB, Miyoshi MH, Guinsburg R. Diagnóstico e tratamento em neonatologia. São Paulo: Atheneu; 2004. p. 315-25.
5. Chua NA, Sarwal MM. Acute renal failure management in the neonate. NeoReviews. [Internet]. 2005;6(8). Acesso em: 5 mai 2020. Disponível em: http://faculty.ksu.edu.sa/aalnemri/Documents/ARF.pd
6. Rocha S, Aguilar A, et al. Técnicas dialíticas na insuficiência renal aguda. NASCER E CRESCER – Revista do Hospital de Crianças Maria Pia. 2006, vol XV, n. 2.
7. Tamez RN. Enfermagem na UTI neonatal: assistência ao recém-nascido de alto risco. 6. ed. Rio de Janeiro: Guanabara Koogan; 2017.
8. Teixeira PT. Anatomia do recém-nascido e da criança: características gerais. Ensaios e Ciência: Ciências Biológicas, Agrárias e da Saúde, vol. XII, núm. 1, 2008, pp. 63-75 Universidade Anhanguera Campo Grande, Brasil.
9. Carvalho KX, Silva RMM da, Zilly A, Carvalho FF de, Santos MF dos. O cuidado ao recém-nascido submetido à diálise peritoneal: desafios para a equipe de enfermagem. Cogitare Enferm. 2015 Jan/Mar; 20(1):139-45.

Balanço Hídrico

35

Dinara Dornfeld
Fabiana Righes Crivellaro

1. **O que é o balanço hídrico?**

   O balanço hídrico (BH) consiste na observação e registro da quantidade de líquidos administrada, independentemente do modo e da via, e eliminada pelo neonato no período de 24 horas. Essa diferença deve ser bem próxima a zero, significando que o organismo está conseguindo metabolizar toda a demanda hídrica que lhe é ofertada sem fazer retenções ou eliminações excessivas.[1-3]

2. **Qual é a finalidade do balanço hídrico?**

   O acompanhamento dos volumes ingeridos, administrados e eliminados pode ser determinante para a evolução do neonato internado na unidade de terapia intensiva neonatal (UTIN), pois fornece dados necessários à avaliação do equilíbrio hidreletrolítico e norteia a definição de terapêuticas médicas e dos cuidados de enfermagem.[2,4]

3. **Quando iniciar o balanço hídrico?**

   Na UTIN, o registro do BH é uma rotina no cuidado de pacientes instáveis e, portanto, o enfermeiro não precisa e nem deve esperar pela prescrição médica para implementar o controle de líquidos administrados e perdidos.[5] Além disso, o BH faz parte da Sistematização da Assistência de Enfermagem, no que se refere à etapa do Processo de Enfermagem relacionada à Coleta de Dados. A identificação de alguns diagnósticos de enfermagem e a avaliação de várias intervenções da equipe multiprofissional dependem dos resultados encontrados no BH.[2]

4. **O que são balanço hídrico positivo (BH+) e balanço hídrico negativo (BH-)?**

   O BH do neonato deve ser equilibrado de maneira que o volume de líquidos administrado seja igual ou muito próximo do volume de líquidos eliminados. Quando as perdas são superiores às quantidades administradas, afirma-se que o BH é negativo, caso contrário o BH é positivo.[3,4]

5. **O que são balanço hídrico parcial (BHP) e balanço hídrico total (BHT)?**

    A cada seis horas – nos horários de 6 horas, 12 horas, 18 horas e 24 horas –, é realizado o balanço hídrico parcial, instante em que a quantidade de fluidos (infundidos e eliminados) é calculada.

    A cada 24 horas, em horário padronizado pela instituição, o balanço hídrico total é fechado, utilizando-se os valores encontrados nos balanços parciais.

6. **Quais são os registros que devem ser incluídos nos líquidos administrados?**

    Todos os líquidos, independentemente da via de administração ou do volume, devem ser registrados e contabilizados no BH do paciente. Dentre eles, pode-se elencar:
    - Via gástrica (copinho, mamadeira, sonda gástrica, gastrostomia, medicações orais);
    - Infusões venosas (contínuas, medicações em bólus ou intermitentes);
    - Lavagem de circuitos (sondas e cateteres);
    - Medicações parenterais (intravenosa, intra-arterial, intramuscular, subcutânea);
    - Sangue e derivados;
    - Nutrição parenteral.

7. **Quais são os registros que devem ser incluídos nos líquidos eliminados?**

    Dentre os líquidos a serem eliminados pelo neonato e passíveis de medição e contabilização no BH, pode-se citar:
    - Diurese (sonda vesical, saco coletor, pesagem diferencial de fraldas, cistostomia);
    - Drenagens (sonda gástrica aberta em frasco, drenos, curativos com exsudatos, outros);
    - Procedimentos (coletas de sangue e de líquido cefalorraquiano (LCR), toracocentese, diálises, outros);
    - Perdas insensíveis de água (transepidérmica e trato respiratório);
    - Vômitos;
    - Fezes.

8. **Como devem ser os registros dos líquidos administrados e eliminados?**

    O instrumento para registros dos líquidos administrados e eliminados deve permitir acesso rápido e fácil dos profissionais envolvidos no atendimento ao neonato. Dessa maneira, é imprescindível a uniformidade na medição e caracterização de conteúdos infundidos e drenados.

    Para fins de evitar interpretações errôneas dos registros, deve-se marcar no campo destinado à anotação do líquido, administrado ou eliminado apenas o valor respectivo ao

Quadro 35.1. Registro dos líquidos administrados

Via gástrica	Seio materno	Volume estimado difícil de precisar. Nesses casos, convém registrar, no campo das observações, as informações detalhadas sobre a mamada (pega adequada e sucção efetiva do seio materno, tempo da mamada), as quais serão parâmetros para avaliação geral do neonato. Cabe comentar que alguns profissionais têm a conduta de pesar o neonato antes e após a mamada; contudo, esta prática está em desuso, pois o valor referente à diferença de peso não é confiável. Nas situações que se considere imprescindível o volume exato de leite materno ingerido pelo neonato, sugere-se ordenhá-lo da própria mãe e oferta-lo por copinho.
	Copinho, mamadeira, sonda gástrica, gastrostomia	No campo de registro, anotar o volume aceito pelo neonato. No campo destinado às observações, alinhado ao respectivo horário desse registro, relatar o volume total que deveria ser ofertado conforme prescrição médica, bem como possíveis intercorrências.
	Medicações orais e via sonda	Registrar em campo específico o volume total da medicação administrada no respectivo horário, também a eventual administração de volume de água após a medicação.
Infusões venosas	Contínuas	Registrar em campo específico o volume infundido de h/h ou ao final de cada 6 horas, atentando para o volume já infundido visualizado na bomba de infusão (BI) ou bureta. Evitar preencher o campo com a vazão da BI que consta na prescrição médica, visto que a infusão pode ser parada ou acelerada por algum motivo.
	Nutrição parenteral	
Medicações parenterais	Medicações via intravenosa, intra-arterial, intramuscular, subcutânea	Registrar em campo específico o volume total da medicação administrada.
Lavagem de circuitos	Sondas	Registrar em campo específico o volume de água utilizada para a lavagem da sonda antes e após a medicação, bem como a água administrada entre as dietas.
	Gastrostomia	
	Cateteres	Registrar em campo específico o volume do fluído utilizado para a lavagem do cateter antes e após a medicação.
Sangue e derivados		Registrar em campo específico o volume total administrado.

Fonte: Quadro confeccionado pelas autoras.

Quadro 35.2. Registro dos líquidos eliminados

Diurese	Sonda vesical de demora Cistostomia	Esvaziar a diurese acumulada na bolsa coletora a cada 6 horas, ou conforme a necessidade, utilizando-se recipiente graduado ou seringa para a aferição do volume drenado.
	Saco coletor	Acoplar uma sonda para a drenagem da diurese do saco coletor. Retirar a urina com uma seringa, medir e anotar o volume. Atentar para cuidados com a pele do neonato e medidas de prevenção de infecções preconizados pela instituição.
	Pesagem diferencial de fraldas	Pesar as fraldas secas, anotando o peso na parte plástica do material. Para o registro da diurese, pesar a fralda úmida descontando o valor da fralda seca. O peso em gramas da fralda corresponde ao volume em mL de diurese. Destacar se presença e a quantidade de fezes.

Continua

Continuação

Drenagens	Sonda gástrica aberta em frasco Drenos	Esvaziar o sistema coletor a cada 6 horas, ou conforme a necessidade, utilizando-se recipiente graduado ou seringa para a aferição do volume drenado.
	Curativos com exsudatos	Proceder à mesma técnica da pesagem diferencial de fraldas, tendo-se o cuidado de pesar a quantidade semelhante de materiais (gazes, apósitos) que foram utilizados no curativo substituído.
Coletas de exames/ procedimentos	Coletas de sangue/LCR	Registrar em campo específico o volume total coletado.
	Toracocentese	Geralmente registrado em formulário específico. Contabilizar o volume no BHT.
Perdas insensíveis de água*		Calculadas e contabilizadas no fechamento do BHT.
Vômitos		Caso não seja possível medir, anotar: (+) para pouca quantidade, (++) para média quantidade e (+++) para grande quantidade. Complementar as informações relatando as características do vômito.
Fezes		No controle das eliminações pela pesagem diferencial de fraldas, quando há presença de fezes, convém registrar: (+) para pouca quantidade, (++) para média quantidade e (+++) para grande quantidade.
Diálises		Geralmente, registrado em formulário específico. Contabilizar o volume no BHT.

*Em algumas rotinas institucionais, o valor estimado das perdas insensíveis é considerado apenas para fins de cálculo da reposição hídrica e não entra no cálculo do BHT.
Fonte: Quadro confeccionado pelas autoras.

9. Qual é o profissional responsável pelo balanço hídrico?

O balanço hídrico faz parte das competências da equipe de enfermagem, em que o técnico de enfermagem pode realizar tal atividade sob supervisão do enfermeiro.[6,7] Considerando-se a importância do BH no planejamento e avaliação das condutas terapêuticas, médicas e de enfermagem, convém que o enfermeiro realize o cálculo do BHT.

10. Qual é a importância da educação permanente da equipe?

Quando os registros não são realizados de maneira adequada, comprometem-se a comunicação entre as equipes e o controle efetivo do BH, com repercussões na terapêutica do paciente.[1,5]

Para garantir o comprometimento da equipe de enfermagem com os registros, a educação permanente é fundamental. O técnico de enfermagem tem o direito de compreender a finalidade de seus registros para a realização do BH e o dever de registrá-los da modo correto, mediante o conhecimento de como proceder conforme a padronização de registros estabelecida na instituição.

Referências

1. Barcelos DG, Cruz ICF. Balanço hídrico: revisão sistematizada da literatura para um protocolo clínico. Journal of Specialized Nursing Care [internet] 2016 jun. Acesso em: 20 maio 2020; 8(1). Disponível em: http://www.jsncare.uff.br/index.php/jsncare/article/view/2845/699.

2. Marques SFS, Souza LM, Beleza LO. Balanço hídrico em recém-nascidos com extremo baixo peso: o conhecimento dos profissionais de enfermagem. Comun. Ciênc. Saúde. 2011;22(1): 41-50.
3. Eichenwald EC, Hansen AR, Martin CR, Stark AR. Choherty and Stark's Manual of Neonatal Care. 8. ed. Philadelphia: Wolters Kluwer, 2017.
4. Macrae Dell K. Homeostase de líquidos, eletrólitos e ácido-base. In: Martin RJ, Fanaroff AA, Walsh MC. Fanaroff & Martin. Medicina Neonatal e Perinatal: doenças do feto e do neonato. Tradução Siqueira A, et al. 10. ed. Rio de Janeiro: Elsevier; 2017.
5. Marques Netto S, Victoria ZTP, Guerreiro LF, Gomes GC, Vaghetti HH. Análise dos registros referentes ao balanço hídrico em unidade de terapia intensiva. Rev enferm UFPE online. 2015;9(supl.1):448-56.
6. Conselho Federal de Enfermagem. Resolução COFEN n. 564/2017. Aprova o novo Código de Ética dos Profissionais de Enfermagem, 2017. Acesso em: 20 maio 2020; Disponível em: http://www.cofen.gov.br/resolucao-cofen-no-5642017_59145.html.
7. Conselho Regional de Enfermagem de Santa Catarina. Resposta Técnica COREN/SC Nº 074/CT/2018. Competência do Técnico de Enfermagem na realização do balanço hídrico. Acesso em: 20 maio 2020; Disponível em: http://transparencia.corensc.gov.br/wp-content/uploads/2018/11/RT-074--2018-Compet%C3%AAncia-do-T%C3%A9cnico-de-Enfermagem-na-realiza%C3%A7%C3%A3o--do-balan%C3%A7o-h%C3%ADdrico-.pdf

Gastrosquise e Onfalocele

36

Fernanda Araujo Rodrigues
Alessandra Vaccari
Silvani Herber

1. **O que é a gastrosquise?**

    Trata-se de uma malformação congênita da parede abdominal, caracterizada pela exteriorização, geralmente, do intestino delgado e de parte do intestino grosso, sendo possível a exposição de outras estruturas abdominais.[1-3] Esses órgãos encontram-se expostos porque não há uma membrana protetora.[1,3,4]

    A etiologia da gastrosquise ainda não está definida, mas há indícios de que esteja relacionada a um fenômeno vascular ocorrido ainda nos estágios iniciais do desenvolvimento embrionário decorrente da involução anormal da veia umbilical direita ou, ainda, com um acidente vascular envolvendo a artéria onfalomesentérica.[3,4]

2. **Quais são os fatores de risco para a gastrosquise?**

    Sabe-se que alguns fatores ambientais durante a gestação podem aumentar a prevalência da gastrosquise. Há evidências quanto à utilização de metanfetamina e cocaína, bem como de medicamentos, como ácido acetilsalicílico e ibuprofeno.[4-6] A baixa idade materna também está relacionada a esse aumento.[4,5,7]

3. **Quais são os principais cuidados ao paciente com gastrosquise?**

    O primeiro atendimento ao recém-nascido (RN) com gastrosquise, realizado ainda no Centro Obstétrico (CO), compreende a colocação dos órgãos exteriorizados ou da metade inferior do neonato dentro de um saco plástico, com o objetivo de reduzir as perdas hidroeletrolíticas e manter a temperatura corporal do paciente, além de possibilitar a

estruturas deve ser a principal preocupação. Assim, a equipe de saúde deve estar atenta para que os órgãos fiquem acomodados na bolsa extracorpórea (silo) sem inclinação, a fim de evitar tração.

A sequência para a redução total da gastrosquise dependerá da quantidade de estruturas exteriorizadas (Figura 36.1). Para uma quantidade pequena, recomenda-se a recolocação total em um único procedimento (fechamento primário). No entanto, nos casos em que a quantidade for significativa e/ou se houver edema dos órgãos, o fechamento em etapas está indicado, com a redução progressiva do conteúdo abdominal para dentro da cavidade peritoneal, a retirada do silo e a restituição da parede abdominal, por meio do fechamento secundário.[3,4]

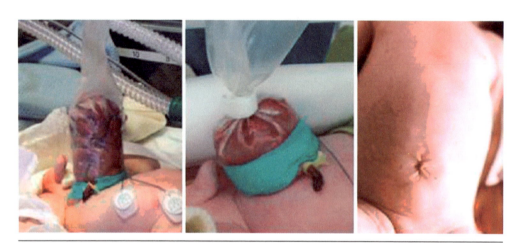

Figura 36.1. Redução progressiva da gastrosquise.
Fonte: Pakarinen; Koivusalo; Suominen, 2019.

5. **O que é a onfalocele?**

Trata-se de uma malformação congênita da parede abdominal, caracterizada pela saída de órgãos da cavidade abdominal pelo cordão umbilical. Nessa lógica, a onfalocele pode ser facilmente confundida com a gastrosquise quando essa membrana for rompida. Nos casos de ruptura, pode haver a evisceração dos órgãos.[1,9]

A onfalocele também não tem sua etiologia definida, mas acredita-se que seja decorrente de alguma alteração embrionária, na qual as vísceras abdominais não adentram na cavidade após a 11ª semana de gestação. Assim, ocorre um deslocamento dos músculos abdominais, os quais são hipoplásicos; no entanto, o intestino, geralmente, apresenta-se sem alterações.[3]

Além do intestino, a onfalocele pode conter outros órgãos como o fígado e o baço.[4,8] Assim, a onfalocele pode se apresentar de diferentes tamanhos, conforme demonstrado na Figura 36.2.

Há evidências de que grande parte dos pacientes com onfalocele apresenta um cariótipo anormal ou alguma síndrome associada.[3,4,8,10,11] Nesse sentido, o enfermeiro deve estar atento a outras possíveis manifestações do RN.

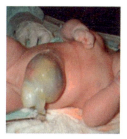 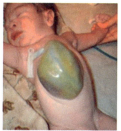 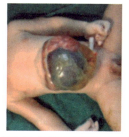 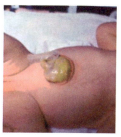

Figura 36.2. Diferentes apresentações de onfalocele.
Fonte: Secretaria Municipal de Saúde de São Paulo, 2012.

6. **Quais são os principais cuidados ao paciente com onfalocele?**

    De modo semelhante à gastrosquise, o tratamento dos pacientes com onfalocele se inicia no momento do nascimento, quando devem ser colocadas compressas estéreis umedecidas e aquecidas sob a onfalocele, visando reduzir as perdas de líquidos. Após esse procedimento, recomenda-se a passagem da sonda orogástrica (SOG) ou sonda nasogástrica (SNG) para a descompressão abdominal, bem como a instalação de acesso venoso para reposição hídrica.[4,8]

    É nesse primeiro atendimento ao RN que se deve avaliar se o tamanho da onfalocele permite a recolocação na cavidade abdominal, com a devida cobertura de pele e músculo, em um único procedimento, o qual é denominado "fechamento cirúrgico primário". Nos casos em que não é viável o fechamento completo em uma única intervenção, o processo será realizado em etapas, com uma grande hérnia ventral, a qual será reparada no futuro, para isso é promovida a epitelização sobre a onfalocele. Tal epitelização é realizada com a colocação de coberturas sobre as estruturas expostas, as quais induzem o crescimento da pele.[1] Nesse contexto de múltiplos procedimentos cirúrgicos, ainda pode ser necessário enxerto de pele.[8]

7. **Quais são os cuidados com a nutrição dos pacientes com gastrosquise ou onfalocele?**

    Para os dois grupos de pacientes, até que a alimentação entérica possa ser iniciada, recomenda-se a administração de nutrição parenteral total (NPT).[12] Durante o período em que o RN estiver recebendo NPT, geralmente, mantém-se SOG/SNG aberta em frasco (sifonagem) para drenagem de resíduo gástrico (RG) e descompressão abdominal. A rotina de troca da sonda, bem como a administração da NPT, é uma competência do enfermeiro.

    A introdução da nutrição enteral deve ser prescrita pelo médico assim que possível, após o fechamento da parede abdominal, ocorrendo, geralmente, quando os ruídos hidroaéreos estiverem presentes e quando a drenagem da sonda for clara. Deve-se priorizar o leite materno ou o leite humano disponibilizado pelo banco de leite.[13]

    Nesse cenário, a NPT deve ser gradualmente reduzida, ao mesmo tempo em que o volume da dieta enteral será ampliada, até atingir a alimentação enteral plena do paciente. Sabe-se que pacientes com onfalocele de grande proporção demandam maior tempo de NPT e, consequentemente, maior tempo para a alimentação enteral plena.[11] A verificação do RG antes da administração da dieta e a lavagem adequada da SOG/SNG são outros cuidados de enfermagem relacionados à nutrição desses pacientes.

8. **Quais são os cuidados com o acesso venoso central dos pacientes com gastrosquise ou onfalocele?**

    Em razão da gravidade desse grupo de pacientes, torna-se necessário um acesso venoso de longa permanência. Tal necessidade está justificada pela possibilidade de transfusão de hemocomponentes, administração de antibioticoterapia de largo espectro (especialmente, nos casos de gastrosquise), de nutrição parenteral por longo período e de medicamentos analgésicos.

    Nos casos em que o cateter central de inserção periférica (PICC) for a opção escolhida, está contraindicada a inserção pelos membros inferiores, pois o dispositivo pode ser desviado em virtude da probabilidade de a rede venosa não acompanhar a anatomia padrão do RN. Da mesma maneira, é inviável a passagem de cateteres umbilicais nesses pacientes. Considerando tais especificidades, os cuidados de enfermagem com os acessos venosos desses pacientes tornam-se ainda mais importantes.

9. **Quais são os cuidados pós-cirúrgicos com os pacientes com gastrosquise ou onfalocele?**

    No período pós-cirúrgico, os profissionais de enfermagem devem estar alertas para possíveis sangramentos, deiscência de sutura e sintomas de aumento da pressão intra-abdominal (PIA). Para auxiliar na identificação de elevação da PIA, recomenda-se monitorar o volume de diurese e comparar os níveis de saturação entre membros inferiores e membros superiores.

    Há evidência de que a elevação da PIA está diretamente relacionada ao aumento do risco de complicações ventilatórias e hemodinâmicas, assim como com o risco da síndrome compartimental abdominal. Dessa maneira, uma PIA menor do que 15 mmHg é considerada segura, enquanto valores superiores podem significar risco de síndrome compartimental.[10]

10. **Quais são os cuidados com a oxigenoterapia dos pacientes com gastrosquise ou onfalocele?**

    No período pós-operatório, os pacientes com gastrosquise ou com onfalocele, geralmente, necessitam de ventilação mecânica (VM). Inúmeros fatores podem influenciar no tempo de VM, como o tamanho do defeito da parede abdominal e a elevação da PIA, a qual pode dificultar a expansão diafragmática.

    Nesse contexto, o enfermeiro pode atuar por meio das seguintes ações: avaliar o padrão respiratório; aspirar as secreções do tubo endotraqueal; controlar e realizar a rotina de troca do circuito do ventilador mecânico; bem como revisar o reanimador manual com reservatório.

11. **Quais são os cuidados com a avaliação e o manejo da dor dos pacientes com gastrosquise ou onfalocele?**

    Considerando a grande manipulação dos órgãos, em ambas as patologias, têm-se a avaliação e o manejo da dor como o padrão de assistência ao paciente.[12] A descompensação do quadro clínico do paciente, por meio de agitação e da elevação da PIA, pode ocorrer quando não for realizado o manejo da dor.

O tamanho da malformação pode determinar o medicamento a ser utilizado. Dentre as opções disponíveis para os grandes defeitos, recomenda-se a administração de opiáceos intravenosos, os quais devem ter suas doses reduzidas assim que possível, evitando o íleo adinâmico pós-operatório.[12]

Medidas não farmacológicas para o alívio da dor também são recomendadas: sucção não nutritiva para pacientes que não estejam em VM; conforto no leito com ninho; e uso de coxins para mudança de decúbito. A troca de decúbito deve ser previamente discutida com a equipe cirúrgica.

12. **Quais são os cuidados com o controle de infecção para os pacientes com gastrosquise ou onfalocele?**

Em pacientes com gastrosquise, geralmente, há a ocorrência de infecção, consequente à exposição dos órgãos.[7] Esse grupo de pacientes ainda está mais suscetível a infecções em razão do prolongado período de jejum, que possibilita a translocação bacteriana, bem como em decorrência da utilização de cateter venoso central e do longo período de hospitalização.[13] Assim, os profissionais de enfermagem devem manter rigoroso controle de higiene, especialmente ao manipular os acessos venosos e a ferida operatória.

Referências

1. Organização Mundial de Saúde. Birth defects surveillance: a manual for programme managers. Geneva: WHO; 2014.
2. Carvalho NS, Helfer TM, Serni P de O, Terasaka OA, Boute T, Araujo Júnior E, et al. Postnatal outcomes of infants with gastroschisis: a 5-year follow-up in a tertiary referral center in Brazil. J Matern Fetal Neonatal Med. 2015;29(3):418-422.
3. Fuentes S, Marti E, Delgado MD, Gomez A. Management of the sequelae of severe congenital abdominal wall defects. Arch. Plast. Surg. 2016;43(3):258-264.
4. Current Pediatria: diagnóstico e tratamento. 22. ed. Porto Alegre: Artmed; 2016.
5. Kapapa M, Rieg T, Henne-Bruns D, Serra A. Risk factors for abdominal wall defects. Congenital anomalies. 2019: doi: 10.1111/cga.12336.
6. Gamba P, Midrio P. Abdominal wall defects: prenatal diagnosis, newborn management, and long--term outcomes. Semin Pediatr Surg. 2014;23(5):283-290.
7. Vaca AM, Ramíres OG, Carrocera LF, González GC, Medrano EY, Muiños SC, Kassian EC. Gastrosquisis: resultados en una institución de tercer nivel. Perinatología y Reproducción Humana. 2017;31(2):68-72.
8. Pakarinen MP, Koivusalo A, Suominen J. Gastroschisis and Omphalocele. In: Lima M, Reinberg O. Neonatal Surgery. Springer, Cham. 2019: p. 417-427.
9. Secretaria Municipal da Saúde de São Paulo. Coordenação de Epidemiologia e Informação – CEInfo. Declaração de Nascido Vivo – Manual de Anomalias Congênitas. 2 ed. São Paulo: Secretaria Municipal da Saúde, 2012.
10. Emil S. Error traps and culture of safety in the treatment of abdominal wall defects. Semin Pediatr Surg. 2019;28(3):124-130.
11. Raymond SL, Downard CD, St Peter SD, Baerg J, Qureshi FG, Bruch SW, et al. Outcomes in omphalocele correlate with size of defect. J Pediatr Surg. 2018. doi: 10.1016/j.jpedsurg.2018.10.047
12. Ferguson M. Nursing management of gastroschisis in the newborn. Journal of Neonatal Nursing. 2017;23(1):40-45.
13. Redondo AC, Feferbaum R, Vieira RA, Moreira D de AR, Tannuri U, de Carvalho WB, et al. Caracterização da evolução clínica dos recém-nascidos com gastrosquise em uma unidade de terapia intensiva neonatal de referência da América Latina. J. Hum. Growth Dev. 2016;26(2):190-198.

Atresia Esofágica e Fístula Traqueoesofágica

37

Fernanda Araujo Rodrigues
Alessandra Vaccari
Silvani Herber

1. **O que é a atresia esofágica?**

    Trata-se de uma anomalia congênita, a qual se caracteriza pela ausência de um segmento do esôfago, podendo estar associada ou não a uma comunicação com a traqueia.[1,2] É a mais frequente das anomalias do esôfago.[1,3,4]

    Aproximadamente 50% dos casos de atresia de esôfago associa-se com outras malformações congênitas.[1,3] Há registro na literatura quanto à associação com a síndrome VACTERL (anomalias vertebrais, anorretais, cardíacas, traqueais, esofágicas, renais e dos membros), bem como com a síndrome CHARGE (coloboma, anomalias do sistema nervoso central, coração, atresia das coanas, atraso de crescimento, defeitos urinários ou genitais e distúrbios da audição) ou ainda com a trissomia do cromossomo 18[1]. Sobre a incidência das malformações associadas, tem-se: 25 a 30% de anomalias vertebrais, 25 a 40% de cardíacas, 5% de atresias do intestino delgado, 10 a 20% de ânus imperfurado e 10 a 21% de anomalias do sistema geniturinário.[3]

    A causa da atresia de esôfago ainda não é conhecida, no entanto há evidências de que se trata de uma patologia multifatorial, a qual pode envolver fatores genéticos e ambientais.[4]

2. **O que é a fístula traqueoesofágica?**

    A fístula traqueoesofágica é a comunicação anormal entre o esôfago e a traqueia.[2] Trata-se de uma malformação frequentemente observada nos pacientes com atresia de esôfago.

3. **Quais são as principais manifestações clínicas?**

    De modo geral, o quadro clínico do recém-nascido (RN) é caracterizado pela presença de bolhas de saliva na boca e no nariz, assim como por episódios de tosse, cianose e/ou dificuldade respiratória, os quais podem ser exacerbados pela alimentação.[1] No entanto, as manifestações podem variar de acordo com a classificação da atresia esofágica.

4. **Como funciona a classificação de Gross?**

Trata-se de um sistema utilizado para classificar a atresia de esôfago, considerando a ausência ou a presença de fístula traqueoesofágica, bem como a localização dessa comunicação. A Figura 37.1 apresenta os cincos tipos:

A. Atresia sem fístula: também denominada como atresia esofágica pura, representa, aproximadamente, 7% dos casos, pode ser diagnosticada por radiografia em virtude da ausência de ar no estômago e tem como principal manifestação clínica a salivação excessiva.[1,3]

B. Atresia com fístula proximal: essa forma de apresentação é considerada rara (1 a 2%), caracterizada por episódios de tosse e engasgos, podendo persistir até a idade adulta, com tendência a pneumonias frequentes.[1,3]

C. Atresia com fístula traqueoesofágica distal: é a forma mais comum, correspondendo a cerca de 85 a 90% dos casos. Suas manifestações incluem: salivação excessiva; tosse; cianose; distensão abdominal; e regurgitação do ácido gástrico para a traqueia.[1,3]

D. Atresia com fístula dupla: essa forma de apresentação é considerada rara (1%), apresenta-se com fístula proximal e distal, com quadro de tosse, engasgo e cianose durante a alimentação.[1,3]

E. Fístula traqueoesofagica sem atresia: também denominada fístula H isolada, corresponde a aproximadamente 4% dos casos e caracteriza-se pelo estresse respiratório por ocasião da alimentação e do refluxo.[1,3]

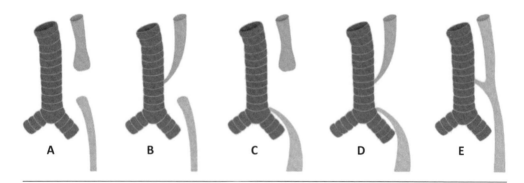

Figura 37.1. Classificação de Gross.
Adaptada de Trocado, Barroso, Silva, Pinto. 2016.

5. **Como é feito o diagnóstico da atresia de esôfago e/ou da fístula traqueoesofágica?**

Discute-se a importância do diagnóstico pré-natal, pois permite o aconselhamento e a preparação do casal, o planejamento para o nascimento, além de evitar a alimentação precoce do RN, reduzindo os casos de pneumonia de aspiração.[1] Para os casos em que não houve a confirmação pré-natal, têm-se algumas opções após o nascimento.

De modo geral, o diagnóstico neonatal pode ser realizado por meio da impossibilidade de progredir uma sonda gástrica, com a devida confirmação radiográfica.[1,3] O exame radiológico (com ou sem a utilização de meio de contraste iodado, a critério médico) para confirmação da atresia de esôfago baseia-se em imagens frontais e de perfil, revelando a extremidade proximal do esôfago em fundo cego e distendida com ar.[4,5] Nesse contexto, o enfermeiro tem função primordial ao ser o responsável pela introdução da sonda, não devendo forçar a entrada do dispositivo.

Alguns sinais clínicos podem auxiliar na confirmação do diagnóstico:

– Excesso de secreções orais;

– Pneumonia e atelectasia;

– Episódios de tosse;

– Engasgo durante a alimentação;

– Cianose intermitente; e

– Distensão abdominal durante o choro.[3]

6. **Como é o tratamento da atresia de esôfago e/ou da fístula traqueoesofágica?**

Conforme citado anteriormente, é frequente a associação com outras malformações congênitas, o que irá determinar as condutas a serem adotadas. Recomenda-se, logo após o nascimento, a instalação de uma sonda multiperfurada no coto proximal do esôfago, a qual deve ser mantida sob aspiração continua evitando a broncoaspiração de saliva.[3-5]

Outros cuidados imediatos incluem a manutenção do RN sob cuidados intensivos, posicionamento em incubadora aquecida, cabeceira elevada 30 a 45°, hidratação e oferta de nutricional parenteral, a fim de evitar possíveis distúrbios eletrolítico e/ou glicêmico, visto que a alimentação via oral não está indicada.[3-5] Para tal, recomenda-se a utilização de cateter venoso central de inserção periférica (PICC).[5] A introdução desse dispositivo, bem como a realização do curativo, compete ao enfermeiro capacitado e habilitado.

Outros cuidados pré-operatórios a esse grupo de pacientes estão relacionados ao suporte ventilatório. Recomenda-se avaliar o padrão respiratório (frequência, retrações graves, batimento de asa do nariz, ruídos respiratórios), garantir a permeabilidade de vias aéreas e evitar ventilar sob pressão positiva, em virtude do risco de distensão gástrica.[3,5]

O procedimento cirúrgico estará indicado conforme o estado geral, o quadro respiratório, as condições hemodinâmicas e o peso do paciente, o qual se preconiza estar acima de 2.000 g.[3,5] A abordagem cirúrgica também depende das características da malformação, da existência ou não de fístula traqueoesofágica e da distância entre os topos esofágicos.[1]

O reparo do esôfago pode ser realizado em intervenção única ou em estágios, considerando a extensão da atresia[3,5]. No entanto, sabe-se que a correção precoce da atresia configura-se como estratégia para melhora do prognóstico neonatal.[2]

Após o procedimento, os RN retornam à unidade terapia intensiva neonatal (UTIN), geralmente, ainda sob sedoanalgesia, em ventilação mecânica e posicionados com flexão cervical, com o objetivo de reduzir a tensão na anastomose.[5] Nesse contexto, o mínimo manuseio do paciente e o manejo da dor são altamente recomendados.[3,5]

Outros cuidados de enfermagem no período pós-operatório incluem: observar sinais de estone ou vazamento (pneumotórax súbito, irritação ou regurgitação durante a alimentação); comunicar a equipe cirúrgica em caso de deslocamento da sonda; administrar antibióticos; e iniciar alimentação oral com flexão cervical e evitar ao máximo a sucção do bebê, conforme prescrição médica.[3]

Referências

1. Trocado V, Barroso C, Silva CN, Pinto JC. Atrésia esofágica: um desafio desde o diagnóstico pré-natal ao tratamento cirúrgico. Gazeta Médica. 2016;3(3):112-117.
2. Oliveira KCP, Salustiano MVC, Vaz GL, Parente AT, Parente NA, Carvalho GHB, Arêas CGS. Aspectos terapêuticos e nutricionais de neonatos submetidos à correção de atresia esofágica. Rev Recien. 2020; 10(31):35-44.
3. Tamez R. Enfermagem na UTI neonatal. 6. ed. Rio de Janeiro: Guanabara Koogan; 2017.
4. Fernandes MS, Dias MN, Oliveira SG, Coutinho ACO, Nery RV, Silva LMG, Junior WG. Atresia de esôfago em recém-nascido: um relato de caso. Brazilian Journal of Development. 2020; 6(8):55216-55221.
5. Câmara GM, Paes LS, Castro EC, Fernandes TA, Melo AA Filho, Rebelo OB Neto. Atresia de esôfago: diagnóstico perinatal e assistência perioperatória – protocolo da Maternidade Escola Assis Chateaubriand. Rev Med UFC. 2018;58(3):84-90.

Enterocolite Necrosante

38

Fernanda Araujo Rodrigues
Alessandra Vaccari
Silvani Herber

1. **O que é a enterocolite necrosante (ECN)?**

    Trata-se de uma doença inflamatória e isquêmica. Caracteriza-se pela necrose da mucosa do intestino delgado e/ou da porção proximal do cólon, podendo atingir a porção terminal do íleo, decorrente de um processo isquêmico isolado ou confluente.[1] É uma das patologias mais graves que acometem os recém-nascidos (RN) internados em unidade de tratamento intensivo neonatal (UTIN), especialmente os prematuros, sendo uma das principais causas de morbidade e mortalidade.[1-4]

2. **Quais são os fatores de risco para ECN?**

    Atualmente, a ECN ainda tem sua causa desconhecida. No entanto, o processo etiológico mais aceito está relacionado a três fatores predisponentes: prematuridade; isquemia; e infecção.[4] Nesse sentido, os prematuros são suscetíveis em razão da imaturidade dos sistemas imunológicos e gastrointestinais.[5]

    No entanto, vários fatores de risco são conhecidos, dentre eles:

    – Asfixia neonatal;[2]
    – Cateterização umbilical;[1,2]
    – Avanço rápido da alimentação enteral;[1,2]
    – Persistência do canal arterial;[2]
    – Policitemia;[1,2]
    – Uso de indometacina.[1,2]

3. **Como é feito o diagnóstico da ECN?**

    O diagnóstico da ECN pode ser clínico ou por meio de radiografia abdominal. No primeiro caso, devem ser consideradas manifestações clínicas específicas, as quais podem ser sutis no início da doença.[1] Nesse contexto, a equipe de enfermagem deve estar atenta aos sinais e sintomas apresentados pelo RN.

    O exame radiológico abdominal deve ser realizado em caso de suspeita da ECN. Recomenda-se a realização seriada de radiografias com o objetivo de avaliar a evolução do comprometimento intestinal pelo grau de distensão abdominal e da presença de edema de alças, pneumoperitônio, pneumatose intestinal ou periportal.[1,2] Os profissionais de enfermagem podem auxiliar no correto posicionamento do RN para a realização adequada de radiografias.

4. Quais são os principais cuidados aos pacientes com ECN?

De acordo com as manifestações clínicas, os achados radiológicos e laboratoriais, a ECN pode ser classificada em diferentes estágios. Essa classificação também determina as condutas a serem adotadas[6], conforme descrito no Quadro 38.1.

Quadro 38.1. Classificação da ECN e tratamento

Estágio	Sinais sistêmicos	Sinais intestinais	Sinais radiológicos	Tratamento
1A- Suspeita de ECN	Temperatura instável, apneia, bradicardia, letargia	Muito resíduo gástrico, distensão abdominal leve, vômitos, sangue oculto nas fezes	Intestino normal ou dilatado, íleo leve	Nada por via oral, antibióticos por 3 dias
1B- Suspeita de ECN		Sangue vivo nas fezes		
2A- ECN confirmada: moderadamente enfermo		Ausência de ruídos abdominais, com ou sem dor abdominal	Dilatação intestinal, íleo, pneumatose intestinal	Nada por via oral, antibióticos por 7-10 dias
2B- ECN confirmada: moderadamente enfermo	Acidose metabólica e trombocitopenia leve	Dor abdominal definida, com ou sem celulite abdominal ou massa no quadrante inferior direito	Com ou sem ascite	Nada por via oral, antibióticos por 14 dias
3A- ECN avançada: gravemente enfermo	Hipotensão, apneia, bradicardia grave, acidose respiratória e metabólica, neutropenia, coagulação intravascular disseminada	Sinais de peritonite, dor e distensão acentuada	Ascite definida	Fluido, agentes inotrópicos, ventilação mecânica
3B- ECN avançada: gravemente enfermo			Pneumoperitônio	Intervenção cirúrgica

Adaptado de BRASIL, 2014.

De modo geral, nos estágios 1A e 1B, as primeiras manifestações clínicas, laboratoriais e radiológicas podem ser inespecíficas.[6] No entanto, a suspensão da nutrição enteral já está indicada, assim como a passagem de sonda orogástrica (SOG) e a manutenção desta aberta em frasco para descompressão.[2,6] O médico deverá prescrever nutrição parenteral total (NPT) e antibioticoterapia de amplo espectro.[6]

Nos casos dos estágios 2 e 3, o esquema do antibiótico pode ser prolongado;[2] a transfusão de plaquetas pode ser indicada, em caso de trombocitopenia; e uma laparotomia também pode ser necessária para ressecção do tecido intestinal necrótico.[1]

A equipe de enfermagem tem papel fundamental no tratamento da ECN. A esse grupo de profissionais competem os cuidados com a SOG e acesso venoso, a administração da

NPT e da antibioticoterapia, monitorização dos sinais vitais e da glicemia, verificação da circunferência abdominal, avaliação e manejo da dor.[1]

5. **Quais são as principais complicações da ECN?**

    Após o diagnóstico de ECN, algumas complicações são possíveis. Aproximadamente 40% das crianças acometidas podem desenvolver estenose intestinal.[2] Nesse sentido, o enfermeiro deve estar atento a possíveis sinais de intolerância alimentar e de dificuldade de progressão da dieta enteral.

    A ECN pode ser uma doença recorrente. Assim estima-se que 6% dos neonatos anteriormente acometidos pela patologia podem apresentar um novo quadro de ECN.[2] Dentre outras possíveis complicações, tem-se: a sepse; a displasia broncopulmonar; e o retardo no desenvolvimento físico e neurológico.[2]

    Frequentemente, quando realizada a ressecção de tecido necrótico, é necessária a realização de uma colostomia, a qual poderá ser revertida futuramente.[1] Nesse sentido, compete ao enfermeiro a avaliação do estoma e da pele ao redor.

6. **Como prevenir a ECN?**

    Considerando-se os fatores de risco citados anteriormente, algumas ações de prevenção são possíveis. A primeira ação de prevenção pode ocorrer antes do nascimento. Em gestantes sob risco de parto prematuro, a administração de corticosteroide antenal tem demonstrado importante função na redução da incidência de enterocolite.[2,3,6]

    A prevenção da ECN segue após o parto. Nesse contexto, destacam-se a redução da administração de fórmulas e a preferência pelo uso do leite materno.[2,3,5,6] Nesse sentido, há evidências de que o leite humano, por sua composição, desempenha um papel protetor por meio da redução da inflamação do trato gastrintestinal.[5]

    O controle de infecção, mediante higienização das mãos e limpeza rigorosa do material e dos equipamentos usados nos cuidados, também é considerado uma ação de prevenção.[2] Dentre outras condutas, ainda é possível citar a administração de probióticos em crianças com fatores de risco à ECN e uso de antibioticoterapia enteral.[2,6]

Referências

1. Tamez R. Enfermagem na UTI neonatal. 6. ed. Rio de Janeiro: Guanabara Koogan; 2017.
2. Brasil. Ministério da Saúde. Secretaria de Atenção à Saúde. Departamento de Ações Programáticas Estratégicas. Atenção à saúde do recém-nascido: guia para os profissionais de saúde. DF: Brasília; 2014.
3. Braga TD, da Silva GAP, Lira PIC, Lima MC. Enterocolite necrosante em recém-nascidos de muito baixo peso em uma unidade neonatal de alto risco do Nordeste do Brasil (2003-2007). Rev. Bras. Saúde Matern. Infant. 2012;12(2):127-133.
4. Vieira AA, David BBL, Lino RRG, Duarte LB, Bueno AC. Avaliação dos fatores perinatais que interferem na incidência de enterocolite necrosante em recém-nascidos de muito baixo peso. Rev Bras Ginecol Obstet. 2013; 35(8):363-7.
5. Schanler RJ. Em tempo: leite humano é a estratégia alimentar para prevenir a enterocolite necrosante. Rev Paul Pediatr. 2015;33(2):131-133.
6. Lima SS, de Souza JIC, Ávila PES. Enterocolite necrosante em unidade de terapia intensiva neonatal. Revista Paraense de Medicina. 2015;29(2):63-68.

Pressão Intra-Abdominal

39

Elenice Lorenzi Carniel
Giordana de Cássia Pinheiro da Motta

1. **Por que é realizada a aferição da pressão intra-abdominal?**

   A medição da pressão intra-abdominal (PIA) é usada para identificar a presença de hipertensão intra-abdominal (HIA) e síndrome compartimental abdominal (SCA) no recém-nascido.

2. **Quais são os riscos e qual o quadro clínico da hipertensão intra-abdominal e da síndrome compartimental?**

   A HIA e a SCA podem aumentar a morbimortalidade em virtude da redução do retorno venoso e do débito cardíaco e a alteração da mecânica respiratória.[1] Inicialmente, o aumento da pressão ocorre no abdome, sem a presença de disfunção orgânica, sendo classificado como hipertensão intra-abdominal. Na medida em que a pressão continua a aumentar, ocorrem a compressão venosa e consequente diminuição do retorno venoso dos órgãos. Com os tecidos congestionados e edemaciados, o fluxo arterial para os tecidos também diminui, resultando em perfusão inadequada e morte celular e tecidual. Essas são características da síndrome compartimental.[2] E essas alterações ocasionam:[1-3]

   – Abdome distendido e tenso;
   – Intolerância alimentar;
   – Dor;
   – Redução do débito urinário;
   – Insuficiência renal;
   – Edema generalizado;
   – Comprometimento do fluxo sanguíneo hepático;
   – Enchimento capilar lento, redução do aquecimento e perfusão das extremidades, com aumento do edema;
   – Diminuição da complacência da parede torácica, diminuição do volume pulmonar, aumento da pressão inspiratória pulmonar e atelectasias;
   – Hipoxemia, ocasionando no bebê irritabilidade, letargia e sonolência;

– Redução da perfusão cerebral e aumento da pressão intracraniana.

3. **Para quais recém-nascidos está indicada a verificação de pressão intra-abdominal?**

   Não foram identificadas referências com o padrão-ouro para o monitoramento da PIA em neonatos, embora vários processos patológicos predisponham um recém-nascido à hipertensão intra-abdominal. Condições que causam diminuição da parede interna, aumento do conteúdo intraluminal/abdominal e sobrecarga de líquidos podem resultar em hipertensão intra-abdominal e síndrome compartimental.[4]

   A Sociedade Internacional de Síndrome Compartimental Abdominal estratifica os pacientes em quatro categorias de risco, conforme demonstrado no Quadro 39.1.[5]

Quadro 39.1. Condições de risco mais comuns para a síndrome compartimental abdominal em recém-nascidos[5]

Condições que diminuem a complacência da parede abdominal	Condições que aumentam o conteúdo intraluminal	Condições que aumentam o conteúdo abdominal	Condições que promovem o extravasamento capilar e/ou requerem a reposição de líquidos
• Falência respiratória aguda; • Cirurgia abdominal, especialmente correção de gastrosquise e onfalocele; • Posição prona.	• Obstrução gástrica; • Atresias (duodenal, ileal, jejunal e colônica); • Íleo meconial; • Rolha (ou *plug*) meconial; • Doença de Hirschsprung; • Má-rotação intestinal.	• Hemoperitônio; • Pneumoperitônio; • Hepatoesplenomegalia; • Massa intra-abdominal.	• Síndrome da Resposta Inflamatória Sistêmica; • Sepse; • Acidose; • Hipotensão; • Hipotermia; • Enterocolite necrosante; • Politransfusão; • Coagulopatia; • Oligúria.

4. **Quais são os métodos de aferição da pressão intra-abdominal?**

   A pressão intra-abdominal pode ser aferida de forma direta ou indireta.[1,6]

   – **Forma direta:** via intraperitoneal, utilizando uma agulha ou cateter no espaço peritoneal. É o método mais preciso, porém associado a efeitos colaterais graves, como perfuração intestinal e peritonite.

   – **Formas indiretas**: intragástrica (método menos invasivo e mais utilizado em neonatologia) e intravesical (considerado o padrão-ouro principalmente para uso em adultos e pediatria).

   A via intragástrica será abordada em mais detalhes a seguir.

5. **Quais são os materiais necessários para a aferição da pressão intra-abdominal por via intragástrica?**

   – Luvas de procedimento;
   – Flaconete de cloreto de sódio 0,9% 10 mL;
   – Agulha 25 × 8 mm;

- Seringa de 5 mL;
- Seringa de 10 mL;
- Torneira de três vias (dânula ou *three-way*);
- Gazes estéreis;
- Álcool 70%;
- Dômus de pressão arterial média invasiva (PAMI);
- Cabo de verificação de PAMI;
- Perfusor de 120 cm.

6. **Como realizar a medição da pressão intra-abdominal por via intragástrica?**
   - Montar e configurar o sistema de mensuração no monitor (conectar a seringa de 10 mL preenchida com cloreto de sódio 0,9% ao dômus para preenchimento do mesmo e do perfusor de 120 cm, mantendo uma torneira de três vias na extremidade distal do perfusor para conexão à sonda gástrica) (Figura 39.1);
   - Fixar o dômus da PAMI ao lado da incubadora, tendo como ponto zero a linha média axilar;
   - Alterar no monitor a pressão para PIA/PIC (Figura 39.2);
   - Aspirar o resíduo gástrico antes da mensuração com seringa, desprezando-o posteriormente;
   - Conectar o perfusor com a torneira de três vias à sonda gástrica;
   - Conectar a seringa de 5 mL preenchida com cloreto de sódio 0,9% na torneira de três vias para preencher a sonda gástrica, conforme o calibre correspondente da sonda (Quadro 39.2 e Figura 39.3);

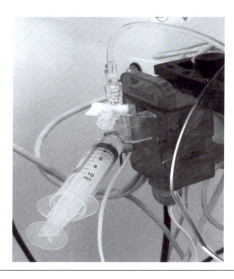

Figura 39.1. Montagem do sistema de mensuração da PIA.
Fonte: Arquivo pessoal.

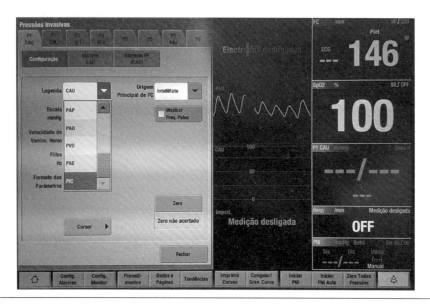

Figura 39.2. Configuração do monitor para verificação da PIA.
Fonte: Arquivo pessoal.

Quadro 39.2. Volume de cloreto de sódio 0,9% a ser infundido conforme o calibre da sonda gástrica (ler informações constantes na embalagem da sonda, pois esse volume pode variar).

Tipo de sonda gástrica	Volume de cloreto de sódio 0,9%
Sonda gástrica nº 6 curta	0,6 mL
Sonda gástrica nº 6 longa	1,2 mL
Sonda gástrica nº 8 curta	0,8 mL
Sonda gástrica nº 8 longa	2,4 mL
Sonda gástrica nº 10 longa	3 mL

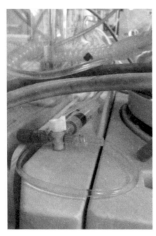

Figura 39.3. Conexão do perfusor com a torneira de três vias à sonda gástrica.
Fonte: Arquivo pessoal.

- Para zerar: no dômus, fechar a via para o recém-nascido e retirar a tampa da torneira de três vias, zerar as pressões no monitor e recolocar a tampa, abrindo a via antes fechada para o recém-nascido;
- Aguardar o resultado (o monitor deverá mensurar a PIA automaticamente);
- O valor deve ser considerado quando o recém-nascido estiver em repouso (manter o paciente em decúbito dorsal com leito na horizontal, plano, sem esforço ou choro; se necessário, abrir o ninho previamente para evitar compressão dos membros inferiores sobre o abdome);
- Aspirar o cloreto de sódio 0,9% infundido;
- Desconectar o perfusor com a torneira de três vias da sonda gástrica, mantendo-a aberta em frasco;
- Proteger a extremidade do perfusor com uma tampa estéril para próximas medições.

Obs.: Para instituições que não têm monitor multiparâmetros com aferição de PIA, pode ser utilizado um manômetro para essa medida; entretanto, essa técnica é desaconselhada na literatura, pois é passível de erros no valor aferido por não passar por calibração prévia de valores.

7. **Quais são os valores da pressão intra-abdominal considerados normais, que indicam hipertensão intra-abdominal ou síndrome compartimental?**[1,5]

Quadro 39.3. Valores para hipertensão intra-abdominal ou síndrome compartimental

Situação	Medida da PIA em mmHg	Medida da PIA em cmH$_2$O
Normal	< 10	< 16
Hipertensão intra-abdominal	> 10*	> 16
Síndrome compartimental	≥ 10**	≥ 16

Preferir a medida em mmHg, que é mais acurada. Para conversão: 1 mmHg = 1,36 cmH$_2$O.
* Hipertensão intra-abdominal (HIA): é definida como uma elevação patológica sustentada ou repetida da PIA superior a 10 mmHg.
**Síndrome compartimental abdominal (SCA): é definida como uma elevação sustentada na PIA superior a 10 mmHg associada à nova ou piora da disfunção orgânica, podendo ocorrer má perfusão periférica, disfunção ou falência de órgãos abdominais, manifestado mais comumente por piora dos parâmetros ventilatórios (principalmente com necessidade de aumento da pressão de inspiração), oligúria ou má perfusão das alças intestinais.[1,5]
Recém-nascidos em uso de relaxantes musculares podem apresentar uma medida de PIA falsamente reduzida.

8. **Qual é o manejo em caso de pressão intra-abdominal aumentada?**

    Dependendo da origem do aumento da pressão intra-abdominal, uma série de intervenções pode ser realizada:[2,5]
    - Inserir sonda gástrica para descompressão gástrica, caso o recém-nascido ainda não esteja com uma, e de preferência de grosso calibre;
    - Providenciar sedação e analgesia adequadas para melhora da complacência da parede abdominal;
    - Inserir sonda retal para descompressão ou irrigação retal;
    - Realizar ultrassom abdominal para identificar lesões;

- Remover curativos compressivos e faixas abdominais;
- Otimizar a administração de fluidos, por via endovenosa;
- Administrar diuréticos;
- Realizar paracentese;
- Realizar descompressão cirúrgica abdominal.

Referências

1. Nursing Clinical Effectiveness Committee. Raccanello J, Morris K. Clinical Guidelines (Nursing): intra-abdominal pressure monitoring. Updated January 2020. Disponível em: https://www.rch.org.au/rchcpg/hospital_clinical_guideline_index/Intraabdominal_Pressure_Monitoring/#Assessment. Acesso em: 10 jun 2020.
2. Reitsma J, Schumacher B. Nursing assessment of intra-abdominal hypertension and abdominal compartment syndrome in the neonate. Adv Neonatal Care. 2018 Feb;18(1):7-13.
3. Newcombe J, Mathur M, Ejike JC. Abdominal compartment syndrome in children. Crit Care Nurse. 2012;32(6):52-60.
4. Prodhan P, Mathur M. Intra-abdominal pressure monitoring in neonates. Pediatr Crit Care Medicine. 2016 Feb;17(2):172-173.
5. Kirkpatrick AW, Roberts DJ, De Waele J, Jaeschke R, Malbrain ML, De Keulenaer B, et al. Intra-abdominal hypertension and the abdominal compartment syndrome: updated consensus definitions and clinical practice guidelines from the World Society of the Abdominal Compartment Syndrome. Intensive Care Med. 2013; 39:1190-1206.
6. Lee RK. Intra-abdominal hypertension and abdominal compartment syndrome: a comprehensive overview. Crit Care Nurse. 2012;32(1):19-31.

Ostomias e Sondas Gástricas/Enterais

40

Natali Basílio Valerão

1. **Em quais situações são utilizadas ostomias em recém-nascidos?**

    A confecção de um ostoma (ou estomias ou estomas) pode ser utilizada em uma grande variedade de situações clínicas e essa situação pode surgir em diferentes faixas etárias. Caracteriza-se pela exteriorização de um segmento de qualquer víscera oca do corpo, conforme a sua procedência define-se por nomes diferentes: para ostomias intestinais, têm-se a colostomia, ileostomia e a jejunostomia; já as ostomias urinárias denominam-se "urostomia" ou "derivação urinária".[1]

2. **O que avaliar em uma ostomia?**

    A avaliação das ostomias deve seguir pela observação da cor, forma, tamanho, protrusão, integridade da mucosa e umidade. Além disso, deve-se incluir o conteúdo drenado e a frequência, observando-se os sintomas de obstrução.[2]

3. **Quais são os cuidados com a bolsa de ostomia?**

    Os cuidados com a bolsa iniciam-se pela inspeção para colocar no local adequado sem prejudicar a integridade da pele do recém-nascido. Deve-se primeiramente recortar a bolsa no tamanho ideal para o ostoma, após ajustado o tamanho ideal conforme o ostoma, deve-se limpar bem a pele ao redor para garantir melhor aderência.[1,3]

    Para a limpeza, é necessário utilizar água destilada a fim de evitar irritações na pele do recém-nascido, evita-se o uso de solventes em menores de 30 dias de vida. Isso decorre do fato de que a pele do recém-nascido é 40 a 60% mais fina do que a de indivíduo adulto, além de ter menos folículos pilosos e menor aderência entre a epiderme e a derme, o que determina maior risco de absorção cutânea de agentes patógenos e substâncias nocivas.[4]

    Deve ser mantida uma rotina de limpeza diária da bolsa, esvaziando-a sempre quando atingir um terço da capacidade;[2,3] já para a troca de bolsa, deve-se priorizar quando se perceber vazamento ou deslocamento significativo.

4. Quais são as complicações possíveis com ostomias?

As complicações envolvem a estrutura orgânica, podendo ser classificadas em lesões precoces e tardias.[5] Nas complicações precoces, estão envolvidos isquemia/necrose, retração, infecção, hemorragia, edema e dermatites. Já nas complicações tardias, há estenose, obstruções, prolapso, hérnia, fistulas e dermatites.[5]

5. Quais são os tipos de dermatites em ostomias?

A dermatite periestoma é uma complicação que afeta a pele ao redor da ostomia, causada pelo contato com efluente intestinal ou urinário, alergia aos componentes da bolsa coletora, infecção ou trauma mecânico, podendo ou não apresentar ruptura da integridade do sistema tegumentar. Dependendo da profundidade e da extensão das alterações da pele, são classificadas em leves, moderadas ou graves.[1]

Na dermatite de contato, a lesão ocorre pela exposição direta de substâncias que estão presentes nos efluentes e nos adesivos para colocação do equipamento coletor. As enzimas digestivas, irritantes químicos e biológicos dos efluentes intestinais e urinários, bem como a umidade, provocam irritação na pele, enfraquecem a camada córnea da epiderme e alteram o pH da região.[1,6]

A dermatite por trauma geralmente está associada às situações relacionadas ao cuidado da ostomia e da pele periostoma, como remoção abrupta da bolsa coletora, limpeza exagerada, troca frequente do equipamento coletor, fricção ou pressão contínua exercida pelo *clamp* de fechamento da bolsa, má adaptação da bolsa coletora. Sendo que realizar essas situações pode gerar abrasão da epiderme, esfolamentos, traumas na ostomia ou tornar a região suscetível a lesões.[1]

6. O que é utilizado como barreira protetora da pele?

Devem ser utilizados somente em caso de não se conseguir aderência da bolsa na pele do recém-nascido para atuar como coadjuvante:[7]

– Pó protetor à base de polímeros hidrofílicos, pulverizado após cada higienização da pele periestomal;

– Pasta protetora à base de polímeros hidrofílicos e álcool, para proteção da pele entre estomas de duas bocas muito próximos, depressões adjacentes e ao redor de estomas planos ou retraídos;

– As pastas moldáveis, sem álcool, podem ser utilizadas também na pele lesada, assim como o creme barreira, barreira protetora em creme.

7. Quais são as finalidades das sondas gástricas e enterais em recém-nascidos?

A sonda em recém-nascido tem por finalidade administrar nutrição e medicamentos, assim como controlar a aceitação e absorção da dieta por meio da mensuração do resíduo gástrico, drenar conteúdo gástrico e descomprimir o estômago.[8] Atualmente, a verificação do resíduo gástrico deve ser realizada apenas com indicação da piora clínica do recém-nascido (não aceitação da dieta, distensão abdominal ou estase de fezes) ou prescrição médica (patologia abdominal associada ou indicação clínica médica), não deve mais ser realizada como rotina antes de cada dieta, pois se trata de uma agressão ao trato gastrointestinal do bebê, além de dificultar a digestão e absorção de nutrientes.

8. **Qual é a medida do posicionamento da sonda?**

    Na prática assistencial, a técnica de sondagem utiliza mensurações com altas variabilidade; por isso, a melhor evidência encontrada é por intermédio da medida:[9,10]

    – **Posição gástrica:** ponta proximal da sonda sobre a base do nariz até o lóbulo da orelha, seguindo até a metade da distância entre o apêndice xifoide e o coto ou cicatriz umbilical (Figura 40.1);
    – **Posição entérica:** repetir medida inicial (ponta proximal da sonda sobre a base do nariz até o lóbulo da orelha), entretanto segue até o coto ou cicatriz umbilical (Figura 40.2).

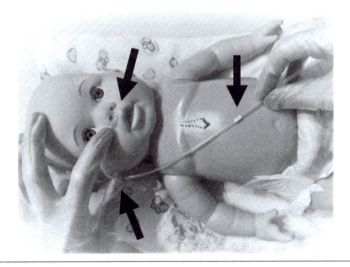

Figura 40.1. Medida gástrica.
Fonte: Acervo da autora.

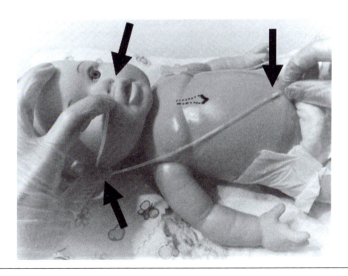

Figura 40.2. Medida entérica.
Fonte: Acervo da autora.

9. Como confirmar o posicionamento da sonda?

Para a confirmação, a radiografia é considerada o melhor método para verificar a localização da sonda gástrica ou entérica, e o correto posicionamento pode evitar ou minimizar complicações.[11] No entanto, essa confirmação expõe o recém-nascido a um número maior de radiação; sendo assim, o recomendado é realizar uma primeira radiografia para a verificação da ponta e após medir o tamanho da sonda externa ao recém-nascido, e essa medida externa deve ser verificada a cada utilização da sonda, utilizando-se sempre a mesma fita métrica.

Existem estudos mais antigos que recomendam a verificação do retorno de secreção à aspiração da sonda; e deve-se verificar o retorno da secreção na inserção da sonda, porém não há um consenso sobre aspiração a cada utilização.[9,10,12] Também pode ser verificado o PH dessa secreção, com fita específica para pH gástrico, embora o pH somente será confiável no caso de o recém-nascido não ter recebido dieta.

O que é totalmente contraindicado é verificar o posicionamento da sonda com a injeção de ar e ausculta abdominal, pois essa técnica incorre em vários erros e causa dor por distensão no bebê.

10. Qual é o cuidado para manter o posicionamento adequado?

Na rotina de enfermagem, devem-se incluir cuidados para assegurar a segurança no uso de sondas, como a mensuração do comprimento da sonda no momento da inserção e observar o posicionamento da marcação ou medida externa da sonda.[8-10,12]

11. Quais são as técnicas para a transição da sonda para a sucção?

Em especial, o recém-nascido pré-termo não consegue inicialmente alimentar-se por meio de sucção, sendo necessária a utilização da sonda oro/nasogástrica. Ao decorrer do estabelecimento da coordenação sucção-deglutição-respiração e da melhora clínica, começa-se a transição. Pode ser feita por meio de:[13]

– Técnica da mama vazia: consiste no esvaziamento da mama, preferencialmente por extração manual, antes de colocar o recém-nascido no seio. Observar sempre as mamadas, atentando para os sinais de desorganização – que são: alterações respiratórias, diminuição da saturação, cianose, aumento da frequência cardíaca, hipotonia, desorganização global, tremores de língua e mandíbula, entre outras.

– Translactação: consiste na utilização de leite materno extraído (conforme prescrição médica) ofertado em uma seringa (sem o êmbolo) acoplado na sonda que será posicionada delicadamente na boca do recém-nascido, assim, ao mesmo tempo que o recém-nascido tenta sugar o seio, recebe o leite que flui na seringa.

Referências

1. Santos VLCG, Cesaretti IUR. Assistência em estomaterapia: cuidando de pessoas com estomia. 2. edição. São Paulo: Atheneu; 2015.
2. Silva RC, et al. Feridas: fundamentos e atualizações em enfermagem. 3. ed. São Caetano do Sul, SP: Yendis Editora; 2011.
3. Espinosa GC, Nicolas PC, Javieraa BT, Ccarmem GRA. Ostomías abdominales en pediatría: una revisión de la literatura. Rev. Ped. Elec; 2006.
4. Siqueira AAF. O nascimento biológico da criança. Rev Bras Crescimento Desenvol Humano. 2014; 1(1): 44-53.

5. Espirito S. Governo do Estado do Espirito Santo. Secretaria de Estado da Saúde. Manual de orientação aos serviços de atenção às pessoas ostomizadas. Vitória: Espirito Santo; 2016.
6. Wong D, Hockenberry M, Wilson D. Fundamentos de enfermagem pediátrica. 9. ed. Rio de Janeiro (BR): Elsevier; 2014.
7. Souza JM, Tholl AD, Córdova FP, Heidemann ITSB, Boehs AE, Nitschke RG. Aplicabilidade prática do empowerment nas estratégias de promoção da saúde. Ciência & Saúde Coletiva, Rio de Janeiro. 2014; 19 (7): 2265-2276.
8. Wallace T, Steward D. Gastric tube use and care in the NICU. Newborn Infant Nurs Rev. 2014;14(3):103-8.
9. Dias FDSB, Emidio SCD, Lopes MHBDM, Shimo AKK, Beck ARM, Carmona EV. Procedures for measuring and verifying gastric tube placement in newborns: an integrative review. Revista Latino-Americana de Enfermagem: 2017.
10. Soares LS, Silva GRF, Silva MR. Evidências científicas sobre uso e cuidados de enfermagem com tubos orogástricos em neonatos prematuros. Rev. Soc. Bras. Enferm. Ped. 2017; 17(1), 37-42.
11. Lee KH, Cho HJ, Kim EY, Son DW, Kim HS, Choi H-Y, et al. Variation between residents and attending staff interpreting radiographs to verify placement of nutrition access devices in the Neonatal Intensive Care Unit. Nutr Clin Pract. 2015 Jun; 30(3): 398- 401.
12. Parker L, Torrazza RM, Li Y, Talaga E, Shuster J, Neu J. Aspiration and evaluation of gastric residuals in the neonatal intensive care unit. The Journal of Perinatal & Neonatal Nursing. 2015; 29(1), 51-59.
13. Brasil. Ministério da Saúde. Secretaria de Atenção à Saúde. Departamento de Ações Programáticas Estratégicas. Método canguru: diretrizes do cuidado [recurso eletrônico] / Ministério da Saúde, Secretaria de Atenção à Saúde. Departamento de Ações Programáticas Estratégicas. Brasília: Ministério da Saúde; 2018.

Aleitamento na Prematuridade

41

Tamara Soares
Maitê Larini Rimolo
Flávia Michele Vilela Gomes

1. **A amamentação na unidade de terapia intensiva neonatal (UTIN) é possível?**

    A amamentação no cenário da UTIN é um desafio tanto para a mãe como para a equipe assistencial. A cultura da amamentação deve ser inserida desde a sala de parto. A mãe deve ser orientada sobre amamentar seu filho prematuro e iniciar a estimulação das mamas ainda na primeira hora após o nascimento. A equipe multiprofissional deve ser a origem de toda informação e das estratégias para o início e a manutenção da lactação.[1] A sensibilidade e a empatia da equipe são fundamentais para que a mãe se sinta segura. Uma equipe capacitada, em constante aprendizado, e que acredita na amamentação é uma ferramenta forte no sucesso do aleitamento materno (AM) na prematuridade.[2]

2. **Como manter a produção de leite materno (LM) com o recém-nascido (RN) na UTIN?**

    O principal fator para a produção adequada de leite da mãe prematura é a informação. A orientação da mãe e de seus familiares sobre a importância desse primeiro momento e da cascata de resultados positivos decorrente é fundamental para o início e manutenção da lactação. O papel da família deve ser enfatizado de modo que as únicas responsabilidades da mãe durante a primeira semana após o nascimento serão se alimentar, dormir, visitar o RN, conversar com o RN e esgotar as mamas.[1,2]

    Algumas ferramentas são utilizadas com bons resultados:
    - **Estimulação precoce das mamas:** evidências mostram que a estimulação ainda na primeira hora após o nascimento faz as mães produzirem um volume maior de leite no sexto dia pós-parto em comparação com mães que estimularam as mamas tardiamente.[3] Essa estimulação deve ocorrer com todas as mães, não somente com as mães prematuras.
    - **Meta de volume:** garantir e incentivar que a mãe alcance a meta de 600 a 750 mL por dia no 14º dia pós-parto, o que aumenta em três vezes as chances de AM exclusivo na alta hospitalar.[4] Essa meta de volume deve ser orientada para todas as mães, não somente para as mães prematuras; pois sabemos que o pico de produção de leite deve

ser atingido até o 14º dia pós-parto para que a manutenção da produção láctea seja mais tranquila nos meses posteriores.

- **Esgote na beira do leito:** o ato de esgotar as mamas na beira do leito na UTIN é utilizado como uma técnica não farmacológica para aumentar o volume de leite esgotado, pois as mães podem ver e tocar no RN como técnica de relaxamento; favorece a otimização do tempo de permanência da mãe junto do RN, possibilitando maior frequência de esgote; permite a utilização do colostro retirado à beira do leito para colostroterapia, estimulando a presença constante da mãe junto do seu filho e a mesma não precisa se afastar muito tempo do seu filho, indo para uma sala pouco acolhedora para realizar uma tarefa tão importante para o binômio mãe-filho.[1,5,6]
- **Posição canguru:** mães que praticam a Posição Canguru têm maior chance de fornecer o seu leite do que aquelas que não praticam.[7,8]
- **Diário da mãe prematura:** consiste em um formulário, produzido conforme cada instituição, no qual a própria mãe registra o horário e o volume de leite esgotado no decorrer do dia durante a internação, tornando-a parte integrante do cuidado ao seu filho.[9] Sabe-se que a proporção de LM ordenhado aumenta significativamente após a introdução do diário de retirada de LM.[10]

3. Quais são as fases do LM?

- **Colostro:** produzido até a primeira semana após o parto, tem um menor volume de produção e sua composição é rica em agentes imunológicos, maior concentração de sódio, cloreto e magnésio e menor concentração de lactose.[11,12]
- **Leite de transição:** compartilha características do colostro, o início da produção se dá na apojadura até duas semanas após o parto; importante para o aporte nutricional e de desenvolvimento do RN. Período em que há produção de maior volume e ocorrem os ingurgitamentos e as mastites.
- **Leite maduro:** leite produzido entre 4 e 5 semanas após o parto; sua constituição é ideal para o desenvolvimento do bebê; é o período no qual o volume produzido se ajusta à demanda, permanecendo com a mesma composição com o passar do tempo.

4. Qual é a importância do colostro?

O colostro deve ser o primeiro alimento que qualquer RN deve receber. Protege contra infecções em geral, modula crescimento epitelial do trato gastrointestinal (TGI) e promove colonização bacteriana adequada. É rico em agentes imunológicos bactericidas, bacteriostáticos, antivirais, anti-inflamatórios. A concentração de fatores de proteção no colostro da mãe prematura é inversamente proporcional ao tempo de duração da gestação. O início da lactogênese parece ser mais tardio nos partos prematuros. A coleta e o armazenamento podem ser feitos em frascos pequenos e identificados para que a utilização seja realizada na ordem da coleta, otimizando-se as fases de concentração do colostro.[12,13]

5. O que é a colostroterapia?

A colostroterapia consiste na aplicação de mínima quantidade de colostro na cavidade oral do prematuro com seringa. Indicada para ter início o mais breve possível (24 a 96 horas após o parto), tem a finalidade de promover colonização bacteriana adequada, proteger a mucosa intestinal e como complemento imunológico.[14] Nos casos de esgote à beira do leito, pode-se utilizar uma seringa de 1 mL para aspirar do mamilo as gotas de colostro e administrá-las diretamente na mucosa oral do prematuro.

6. **Quais são os benefícios do LM?**

   O LM influencia na composição e proliferação da microbiota intestinal, reduz incidências de displasia broncopulmonar, enterocolite necrosante, aumenta a tolerância alimentar e reduz o risco cardiovascular e de alergias.[15] Quando comparado ao uso de fórmulas lácteas, o LM protege contra a retinopatia da prematuridade.[16] Prematuros que receberam LM cru recuperaram o peso de nascimento mais rápido e apresentaram maior comprimento corporal e perímetro cefálico na alta. Os bebês que foram alimentados com leite de sua mãe conseguiram iniciar a amamentação quase duas semanas antes dos que receberam leite de doadoras.[17]

   Além do aporte nutricional adequado promovido pelo LM, também podemos destacar como seus benefícios: fatores de proteção contra infecções; melhor desenvolvimento neurocognitivo do RN; e principalmente o auxílio na formação de vínculo com a mãe.

7. **Como fica a amamentação na UTIN em tempos do vírus Sars-CoV-2 causador da doença pelo coronavírus 2019 (COVID-19)?**

   Conforme recomendações do Ministério da Saúde (MS) e da Sociedade Brasileira de Pediatria, em publicações de maio de 2020, de modo geral o AM é incentivado e não está contraindicado nos casos de mães com suspeita ou confirmação da Covid-19. No entanto, as mães devem higienizar, de modo adequado, as mãos imediatamente antes de manipular as mamas e o bebê, evitando também tossir ou espirrar durante o aleitamento. O uso de máscara descartável é recomendado. Ainda não existem evidências da transmissão do vírus Sars-CoV-2 pelo LM, porém a comunidade científica segue testando o leite das mães positivas. Em razão da volatilidade das informações na vigência da pandemia do coronavírus, as futuras informações podem divergir das recomendações na data em que esse material for publicado.[18,19]

8. **Quais são as dificuldades no AM na UTIN?**

   As dificuldades para o aleitamento surgem de um conjunto de fatores. As mães percebem seus filhos como frágeis precisando se desenvolverem na incubadora. Grande parte das mães não tem o conhecimento das diferentes fases do leite e da repercussão na saúde de seu filho, mas entende a importância da amamentação mesmo tendo de esgotar as mamas em salas longe de seus bebês. Este fato pode dificultar o entendimento, por parte das mães, de que, ao esgotar as mamas, elas estão, consequentemente, amamentando seus filhos.[20] Fora isso, o próprio ambiente da UTIN repleto de alarmes, monitores e rotinas torna-o estressante e acaba por dificultar a amamentação e a própria produção láctea.[21]

9. **Quando o AM é contraindicado?**

   O AM pode ser contraindicado a partir de condições desfavoráveis de saúde, que podem estar associadas à mãe ou ao bebê e são classificadas como temporárias ou definitivas.

10. **Quais são as principais contraindicações temporárias ao AM?**

    A principais contraindicações temporárias ao AM estão relacionadas com as condições de saúde maternas como presença de herpes simples ou varicela-zóster (na presença de lesões mamárias), mãe que esteja com a carga viral elevada de hepatite C (enquanto houver lesão na mama), mãe com hanseníase até que o tratamento torne a transmissão improvável e portadora de doença de chagas em fase aguda.[22]

Há a recomendação da suspensão do aleitamento por 10 dias, para mães que necessitem realizar a vacina contra a febre amarela, quando o lactente for menor de seis meses. Mulheres usuárias regulares de drogas ilícitas (maconha, cocaína, *crack*, anfetamina, *ecstasy* e outras) não devem amamentar enquanto estiverem fazendo uso dessas substâncias. O AM também é contraindicado, temporariamente, para mulheres com tuberculose não tratada.[22]

11. **Quais são as principais contraindicações definitivas ao AM?**

    Quanto às restrições definitivas associadas ao RN destacam-se alterações metabólicas, como a galoctosemia. Já as contraindicações relacionadas à saúde materna são: quando a mãe apresentar doenças cardíacas, renais, pulmonares ou hepáticas graves, depressão ou psicose grave ou se fizer uso de medicações incompatíveis ao aleitamento, assim como as mulheres infectadas por HIV e pelo vírus T-linfotrópicos humanos tipo I ou II, na quimioterapia/radioterapias oncológica materna.[22]

12. **O que é a Iniciativa Hospital Amigo da Criança (IHAC)?**

    Trata-se de um selo de qualidade conferido aos hospitais que cumprem os 10 passos para o sucesso do AM. Para isso, o hospital deve também respeitar outros critérios, como o cuidado respeitoso e humanizado à mulher durante o pré-parto, parto e o pós-parto, garantir livre acesso à mãe e ao pai, bem como a permanência deles junto ao RN internado, durante as 24 horas do dia, além de cumprir a Norma Brasileira de Comercialização de Alimentos para Lactentes e Crianças na Primeira Infância (NBCAL). A IHAC foi criada em 1990 pela Organização Mundial de Saúde (OMS) e pelo UNICEF (Fundo das Nações Unidas para a Infância).[23]

    O Brasil deu início à IHAC, no ano de 1992, ao assinar a Declaração de Innocenti, comprometendo-se a fazer dos dez passos da amamentação uma realidade na assistência ao parto e nascimento.[24] Cerca de 50% dos hospitais credenciados encontram-se no Norte e Nordeste, regiões com as maiores taxas de mortalidade infantil. A administração da maioria dos hospitais brasileiros credenciados na IHAC é realizada pelo poder público (federal, estadual ou municipal), seguido de entidades beneficentes.[23]

13. **Qual é o objetivo da IHAC?**

    A IHAC está inserida na Estratégia Global para Alimentação de Lactentes e Crianças de Primeira Infância, criada em 2002, pela OMS/UNICEF, que busca promover, proteger e apoiar o AM e a amamentação exclusiva do nascimento aos 6 meses de vida, assim como a continuidade da amamentação por dois anos ou mais, com introdução de alimentação complementar adequada e no momento oportuno.[23]

    Segundo o MS, bebês que nascem em Hospital Amigo da Criança têm um aumento em 9% na chance de ser amamentado na primeira hora de vida e consequentemente ter uma maior duração de AM exclusivo; também tem menos chance de sofrer intervenções desnecessárias durante o parto e nascimento, como aspiração das vias aéreas, uso de oxigênio inalatório e de incubadora.[23]

A redução da mortalidade infantil associada à IHAC justifica e reforça a importância do apoio às políticas públicas que ampliam, fortalecem e sustentam essa iniciativa.[25] Para mais esclarecimentos sobre critérios de credenciamento, acompanhamento e nomes das instituições que detêm o título IHAC, favor consultar o *site* oficial da OMS/UNICEF.

14. **Quais são os "Dez Passos para o Sucesso do Aleitamento Materno"?**
    – **Passo 1**: Ter uma política de AM escrita que seja rotineiramente transmitida a toda a equipe de cuidados de saúde;
    – **Passo 2**: Capacitar toda a equipe de cuidados de saúde nas práticas necessárias para implementar essa política;
    – **Passo 3**: Informar todas as gestantes sobre os benefícios e o manejo do aleitamento materno;
    – **Passo 4**: Ajudar as mães a iniciar o AM na primeira meia hora após o nascimento; conforme nova interpretação: colocar os bebês em contato pele a pele com suas mães, imediatamente após o parto, por pelo menos uma hora e orientar a mãe a identificar se o bebê mostra sinais de que está querendo ser amamentado, oferecendo ajuda se necessário;
    – **Passo 5**: Mostrar às mães como amamentar e como manter a lactação mesmo se vierem a ser separadas dos filhos;
    – **Passo 6**: Não oferecer ao RN bebida ou alimento que não seja o LM, a não ser que haja indicação médica e/ou de nutricionista;
    – **Passo 7**: Praticar o alojamento conjunto – permitir que mães e RN permaneçam juntos – 24 horas por dia;
    – **Passo 8**: Incentivar o AM sob livre demanda;
    – **Passo 9**: Não oferecer bicos artificiais ou chupetas aos RN e lactentes;
    – **Passo 10**: Promover a formação de grupos de apoio à amamentação e encaminhar as mães a esses grupos na alta da maternidade.[23]

15. **O que é o banco de leite humano (BLH)?**
    O banco de leite humano é um serviço especializado, responsável pela promoção, proteção e apoio ao AM e execução de atividades de coleta da produção láctea da nutriz, do seu processamento, controle de qualidade e distribuição. Deve estar vinculado a um hospital com assistência materna e/ou infantil.[26]

16. **O que é o posto de coleta de leite humano (PCLH)?**
    Posto de coleta de leite humano é uma unidade fixa ou móvel, intra ou extra-hospitalar, vinculada de forma técnica a um BLH e de maneira administrativa a um serviço de saúde ou ao próprio BLH.[26,27]

17. **Quais são as competências do BLH e do PCLH?**
    São competências comuns ao BLH e ao PCLH:
    – Desenvolver ações de promoção, proteção e apoio ao AM;
    – Prestar assistência à gestante, puérpera, nutriz e lactente na prática do AM;
    – Executar as operações de controle clínico da doadora;

- Registrar as etapas do processo garantindo a rastreabilidade do produto;
- Dispor de um sistema de informação que assegure os registros relacionados às doadoras e produtos, disponíveis às autoridades competentes, guardando sigilo e privacidade dos mesmos;
- Estabelecer ações que permitam a rastreabilidade do leite humano ordenhado (LHO).[26]

São competências específicas do BLH:
- Coletar, selecionar, classificar, processar, estocar e distribuir o LHO;
- Responder tecnicamente pelo processamento e controle de qualidade do LHO procedente do PCLH a ele vinculado.[26]

São competências exclusivas do PCLH coletar, armazenar e repassar o LHO para o BLH ao qual está vinculado.[26]

18. O que é a Rede Brasileira de Bancos de Leite Humano?

A rede Brasileira de Banco de Leite Humano (rBLH) é considerada a maior e mais complexa do mundo pela OMS. É uma ação estratégica que faz parte da Política Nacional de AM do MS, em conjunto com a Fundação Oswaldo Cruz, a qual tem a missão de promover, proteger e apoiar o aleitamento materno, coletar e distribuir leite humano com qualidade certificada e contribuir para a diminuição da mortalidade infantil.[28]

19. Existe regulamentação oficial para o funcionamento de um banco de leite humano?

Os BLH prezam pela garantia da qualidade dos produtos e serviços oferecidos instituindo rotinas e normas na aplicação de suas técnicas. A legislação é vasta no que tange à normatização do funcionamento dos BLH. A Portaria GM/MS nº 322, de 26 de maio de 1988, foi o primeiro documento aprovando as normas gerais para regular a instalação e funcionamento dos BLH; entretanto, ela não está mais vigente, pois foi revogada pela Portaria GM/MS nº 2193/2006, que posteriormente também foi revogada pela Portaria de Consolidação 2/2017. A RDC nº 171, de 5 de setembro de 2006, passa a ser o novo regulamento brasileiro para o funcionamento desses espaços[26] e a estrutura física necessária é definida pela RDC nº 50 de 21 de fevereiro de 2002.[29]

20. Qual é o papel do enfermeiro no BLH?

O enfermeiro no BLH deve atuar na promoção do AM por meio de medidas educativo-assistenciais que vão desde o acolhimento à nutriz, realizando uma anamnese para compreender e identificar as necessidades individuais, até o treinamento e a capacitação da equipe, realizando e contribuindo com pesquisas.[30] Na prática, essa atuação ainda é pouco vista, pois não há um domínio de todas essas atividades na realidade das instituições do país. O enfermeiro pode se utilizar de todas as tecnologias disponíveis como instrumentos e equipamentos de coleta e armazenamento, orientação aos membros da equipe compartilhando seus conhecimentos, fomentando o vínculo entre a nutriz e o serviço de coleta de leite humano.[31] Portanto, o enfermeiro se torna essencial nas atividades do BLH no momento que esse deixa de ser apenas o local de ordenha e passa a ter um papel social, onde o profissional poderá atuar conforme suas práticas e saberes relacionados à temática, auxiliando na consolidação da proteção ao aleitamento materno.[32]

Referências

1. McGee K. What Mattered Most: from NICU pump dependency to exclusive breastfeeding. neonatal INTENSIVE CARE, 2016; vol 29: 41-43.
2. Spatz DL, Froh EB, Schwarz J, Houng K, Brewster I, Myers C, et al. Pump early, pump often: a continuous quality improvement project. J Perinat Educ. 2015 24(3), 160-170.
3. Parker LA, Sullivan S, Krueger C, Mueller M. Association of Timing of Initiation of Breastmilk Expression on Milk Volume and Timing of Lactogenesis Stage II Among Mothers of Very Low-Birth-Weight Infants. Breastfeeding Med. 2015 Mar 1; 10(2): 84-91.
4. Meier PP, Engstrom JL, Patel AL, Jegier BJ, Burns NE. Improving the use of human milk during and after the NICU stay. Clin Perinatol. 2010 Mar; 37(1): 217-45.
5. Meier PP, Engstrom JL, Janes JE, Jegier BJ, Loera F. Breast pump suction patterns that mimic the human infant during breastfeeding: greater milk output in less time spent pumping for breast pump-dependent mothers with premature infants. J Perinatol. Feb 2012; 32(2): 103-10.
6. Meier PP. Breastfeeding in the special care nursery prematures and infants with medical problems. Pediatr Clin North Am. 2001 Apr; 48(2): 425-42.
7. Tully KP, Holditch-Davis D, White-Traut RC, David R, O'Shea TM, Geraldo V. A Test of Kangaroo Care on Preterm Infant Breastfeeding. J Obstet Gynecol Neonatal Nurs. 2016 Jan-Feb; 45(1): 45-61.
8. Dumas L, Lepage M, Bystrova K, Matthiesen AS, Welles-Nystrom B, Winsdtrom, AM. Influence of skin-to-skin contact and rooming-in on early mother-infant interaction: a randomized controlled trial. Clin Nurs Res. 2013 Aug; 22(3): 310-36.
9. Lee HC, Kurtin PS, Wight NE, Chance K, Cucinotta-Fobes T, Hanson-Timpson TA, et al. A Quality Improvement Project to Increase Breast Milk Use in Very Low Birth Weight Infants. American Academy of Pediatrics. Pediatrics. 2012 Dec; 130(6) e-1679-e-1687.
10. Wu B, Zheng J, Zhou M, Xi X, Wang Q, Hua J, et al. Improvement of expressed breast milk in mothers of preterm infants by recording breast milk pumping diaries in a neonatal center in China. PLoS ONE 2015 Dec; 10(12): e0144123.
11. Andreas NJ, Kampmann B, Le-Doare KM. Human breast milk: a review on its composition and bioactivity. Early Hum Dev. 2015 Nov; 91(11): 629-35.
12. Ballard O, Morrow AL. Human milk composition: nutrients and bioactive factors. Pediatr Clin N Am. 2013 Feb; 60(1): 49-74.
13. Rodriguez N, Meier PP, Groer MW, Zeller JM. Oropharyngeal administration of colostrum to extremely low birth weight infants: theoretical perspectives. Journal of Perinatology, 2008 Sep; 29(1): 1-7.
14. Gephart SM, Weller M. Colostrum as oral immune therapy to promote neonatal health. Adv Neonatal Care. 2014 Feb; 14(1): 44-51.
15. ESPGHAN Committee on Nutrition, Arslanoglu S, Corpeleijn W, Moro G, Braegger C, Campoy C, et al. Donor human milk for preterm infants: current evidence and research directions. J Pediatr Gastroenterol Nutr. 2013 Oct; 57(4): 535-42.
16. Zhou J, Shukla VV, John D, Chen C. Human milk feeding as a protective factor for retinopathy of prematurity: a meta-analysis. Pediatrics. 2015 Dec; 136(6): e1576-86. doi: 10.1542/peds.2015-2372.
17. Dritsakou K, Liosis G, Valsami G, Polychronopoulos E, Skouroliakou M. Improved outcomes of feeding low birth weight infants with predominantly raw human milk versus donor banked milk and formula. J Matern Fetal Neonatal Med. 2016; 29(7): 1131-8.
18. Sociedade Brasileira de Pediatria. Nota de Alerta. Aleitamento Materno em Tempos de COVID-19 - recomendações na maternidade e após a alta. Departamento Científico de Aleitamento Materno. Citado em: 22 maio 2020. Disponível em: https://www.sbp.com.br/fileadmin/user_upload/22467f-NA_-_AleitMat_tempos_COVID-19-_na_matern_e_apos_alta.pdf.
19. Brasil. Ministério da Saúde. Secretaria de Atenção Primária à Saúde Departamento de Ações Programáticas Estratégicas. Nota técnica Nº 7/2020-DAPES/SAPS/MS/ Ministério da Saúde. Secretaria de Atenção Primária à Saúde. Departamento de Ações Programáticas Estratégicas – Brasília: Ministério da Saúde; 2020.
20. Bezerra MJ, Carvalho ACO, Sampaio KJAJ, Damasceno SS, Oliveira DR, Figueiredo MFER. Percepção de mães de recém-nascidos prematuros hospitalizados acerca da amamentação. Rev Baiana Enferm. 2017; 31(2): e17246.

21. Amando AR, Tavares AK, Oliveira AKP, Fernandes FECV, Sena CRS, Melo RA. Percepção das mães sobre o processo de amamentação de recém-nascidos prematuros na unidade neonatal. Rev Baiana Enferm. 2016 Out/Dez; 30(4): 1-11.
22. Brasil. Ministério da Saúde. Secretaria de Atenção à Saúde. Departamento de Atenção Básica. Saúde da Criança: aleitamento materno e alimentação complementar/Ministério da Saúde. Secretaria de Atenção à Saúde. Departamento de Atenção Básica. 2. ed. Brasília. Ministério da Saúde; 2015.
23. Brasil. Ministério da Saúde. Secretaria de Atenção à Saúde. Área Técnica de Saúde da Criança e Aleitamento Materno. Departamento de Ações Programáticas Estratégicas. Iniciativa Hospital Amigo da Criança. Brasília: Ministério da Saúde, 2011.
24. Lamounier JA, Chaves RG, Rego MAS, Bouzada MCF. Baby friendly hospital initiative: 25 years of experience in Brazil. Rev Paul Pediatr. 2019 Jun; 37(4): 486-93.
25. Silva LO, Rea MF, Venâncio SI, Buccini GS. A Iniciativa Hospital Amigo da Criança: contribuição para o incremento da amamentação e a redução da mortalidade infantil no Brasil. Rev. Bras. Saúde Mater. Infant. 2018 Jul/Sep; 18(3).
26. Brasil. Ministério da Saúde. Agência Nacional de Vigilância Sanitária – ANVISA. Resolução RDC n. 171, de 04 de setembro de 2006. Dispõe sobre o Regulamento Técnico para o funcionamento de Bancos de Leite Humano. Diário Oficial da União da República federativa do Brasil; Brasília, 5 set. 2006.
27. Rocha ATS, Lira AYA, Malta DGB, Leitão LP, Mendes CKTT. A importância dos bancos de leite humano na garantia do aleitamento materno. Rev. Ciênc. Saúde Nova Esperança. 2016 Dez;14(2): 1-8.
28. Rede Brasileira de Banco de Leite Humano. Fundação Oswaldo Cruz. http://www.redeblh.fiocruz.br/cgi/cgilua.exe/sys/start.htm?infoid=365&sid=364. Acesso em: 11 maio 2020.
29. Brasil. Ministério da Saúde. Agência Nacional de Vigilância Sanitária- ANVISA RESOLUÇÃO-RDC Nº 50, DE 21 DE FEVEREIRO DE 2002. Dispõe sobre o Regulamento Técnico para planejamento, programação, elaboração e avaliação de projetos físicos de estabelecimentos assistenciais de saúde. Diário Oficial da União da República federativa do Brasil; Brasília, 21 fev. 2002.
30. Pereira JAC, Alves VH, Marchiori GRS, Rodrigues DP, Gabriel AD, Santos MV. Atuação do enfermeiro nos bancos de leite humano. Rev enferm UFPE on line. 2017 Jul; 11(7): 2691-6.
31. Marchiori GRS, Alves VH, Rodrigues DP, Santos MV, Branco MBLR, Gabriel AD. Saberes sobre processo de enfermagem no banco de leite humano. Texto Contexto Enferm. 2018; 27(2): e0390016.
32. Carvalho JKM, Crvalho CG, Magalhães SR. A importância da assistência de enfermagem no aleitamento materno. e-Scientia. 2011; 4(2): 11-20. Disponível em: www.unibh.br/revistas/escientia/. Acesso em: 10 maio 2020.

Alimentação Trófica, Sucção Não Nutritiva, Amamentação e Colostroterapia

42

Graciane Jacinta Schmitt
Graciela de Oliveira
Flávia Michele Vilela Gomes

1. **O que é a alimentação trófica?**

   A alimentação ou nutrição trófica, consiste na administração de pequenas quantidades de dieta enteral associada ao uso de nutrição parenteral.[1]

2. **Qual é o público-alvo para a realização da alimentação trófica?**

   A alimentação trófica é proposta para início da alimentação em prematuros com idade gestacional inferior a 32 semanas e recém-nascidos (RN) com peso inferior a 1.500 gramas que estejam estáveis hemodinamicamente e enquanto recebem a nutrição parenteral.[1]

3. **Quais são os benefícios da alimentação trófica em recém-nascidos prematuros e com baixo peso ao nascer?[1-3]**
   – Maior tolerância ao avanço da dieta enteral, reduzindo, com isso, o número de dias de utilização da nutrição parenteral e, consequente redução das complicações a ela relacionadas;
   – Favorece o adequado crescimento e desenvolvimento dos neonatos;
   – Melhora o padrão de ganho de peso;
   – Maior retenção de cálcio, fósforo e cobre;
   – Estimula a motilidade gastrintestinal;
   – Auxilia na maturação da mucosa do trato gastrointestinal;
   – Reduz o risco de enterocolite necrosante;
   – Reduz o período de internação.

4. **Quando iniciar a alimentação trófica?**

   O início da alimentação trófica deve ocorrer entre o 1º e o 5º dia de vida e, se possível, mantido por 7 a 14 dias.[1,2]

5. Com que leite iniciar a alimentação trófica?

A primeira opção é o leite materno ou colostro da própria mãe, preferencialmente cru ou oferecer leite humano doado. Na ausência de leite humano, é recomendada a utilização de fórmula infantil modificada para prematuros.[1,2]

6. Quais são o volume e a frequência adequados para a administração da alimentação trófica?

Tanto o volume oferecido como a frequência de administração são definidos de maneira individual, pois dependem da idade gestacional, peso ao nascimento e condições clínicas do recém-nascido.[1,2] Não há um consenso nos estudos, porém é recomendado iniciar com 15 a 20 mL/kg/dia em bebês com peso < 1.000 gramas ao nascer e para bebês com peso ≥ 1.000 gramas ao nascer, iniciar a alimentação nutricional em 30 mL/kg/dia a cada 2 ou 3 horas.[1-3]

7. Qual é a via de administração da alimentação trófica?

A via de administração da alimentação trófica dependerá das condições clínicas do recém-nascido, podendo ser via oral ou por sonda gástrica, preferencialmente com infusão intermitente.[1,2]

8. Verificar o resíduo gástrico em bebês em alimentação trófica?

Durante a alimentação trófica, não é recomendada a verificação de resíduo gástrico e, após o início da administração de dieta com o volume mínimo recomendado, essa verificação não deve ser realizada rotineiramente.[1]

9. Quando adiar o início da alimentação trófica?

Antes de se iniciar a alimentação trófica, os recém-nascidos devem ser avaliados quanto aos sinais que definem indicação para dieta enteral. Distensão abdominal e ausência de peristaltismo são critérios para retardar o início da dieta.[1-3]

10. Bebês em ventilação mecânica podem ser alimentados?

Sim. Porém o aumento do volume deve ser realizado com cautela e a distensão abdominal não deve ser considerada sinal de intolerância alimentar, especialmente em bebês com peso < 1.000 gramas.[2]

11. Quando a alimentação trófica é contraindicada?

Não existem contraindicações absolutas, porém existem várias condições clínicas em recém-nascidos prematuros e com baixo peso ao nascer que requerem avaliação rigorosa e modificações nas estratégias nutricionais. Tais condições incluem as patologias que reduzem o fluxo sanguíneo intestinal como encefalopatia hipoxicoisquêmica, administração de drogas, como indometacina, dexametasona e dopamina, hipotensão, malformações gastrointestinais que requerem intervenção cirúrgica e sepse.[1-3]

12. O que é a sucção não nutritiva (SNN)?

A SNN é o ato de oferecer o dedo mínimo enluvado ou chupeta para o recém-nascido sugar. Consiste no ato de sucção não relacionada à ingesta de nutrientes.[4]

13. Quais são os benefícios e as indicações da SNN?

A realização da SNN é indicada durante e após a realização de procedimentos dolorosos, pois os movimentos rítmicos da sucção liberam serotonina, que inibem a hiperatividade, modulam o desconforto e reduzem a intensidade e a duração da dor. Quando realizada anterior ou concomitantemente ao recebimento da dieta por sonda, auxilia o recém-nascido pré-termo na regulação do estado de alerta e estimula o trânsito intestinal, além de propiciar a maturação do reflexo de sucção e permitir-lhe associar a sucção à plenitude gástrica.[4]

14. Existem contraindicações para a SNN?

Do ponto de vista terapêutico, não há contraindicações, mas seu uso não deve ser deliberado nas unidades de terapia intensiva neonatais (UTIN), já que sua indicação é bem descrita e restrita. Ressalta-se que tal restrição está relacionada ao passo 9 dos Dez Passos para o Sucesso do Aleitamento Materno da Iniciativa Hospital Amigo da Criança do Ministério da Saúde, o qual descreve sobre não oferecer bicos artificiais ou chupetas a recém-nascidos e lactentes.[4,5]

15. Qual é o papel da enfermagem no processo de amamentação na UTI neonatal?

A vivência da amamentação é uma experiência única, singular e própria do binômio mãe/bebê. No entanto, a amamentação não deve ser vista como responsabilidade exclusiva da mulher que está envolvida em sentimentos, emoções e contradições, mas sim de todo o contexto familiar, dos serviços e dos profissionais de saúde.

O papel da enfermagem é realizar o adequado manejo clínico da amamentação e acolher a família em todos os âmbitos, considerando-se que a assistência à amamentação visa à promoção de uma alimentação segura e eficiente, no que se refere a nutrição, ganho de peso e vínculo mãe-filho.[6,7]

16. Quais são os critérios para dar início à amamentação em RN internados na UTIN?

Alguns profissionais consideram a estabilidade fisiológica, o peso maior ou igual a 1.500 gramas, a idade gestacional igual ou maior que 34 semanas e a capacidade de ingerir todo o volume prescrito critérios para se iniciar a amamentação. Porém, a recomendação da Organização Mundial da Saúde (OMS) é considerar como principal critério para o início da amamentação a estabilidade clínica do bebê (ausência de apneia grave, dessaturação e bradicardia).[7]

17. Por que há uma baixa prevalência do aleitamento materno na população de RN internados nas unidades neonatais?

Pode ser explicada em função de o processo da amamentação dessa população ser mais complexo por envolver tanto os aspectos físicos, neurológicos, cognitivos como emocionais do recém-nascido, da mãe e da família.[7]

Devemos considerar também que essa família está inserida em um ambiente estranho, cheio de aparelhos, pessoas desconhecidas, luzes e barulhos e com recursos físicos nem sempre adequados para sua permanência. A falta de atividades na instituição que amenizem a monotonia e a rotina também é apontada como barreira para a manutenção da amamentação.[6,7]

Outros fatores a considerar são os processos de trabalho impostos pelas unidades como o estabelecimento de horários para alimentação sem levar em consideração as necessidades da criança, o não protagonismo da família no cuidado de seu bebê e o conhecimento insuficiente dos profissionais de saúde sobre o manejo do aleitamento materno.[6,7]

18. Como melhorar esse cenário nas UTIN?

O cuidado para a manutenção da lactação engloba, além de ordenha mamária (para estimular e manter a produção láctea) e orientações de aleitamento materno, as ações subjetivas, representadas pelo respeito, carinho e zelo do profissional pela mãe e família do RN internado. Precisamos inserir a mãe e família nos cuidados desde os primeiros dias de vida do bebê e iniciar o contato pele a pele assim que as condições clínicas permitirem; esses são alguns exemplos que fazem diferença no sucesso da amamentação.[6-8]

A criação de grupos de apoio entre mães, familiares e profissionais vem sendo apontada como importante ferramenta para o sucesso do aleitamento materno. Esses grupos podem aproximar mãe, família, bebê e profissional, estabelecendo vínculo entre eles e proporcionando um ambiente mais acolhedor. Ainda, recomenda-se que os profissionais realizem momentos de discussões em que possam trocar experiências e relatos de dificuldades encontradas no cuidado, com o propósito de melhorar a qualidade do atendimento ao bebê e à família, atores principais do cuidado nessas unidades.[6-8]

19. O que é a colostroterapia?

Consiste na administração orofaríngea de colostro materno ou imunoterapia, na utilização do colostro materno cru como terapia imune para recém-nascidos prematuros e/ou de muito baixo-peso ao nascer mesmo antes do início da alimentação enteral.[9,10]

20. Por que utilizar colostro materno cru e não do banco de leite?

O leite materno contém biofatores protetores, imunológicos e tróficos, que fornecem funções antimicrobianas, anti-inflamatórias, antioxidantes e imunomoduladoras, melhoram a microbiota intestinal e promovem a maturação intestinal. Muitos desses biofatores estão mais concentrados no leite expresso por mães de bebês prematuros, particularmente no colostro,[11] e alguns são perdidos no processo de congelamento ou pasteurização do leite.

Como os bebês prematuros, inicialmente, não recebem alimentação por via oral, eles não têm o benefício potencial proporcionado pela exposição do leite a células imunocompetentes orofaríngeas. Portanto, a administração orofaríngea do leite da própria mãe pode melhorar os resultados de saúde desses bebês.[9-11]

21. Como administrar o colostro?

A técnica é segura e consiste na administração de 0,2 mL de colostro materno (0,1 mL em cada lado da cavidade oral), aspirado em seringa estéril, com administração lenta (durante cerca de 1 minuto) na frequência de três em três horas, por cinco dias consecutivos, iniciando-se entre 24 e 96 horas de vida do bebê.[10,12] A administração do colostro via orofaríngea é indicada também para recém-nascidos em ventilação mecânica invasiva ou não invasiva.[9-11]

22. Por que a administração é orofaríngea?

O tecido linfoide na orofaringe é importante tanto para o desenvolvimento gastrointestinal como imunológico e é estimulado pelo contato direto com o leite materno (biofator), significando que a rota da mucosa orofaríngea em prematuros pode facilitar a maturação imunológica dessas crianças.[11]

23. O colostro pode ser administrado com uma haste de algodão?

Não é recomendado, mergulhar a haste de algodão em um recipiente com colostro pode contaminar o leite com patógenos da UTIN e aumentar o risco de infecção. Existe ainda o risco de que as fibras do algodão possam ser liberadas durante o procedimento de administração e potencialmente aspiradas. É importante ressaltar que a fricção da haste de algodão na mucosa pode provocar lesão no tecido e o algodão absorve até 97% do leite durante 10 segundos, minimizando o volume administrado. A administração de um volume preciso com uma seringa estéril, além de garantir que mais leite fique em contato com a mucosa orofaríngea, reduz o risco de lesão.[12]

24. Qual é o impacto da colostroterapia na saúde dos prematuros?[9-12]

- Menor tempo para se atingir a dieta enteral plena;
- Maior peso médio em 36 semanas de vida;
- Favorece o sistema imunológico do recém-nascido através do aumento da IgA sérica e lactoferrina secretadas na urina;
- Reduz a colonização por organismos patogênicos;
- Modula a resposta inflamatória, reduzindo a lesão intestinal;
- Reduz risco de sepse tardia e enterocolite;
- Melhora as taxas de aleitamento materno na alta hospitalar do que as crianças que não receberam a terapia com colostro.

25. A colostroterapia proporciona ganhos apenas para o bebê?

A colostroterapia proporciona ganho inestimável à dupla mãe-bebê por meio da sua participação ativa no cuidado, tratamento e recuperação do filho desde os primeiros momentos de vida do recém-nascido de risco.[11]

Referências

1. Dutta S, Singh B, Chessell L, Wilson J, Janes M, McDonald K, et al. Guidelines for Feeding Very Low Birth Weight Infants. Nutrients 2015, 7(1), 423-442. Disponível em: https://www.ncbi.nlm.nih.gov/pmc/articles/PMC4303848/. Acesso em: 09 jun 2020.
2. Lopes CC, Machado RCM, Lima GCF, Reis D, Saunders C, Padilha PC. Enteral nutrition practices in preterm infants in the neonatal unit of a public maternity Ward. O Mundo da Saúde, São Paulo. 2018;24(3):696-709. Disponível em: http://bvsms.saude.gov.br/bvs/periodicos/mundo_saude_artigos/enteral_infants_ward.pdf. Acesso em: 10 jun 2020.
3. Morgan J, Young L, McGuire W. Delayed introduction of progressive enteral feeds to prevent necrotising enterocolitis in very low birth weight infants. Cochrane Database Syst Rev. 2014; 2014(12):CD001970. doi:10.1002/14651858.CD001970.pub5. Disponível em: https://www.ncbi.nlm.nih.gov/pmc/articles/PMC7063979/. Acesso em: 09 jun 2020.

4. Virgens TR, Greco CSS, Carvalho ML. The influence of non-nutritive sucking as non-pharmacological analgesia in newborns during painful procedures: a systematic review. Rev. Ciênc. Méd. 2018; 27(1):23-37. Disponível em: file:///C:/Users/fabio/Downloads/3951-15094-2-PB.pdf. Acesso em: 2 jun 2020.
5. Brasil. Ministério da Saúde. Área Secretaria de Atenção à Saúde. Área Técnica de Saúde da Criança e Aleitamento Materno. Departamento de Ações Programáticas Estratégias: Iniciativa Hospital Amigo da Criança. Brasília: Ministério da Saúde, 2011.
6. Roseiro CP, et al. Concepções de humanização de profissionais em Unidades de Terapia Intensiva Neonatal. Estud. psicol. Campinas, vol.32, n.1, 2015 Disponível em: http://dx.doi.org/10.1590/0103-166X2015000100010. Acesso em: 5 maio 2020.
7. Perissé BT, et al. Dificuldades maternas relatadas acerca da amamentação de recém nascidos prematuros: revisão integrativa. Ver. Nursing, vol. 22, n. 257, p. 3239-3248, 2019. Disponível em: http://www.revistanursing.com.br/revistas/257/pg69.pdf. Acesso em: 20 maio de 2020.
8. Damasceno JR, Silva RCC, Ximenes Neto FRG, Ferreira AGN, Silva ASR, Machado MMT. Nutrição em recém-nascidos prematuros e de baixo peso: uma revisão integrativa. Rev. Soc. Bras. Enferm. Ped. v.14, n.1, p 40-6 | Julho 2014 Disponível em: https://sobep.org.br/revista/images/stories/pdf-revista/vol14-n1/v14_n1_artigo_revisao_2.pdf. Acesso em: 6 jun 2020.
9. Gephart SM, Weller M. Colostrum as oral immune therapy to promote neonatal health. Adv Neonatal Care. 2014; 14(1):44-51. Disponível em: https://pubmed.ncbi.nlm.nih.gov/24472888/. Acesso em: 5 maio 2020.
10. Lopes JB, Oliveira LD, Soldateli B. Oropharyngeal administration of mother's colostrum: a literature review colostroterapia: uma revisão da literatura. Demetra; 2018; 13(2); 463-476 Disponível em: https://www.e-publicacoes.uerj.br/index.php/demetra/article/view/29813/25615. Acesso em: 5 maio 2020.
11. Cleminson JS, Zalewski SP, Embleton ND. Nutrition in the preterm infant: what's new? Curr Opin Clin Nutr Metab Care. 2016; 19(3):220-225. Disponível em: https://journals.lww.com/co-clinicalnutrition/Abstract/2016/05000/Nutrition_in_the_preterm_infant__what_s_new_.10.aspx. Acesso em: 4 maio 2020.
12. Rodriguez NA, Vento M, Claud EC, Wang CE, Caplan MS. Oropharyngeal administration of mother's colostrum, health outcomes of premature infants: study protocol for a randomized controlled trial. Trials. 2015;16:453. Disponível em: https://www.ncbi.nlm.nih.gov/pmc/articles/PMC4603349/. Acesso em: 4 maio 2020.

Nutrição Enteral e Parenteral

43

Luma Maiara Ruschel
Ana Luiza Perez Olivé Dias
Marina Heinen

1. **O que é a nutrição enteral (NE) no período neonatal?**

   A NE é o fornecimento de dietas líquidas completas por via oral, sonda ou ostomia.[1] Poucos bebês são capazes de se alimentar via oral quando admitidos na unidade de terapia intensiva neonatal (UTIN), sendo a NE o método nutricional preferencial. Deve ser introduzida o mais cedo possível, com progressão gradual, podendo ser adotada nas seguintes modalidades: exclusiva; complementar à dieta parenteral ou trófica; para estímulo da função intestinal.[2,3]

2. **Quais são as indicações da NE no recém-nascido (RN)?**

   Embora a alimentação ideal para o RN seja o aleitamento materno exclusivo, em alguns casos, faz-se necessária a introdução de métodos alternativos, que podem incluir alimentação por sonda gástrica, mamadeira ou copo.[4] A principal indicação da NE é a necessidade de suporte nutricional, pela inabilidade de obter nutrientes por meio da alimentação via oral.[5]

   Recebem alimentação enteral bebês, principalmente os nascidos com menos de 32 a 34 semanas de idade gestacional; bebês que não possam se alimentar por via oral em decorrência de disfunção de sucção/deglutição ou outros motivos clínicos; bebês com taquipneia e aqueles cuja ingestão oral é insuficiente. Para que se inicie a NE, é necessário que o trato gastrointestinal esteja funcionante, com capacidade de absorção adequados.[5,6]

3. **Quais são as principais vias de administração da NE?**

   Sondas nasogástricas ou orogástricas são utilizadas para administração da dieta enteral, sendo a sonda orogástrica (SOG) a primeira escolha para via de administração de NE no período neonatal. A administração da NE por jejunostomia ou gastrostomia é pouco usual em Neonatologia.[7]

4. **Quais são as contraindicações da NE no período neonatal?**

    Entre as principais contraindicações para o início da NE, podemos citar a suspeita ou confirmação de enterocolite necrosante, instabilidade hemodinâmica (hipotensão arterial, necessidade de aminas, acidose metabólica com *anion-gap* aumentado), íleo séptico funcional, pós-operatório de cirurgia abdominal, sinais clínicos de doença intestinal, uso de indometacina ou ibuprofeno, sangramento intestinal, obstrução intestinal, fístula enterocutânea de alto débito.[8]

5. **Quais são as principais complicações relacionadas à NE?**

    Uma das principais complicações citadas é a enterocolite necrosante em decorrência de progressão acelerada ou aumentada do volume da dieta. Estudos indicam que a introdução do leite materno precocemente e de maneira progressiva pode evitar a enterocolite necrosante, sendo fator de proteção para o RN. A ocorrência de sepse também é citada como complicação em consequência da imaturidade do trato gastrointestinal e do metabolismo do RN.[8,9]

6. **Quais são os principais cuidados relacionados à administração da NE?**

    Como já citado, a NE no período neonatal é administrada majoritariamente por seio materno, mamadeira, copinho ou sondas. A administração por gastrostomia e jejunostomia é pouco frequentes em Neonatologia. A partir disso, citamos os principais cuidados antes da administração ou oferta da NE por qualquer via.[10-12]

    É importante a verificação da temperatura axilar do RN – a temperatura axilar mínima para administração da dieta é de 36,4 °C;

    Deve-se realizar a conferência da pulseira de identificação do paciente com o rótulo da dieta procedente do lactário, associada ainda à verificação na prescrição médica;

    Conferir e manter posicionamento de cabeceira em 30 °C, observar a aceitação alimentar, para isso atentar a: distensão abdominal; vômito; irritabilidade; letargia; fezes liquidas ou com mal cheiro; sangue nas fezes, oculto ou visível. No caso de haver a indicação da verificação do resíduo gástrico, atentar quando o volume for superior a 30% do volume administrado na dieta, resíduo com características borráceas ou biliosas; lembrar que não deve ser realizada de rotina para todos os bebês.

7. **Como é a administração NE por sondas?**

    Deve-se realizar assepsia da extremidade distal da sonda com antisséptico conforme preconizado em cada instituição, adequar o método de infusão conforme prescrição médica e tolerância de RN (gavagem ou por bomba de infusão), verificar a cada dieta a medida externa da sonda que deve ser descrita em prescrição de enfermagem para conferência fidedigna e evitar complicações, realizar identificação de dieta enteral em equipo de infusão da mesma e na extremidade da sonda, com o objetivo de evitar erros.[10,11]

    A nutrição enteral administrada por meio de sonda pode ser classificada conforme o local de inserção e quanto ao posicionamento da extremidade proximal do dispositivo. A inserção por meio da narina é identifica como "naso" e por meio da cavidade oral como "oro", associada à posição gástrica (parte superior do estômago) ou entérica (transpilórica). Em neonatologia, a via orogástrica é mais utilizada por permitir que as vias aéreas do neonato permaneçam pérvias e possibilitar maior absorção de nutrientes.[10]

A decisão sobre o material da sonda utilizada é outro cuidado de enfermagem muito importante. A sonda de curta duração (plástica) tem viabilidade de utilização entre 3 e 5 dias, podendo variar entre instituições. Já a sonda de longa permanência (poliuretano) apresenta viabilidade de 30 dias a 3 meses, conforme instruções do fabricante. Com relação às fixações das sondas, é preconizado que todos os recém-nascidos prematuros (IG < 37 semanas) devem utilizar fixação do tipo "gatinho" (fixação preconizada pelo Método Canguru) com o intuito de prevenir lesões (Figura 43.1).[10-12]

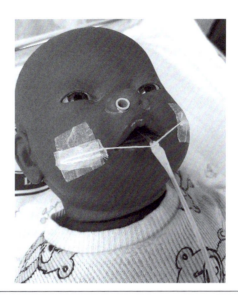

Figura 43.1. Fixação "gatinho".
Fonte: Acervo da autora.

8. **Por que priorizar o copo ao oferecer a NE via oral?**

    O fornecimento de alimentação por copo é um método alternativo de alimentação seguro e prioritário. É preconizado pela Iniciativa Hospital Amigo da Criança, visando prevenir a introdução de bicos artificiais, favorecendo assim o aleitamento materno.[13]

    É comprovado que, durante a alimentação por copo, os bebês prematuros se mantêm clinicamente mais estáveis, apresentando frequências cardíacas mais baixas, níveis mais altos de saturação de oxigênio e menos episódios de queda de saturação, em comparação com o uso de mamadeira.[13]

9. **Quais são as particularidades da alimentação por copo?**

    O uso de copo para fornecer a dieta do bebê exige mais habilidade e atenção dos profissionais de saúde, sendo necessário observar o real volume de leite administrado. Deve-se considerar as perdas por derramamento e registar a aceitação para que o bebê não receba, frequentemente, um volume menor do que o prescrito, prolongando o tempo de internação.[14] Além disso, é fundamental que o profissional leve em consideração o nível de maturidade do neonato, identificando possíveis dificuldades, para não proporcionar a alimentação de maneira forçada, gerando impactos negativos na estabilidade fisiológica.[13,14]

10. **Quais são as perspectivas de NE em Neonatologia?**

    Com relação às perspectivas de NE no período neonatal, é relatada a importância da dieta trófica ou enteral mínima nos primeiros dias de vida do neonato (em especial, os prematuros de baixo peso), que consiste em fornecer pequenos volumes (12 mL a 24 mL/kg/dia) nos primeiros dias de vida sem grandes avanços na primeira semana pós-natal. Seu objetivo principal é acelerar a maturação fisiológica do sistema gastrointestinal, endócrino e metabólico do recém-nascido.[15]

    Outro aspecto importante é a colostroterapia, que consiste em terapia oral de colostro proveniente do leite materno cru, é oferecido ao neonato o volume de 0,2 mL em seringa de 1 mL no intervalo de 3 horas por um período de 5 a 7 dias pós-natal. O principal objetivo dessa terapia é fornecer proteção imunológica precoce aos recém-nascidos prematuros de muito baixo peso, especialmente em decorrência do risco elevado de infecção.[16]

11. **O que é nutrição parenteral (NP) no período neonatal?**

    Trata-se de uma terapia utilizada quando a nutrição enteral não é tolerada pelo RN, também conhecida como nutrição parenteral total (NPT). Ela tem por objetivo garantir um aporte adequado de nutrientes, proteínas e calorias diárias para manter o crescimento e o desenvolvimento integral do neonato. Um plano nutricional individualizado, que evite deficiências nutricionais, deve considerar as características clínicas de cada recém-nascido, com base nas patologias apresentadas e o estado nutricional atual.[17] O aporte nutricional e calórico precoce tanto para o recém-nascido a termo como o pré-termo deve permitir manter a massa corporal e a densidade óssea, prevenir complicações como septicemia, a enterocolite necrosante, além de otimizar o desenvolvimento neurológico do bebê.[10,17]

12. **Quais são as principais indicações de NP em Neonatologia?**

    Garantir a nutrição adequada em neonatologia é um desafio, especialmente durante as primeiras horas que procedem o nascimento, podendo haver dificuldade ou incapacidade de ofertar nutrientes por via enteral. Sendo assim, é introduzida a nutrição parenteral, suprindo as necessidades metabólicas e nutricionais.[18]

    A NP pode ser utilizada simultaneamente ao uso da NE, ou como fonte exclusiva de nutrientes, durante período de instabilidade clínica, sobretudo para neonatos com muito baixo peso ao nascer ou que necessitem de ventilação mecânica por tempo prolongado.[19,20]

13. **Quais são as principais vias de administração da NP nos RN?**

    A administração da NP ocorrerá via endovenosa exclusiva e conforme as características da solução.[10,16,17]

    — **Cateteres periféricos:** devem ser inseridos em veias periféricas calibrosas, as concentrações de glicose não podem exceder 12,5% e as de proteína, 2%. A osmolaridade da solução deve ser inferior a 900 mOsm/mL.

    — **Cateteres centrais:** indicados quando a concentração de glicose da solução for > 12,5%, a osmolaridade superior a 900 mOsm/mL e período de terapia superior a duas semanas. Os principais tipos de cateteres indicados são o cateter central de inserção periférica (PICC), cateter percutâneo central e veia umbilical.

14. **Quais são os principais cuidados de enfermagem envolvidos na administração da NP em período neonatal?**

    A administração de solução de NP no recém-nascido impõe diversos riscos, os mais citados são complicações associadas aos cateteres (infecção, obstrução de vias, tração acidental) e distúrbios metabólicos diretos (decorrentes de efeitos da própria infusão da NP). Nesse sentido, a equipe de enfermagem apresenta papel essencial no cuidado de instalação e na administração da terapia de nutrição parenteral. Entre os principais cuidados de enfermagem relacionados à terapia de nutrição parenteral, citamos:[10,17,19]

    – Verificação e conferência do frasco de solução de NP (temperatura adequada, inspeção da solução, conferência do rótulo com prescrição médica);
    – Conferência das condições do acesso venoso (fixação do curativo, condições da inserção, permeabilidade da via de infusão da solução);
    – Instalação da solução com técnica asséptica em via exclusiva, sempre que possível;
    – Dupla checagem na conferência dos rótulos e na programação do gotejo em bombas de infusão e da via de instalação;
    – Realizar débito do gotejo infundido da solução e conferência das bombas de infusão de hora em hora. Instituir controle hídrico rigoroso;
    – A instalação de NP é função exclusiva do enfermeiro por se tratar de medicamento de alta vigilância e devido aos riscos ao RN, em caso de instalação incorreta.

Referências

1. Hay WW. Optimizing nutrition of the preterm infant. Chin J Contemp Pediatr. Vol 9, n 21, 2017.
2. Mangili G, Garzoli E. Feeding of preterm infants and fortification of breast milk. Pediatr Med Chir. Vol 39, p 158, 2017.
3. Paltrinieri L, Cheng I, Chitrit M, et al. Parenteral nutrition is not a fluid! Arch Dis Child Educ Pract. Vol 101, p 1-6, 2016.
4. Flint A, New K, Davies MW. Cup feeding versus other forms of supplemental enteral feeding for newborn infants unable to fully brestfeed. Cochrane Database of Systematic Reviews. Vol 8, 2016.
5. Kültürsay N, Bilgen H, Türkyılmaz C. Turkish Neonatal Society Guideline on enteral feeding of the preterm infant. Turk Pediatr Ars. Vol 53, n 109-18, 2018.
6. Robin Bankhead et al and the A.S.P.E.N. Board of Directors JPEN. J Parenter Enteral Nutr. Vol 33, p 122, 2009.
7. Dutta S, Singh B, Chessell L, et al. Guidelines for feeding very low birth weight infants. Nutrients. Vol 7, p 423-42, 2015.
8. Carvalho EA de A, da Costa MHM. Dieta enteral em recém-nascidos criticamente enfermos: um protocolo prático. Revista Médica de Minas Gerais. n 24, vol 2, p 248-53, 2014.
9. Mosqueda E, Sapiegiene L, Glynn L, Wilson-Costello D, Weiss M. The early use of minimal enteral nutrition in extremely low birth weight newborns. J Perinatol. Vol 28, p 264-69, 2008.
10. Tamez RN. Enfermagem na UTI neonatal: assistência ao recém-nascido de alto risco. 5. ed. Rio de Janeiro: Guanabara Koogan; 2013.
11. Hockenberry, Wilson. Wong. Fundamentos de Enfermagem Pediátrica. Rio de Janeiro: Elsevier, 2011.
12. American Academy of Pediatrics. Guidelines for perinatal care. 7. ed. Elk Grove Village: AAP; 2012.
13. Lubbe, W. Clinicians guide for cue-based transition to oral feeding in preterm infants: An easy-to-use clinical guide. J Eval Clin Pract. Vol 24, p 80-8, 2018.

14. Dowling DA, Meier PP, DiFiore JM, Blatz MA, Martin RJ. Cup-feeding for preterm infants: mechanics and safety. J Hum Lact. Vol 18, n 1, p 13-20, 2002.
15. Morgan J, Bombell S, McGuire W. Early trophic feeding versus enteral fasting for very preterm or very low birth weight infants. Cochrane Database of Systematic Reviews. 2013.
16. Sohn K, et al. Buccal administration of human colostrum: impact on the microbiota of premature infants. Journal of Perinatology. p 1-6, 2015.
17. Lappas BM, et al. Parenteral nutrition: indications, access, and complications. Gastroenterology and Clin North Am. Vol 41, n1, p 39-59, 2017.
18. Hay WW. Optimizing nutrition of the preterm infant. Chin J Contemp Pediatr. Vol 19, p 1-21, 2017.
19. Boullata JI, et al. A.S.P.E.N Clinical Guidelines: parenteral nutrition ordering, order review, compounding, labeling, and dispensing. J Parent Enter Nutr. Vol 38, n 3, p 334-77, 2014.
20. Patel P, Bhatia J. Total parenteral nutrition for the very low birth weight infant. Semin Fetal Neonatal Med. Vol 22, p 2-7, 2017.

Sepse Neonatal

44

Cássia Regina Lima
Naiára de Oliveira Guerra
Alessandra Ferreira de Souza

1. **O que significa sepse neonatal?**

    O termo "sepse neonatal" é usado para descrever uma síndrome clínica caracterizada por sinais e sintomas sistêmicos de infecção e acompanhada de bacteremia no primeiro mês de vida.[1] Com os avanços na terapia intensiva neonatal (UTIN) o impacto da sepse precoce em neonatos a termo foi reduzido; porém os neonatos pré-termos ainda correm alto risco do quadro séptico precocemente e suas sequelas. Em decorrência de hospitalização de longa permanência, existe o risco aumentado da sepse de início tardio nos neonatos de muito baixo peso.

2. **Qual é a diferença entre sepse precoce e sepse tardia?**

    A sepse precoce tem o seu aparecimento nas primeiras 48 a 72 horas de vida dos neonatos e 90% dos recém-nascidos (RN) são sintomáticos até 24 horas de vida.[2,3] Já a sepse tardia afeta neonatos nas UTIN após as primeiras 72 horas de vida e geralmente decorrente da contaminação por microrganismos do ambiente hospitalar.[2,3]

3. **Como é o processo de transmissão da sepse precoce e da sepse tardia?**

    O processo de transmissão da sepse de início precoce ocorre durante a gestação por questões maternas e/ou durante a passagem pelo canal de parto, exemplo corioamnionite (inflamação das membranas fetais, do líquido amniótico, placenta consequentemente a uma infecção bacteriana) ou por disseminação hematogênica (por vias sanguíneas).[2] Já as infecções neonatais tardias contemplam as infecções relacionadas à assistência como as infecções primárias da corrente sanguínea e pneumonia associada à ventilação mecânica (PAV).[1]

4. **Quais são os principais fatores de risco materno e fetais para a sepse neonatal precoce e os agentes etiológicos predominantes?**

Quadro 44.1. Fatores de risco materno e fetais para a sepse neonatal precoce e os agentes etiológicos predominantes[1]

Maternos	Fetais/neonatais
• Temperatura intraparto maior ou igual a 38 °C; • Bolsa rota com 18 horas ou mais; • Procedimentos invasivos (amniocentese, cerclagem); • Trabalho de parto em gestação menor do que 37 semanas; • Procedimento de medicina fetal nas últimas 72 horas; • Infecção do trato urinário (ITU) materna sem tratamento ou em tratamento a menos de 72 horas; • Colonização pelo *Streptococcus agalactiae* (Estreptococo hemolítico do grupo B) em gestante, sem quimioprofilaxia intraparto, quando indicada; • Sintomas clínicos de infecção corioamnionite aumenta 10% a probabilidade, pois nesses casos, ela caracteriza-se por febre materna maior do que 37,8 °C, ausência de outro foco infeccioso, e com dois ou mais dos seguintes parâmetros: Taquicardia materna (maior do que 100 bpm); • Taquicardia fetal (maior do que 160 bpm); • Útero "sensível" (hipertonia ou doloroso); • Líquido amniótico de odor fétido; • Leucocitose (maior do que 15 mil leucócitos).	• Prematuridade; • Baixo peso; • Sexo masculino; • Óbito fetal ou natimorto sem causa aparente em gestação anterior; • 1º gemelar; • Apgar 5º minuto menor do que 7; • Desconforto respiratório iniciado a mais de 4 horas após nascimento; • Necessidade de ventilação mecânica (VM) em um RN a termo.

5. **Quais são os fatores de risco para uma sepse tardia no RN?**
    – Peso ao nascimento: quanto menor o peso, maior o risco de infecção;[1,2]
    – Defesa imunológica diminuída: quanto mais prematuro o RN, menor a imunidade humoral e celular;[2]
    – Necessidade de procedimentos invasivos: quanto mais prematuro ou enfermo o RN maior a necessidade de procedimentos invasivos, desde os mais simples, como coleta de sangue para dosagem da glicemia, até os mais complexos, como intubação traqueal para VM, uso de cateter central, drenagem de tórax ou tratamento cirúrgico;[2]
    – Alteração da flora bacteriana, pois, durante a internação, os neonatos são colonizados por bactérias do ambiente hospitalar e muitas vezes resistentes aos antibióticos e altamente virulentas;[2]
    – A desproporção entre o número de RN internados e o número de profissionais da equipe de saúde e/ou número de neonatos internados acima da capacidade do local.[2]

6. **Como identificar as manifestações clinicas da sepse precoce e da sepse tardia?**

    As manifestações clínicas presentes nos quadros de infecção precoce ou tardia evidenciadas são: hipoatividade; instabilidade térmica; intolerância à glicose/hiperglicemia; apneia; desconforto respiratório; intolerância alimentar; sangramento; e instabilidade hemodinâmica. É importante que o profissional de saúde à beira do leito atente a esses sinais e sintomas, uma vez que o prematuro apresenta dificuldades no controle de autorregulação do fluxo sanguíneo cerebral e passa a depender diretamente da pressão arterial sistêmica.[1,4] Além disso, o enfermeiro deve se certificar junto à equipe médica se há um diagnóstico diferencial para cada sintoma observado e para que possa avaliar os casos suspeitos e auxiliar na confirmação ou descarte do diagnóstico de sepse precoce ou tardia com maior segurança.[2]

7. **Quais são os exames laboratoriais e de imagem utilizados para identificar sepse precoce e sepse tardia?**

Quadro 44.2. Exames necessários para identificar sepse precoce e sepse tardia[2]

Sepse precoce	Sepse tardia
Investigação laboratorial: • Hemograma; • Proteína C-reativa quantitativa (PCR) em dosagem seriada com intervalo de 24 horas; • Duas amostras de hemocultura e líquido cefalorraquidiano (punção lombar) para análise quimiocitológica e cultura. Investigação por imagem: • Radiografias ordenadas (realizar nos casos de desconforto respiratório, visando o diagnóstico diferencial de pneumonia).	Investigação laboratorial: • Hemograma completo com plaquetas; • Proteína C-reativa (PCR); • Hemoculturas (duas coletas de culturas); • Exame qualitativo de urina (EQU). Investigação por imagem: • Radiografia para localização do quadro infeccioso; • Outros exames de imagem, como ecografia e tomografia, para a investigação de endocardite e abcesso cerebral, em vísceras ou em articulações.

8. **Qual é o fluxo de manejo do RN com suspeita de sepse precoce?**

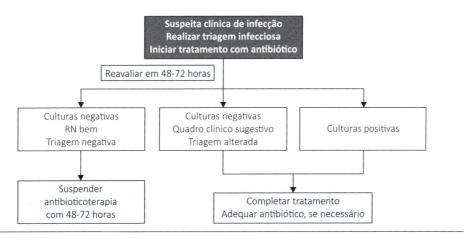

Figura 44.1. Fluxograma de manejo do recém-nascido com suspeita de sepse precoce.[2]

9. **Qual é o fluxo de manejo do RN com suspeita de sepse tardia?**

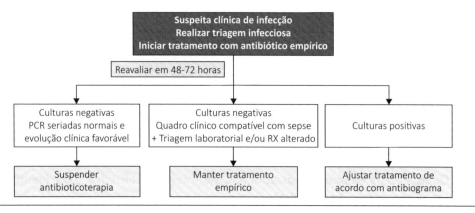

Figura 44.2. Fluxograma de manejo do recém-nascido com suspeita de sepse tardia.[2]

10. **Quais são as possíveis sequelas da sepse neonatal?**

Os RN que sobrevivem à sepse podem ter sequelas neurológicas graves devidas à infecção do sistema nervoso central (SNC), bem como hipoxemia secundária resultante de choque séptico, hipertensão pulmonar persistente e doença pulmonar parenquimatosa grave.[3]

Referências

1. Critérios Diagnósticos de Infecção Associada à Assistência à Saúde Neonatologia. Disponível em: https://www20.anvisa.gov.br/segurancadopaciente/index.php/publicacoes?task=callelement&format=raw&item_id=595&element=f85c494b-2b32-4109-b8c1-083cca2b7db6&method=download&args[0]=de06aa0f3f36eef29561b9798a67015a. Acesso em: 8 maio 2020.
2. Organização Pan-Americana da Saúde. Centro Latino-Americano de Perinatologia, Saúde da Mulher e Reprodutiva. Prevenção de infecções relacionadas à assistência à saúde em neonatologia. Montevidéu: CLAP/SMR-OPS/ OMS, 2016. (CLAP/SMR. Publicação Científica, 1613-03).
3. Cloherty JP, Eichenwald EC, Stark AR (eds.). Manual de neonatologia. 7. ed. Rio de Janeiro: Guanabara Koogan; 2015.
4. Costa HPF, Marba ST. O recém-nascido de muito baixo peso. São Paulo: Editora Atheneu; 2004.

Triagem Neonatal

45

Fernanda Araujo Rodrigues
Alessandra Vaccari
Silvani Herber

1. **O que é a triagem neonatal e quais são os exames contemplados?**

   Triagem neonatal é o termo utilizado para um grupo de exames que todos os recém-nascidos (RN) têm direito a realizar gratuitamente pelo Sistema Único de Saúde (SUS). São quatro exames que fazem parte dessa rotina:
   - triagem neonatal biológica;
   - triagem neonatal ocular;
   - triagem neonatal auditiva;
   - triagem da cardiopatia congênita.

2. **O que é a triagem neonatal biológica?**

   Popularmente conhecido como teste do pezinho, esse exame tem como objetivo realizar o diagnóstico precoce das doenças triadas, previamente ao aparecimento dos sinais e sintomas, favorecendo o tratamento precoce e diminuindo morbidade, sequelas e até mortalidade.[1,2] Pelo SUS, são triadas as seguintes patologias: fenilcetonúria; hipotireoidismo congênito; doença falciforme e outras hemoglobinopatias; aminoacidopatias; fibrose cística; hiperplasia adrenal congênita; e deficiência de biotinidase.[3] Recentemente, a Comissão Nacional de Incorporação de Tecnologias no SUS (CONITEC) recomendou a ampliação desse teste para a detecção da toxoplasmose congênita (TC), visto que o diagnóstico e o tratamento precoce apresentam potencial para redução das sequelas da TC em crianças.[4]

   No entanto, ressalta-se que está disponível uma versão ampliada do exame na rede privada, que contempla a triagem de outras doenças, como galactosemia, toxoplasmose congênita e rubéola congênita.

3. **Em qual situação o teste do pezinho deve ser realizado?**

   O teste do pezinho deve ser coletado em período específico. Recomenda-se que a primeira amostra seja coletada entre o 3º e o 5º dia de vida do RN, de acordo com as especificidades das doenças triadas,[3] idealmente o RN deve ter recebido dieta enteral pelo menos durante 3 dias antes da coleta. É essencial estar atento a esse prazo.

Considerando esse prazo, a coleta pode ser realizada na Atenção Básica ou no ambiente hospitalar, a depender do quadro de saúde do RN. Independentemente de qual estabelecimento de saúde a coleta ocorra, o exame deve ser adequadamente documentado e informado no sistema de informação específico.[3]

No contexto atual, em razão da pandemia da COVID-19, recomenda-se que a realização do teste do pezinho ocorra, preferencialmente, nas maternidades, a fim de garantir a menor circulação de RN e puérperas.[1]

4. **Quais são os cuidados do teste do pezinho na Unidade de Terapia Intensiva Neonatal (UTIN)?**

Atualmente, não há muitas publicações sobre a caracterização do teste do pezinho em pacientes de UTIN, os quais, geralmente, são prematuros e/ou apresentam quadro clínico instável, que podem interferir no resultado[2] Nesse contexto, considerando-se a imaturidade fisiológica desses neonatos e as intervenções terapêuticas, tal coleta não é considerada um procedimento simples.[2] Diante disso e do quantitativo de partos prematuros e de RN de baixo peso, o Ministério da Saúde (MS) destaca a importância da implementação de protocolos específicos para a triagem desse grupo de pacientes.[3]

Preconiza-se a triagem de todos os RN, apesar da possibilidade de falso-positivos e falso-negativos, que deverão ser reavaliados posteriormente.[2,3] Assim, recomenda-se a coleta de sangue venoso periférico, em linha venosa que não seja de infusão de medicamento ou nutrição parenteral, devendo-se evitar a punção de calcanhar.[3] Sugere-se ainda, a otimização da coleta, considerando o reduzido volume sanguíneo. Recomenda-se a utilização de métodos não farmacológicos para manejo da dor durante a coleta desse exame, como enrolamento, pele a pele, amamentação, soluções adocicadas, entre outros; o método dependerá da situação clínica do neonato.

Os círculos do papel filtro devem ser homogeneamente preenchidos com o sangue coletado. A amostra deve secar em temperatura ambiente e, posteriormente, encaminhada ao laboratório.

Para esse grupo de pacientes, está indicada a triagem seriada, coletada em diferentes períodos, composta de pelo menos três amostras, podendo ser ampliada para quatro ou cinco, se necessário.[3] As amostras devem ser coletadas, conforme as Tabelas 45.1 e 45.2.

Tabela 45.1. Recomendações para a coleta de amostras

Características	Coleta
• RN com peso > ou = 1.500 g; • Idade gestacional ≥ 32 semanas; • RN agudamente doente, instabilidade respiratória ou hemodinâmica.	1ª amostra: admissão na UTIN; 2ª amostra: 48-72 horas; 3ª amostra: até 28º dia.
• RN com peso < 1.500 g; • Idade gestacional < 32 semanas.	1ª amostra: admissão na UTIN; 2ª amostra: 48-72 horas; 3ª amostra: até 28º dia; 4ª amostra: 4 meses de vida, apenas para prematuros < 32 semanas e hemotransfundidos.

Adaptada de BRASIL, 2016.

Tabela 45.2. Recomendações para a coleta de amostras em crianças transfundidas

Transfusão	Coleta
Coleta antes da 1ª transfusão	1ª amostra: no máximo até 48-72 horas (se necessário, colher na admissão na UTIN); 2ª amostra: SE a 1ª amostra foi coletada antes de 48 horas, no máximo até 10 dias após a transfusão.
Coleta após transfusão	1ª amostra: 10 dias após a transfusão; 2ª amostra: 120 dias após a última transfusão.

Adaptada de BRASIL, 2016.

5. **Como proceder se houver recusa dos pais para a realização do teste do pezinho?**

   Nesses casos, o profissional designado para a coleta deve orientar os pais quanto aos riscos da não realização da triagem, bem como documentar o ocorrido, colhendo a assinatura dos pais ou responsáveis.[3]

6. **O que é a triagem neonatal ocular?**

   Esse exame também é denominado como teste do reflexo-vermelho (TRV) ou teste do olhinho. Trata-se de uma ferramenta de rastreamento, usada com o auxílio de um oftalmoscópio direto que emite uma luz, a fim de refletir a cor da retina, que deverá aparecer como um brilho homogêneo de cor vermelha.[5-7] Esse achado é similar ao observado em fotografia. O reflexo vermelho (resposta presente) da retina significa que as estruturas oculares internas estão transparentes.[7]

   Além desse resultado, há ainda duas respostas possíveis: reflexo ausente; ou reflexo duvidoso.[6] Nesses casos, se alguma alteração estiver presente, tal reflexo ganha uma cor diferente, podendo não se manifestar do mesmo modo nos dois olhos. Assim, o RN deverá ser avaliado por um oftalmologista.

   Apresenta-se como um exame simples e rápido, o qual tem por objetivo verificar se existe algum impedimento à chegada da luz até a retina, permitindo a detecção de catarata infantil, hemorragias, opacidade da córnea ou até retinoblastoma e prevenindo a cegueira infantil.[2,7]

7. **Em qual situação o teste do olhinho deve ser realizado?**

   O MS preconiza a triagem rotineira em todos os RN antes da alta hospitalar, podendo ser realizada pelo pediatra. No entanto, sabe-se que o TRV ainda não é realizado em muitas maternidades do país, sendo mais da metade dos casos de patologias oftalmológicas diagnosticada tardiamente, com importante associação à cegueira infantil.[2]

   Recomenda-se que durante a realização do teste, a sala esteja escurecida (penumbra) para facilitar a observação dos reflexos, não havendo a necessidade de dilatação das pupilas com colírios.[5,6]

8. **Quais são as especificidades do teste do olhinho na UTIN?**

   Na UTIN, o enfermeiro pode auxiliar na identificação de situações de risco, tais como história familiar e/ou gestacional; fatores hereditários (catarata, retinoblastoma, glaucoma, estrabismo); infecções: (toxoplasmose, sífilis, rubéola e herpes); exposição a drogas e/ou medicações (talidomida, misoprostol, benzodiazepínicos); malformação congênita e prematuridade.[5]

Nos RN com peso de nascimento inferior a 1.500 g e/ou idade gestacional menor do que 35 semanas, a triagem deve ser realizada por oftalmologista, com oftalmoscópio indireto, após utilização de colírio midriático, a partir da 4ª semana de vida.[5]

9. O que é a triagem auditiva neonatal?

A triagem auditiva neonatal (TAN) ou teste da orelhinha tem como objetivo identificar precocemente a deficiência auditiva, por meio de verificações fisiológicas e eletrofisiológicas, possibilitando o encaminhamento para as intervenções necessárias.[8]

10. Qual é a indicação para a realização do teste da orelhinha?

O teste da orelhinha está indicado a todos os RN, inclusive aos que não apresentam risco para deficiência auditiva, visto que se trata de uma deficiência que pode ser diagnosticada em crianças sem indicadores de risco, na mesma proporção que em crianças com tal indicador.[8]

11. Em qual situação o teste da orelhinha deve ser realizado?

Recomenda-se a realização do teste da orelhinha durante o primeiro mês de vida, preferencialmente, entre 24 e 48 horas, no alojamento conjunto ou na UTIN. Apenas nos casos em que a saúde da criança não permita, a realização do exame poderá ser postergada.[8]

12. Como funciona o teste da orelhinha?

A triagem compreende duas etapas: teste; e reteste. O protocolo a ser seguido depende da presença ou não de indicadores de risco para a deficiência auditiva.[8]

Para crianças sem indicador de risco, recomenda-se o exame de emissões otoacústicas evocadas e, em caso de resposta satisfatória, a repetição dele, ainda nessa etapa. Nos casos em que a resposta insatisfatória persistir, realizar de imediato o potencial evocado auditivo de tronco encefálico (Peate automático ou em modo triagem). No entanto, em crianças com indicador de risco, utiliza-se como primeira escolha o teste de Peate automático ou em modo triagem.[8]

Em ambos os casos, o reteste deve ser realizado em até 30 dias após a primeira testagem. Preconiza-se a retestagem em ambas as orelhas, mesmo que a resposta insatisfatória no teste tenha ocorrido de unilateralmente.[8]

13. Qual é a função do enfermeiro frente à realização do teste da orelhinha?

O teste da orelhinha, geralmente, é realizado por médicos ou fonoaudiólogos. No entanto, o enfermeiro, como parte integrante da equipe de saúde, pode auxiliar no processo por meio do acolhimento aos pais, levantamento do histórico clínico e de riscos, bem como nos encaminhamentos que se fizerem necessários.[8]

14. O que é a triagem da cardiopatia congênita?

Também conhecida como teste do coraçãozinho, consiste na verificação da oximetria/saturometria do RN. Trata-se de um método não invasivo, de instantâneo e que dispensa calibração.[9] Apesar de ser um procedimento simples, o exame é considerado um relevante instrumento de triagem para as cardiopatias congênitas críticas, sendo classificado como o padrão-ouro para o diagnóstico dessas patologias.[9]

15. **Em qual situação o teste do coraçãozinho deve ser realizado?**

    O exame é preconizado a todos os RN aparentemente saudáveis, nascidos com idade gestacional superior a 34 semanas, entre 24 e 48 horas de vida, antes da alta hospitalar.[10] Tal recomendação justifica-se, pois, nesse período, o quadro clínico de algumas cardiopatias pode ainda não estar instalado.[10]

16. **Quais são os cuidados para a realização do teste do coraçãozinho?**

    Para a realização do exame, deve-se aferir a oximetria no membro superior direito (saturação de O_2 pré-ductal) e em um dos membros inferiores do RN (saturação de O_2 pós-ductal). Recomenda-se para a adequada verificação que as extremidades do paciente estejam aquecidas e que o monitor apresente um traçado homogêneo.[10]

    Considerando que esse método de triagem apresenta sensibilidade de 75% e especificidade de 99%, algumas cardiopatias críticas podem não ser detectadas, mantendo-se a necessidade de realização de um acurado exame físico no RN e manter constante observação do estado clínico.[10]

17. **Como proceder com o resultado do teste do coraçãozinho?**

    Após as aferições, o resultado é considerado normal quando a saturação periférica for maior ou igual a 95% em ambas as medidas e a diferença entre elas for menor do que 3%.[10] O resultado anormal ocorre caso uma das medidas da saturação de oxigênio seja inferior a 95% ou se houver uma diferença maior ou igual a 3% entre as aferições, quando uma nova verificação deverá ser providenciada transcorrido o período de uma hora. Se comprovada a alteração, deve-se realizar um ecocardiograma nas 24 horas seguintes.[10]

18. **Qual é o papel do enfermeiro na realização do teste do coraçãozinho?**

    O próprio enfermeiro pode realizar e interpretar o exame, conforme o preconizado pelo Ministério da Saúde, devendo ainda fazer os devidos encaminhamentos, como providenciar a realização do ecocardiograma e o encaminhamento a um atendimento especializado. Ainda, o enfermeiro pode participar do processo de capacitação e implementação do protocolo de aplicação dessa triagem, contribuindo com a qualidade e a eficácia do exame.[9]

19. **Existem novas perspectivas para a triagem neonatal no Brasil?**

    Em maio de 2021, foi publicada a Lei Nº 14.154/2021, que altera o Estatuto da Criança e do Adolescente e entrará em vigor após decorridos 365 dias de sua publicação. O documento prevê a implementação, de maneira escalonada, de testes para o rastreamento de outras doenças, de acordo com a seguinte ordem:[11]

    — Etapa 1: fenilcetonúria e outras hiperfenilalaninemias; hipotireoidismo congênito; doença falciforme e outras hemoglobinopatias; fibrose cística; hiperplasia adrenal congênita; deficiência de biotinidase; toxoplasmose congênita;

    — Etapa 2: galactosemias; aminoacidopatias; distúrbios do ciclo da ureia; distúrbios da betaoxidação dos ácidos graxos;

    — Etapa 3: doenças lisossômicas;

– Etapa 4: imunodeficiências primárias;

– Etapa 5: atrofia muscular espinhal.

Entretanto, para os demais testes da triagem neonatal ainda não há previsão de alterações.

Referências

1. Brasil, Ministério da Saúde. Secretaria de Atenção Especializada à Saúde. Departamento de Atenção Especializada e Temática. Coordenação-Geral de Sangue e Hemoderivados. Nota Informativa n° 4/2020. DF: Brasília; 2020.
2. Rodrigues LP, Tanaka SCSV, Haas VJ, Cunali VCA, Marqui ABT. Teste do pezinho: condições materno-fetais que podem interferir no exame em recém-nascidos atendidos na unidade de terapia intensiva. Rev. Bras. Ter. Intensiva. 2019; 31(2):186-92.
3. Brasil. Ministério da Saúde. Secretaria de Atenção à Saúde. Departamento de Atenção Especializada e Temática. Triagem neonatal biológica: manual técnico. Brasília, DF: Brasília; 2016.
4. Brasil, Ministério da Saúde. Comissão Nacional de Incorporação de Tecnologias no SUS (CONITEC). Relatório n° 516. DF: Brasília, 2020.
5. Brasil. Ministério da Saúde. Diretrizes de Atenção à Saúde Ocular na Infância: detecção e intervenção precoce para prevenção de deficiências visuais. DF: Brasília; 2013.
6. Sociedade Brasileira de Pediatria. Grupo de Trabalho em Oftalmologia Pediátrica. Teste do Reflexo Vermelho. 2018.
7. Marinho ACA, Pereira ECS, Torres KKC, Miranda AM, Ledesma ALL. Avaliação de um programa de triagem auditiva neonatal. Rev Saúde Pública. 2020;54(44):1-9.
8. Brasil. Ministério da Saúde. Secretaria de Atenção à Saúde. Departamento de Ações Programáticas Estratégicas. Diretrizes de Atenção da Triagem Auditiva Neonatal. DF: Brasília; 2012.
9. Queiroz IMA, Lucena GP. A importância do teste do coraçãozinho no diagnóstico precoce de cardiopatias congênitas. Revista Recien. 2020; 10(29):145-154.
10. Brasil. Ministério da Saúde. Comissão Nacional de Incorporação de Tecnologias no SUS (CONITEC). Relatório n° 115. DF: Brasília; 2014.
11. Brasil, Lei nº 14.154, de 26 de maio de 2021. Altera a Lei nº 8.069, de 13 de julho de 1990, para aperfeiçoar o Programa Nacional de Triagem Neonatal, por meio do estabelecimento de rol mínimo de doenças a serem rastreadas pelo teste do pezinho; e dá outras providências. Diário Oficial da União: seção 1, Brasília, DF, ano 159, n. 99, p. 1, 27 mai. 2021.

Doença da Urina do Xarope do Bordo

46

Silvani Herber
Fernanda Araujo Rodrigues
Alessandra Vaccari

1. **O que é a doença da urina do xarope do bordo?**

    Doença da urina do xarope do bordo (DXB), também conhecida como "leucinose", é uma doença genética considerada um erro inato do metabolismo (EIM), causada pela deficiência da atividade do complexo enzimático desidrogenase dos α-cetoácidos de cadeia ramificada. O paciente com essa patologia apresenta de 2 a 20% da atividade normal enzimática. A deficiência desse complexo é responsável pelo acúmulo tecidual dos aminoácidos de cadeia ramificada (AACR) leucina, valina e isoleucina, os quais são tóxicos para o organismo, especialmente para o sistema nervoso central (SNC).[1]

2. **A DXB é uma doença rara?**

    Sim, estima-se que a incidência mundial da DXB é de 1:185.000 nascidos vivos.[1] No Brasil, os dados não estão disponíveis, pois a doença não é rastreada pelo teste do pezinho realizado pelo Sistema Único de Saúde (SUS) e, além disso, existem poucas pesquisas brasileiras sobre a doença.[2]

3. **Qual é o padrão de herança genética?**

    É autossômico recessivo, ou seja, mãe e pai são portadores do genes, mas são assintomáticos. Para cada gestação, os pais de um paciente com diagnóstico de DXB apresentam a probabilidade de 25% de ter outro filho com a mesma patologia.[1]

4. **Como é realizado o diagnóstico?**

    Geralmente, o diagnóstico ocorre em três situações: paciente com teste de triagem positivo para DXB (teste do pezinho realizado na rede privada), pacientes com manifestações clínicas sugestivas de DXB ou pacientes com histórico familiar positivo. O teste diagnóstico é realizado por meio da quantificação dos aminoácidos no sangue. Os testes para confirmação do diagnóstico e monitoramento dos níveis de AACR são analisados por laboratórios privados, ou em alguns hospitais universitários que recebem verbas para projetos de pesquisa.[1,2]

5. Quais são os sintomas apresentados pelo paciente?

A urina e os fluidos desses pacientes apresentam odor semelhante ao do xarope do bordo. O xarope do bordo é produzido e utilizado no Canadá para adoçar alimentos e tem aroma e sabor de caramelo.[1] O cheiro fica muito evidente na fralda, pois a diurese fica acumulada nesse local.

O aumento tecidual dos aminoácidos AACR são responsáveis por esse odor característico. Por isso, quanto mais grave o quadro clínico do recém-nascido (RN), mais forte o cheiro semelhante ao do xarope do bordo na urina do RN.[1]

A forma clássica da doença é a mais grave, correspondendo a 80% dos casos. Nesses casos, as manifestações clínicas aparecem entre 4 e 7 dias de vida, sendo comuns alterações respiratórias, encefalopatia, odor característico, convulsões e coma. A gravidade vai depender do tempo e dos níveis de leucina a que o cérebro foi exposto.[1,2]

Após as primeiras manifestações, o RN apresenta sintomas causados pelo catabolismo endógeno das proteínas desencadeadas por um estado de estresse fisiológico, que pode ser induzido por infecção, jejum prolongado, febre ou qualquer outra doença intercorrente que induz o catabolismo. O atraso no desenvolvimento neuropsicomotor é sintoma tardio mais comum.[1,3]

6. Em que consiste o tratamento?

Na fase da aguda, o tratamento baseia-se em três pontos: rápida redução das concentrações de AACR; suporte nutricional; e indução do anabolismo. Com o objetivo de reduzir rapidamente os níveis de AACR no plasma, deve-se iniciar com aporte de proteínas hidrolisadas isentas de AACR para promover o anabolismo e evitar o catabolismo. Para a rápida redução dos níveis de leucina, podem ser utilizadas outras estratégias, tais como a diálise peritonial, a hemodiálise, ou a hemofiltração.[1,3]

7. Por que são utilizadas a diálise peritonial ou a hemodiálise?

Esses métodos são considerados eficazes e rápidos para diminuir os níveis de leucina no sangue do paciente. A rápida redução dos níveis de leucina melhora a encefalopatia, as alterações respiratórias e as crises convulsivas. Tal redução ainda pode evitar que o paciente evolua para o óbito ou desenvolva sequelas neurológicas graves.[3,4]

8. Existe cura para essa doença?

A opção terapêutica que tem demonstrado eficácia imediata na proteção dos pacientes contra descompensações metabólicas é o transplante hepático. Os pais ou outros familiares, geralmente, são os doadores. Realiza-se o transplante de uma porção do fígado. Pode ser utilizada a técnica chamada de transplante dominó, ou seja, parte do fígado do paciente com DXB pode ser transplantada em outro paciente que não tenha DXB, pois a doença não afetaria o paciente sem DXB.[1,3]

A realização do transplante hepático aumenta, aproximadamente, 10% do complexo enzimático, o que permite adaptar as taxas de oxidação e condições fisiológicas, mantendo as concentrações de AACR no plasma no jejum e doenças infecciosas.[3,5,6]

9. **Quando o RN deve ser internado na unidade de terapia intensiva neonatal (UTIN)?**

    Todo RN com suspeita ou diagnóstico confirmado deve ser internado, pois é uma doença grave e o RN pode apresentar descompensação metabólica rapidamente e necessitar de cuidados intensivos. Ao nascimento, o RN é assintomático, somente após 3 a 7 dias da ingestão de leite materno e da fórmula infantil os sintomas aparecem.[2]

    Em muitos casos, a suspeita diagnóstica é realizada na UTIN, em decorrência da gravidade do quadro clínico do RN, bem como dos elevados níveis sanguíneos de AACR, que permitem que o cheiro característico do xarope do bordo fique mais evidente.[1] Para evitar graves sequelas ou óbito do paciente, é fundamental a realização do diagnóstico precoce, ou seja, antes dos 10 dias de vida. No Brasil, considerando a indisponibilidade do exame pelo SUS, o diagnóstico é tardio; pesquisa demonstra mediana de diagnóstico de 60 dias.[2]

10. **Qual é o tratamento após estabilização da fase aguda?**

    Mesmo para os pacientes transplantados, há a necessidade de tratamento contínuo por toda a vida, o qual consiste em restrição dietética de proteínas e dos AACR. Assim, os pacientes utilizam uma fórmula específica para DXB, a qual tem um alto custo e não está incluída na lista de medicamentos fornecidos pelo Ministério da Saúde. Desse modo, muitas famílias solicitam a fórmula via processo judicial ao Estado, com o objetivo de garantir o tratamento de maneira regular, visto que a interrupção da terapêutica pode gerar uma descompensação metabólica.[1-3]

11. **São necessários cuidados com a ventilação mecânica?**

    Sim. Os níveis elevados de leucina causam a depressão respiratória no RN. Tal manifestação, geralmente progressiva, demanda intubação de urgência, nos casos mais graves. Em contrapartida, com o diagnóstico precoce e o tratamento adequado, os níveis de leucina reduzem e ocorre a melhora dos sintomas.[1,3]

12. **Quais são os cuidados com a nutrição desse paciente?**

    Os pacientes mais graves recebem nutrição parenteral total (NPT), a qual dever ser isenta de aminoácidos em sua composição. Em alguns casos, os RN graves também podem receber dieta por sonda enteral.

    Os AACR são considerados essenciais para o crescimento e desenvolvimento. Os RN recebem uma quantidade desses aminoácidos provenientes do leite materno e da fórmula láctea infantil. Tem-se que quanto mais atividade enzimática do paciente, maior será a ingestão de AACR; no entanto, não existem exames para verificar a atividade enzimática. Dessa maneira, a tolerância do paciente é verificada pelo aumento do AACR no sangue, razão pela qual inicia-se com dose mínimas e a progressão da dieta é realizada conforme níveis de leucina. Para auxiliar no crescimento, a dieta deve ter alto valor energético, para isso são acrescentados triglicerídeos de cadeia média ou maltodextrina.[1-3]

    A aceitação da dieta deve ser rigorosamente controlada, sendo que vômitos, administração lenta ou volume incorreto podem resultar em nova descompensação metabólica no RN.[1,3]

13. **Qual é a indicação de acesso venoso central?**

    Geralmente, torna-se imprescindível a utilização de um acesso venoso central, devido à gravidade do RN, que demanda a administração de anticonvulsivantes a infusão da soroterapia e a nutrição parenteral adequada, a fim de evitar o catabolismo do paciente.[1,3] Pode-se optar pelo cateter de inserção periférica, ténica realizada pelo enfermeiro. O cateter central também auxilia nas coletas de sangue, as quais são realizadas com frequência, para verificação dos níveis de leucina, eletrólitos, hemograma.

14. As crises convulsivas são frequentes?

Na fase aguda da doença, geralmente as crises convulsivas são frequentes, especialmente nos RN sem diagnóstico ou nos que estão manejados de modo inadequado. Por isso, torna-se fundamental a rigorosa monitorização de sinais de crises convulsivas e administração rápida e eficaz de anticonvulsivantes.[1]

15. Quais são os cuidados com a pele?

Os RN com baixo aporte de valina e isoleucina, geralmente, apresentam lesão de pele, sendo necessário monitorar as condições da pele, em especial nos locais de fixação de tubos e sondas, bem como no períneo, considerando o uso de fraldas. Os níveis de isoleucina e valina são difíceis de estabilizar, visto a escassez de laboratórios especializados, o que exige redobrar os cuidados com a pele.[1,2]

16. Qual é a importância do apoio aos pais?

Em alguns casos, o diagnóstico é realizado na UTIN. A equipe de saúde deve estar atenta aos familiares, ao sofrimento e ao possível sentimento de culpa apresentado pelos pais por terem transmitidos ao RN os genes da doença.

17. É necessária a capacitação da equipe de enfermagem?

A DXB é uma doença rara, e por isso ainda desconhecida por muitos profissionais da saúde. Assim, a capacitação sobre a doença é fundamental para que os profissionais prestem um atendimento adequado ao RN e tenham subsídios para apoiar os pais neste processo.

Referências

1. Serra JD, Sánchez FA, Visus FS. Enfermidades de orina de jarabe arce. In: Sanjurjo P, Baldellou A (eds.). Diagnóstico y tratamiento de las enfermedades metabólicas hereditarias. 3. ed. Madrid: Ediciones Ergon; 2010. p. 487-98.
2. Herber S, Schwartz IV, Nalin T, Netto CB, Camelo Junior JS, Santos ML, et al. Maple syrup urine disease in Brazil: a panorama of the last two decades. J Pediatr (Rio J). 2015;91:292-8.
3. Frazier DM, Allgeier C, Homer C, Marriage BJ, Ogata B, Rohr F, Splett PL, Stembridge A, Singh RH. Nutrition management guideline for maple syrup urine disease: an evidence and consensus based approach. Mol Genet Metab. 2014 Jul;112(3):210-7.
4. Bilgin L, Unal S, Gunduz M, Uncu N, Tiryaki T. Utility of peritoneal dialysis in neonates affected by inborn errors of metabolism. J Paediatr Child Health. 2014 Jul;50(7):531-5.
5. Porta F, Romagnoli R, Busso M, Tandoi F, Spada M. Differential intraoperative effect of liver transplant in different inborn errors of metabolism. J Pediatr Gastroenterol Nutr. 2019 Apr 1.
6. Feier FH, Miura IK, Fonseca EA, Porta G, Pugliese R, Porta A. Successful domino liver transplantation in maple syrup urine disease using a relatd living donor. Braz J Med Biol Res. 2014 Jun;47(6):522-6.
7. Celik M, Akdeniz O, Ozgun N, Ipek MS, Ozbek MN. Short-term results of continuous venovenous haemodiafiltration versus peritoneal dialysis in 40 neonates with inborn errors of metabolism. Eur J Pediatr 178, 829-36 (2019). Disponível em: https://doi.org/10.1007/s00431-019-03361-4. Acesso em 15 mar 2020

Erros Inatos do Metabolismo

47

Silvani Herber
Fernanda Araujo Rodrigues
Alessandra Vaccari

1. **O que são os erros inatos do metabolismo?**

    Os erros inatos do metabolismo (EIM) são alterações genéticas e hereditários, causados por uma deficiência enzimática. A diminuição da atividade enzimática resulta em um bloqueio total ou parcial de uma rota metabólica, o qual gera o acúmulo do substrato e a falta do produto final, o que, por sua vez, culmina na manifestação dos sintomas. A maioria é de doenças graves, quando não diagnosticadas precocemente e/ou tratadas inadequadamente o neonato pode evoluir a óbito.[1]

2. **Como os EIM são classificados?**

    Os EIM podem ser divididos em três grandes grupos:
    1. Distúrbios na síntese ou no catabolismo de moléculas complexas, em que os sinais e sintomas são permanentes e progressivos, sem associação direta com a ingestão alimentar ou com infecções.
    2. Doenças lisossômicas de depósito; doenças que provocam intoxicação, com sinais e sintomas agudos ou progressivos, geralmente com intervalos livres de sintomas e que podem ter relação com a ingestão alimentar ou com situações de estresse metabólico.
    3. Aminoacidopatias (p. ex., fenilcetonúria e doença da urina do xarope do bordo), acidemias orgânicas, defeitos do ciclo da ureia, intolerância aos açúcares, intoxicação por metal e porfirias; doenças que envolvem o metabolismo energético classificadas em doenças mitocondriais e defeitos de energia citoplasmática.[1]

3. **Os EIM são doenças frequentes?**

    Estas doenças correspondem a cerca de 10% de todas as doenças genéticas e já foram descritas mais de 500 patologias, em conjunto atingem pelo menos 1:1.000 nascidos vivos em países onde a prevalência é conhecida.[1] Todavia, no Brasil existem poucos dados sobre prevalência, pois a maioria das patologias não é incluída nos testes de triagem realizados pelo Sistema Único de Saúde (SUS).

4. **Como a doença é transmitida?**

   O padrão de herança, na maioria dos EIM, é autossômica recessiva, com risco de recorrência de 25% para cada gestação de pais heterozigotos.[1]

5. **Quais EIM são identificados no teste do pezinho?**

   O teste do pezinho fornecido pelo SUS e realizado no Rio Grande do Sul contempla apenas o rastreamento da fenilcetonúria. Porém, o exame disponível na rede privada oferece a triagem de outras 50 doenças. Alguns exames também não são oferecidos pelo SUS, como os testes diagnósticos e de monitoramento dos níveis de aminoácidos, os quais precisam ser realizados por laboratórios privados ou em instituições com disponibilidade financeira para projetos de pesquisa. Atualmente, tem-se como centro de referência nacional para diagnóstico de EIM o Serviço de Genética Médica do Hospital de Clínicas de Porto Alegre (SGM/HCPA).[3]

6. **Quais são os exames necessários?**

   Para o diagnóstico de EIM, necessita-se de técnicas laboratoriais que incluem desde triagens metabólicas na urina e no plasma até ensaios enzimáticos em leucócitos, fibroblastos e análise molecular[2]

   Ainda, são necessário exames complementares para estabelecer o grau de comprometimento neurológico e a definição de prognóstico. Tais exames são realizados caso a caso, mas, geralmente, contemplam a ressonância magnética de encéfalo, a tomografia de crânio, o eletroencefalograma, a avaliação oftalmológica e auditiva, os exames laboratoriais gerais.[1]

7. **O que é o Serviço de Informação sobre Erros Inatos do Metabolismo (SIEM)?**

   Trata-se de um serviço de atendimento, realizado via telefone, de maneira gratuita, que tem por objetivo prestar informações para profissionais da saúde envolvidos no diagnóstico e no tratamento de pacientes com EIM em todo o Brasil. Esse atendimento é realizado por uma equipe multidisciplinar (médicos geneticistas, nutricionistas, enfermeiros) do SGM/HCPA.[3]

8. **A maioria dos diagnósticos é realizada no período neonatal?**

   Em virtude de apresentações inespecíficas dos sintomas e da evolução dos sintomas com alta gravidade, muitas vezes o neonato evolui a óbito sem diagnóstico ou apresenta diagnóstico tardio quando as sequelas neurológicas são irreversíveis.[1,2]

9. **Por que a anamnese é importante em suspeitas de EIM?**

   Quando o diganóstico ainda não foi confirmado, a anamnese torna-se fundamental, pois, algumas informações podem sugerir um EIM. Assim, o profissional deve estar atento a história familiar de outras doenças genéticas ou familiares sem diagnóstico estabelecido, a consanguinidade entre os pais, óbitos precoces sem causas estabelecidas ou abortos repetitivos. Essas informações podem auxiliar nos casos de suspeita de um EIM[1,2]

10. **Quais são os neonatos que devem realizar a investigação para EIM?**

    Devem ser investigados os neonatos que apresentarem quadros graves de descompensação metabólica aguda, com histórico familiar de doenças genéticas, além de neonatos com alterações neurológicas persistentes, progressivas e que permanecem sem explicações após a realização de investigações usuais dos transtornos mais frequentes.[1,4]

11. **Quais são os sinais e sintomas dos EIM?**

    Ao nascimento, geralmente, o RN é assintomático, os sintomas aparecem após início da ingestão alimentar e/ou decorrentes de quadros de infecções. Os sinais e sintomas podem ser agudos ou progressivos, geralmente com intervalos livres de sintomas e que podem ter relação com a ingestão alimentar ou com situações de estresse metabólico. Os sintomas mais comuns são irritabilidade, sucção débil, recusa alimentar, hipotonia, letargia, vômitos, taquipneia, hipoglicemia e crises convulsivas, esse quadro clínico frequentemente pode acompanhar quadro infeccioso. Os sintomas podem evoluir para encefalopatia aguda com coma.[1,2]

12. **Por que o neonato com EIM tem risco em apresentar crises convulsivas?**

    A neurotoxicidade direta, observada em alguns EIM, pode ser causada pelo acúmulo de compostos, além de outros fatores desencadeantes, tais como febre ou infecções podem precipitar convulsões e encefalopatia. Os distúrbios primários ou secundários nas vias neurotransmissoras com excesso de excitação ou ausência de inibição no cérebro imaturo também podem ser a causa da crise convulsiva. Sabe-se também que alguns EIM podem ter associação à malformação do desenvolvimento cortical que, por sua vez, pode estar associada à epilepsia.[5]

13. **A crise convulsiva pode ser um sintoma de suspeita de um EIM?**

    Sim, pois alguns EIM causam crises neonatais resistentes às drogas antiepilépticas e devem ser considerados quando não há qualquer suspeita etiológica e os exames complementares não caracterizarem uma determinada etiologia. O tipo de crises neonatais, a história clínica e os achados no registro de eletroencefalograma (EEG) e nos exames de neuroimagem podem sugerir a causa. A dificuldade de controle das crises e o padrão do EEG na fase aguda também se correlacionam com o prognóstico.[1,6]

14. **Como monitorar as crises convulsivas?**

    A maioria das crises convulsivas em EIM inicialmente é sutil.[1,6] Nesse cenário, os profissionais de enfermagem devem estar alertas quanto a sinais sugestivos de crise consulvisa, como quedas de saturação, alterações na perfusão e movimentos focais ou tonicoclônicos.[5] Por isso, o RN deve estar despido e na incubadora para facilitar a sua visualização pela equipe de enfermagem. Pode ser realizado o EEG contínuo (aEEG) para verificar padrão no sono e vigília do RN.[6]

15. **O neonato com EIM pode necessitar de ventilação mecânica (VM)?**

    Sim, os neonatos que apresentarem lesão neurológica grave e/ou quadro agudo de intoxicação, geralmente, evoluem com depressão respiratória e podem necessitar com urgência de VM.[1] Considerando as complicações respiratórias, pode ser necessário um tempo prolongado de VM e, nesses casos, a traquestomia pode ser indicada.[7]

    As condutas de enfermagem relacionadas à oxigenoterapia para esse grupo de neonatos podem incluir:

    – Avaliar o padrão respiratório, atentando para sinais de apneia;

– Aspirar secreções de vias aéreas;

– Cuidados com traqueostomia, como a troca do curativo e/ou do cadarço;

– Cuidados com VM, como a troca do circuito do ventilador;

– A manutenção e a revisão de reanimador manual com reservatório no leito do paciente.

16. **Quais são os cuidados com a nutrição nesse paciente?**

    Em muito EIM, a terapia nutricional é considerada a base do tratamento. Nesse sentido, as principais abordagens incluem restringir os substratos ou metabólitos agressores e fornecer produtos deficientes ou fontes alternativas de energia para contornar a via defeituosa. Assim, tem-se como objetivo final o crescimento e o desenvolvimento adequados.[8]

    Em virtude do comprometimento neurológico, os RN podem não apresentar sucção e deglutição adequadas, nesses casos a administração da dieta por sonda enteral é necessária. O paciente com o quadro clínico mais grave pode receber nutrição parenteral total (NPT). Nos pacientes com aminoacidopatias, nos casos de alimentação enteral é indicada a fórmula metabólica.[8]

    O enfermeiro deve realizar a inserção da sonda enteral e a infusão de NPT. Aos profissionais de enfermagem ainda compete a administração da dieta por sonda, lavagem adequada do dispositivo após a infusão, evitando sua obstrução, e registro rigoroso dos volumes infundidos.

17. **Qual é a indicação de acesso venoso central?**

    Em casos graves, torna-se imprescindível o acesso venoso central para a administração de líquidos suficientes para manter o equilíbrio hemodinâmico, monitorando a possibilidade de edema cerebral. Para limitar o catabolismo endógeno, o aporte calórico necessário deve ser em forma de solução glicosada. O cateter central também evita punções desnecessárias para os controles laboratoriais, os quais são frequentes.[9] O cateter central de inserção periférica, inserido pelo enfermeiro, pode ser a opção de escolha.

18. **Alguns EIM necessitam de diálise peritoneal?**

    Em neonatos com distúrbios do ciclo da ureia, acidemias orgânicas e aminoacidopatias, a diminuição rápida dos compostos tóxicos do organismo pode ser necessária para evitar ou minimizar os danos neurológicos relacionados. Considerando as especificidades do neonato, a hemodiálise ou a hemofiltração contínua são tecnicamente difíceis, apesar de serem as técnicas mais rápidas e eficazes na remoção de metabólitos tóxicos. Dessa maneira, a diálise peritoneal torna-se a técnica de escolha devido à facilidade, devendo sempre ser considerado o risco de sepse devido ao procedimento.[9]

    Nesse cenário, a equipe de enfermagem é responsável por pesar o paciente rotineiramente; manter cuidados com o cateter de Tenckhoff; registrar os volumes infundido e drenado, bem como possíveis sinais de desidratação ou de sobrecarga hídrica, de modo rigoroso. O enfermeiro ainda deve priorizar um técnico de enfermagem exclusivo para esse tipo de paciente.

19. **Os EIM estão incluídos em algum protocolo do Ministério da Saúde?**

    Sim, os EIM são doenças raras, e o Ministério da Saúde (MS) lançou, em 2014, a Política Nacional de Atenção Integral às Pessoas com Doenças Raras, a qual também aprovou as

Diretrizes para Atenção Integral às Pessoas com Doenças Raras no SUS, além de instituir incentivos financeiros de custeio. Essa política tem como objetivo reduzir a mortalidade e a incapacidade causadas por essas doenças, bem como contribuir para a melhoria da qualidade de vida das pessoas com doenças raras. O objetivo da referida política é reduzir a mortalidade e a incapacidade causada por esse grupo de doenças, bem como contribuir para a melhoria da qualidade de vida das pessoas com doenças raras. O documento apoia a garantia da oferta de ações de promoção, detecção precoce, diagnóstico, tratamento e cuidados paliativos para esses indivíduos.[10]

20. **Qual é a importância de o enfermeiro prestar apoio aos pais?**

    O enfermeiro deve fornecer informações adequadas sobre a doença e apoio psicossocial individualizado para avaliar os efeitos da doença no bem-estar físico, mental e social dos pais.[11] Além disso, os pais podem apresentar sentimento de culpa por terem transmitidos os genes da doença ao filho, e a sensibilidade do profissional é fundamental para dar suporte aos pais, bem como realizar encaminhamentos para psicologia ou psiquiatria quando necessário.

Referências

1. Beaudet AL, Scriver CR, Sly WS, Valle D. Genetics, biochemistry and molecular bases of variant human phenotypes. In: Beaudet AL, Scriver CR, Sly WS, Valle W, editors. The metabolic bases of inherited disease on CD-ROM. 8. ed. New York: McGraw-Hill Book Company; 2010.
2. Romão A, Simon PEA, Góes JEC, Pinto LLC, Giugliani R, Luca GR, et al. Apresentação clínica inicial dos casos de erros inatos do metabolismo de um hospital pediátrico de referência: ainda um desafio diagnóstico. Rev. Paul. Pediatr. 2017. Sep; 35(3): 258-64.
3. Brustolin S. Avaliação de um serviço pioneiro de informações sobre erros inatos do metabolismo no Brasil. Dissertação de Mestrado. Porto Alegre (RS): UFRGS; 2004.
4. Saudubray JM, Garcia-Cazorla A. Inborn errors of metabolism overview. Pediatric Clinics of North America. 2018; 65(2): 179-208.
5. Sharma S, Prasad AN. Inborn errors of metabolism and epilepsy: current understanding, diagnosis, and treatment approaches. International Journal of Molecular Sciences. 2017; 18(7), 1384.
6. Brasil. Ministério da Saúde. Secretaria de Atenção à Saúde. Departamento de Atenção Especializada. Ministério da Saúde, 2014.
7. Boy R, Schwartz IV. As doenças lisossômicas e tratamento das mucopolissacaridoses. Revista Hospital Universitário Pedro Ernesto. 2011;10 (Supl.2):61-72.
8. Gambello MJ, Li H. Current strategies for the treatment of inborn errors of metabolism. Journal of Genetics and Genomics. 2018;45(2): 61-70.
9. Schwartz IV, Souza CFM, Giugliani R. Tratamento de erros inatos do metabolismo. J. Pediatr. (Rio J.) 2008; 84(4 Suppl): S8-S19.
10. Brasil. Ministério da Saúde. Secretaria de Atenção à Saúde. Departamento de Atenção Especializada. Coordenação Geral de Média Complexidade Ambulatorial. Nota Técnica no 1551, de 1 de dezembro de 2008: Política de Atenção Integral em Genética Clínica. Brasília: Ministério da Saúde; 2008.
11. Zeltner NA, et al. Living with intoxication-type inborn errors of metabolism: a qualitative analysis of interviews with paediatric Patients and Their Parents. JIMD Reports. 2016; 31: 1-9.

Osteogênese Imperfeita

48

Ana Paula Vanz
Taiane Alves Vieira
Silvani Herber

1. **O que é a osteogênese imperfeita?**

   A osteogênese imperfeita (OI) é uma doença genética que afeta a produção de colágeno. Todos os tecidos que contêm colágeno podem estar comprometidos, principalmente o tecido ósseo. É considerada um distúrbio do metabolismo ósseo.[1]

   Tem como principal característica clínica a diminuição da massa óssea, o que resulta na fragilidade desse tecido, gerando, frequentemente, deformidades decorrentes de fraturas de repetição com ou sem trauma.[2]

2. **Como a doença é transmitida?**

   Como a OI é uma doença genética, considera-se que ela é herdada. Cerca de 90% dos casos apresentam herança autossômica dominante causada por mutações nos genes COL1A1 e COL1A2, resultando em defeitos quantitativos ou qualitativos na síntese do colágeno tipo 1.[3]

3. **A OI é uma doença frequente?**

   OI é considerada uma doença genética rara, a incidência mundial é estimada em 1 caso para cada 15 mil a 20 mil nascidos vivos[4] e, no Brasil, a incidência não é conhecida.

4. **Quais são os sintomas apresentados pelo paciente?**

   Os pacientes com OI podem apresentar sintomas leves com um pequeno número de fraturas, um grande número de fraturas e até letalidade neonatal. Consequentemente à ampla gama de características clínicas, a OI tem sido classificada do tipo 1 ao tipo 5, de acordo com os achados clínicos, os exames de imagem e as alterações genéticas envolvidas:[5]
   - **OI tipo 1:** considerada leve, caracterizada por nenhuma ou poucas fraturas e deformidades ósseas ausentes ou discretas. Escleróticas azuladas podem estar presente. Geralmente não é diagnosticada ao nascimento;[6]
   - **OI tipo 2:** forma letal perinatal, caracterizada por fragilidade óssea extrema, culminando na morte no período neonatal. Quando sobrevivem ao nascimento, os bebês

geralmente morrem nos primeiros dois meses de vida. Algumas crianças com OI tipo 2 podem viver até um ano, mas eventualmente sucumbem a múltiplas pneumonias ou insuficiência respiratória;[6]

– **OI tipo 3:** os pacientes apresentam múltiplas fraturas, deformidades progressivas de ossos longos, geralmente com deformidade moderada presente no nascimento e baixa estatura. Dentinogênese imperfeita é comum, mas não presente em todos os pacientes. Praticamente todas as crianças com OI tipo 3 também desenvolverão escoliose significativa;[6]

– **OI tipo 4:** baixa estatura variável e deformidade óssea leve a moderada. Dentinogênese imperfeita pode estar presente;[6]

– **OI tipo 5:** clinicamente semelhante ao tipo 4, mas com algumas características clínicas e radiológicas distintas, como calcificação da membrana interóssea, formação de calos hiperplásicos em ossos longos, deslocamento da cabeça do rádio e ausência de dentinogênese imperfeita.[7]

5. **Como é realizado o diagnóstico da doença?**

Diagnóstico da OI é predominantemente clínico, com base nos sinais e sintomas já descritos. Exames de imagem podem auxiliar na conclusão diagnóstica por meio da evidência de alterações ósseas. O diagnóstico molecular é importante para identificar a causa exata da OI,[5] entretanto, não está disponível como exame de rotina em muitos centros de tratamento.

6. **Qual é o tratamento para esses pacientes?**

O objetivo do tratamento em pacientes com OI inclui redução da ocorrência de fraturas, manejo da dor óssea, melhora na mobilidade, independência para realizar atividades cotidianas, detecção e manejo de manifestações extraesqueléticas e prevenção dos eventos adversos a curto e longo prazo do tratamento medicamentoso.[2]

O manejo clínico tem como base, principalmente, três pilares: o não cirúrgico (fisioterapia, órteses, próteses, terapia ocupacional, nutricional); o cirúrgico (intervenções com hastes intramedulares, entre outros); e farmacológico (bisfosfonatos).[2]

O pamidronato, de uso intravenoso, foi o fármaco pioneiro e ainda é o mais utilizado em pacientes pediátricos, uma vez que as crianças menores têm dificuldade de deglutir as formas orais, frequentemente associadas a refluxo gastroesofágico, esofagite e dispepsia.[8]

7. **Após iniciar o tratamento o paciente não terá mais fraturas?**

O tratamento clínico, multiprofissional, possibilita a redução significativa do número de fraturas, mas dependendo da gravidade do caso, as fraturas poderão ocorrer mesmo em tratamento.[9,10]

8. **A maioria dos recém-nascido (RN) com OI necessita de internação na unidade de tratamento intensivo neonatal (UTIN)?**

A maior parte dos casos não necessita de internação, no entanto o RN pode apresentar outras alterações graves associadas ou não à osteogênese, por exemplo a prematuridade ou outras doenças comuns. Nesses casos, o RN pode necessitar de interação com urgência na UTIN.

9. **Como deve ser feito o transporte do RN do centro obstétrico até a UTIN?**

   O RN deve ser delicadamente manuseado no encaminhamento com a incubadora de transporte. No caso de atendimento de urgência, ainda em sala de parto, os cuidados devem ser redobrados, especialmente se for necessária intubação orotraqueal ou punção venosa de urgência. No entanto, dificilmente neste momento já existe o diagnóstico de OI.

10. **Como o enfermeiro deve preparar o leito para receber esse RN na UTIN?**

    A incubadora deve ser aquecida previamente e, no caso de RN prematuro, a equipe pode optar em abrir totalmente a incubadora. No entanto, os demais cuidados para que o RN não perca calor devem ser garantidos, como manter a sala aquecida e, caso esteja em uso de ventilador mecânico, manter o copo umidificador aquecido previamente. Além disso, para melhor posicionamento e conforto do RN podem ser utilizados o ninho, coxins e travesseiros de gel.

11. **Quais são os cuidados caso a oxigenoterapia seja necessária?**

    O RN pode necessitar de oxigenoterapia em virtude de outras alterações comuns do RN, tais como taquipneia transitória do RN ou prematuridade, neste caso podem ser utilizadas campânulas ou óculos nasais. Se o RN necessitar de ventilação não invasiva ou *Continuous Positive Airway Pressure* (CPAP), deve-se ter cuidado na adaptação da touca e da máscara ou pronga, para que não fique muito apertada. A intubação orotraqueal nesses pacientes apresenta um risco de fratura, principalmente pelo posicionamento adequado para o procedimento, por isso a enfermagem deve monitorizar rigorosamente o padrão respiratório, além de deixar o RN já na posição invertida na incubadora para facilitar o procedimento de intubação.

12. **Se for necessário acesso venoso, qual é a melhor opção?**

    Deve-se levar em consideração a necessidade de coleta de amostra sanguínea e tratamento medicamentoso via endovenosa, para evitar repetidas punções, em decorrência do risco de fratura. O cateterismo umbilical venoso é uma boa opção para coleta e tratamento nos primeiros 5 dias de vida. Para esse tipo de cateter, o procedimento é realizado com o RN em posição dorsal, no entanto os membros inferiores devem ficar estendidos e, neste caso, poderá ser usada sedação para que o RN fique menos agitado ou auxílio de um profissional que o contenha delicadamente com as mãos.

    Após 5 dias de vida, o cateter de inserção periférica (PICC) pode ser uma boa alternativa para cateter de longa duração, pois, por ser inserção periférica, evita repetidas punções. Neste caso, deve-se ter cuidado com o posicionamento e minimizar o uso de garrotes. Se for necessário, enrolar com gaze ou rolos de bandagem.[11]

13. **Quando avaliar a dor nestes RN?**

    Para fornecer uma assistência de enfermagem a um neonato com OI, é imprescindível a avaliação e manejo da dor. Esse sinal deve ser verificado antes, durante e após procedimentos, e devidamente registrado em prontuário.[11]

14. **Quais são os exames realizados normalmente?**

    A radiografia é realizada para auxiliar diagnóstico e verificar possíveis fraturas. Nesse caso, a enfermeira da UTIN deve auxiliar a posicionar o RN para o exame e, caso não seja realizado dentro da unidade, é indicado que a enfermeira da neonatologia o acompanhe para orientar a equipe no adequado posicionamento.[12] Além disso, pode ser necessário um exame de densitometria óssea – absorciometria por radiografia de dupla energia (DEXA),[13] para avaliar a densidade mineral óssea.

Uma ultrassonografia pode ser realizada para descartar displasia congênita do quadril em RN com suspeita de OI, em vez de realizar as manobras de Ortolani e Barlow. Sabe-se que essas manobras podem ocasionar fraturas em RN com OI. As manobras devem ser evitadas quando o RN apresentar história familiar para OI, escleras cinza ou azuladas ou outra suspeita clínica.[13]

15. Quais são os cuidados com o neonato?

A depender do estado clínico e gravidade da doença, o paciente pode fraturar-se durante atividades habituais, sem a ocorrência de trauma. Os neonatos com OI requerem alguns cuidados redobrados: eles não devem ser levantados com as mãos sob os ombros ou caixa torácica, o que pode resultar em fraturas. Em vez disso, deve-se colocar uma mão sob as nádegas e a outra mão embaixo da cabeça e levantar o bebê como uma unidade. Os dedos da mão devem estar abertos para distribuir o peso de maneira uniformemente.

Ao trocar uma fralda, o RN nunca deve ter suas pernas levantadas pelos tornozelos. Em vez disso, deve-se levantar as nádegas, colocando uma mão por baixo. Suavemente, deve-se inserir a nova fralda antes de remover a antiga. É necessário ter muito cuidado ao vestir o RN porque a manipulação necessária para vesti-lo pode causar fraturas. As roupas de tamanho maior podem oferecer aberturas mais largas, permitindo que as roupas sejam colocadas mais facilmente.

16. Quais são as orientações importantes no momento da alta hospitalar?

A OI é uma doença genética crônica e até o momento não há cura, então os pais devem estar cientes da necessidade do seguimento do tratamento do seu filho. Os bebês devem ter alta com retornos para o acompanhamento multiprofissional adequadamente agendados. É imprescindível que a família realize aconselhamento genético para que possa esclarecer suas dúvidas e receber os encaminhamentos para demais profissionais.

Cabe aos profissionais de saúde instrumentalizar os pais para que a criança tenha um desenvolvimento pleno. Na internação, os pais devem ser encorajados a prestarem alguns cuidados para sentirem-se seguros ao assistirem o RN em domicílio. Esses cuidados devem ocorrer antes da alta hospitalar com supervisão da equipe de enfermagem, tais como banho, troca de fralda, troca de roupa, contato pele a pele. A equipe deve ter sensibilidade para verificar a compreensão e a segurança dos pais.

Os pais devem estar treinados para reconhecer os sinais de dor e de possíveis fraturas, saber o que devem fazer e a que serviço de saúde se dirigir. Além disso, devem portar consigo algum documento médico que elucide o diagnóstico de OI para facilitar o atendimento.

17. Qual é a importância de uma equipe multidisciplinar no acompanhamento desses pacientes?

Em virtude da especificidade da doença, é necessário o acompanhamento por uma equipe multidisciplinar e especializada, com profissionais como pediatra, geneticista, ortopedista, nutricionista, enfermeiro e fisioterapeuta.

Os pais podem estar ansiosos para saber sobre a evolução da doença durante a infância, e o enfermeiro e a equipe podem esclarecer que a evolução clínica dependerá do tipo de OI e da gravidade do caso. Com o tratamento adequado, o número ou frequência de fraturas tende a diminuir. Cabe ressaltar que todos os indivíduos terão inteligência normal, mas atrasos no desenvolvimento motor grosso podem ser evidenciados.[14]

18. **Por que o enfermeiro deve capacitar a equipe de enfermagem?**

    A OI é uma doença rara, por isso é pouco conhecida pelos profissionais da saúde em geral. Dessa maneira, a capacitação sobre a doença é fundamental para que a equipe preste atendimento adequado ao neonato e tenha subsídios para apoiar os pais.

    Os cuidados desde o transporte, recebimento do RN na UTIN, a importância do manuseio delicado em todos os procedimentos de enfermagem devem ser enfatizados. Abordar como será a evolução do neonato na infância, o que é muito importante para equipe, pois esta possui vínculos com os pais e as crianças.

Referências

1. Van Dijk FZ, Cobben JM, Kariminejad A, Maugeri A, Nikkels PGJ, van Rijn RR, Pals G (2011). Osteogenesis imperfecta: a review with clinical examples. Molecular Syndromology. doi:10.1159/000332228.
2. Glorieux FH. Osteogenesis imperfecta. Best Pract e Resarc Clin Rheumat. 2008; 22:85-100.
3. Tournis S, Dede AD. Osteogenesis imperfecta – a clinical update. Metabolism. 2018;80:27-37. doi:10.1016/j.metabol.2017.06.001.
4. Forlino A, Marini JC. Osteogenesis imperfecta. Lancet. 2016;387:1657-71.
5. Van Dijk FS, Sillence DO. Osteogenesis imperfecta: clinical diagnosis, nomenclature and severity assessment. Am J Med Genet A. 2014;164A:1470-81.
6. Marini J, Smith SM. Osteogenesis imperfecta. In: Feingold KR, Anawalt B, Boyce A, et al. (eds.). Endotext. South Dartmouth (MA): MDText.com, Inc., 2000.
7. Glorieux FH, Rauch F, Plotkin H, Ward L, Travers R, Roughley P, et al. Type V osteogenesis imperfecta: a new form of brittle bone disease. J. Bone Miner. Res. 15: 1650-1658, 2000.
8. Brasil. Ministério da Saúde. Portaria SAS/MS nº 1.306, de 22 de novembro de 2013. Protocolos Clínicos e Diretrizes Terapêuticas: Osteogênese Imperfeita. Disponível em: http://www.saude.gov.br/images/pdf/2014/abril/03/pcdt-osteogenese-imperfeita-livro-2013.pdf. Acesso em: 10 jun 2020.
9. Zeitlin L, Fassier F, Glorieux FH. Modern approach to children with osteogenesis imperfecta. J Pediatr Orthop B. 2003;12(2):77-87. doi:10.1097/01.bpb.0000049567.52224.fa.
10. Zeitlin L, Rauch F, Plotkin H, Glorieux FH. Height and weight during four years of therapy and cyclical intravenous pamidronate in children and adolescents with osteogenesis imperfecta Types I, III and IV. Pediatrics 2003.
11. Hackley L, Merritt L. Osteogenesis imperfecta in the neonate. Adv Neonatal Care. 2008 Feb;8(1):21-30; quiz 31-2. doi: 10.1097/01.ANC.0000311013.71510.41. PMID: 18300735.
12. Renaud A, Aucourt J, Weill J, Bigot J, Dieux A, Devisme L, et al. Radiographic features of osteogenesis imperfecta. Insights Imaging. 2013;4:417-29.
13. Davie MW, Haddaway MJ. Bone mineral content and density in healthy subjects and in osteogenesis imperfecta. Arch Dis Child. 1994;70(4):331-4. doi:10.1136/adc.70.4.331.
14. Minch CM, Kruse RW. Osteogenesis imperfecta: a review of basic science and diagnosis. Orthopedics. 1998;21(5):558-65.

Microcefalia Congênita

49

Silvani Herber
Fernanda Araujo Rodrigues
Alessandra Vaccari

1. **O que é a microcefalia?**

    Define-se como microcefalia a circunferência occipitofrontal ou o perímetro cefálico (PC) abaixo do percentil 2 ou inferior a 2 desvios padrão (DP) em relação à média da população; sendo e a microcefalia grave o termo utilizado quando o PC for inferior a 3 DP.[1] Trata-se deum sinal clínico, o qual pode ter diagnóstico heterogêneo, com etiologia genética ou ambiental.[2]

    Sabe-se que o o PC pode estar transitoriamente abaixo ou acima do parâmetro de corte, em razão de algumas alterações que podem ocorrer durante o trabalho de parto (edema, cefalohematoma, bossa e suturas cavalgadas). Desse modo, recomenda-se que a mensuração do PC seja realizada 24 horas após o parto, mas antes de completar sete dias de vida.[1]

2. **Quando se iniciou o surto do vírus Zika (ZIKV)?**

    Em 2015, o ZIKV foi identificado no nordeste do Brasil. Houve alguns relatos do aumento do número de crianças nascidas com microcefalia em áreas afetadas pelo ZIKV. No entanto, a prevalência de microcefalia no Brasil não era conhecida. Por isso, o Ministério da Saúde (MS) instituiu a notificação compulsória para recém-nascido (RN) com microcefalia para verificar quais seriam as possíveis causas.[1]

3. **Quais são as possíveis causas da microcefalia?**

    Tem-se como possíveis causas da microcefalia as infecções congênitas e a exposição do feto ao álcool, à radiação e a condições genéticas. Porém, entre 40 e 70% dos pacientes com microcefalia não apresentam causa conhecida.[1]

    As infecções congênitas que causam microcefalia são: sífilis; toxoplasmose; rubéola; e citomegalovírus (CMV).[3] Em 2016, pesquisas comprovaram a associação da infecção congênita por ZIKV com a microcefalia, a qual, posteriormente, foi denominada "síndrome do zikavírus congênito" (SCZ).[4,5]

4. **No RN com microcefalia por SCZ, quais são as principais alterações apresentadas?**

    São consideradas lesões características de infecções congênitas: calcificações cerebrais; microcefalia grave; anormalidade de migração de células como lisencefalia; pele excessiva no couro cabeludo; e déficit no desenvolvimento cerebral. Porém, a microcefalia mais branda ou mesmo o PC normal, podem ser observados em alguns pacientes.[7]

    Devido à imobilidade no período fetal, algumas características específicas podem ser encontradas, tais como a contratura distal das mãos, dedos e pés; e as contraturas congênitas, como a artrogripose. Este grupo de pacientes pode apresentar manifestações neurológicas graves, com possível desenvolvimento de quadros epilépticos; paralisia cerebral; e alterações sensoriais (deficiência visual e auditiva).[4,7]

5. **Como é realizado o diagnóstico e tratamento do ZIKV?**

    A definiçãodo diagnóstico da infecção do ZIKV é um dos principais obstáculos a ser enfrentado. Na realidade brasileira, o exame diagnóstico é indicado aos indivíduos com sintomas compatíveis, a mulheres que desejam engravidar e a gestantes na primeira consulta de pré-natal. Recomenda-sa ainda a realização da coleta para os RN de mães que tiveram diagnóstico confirmado ou que apresentaram quadro clínico específico na gestação; além de RN com microcefalia e alterações do SNC.[1]

    Para a confirmação do diagnóstico, recomenda-se a reação em cadeia da polimerase por transcriptase reversa (RT-PCR), no sangue, a ser realizada até duas semanas do início dos sintomas ou da exposição.[1]

6. **Existe tratamento para o ZIKV?**

    Atualmente, para o RN com ZIKV, ainda não não há tratamento específico para a microcefalia. No entanto, algumas ações de suporte podem auxiliar no desenvolvimento do bebê e da criança, sendo tal acompanhamento preconizado pelo MS. O acompanhamento por diferentes profissionais de diferentes áreas dependerá das funções que ficarem comprometidas (respiratórias, neurológicas, motoras), visto a grande variabilidade das complicações.[1]

7. **Quais são as principais alterações causadas pela infecção congênita por citomegalovírus?**

    Geralmente, os RN infectados congenitamente por CMV são assintomáticos; no entanto, aproximadamente 10% dos casos apresentam sintomas e, desses, 20 a 30% são considerados graves (hidropsia, ascite, alterações cerebrais). Portanto, para a prevenção de sequelas, torna-se fundamental o diagnóstico e o tratamento precoce da infecção. Porém, muitas crianças não são detectadas porque o diagnóstico não é realizado como rotina no Brasil.[9] Os pacientes inicialmente assintomáticos podem apresentar sintomas tardios e até desenvolver sequelas progressivas e irreversíveis, como comprometimento do SNC, complicações de audição e visão e atraso no desenvolvimento neuropsicomotor (DNPM).[3]

8. **Quais são as principais alterações por infecção congênita por sífilis?**

    Em mulheres com sífilis não tratada, a taxa de transmissão vertical é alta (70 a 100%) nas fases primária e secundária da doença, podendo reduzir para cerca de 30% nas fases tardias da infecção materna. Entre os conceptos infectados, aproximadamente 40% pode evoluir para aborto espontâneo, natimorto ou óbito perinatal.[10]

Ao nascimento, as principais manifestações clínicas da sífilis congênita são:

- Hepatomegalia (80% dos casos);
- Alterações hematológicas;
- Alterações ósseas (geralmente em ossos longos, crânio, vértebras e costelas);
- Alteração de enzimas hepáticas e bilirrubinas;
- Icterícia;
- Alterações neurológicas/meningite (60% dos casos);
- Hidropsia fetal;
- Linfadenopatia;
- Erupções maculopapulares na face, região palmar e plantar;
- Lesões bolhosas;
- Periostite sifilítica, entre outros.[10]

9. A rubéola causa microcefalia?

Sim, no entanto, desde 2010, não foram notificados novos casos de infecção congênita por rubéola.[8]

10. Quais são as possíveis causas genéticas para microcefalia?

Pesquisa realizada na Alemanha com 680 crianças, com idade média de um ano, evidenciou que, em 28,5% dos pacientes, a microcefalia teve causa genética. Dentre os achados, quatro casos foram de síndrome de Down e dois com síndrome de Cornélia de Lange (SCL).[2] O RN com SCL apresenta aparência facial peculiar, atraso de crescimento e malformações maiores associadas, tais como cardíacas, gastrointestinais e/ou musculoesqueléticas. Os RN ainda podem ter sobrancelhas arqueadas, cílios longos e nariz curto com narinas antevertidas. Trata-se de uma síndrome genética rara, com incidência estimada de, aproximadamente, 1:10.000 nascidos vivos.[11]

11. Como é realizada a avaliação genética dos RN no Brasil?

A área da genética clínica que envolve o diagnóstico de pacientes que apresentam uma combinação de defeitos congênitos e características faciais incomuns é denominada dismorfologia. Sabe-se que uma grande variedade de doenças de etiologia genética ou teratogênica envolve características faciais, as quais são a primeira indicação para o diagnóstico clínico. No entanto, em países onde o número de geneticistas é pequeno, como no Brasil, a suspeita e o diagnóstico de um paciente com defeitos congênitos é realizado por profissionais de saúde generalistas, que podem não ter nenhum treinamento específico.[12]

12. Quais são os RN com microcefalia que necessitam de internação em unidade de terapia intensiva neonatal (UTIN)?

O RN pode apresentar apenas o sinal clínico de microcefalia, associado ou não associado a alterações do SNC. Nos casos de alterações graves do SNC, os RN podem apresentar alterações do padrão respiratório, convulsões ou alterações de deglutição, necessitando de atendimento na UTIN. Os RN que necessitam de investigação diagnóstica mais detalhada e/ou tratamento específico da patologia que causou a microcefalia também demandam esse tipo de atendimento.[1,13]

13. A oxigenoterapia pode ser necessária?

Considerando os danos neurológicos e o uso de anticonvulsivantes, os RN com graves alterações neurológicas, geralmente, necessitam de oxigenoterapia.[13] Nesse cenário, compete aos profissionais de enfermagem a troca do circuito do ventilador, quando o paciente estiver em uso de ventilação mecânica; a manutenção, bem como a revisão de reanimador manual com reservatório na cabeceira do leito; e a aspiração de secreções.

14. Como ocorre o aleitamento materno (AM)?

Após o nascimento, visando identificar alterações de sucção, respiração e deglutição, os reflexos do RN devem ser avaliados. A equipe de enfermagem deve observar rotineiramente a sucção desses RN para verificar as condições para alimentação via oral. Quando o RN não apresentar condições clínicas de receber o leite via oral, a dieta pode ser administrada via sonda; nesse caso, a mãe deverá ser orientada a esgotar as mamas no banco de leite. Pacientes com SCZ podem regredir na habilidade de sucção e deglutição, por isso devem ser acompanhados em ambulatório especializado.[8,14]

15. Podem ocorrer crises convulsivas?

São frequentes as crises convulsivas, as quais demandam ação rápida e eficaz, visto que o tratamento adequado pode prevenir lesões neurológicas irreversíveis.[8] Sendo assim, a monitorização do RN é fundamental. Nessa lógica, os profissionais de enfermagem devem avaliar o padrão respiratório e a perfusão do RN continuamente, a fim de identificar sinais sugestivos de crise convulsiva.

16. Qual é a indicação de acesso venoso central?

O acesso venoso central, geralmente, está indicado para os RN com alterações mais graves, os quais demandam a administração de anticonvulsivantes, soroterapia ou tratamentos específicos (penicilina para tratamento de sífilis ou ganciclovir para tratamento de CMV).[8]

17. Porque é importante prestar apoio aos pais?

Os profissionais de enfermagem devem apoiar as mães e os pais, visando estabelecer uma relação de confiança e para o melhor desenvolvimento dos papéis materno e paterno.[15]

A equipe de enfermagem deve garantir e motivar a participação dos pais no cuidado, identificar as dificuldades emocionais e financeiras, bem como possíveis barreiras no entendimento sobre os cuidados e o prognóstico do paciente. Assim, o enfermeiro poderá solicitar consultorias da psicologia e do serviço social porque a discussão do tratamento do paciente é mais efetiva quando realizada diariamente pela equipe multidisciplinar.

Referências

1. Brasil. Ministério da Saúde. Protocolo de Vigilância e Resposta a Ocorrência de Microcefalia e/ou Alterações do Sistema Nervoso Central (SNC)/Ministério da Saúde, Secretaria de Vigilância em Saúde, Secretaria de Atenção à Saúde – Brasília: Ministério da Saúde, 2016.

2. Von der Hagen M, Pivarcsi M, Liebe J, et al. Diagnostic approach to microcephaly in childhood: a two-center study and review of the literature. Dev Med Child Neurol. 2014;56:732-741.
3. Silasi M, Cardenas I, Racicot K, et al. Viral infections during pregnancy. Am J Reprod Immunol. 2015;73:199-213.
4. Schuler-Faccini L, Sanseverino M, Vianna F, da Silva A, et al. Zika virus: a new human teratogen? Implications for women of reproductive age. Clin Pharmacol Ther. 2016;100:28-30.
5. Rasmussen SA, Jamieson DJ, Margaret AH, et al. Zika Virus and birth defects - reviewing the evidence for causality. N Engl J Med. 2016;374:1981-1987.
6. Herber S, Silva AA, Sanseverino MT, Friedrich L, Ranieri TM, Favreto C, et al. Prevalence and causes of congenital microcephaly in the absence of a Zika virus outbreak in southern Brazil. J Pediatr (Rio J). 2019.
7. Del-Campo M, Feitosa IM, Ribeiro EM, et al. The phenotypic spectrum of congenital Zika syndrome. Am J Med Genet; 2017;173:841-857.
8. Brasil. Ministério da Saúde. Orientações integradas de vigilância e atenção à saúde no âmbito da Emergência de Saúde Pública de Importância Nacional: procedimentos para o monitoramento das alterações no crescimento e desenvolvimento a partir da gestação até a primeira infância, relacionadas à infecção pelo vírus Zika e outras etiologias infecciosas dentro da capacidade operacional do SUS/ Ministério da Saúde, Secretaria de Vigilância em Saúde, Secretaria de Atenção à Saúde – Brasília: Ministério da Saúde; 2017.
9. Martins-Costa SH, Ramos JG, Magalhães JA, Passos EP, Freitas F. Infecções pré-natal. In: Rotinas de obstetrícia. 7. ed. Porto Alegre: Artmed; 2017. p. 894.
10. Romanelli RMC, Carellos EVM, Campos FA, Pinto AS, Marques BA, Anchieta LM, Andrade GMQ. Abordagem neonatal nas infecções congênitas – toxoplasmose e sífilis. Revista Médica de Minas Gerais, Belo Horizonte, 2014; 24: 202-215.
11. Cunnigham FG, Leveno KL, Bloom CY, et al. Obstetrícia de Williams. 24. ed. Porto Alegre: Artmed; 2016.
12. Mlakar J, Korva M, Tul N, Popovic M, et al. Zika Virus Associated with Microcephaly. N Engl J Med, 2016;374:951-958.
13. Cardoso MVLML, Lima VRM, Fontoura FC, Rodrigues SE, Saraiva IA, Fontenele FC. Terapêuticas utilizadas em recém-nascidos com malformações congênitas internados em unidade neonatal. Rev. Eletr. Enf. 2015 jan./mar.;17(1):60-8.
14. Brasil. Ministério da Saúde. Secretaria de Atenção à Saúde. Diretrizes de estimulação precoce: crianças de zero a 3 anos com atraso no desenvolvimento neuropsicomotor decorrente de microcefalia / Ministério da Saúde, Secretaria de Atenção à Saúde. Brasília: Ministério da Saúde; 2016.
15. Brasil. Ministério da Saúde. Secretaria de Atenção à Saúde. Departamento de Ações Programáticas Estratégicas. Apoio psicossocial a mulheres gestantes, famílias e cuidadores de crianças com síndrome congênita por vírus Zika e outras deficiências: guia de práticas para profissionais e equipes de saúde [recurso eletrônico]/Ministério da Saúde, Secretaria de Atenção à Saúde. Departamento de Ações Programáticas Estratégicas. – Brasília: Ministério da Saúde; 2017.

Síndrome de Down

50

Maurício Rouvel Nunes
Ana Paula Vanz
Silvani Herber

1. **O que é a síndrome de Down?**

    Síndrome de Down (SD), ou trissomia do 21, é uma condição genética e a alteração cromossômica mais frequente em recém-nascidos (RN). No Brasil, a frequência de indivíduos com essa condição genética varia de 6,1 a 13,1 por 10 mil pessoas.[1] Os avanços nas últimas décadas de compreensão dessa alteração cromossômica têm proporcionado significativa melhora na qualidade vida, considerando ainda que o RN com SD apresenta maior frequência de malformações cardíacas, gastrointestinais, infecções respiratórias e distúrbios hematológicos, refletindo em uma maior taxa de morbimortalidade e hospitalizações do que a população em geral.[1,2]

2. **Quais são os principais sinais clínicos?**

    Os sinais clínicos são variáveis, pode-se destacar para o exame físico: o epicanto ocular (prega de pele da pálpebra superior); na boca, pode-se observar o palato alto, a hipodontia e a protrusão lingual; no pescoço, é possível identificar excesso de pele e tecido adiposo. Destaca-se também a presença da hipotonia, prega palmar transversal única, clinodactilia (deformidade em desvio angular) do 5° dedo da mão. A presença de cardiopatias é comum em RN com a SD e é considerada um importante sinal clínico. No contexto do desenvolvimento neuropsicomotor, caracteriza-se por um déficit psicomotor e intelectual.[3]

3. **Como é realizado o diagnóstico?**

    O diagnóstico é frequentemente realizado durante os exames de triagem pré-natal, com métodos não invasivos como a ultrassonografia morfológica e a avaliação da translucência nucal e métodos invasivos para a análise da vilosidade coriônica e do líquido amniótico. Quando não há diagnóstico pré-natal, a SD é reconhecida pelas características clínicas apresentadas pelo RN e a sua confirmação deve ser feita por meio do cariótipo realizado em uma amostra de sangue com o intuito de identificar o cromossomo 21 extra, possível translocação ou mosaicismo celular. Pode-se, também, utilizar métodos alternativos que corroborem o cariótipo, como a hibridização fluorescente *in situ* (FISH), um método de avaliação rápida e com elevada especificidade.[4]

4. **Quais são as principais condições clínicas que motivam a hospitalização dos pacientes na unidade de terapia intensiva neonatal (UTIN)?**

   As principais causas de admissão de RN com SD são oriundas das condições congênitas, como histórico de cardiopatias congênitas com quadro clínico de insuficiência cardíaca, choque cardiogênico, hipertensão pulmonar (HP) e suscetibilidade a quadros respiratórios como bronquiolite, asma e pneumonia.[5] Assim, cabe salientar que, em razão das condições clínicas, as crianças com SD em UTIN apresentam um risco maior de mortalidade bem como um tempo de internação prolongado.[5]

5. **Quais são as principais intervenções terapêuticas na UTIN?**

   Os RN com SD que necessitam do manejo terapêutico na UTIN são aqueles que têm anomalias congênitas maiores, ou seja, com repercussão orgânica significativa, sendo que a maioria das admissões ocorre no primeiro dia de vida. Em comparação aos RN sem a trissomia do 21, os RN com SD, quando internados, apresentam mais chances de necessitarem de suporte ventilatório não invasivo, uso de vasopressores e óxido nítrico, bem como a terapia nutricional enteral.[6]

6. **Quais são as principais anormalidades cardíacas congênitas?**

   As cardiopatias congênitas são frequentemente diagnosticadas em RN com SD. Estima-se que cerca de 40 a 50% dos RN têm defeitos cardíacos congênitos que requerem tratamento na UTIN. As anormalidades mais comuns são: defeito do septo atrioventricular (DSAVT); defeito do septo ventricular (DSV); defeito do septo atrial (DSA); persistência do canal arterial patente (PCA); e tetralogia de Fallot (TOF). As cardiopatias são responsáveis por 13% das mortes dos pacientes com SD na infância.[7]

7. **Quais são as principais repercussões no sistema respiratório dos RN?**

   A HP é uma das principais repercussões no sistema respiratório no período neonatal, apresentando uma frequência de 27 a 72%. Sua etiologia é multifatorial sendo, principalmente, oriunda das repercussões das anomalias cardíacas, obstruções das vias aéreas como laringomalácia e nasofaringe reduzida, resultando na hipoxemia sistêmica recorrente e predispondo à resistência vascular pulmonar aumentada.[8]

8. **Como o enfermeiro pode auxiliar a família durante a internação?**

   O nascimento de um RN com SD e a sua hospitalização provocam sentimento de culpa e perda para algumas famílias; sendo assim, os enfermeiros devem esperar reações de luto por parte da família e auxiliá-la a lidar com a situação. Estratégias como o suporte para o contato precoce, o fornecimento de informações da condição clínica e do plano de cuidados são de fundamental importância para o acolhimento da família.[9]

9. **Qual é a importância de instrumentalizar os profissionais de enfermagem sobre o cuidado a esses pacientes?**

   O conhecimento sobre as implicações das informações genéticas e suas interações com outras áreas do cuidado em saúde, bem como os aspectos psicossociais da família, está em ascensão no cuidado ao RN. Assim, é necessário instrumentalizar os profissionais de enfermagem quanto aos conhecimentos teóricos e práticos acerca da abordagem e do acolhimento psicológico da família, como também sobre as condições genéticas, como a SD, e a integração do conhecimento genético aplicado à prática clínica. A compreensão dos aspectos clínicos da SD é de fundamental importância para que se tenha um cuidado pautado nas melhores práticas clínicas.[10]

10. **Qual é a importância da equipe multidisciplinar no cuidado desses pacientes?**
O cuidado multidisciplinar é de extrema relevância e deve ser estabelecido desde o início da internação do RN com SD, pois necessitará de uma gama de profissionais no seu atendimento, bem como no suporte psicológico aos pais. Os enfermeiros, pediatras, geneticistas, fisioterapeutas, psicólogos e fonoaudiólogos são essenciais nesse período, que se caracteriza pelo fornecimento de informações à família sobre o estado de saúde do neonato, da realização de exames e dos diagnósticos que identifiquem as possíveis causas da internação na UTIN. Cabe ressaltar que os profissionais de fisioterapia e fonoaudiologia são fundamentais nesse processo, visto que a maioria dos RN apresenta hipotonia muscular e, consequentemente, dificuldades da musculatura da face e da própria sucção.[11]

Referências

1. Bertapelli F, Agiovlasitis S, Machado MR, do Val Roso R, Guerra-Junior G. Growth charts for Brazilian children with Down syndrome: birth to 20 years of age. J Epidemiol. 2017;27(6):265-73.
2. Donoso FA, Montes FS, Neumann BM, et al. Down Syndrome child in the Intensive care unit. Revista Chilena de Pediatria. 2017;88(5):668-676. DOI: 10.4067/s0370-41062017000500016.
3. Arumugam A, Raja K, Venugopalan M, Chandrasekaran B, Kovanur Sampath K, Muthusamy H, Shanmugam N. Down syndrome – a narrative review with a focus on anatomical features. Clin Anat. 2016 Jul;29(5):568-77.
4. Kazemi M, Salehi M, Kheirollahi M. Down syndrome: current status, challenges and future perspectives. Int J Mol Cell Med. 2016 Summer; 5(3): 125-33.
5. Joffre C, Lesage F, Bustarret O, Hubert P, Oualha M. Children with Down syndrome: clinical course and mortality-associated factors in a French medical paediatric intensive care unit. J Paediatr Child Health. 2016 Jun;52(6):595-9.
6. McAndrew S, Acharya K, Nghiem-Rao TH, Leuthner S, Clark R, Lagatta J. NICU management and outcomes of infants with trisomy 21 without major anomalies. J Perinatol. 2018;38(8):1068-73.
7. Pierpont ME, Brueckner M, Chung WK, Garg V, Lacro RV, McGuire AL, et al. Genetic basis for congenital heart disease: revisited: a scientific statement from the American Heart Association. Circulation. 2018 Nov 20;138(21):e653-e711.
8. Martin T, Smith A, Breatnach CR, Kent E, Shanahan I, Boyle M, et al. Infants born with Down syndrome: burden of disease in the early neonatal period. J Pediatr. 2018 Feb;193:21-26.
9. Metcalfe A. Sharing genetic risk information: implications for family nurses across the life span. J Fam Nurs. 2018 Feb;24(1):86-105.
10. Murakami K, et al. Developing competencies in genetics nursing: Education intervention for perinatal and pediatric nurses. Nursing & Health Sciences, 2020.
11. Tempski PZ, Miyahara KL, Almeida MD, Oliveira RB, Oyakawa A, Battistella LR. Protocolo de cuidado à saúde da pessoa com síndrome de Down - IMREA/HCFMUSP. Acta Fisiátr. 2011;18(4):175-86.

Administração de Medicamentos

51

Leila Patrícia de Moura
Leticia Gabriel Abdala
Marina Heinen

1. **Qual é o objetivo da administração de medicamentos?**

    O principal objetivo é proporcionar ação terapêutica, seja na prevenção, seja no tratamento das mais diversas condições que um recém-nascido (RN) pode apresentar. Geralmente, o RN internado em unidades de tratamento intensivo neonatais (UTIN) tem extensa prescrição medicamentosa, tornando imperativo para o profissional conhecer as drogas mais utilizadas, quanto a: seus efeitos esperados e colaterais; vias de administração adequadas para o fármaco; reconstituições e diluições preconizadas; interações medicamentosas; tempo de infusão; incompatibilidade entre medicamentos; entre outros aspectos importantes.

2. **O que torna o RN tão peculiar quanto aos cuidados com medicamentos?**

    O RN apresenta particularidades a serem consideradas quando se trata da administração de medicamentos uma vez que seus processos fisiológicos são diferentes de outras faixas etárias, podendo influenciar na terapêutica medicamentosa. Até mesmo dentro do próprio grupo ocorrem variações a depender da idade gestacional ao nascer, histórico obstétrico, condições de nascimento, tempo de vida, patologias associadas, entre outros.

    Fatores relacionados ao seu crescimento e maturidade estão diretamente ligados à sua capacidade de receber, metabolizar e eliminar medicamentos. Mesmo o RN a termo tem os seus sistemas imaturos, e isso se intensifica com a prematuridade. O RN tem produção diminuída de enzimas biliares, esvaziamento gástrico lento, baixa concentração plasmática de proteínas e função renal imatura. A imaturidade da função renal, associada a mais água no meio extracelular e menos gordura na composição corporal é outro fator que interfere na metabolização dos medicamentos.

3. **Quais são as regras básicas para a administração de medicamentos de maneira segura?**

    É importante observar alguns aspectos que tornam a administração de um fármaco segura ao RN. Estima-se que de cada seis a oito internações em UTI neonatal, uma (15%) seja acompanhada de erro com drogas. Pesquisas mostram que 69% dos erros são interceptados pela equipe de enfermagem. A literatura a respeito da segurança do paciente, sobretudo em relação à administração de medicamentos, vem sendo constantemente atualizada, criando-se uma lista de pontos a serem checados previamente à administração a fim de garantir um cuidado seguro: os chamados "Nove Certos", conforme vemos a seguir:

1. Paciente certo;
2. Medicamento certo;
3. Dose certa;
4. Apresentação certa;
5. Hora certa;
6. Via certa;
7. Ação certa;
8. Compatibilidade certa;
9. Registro certo.

4. Quais são as vias de administração de medicamentos mais utilizadas e como funcionam?

A via de administração é definida como o local de acesso pelo qual o medicamento entra em contato com as estruturas do organismo. As mais comumente utilizadas na neonatologia são: intravenosa; intramuscular; subcutânea; enteral; e tópica. A via intravenosa é predominante em virtude da obtenção mais rápida e segura do efeito esperado.

Na via intramuscular, o medicamento é absorvido por meio da vascularização muscular e sua absorção é proporcional ao fluxo sanguíneo e ao tônus muscular. Como os RN, em especial os prematuros, não têm grande quantidade de tecido muscular, essa via não é muito utilizada e restringe-se a alguns medicamentos específicos e vacinas. Vale ressaltar que o músculo de escolha para aplicação é o vastolateral da coxa (Figura 51.1), que suporta um volume de 0,5 mL em neonatos. Lembrando que atualmente já se sabe que não devemos mais aspirar o ar antes da injeção do liquido na via intramuscular; essa prática aumenta a dor e os riscos de intercorrências, como hematomas, sangramentos e cistos,

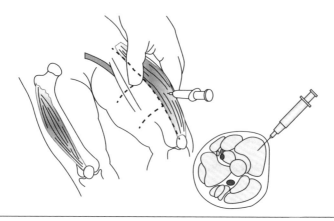

Figura 51.1. Músculo vastolateral, local para a aplicação de medicamentos via intramuscular.
Fonte: Rocha CM, et al, 2018.

além da má absorção da droga por colaboração das fibras musculares em decorrência da pressão negativa exercida antes da injeção do líquido. Sabe-se também que se o local da injeção estiver anatomicamente correto, não existe o risco de punção de grandes vasos.

A via subcutânea também é pouco utilizada, reservada para medicamentos específicos, a exemplo do anticoagulante enoxaparina. Os locais mais indicados são o terço central da face lateral do braço, o abdome na região periumbilical e o terço central da coxa anterior. Esses locais suportam um volume de até 0,5 mL, mas se a medicação é utilizada diariamente ou mais de uma vez ao dia, deve-se proceder a um rodízio entre os locais de aplicação para evitar hematomas, que pode ser realizado por meio de um esquema dos locais já utilizados para aplicação junto ao prontuário do paciente.

A via enteral, onde a absorção ocorre por meio do trato gastrointestinal, é relativamente utilizada na neonatologia. A medicação pode ser administrada via oral ou, quando o bebê não tem condições, as sondas gástricas e enterais são utilizadas.

A via tópica, onde ocorre a absorção através da pele, na maioria das vezes não está indicada em virtude da absorção imprecisa pela imaturidade da pele do neonato. Porém, as pomadas para lesão de períneo são frequentemente utilizadas em razão de episódios de assaduras, especialmente entre os RN realizando antibioticoterapia, pois esses medicamentos aumentam a acidez das fezes.

10. **Quais são os cuidados na administração de medicamentos intravenosos?**

Como dito anteriormente, essa é a via mais utilizada no cuidado intensivo neonatal. A equipe de enfermagem é primordial nesse processo, pois é ela quem realiza a administração desses fármacos, e geralmente providencia o acesso venoso. Portanto, é necessário considerar alguns aspectos, como:

– Quantidade do medicamento a ser administrada;

– Reconstituição e diluição do medicamento;

– Restrição hídrica;

– Duração da infusão;

– Quais dispositivos de infusão podem ser utilizados;

– Compatibilidade entre os medicamentos em uso.

A rede venosa do RN é frágil e muitas vezes recebe diferentes infusões simultaneamente. Além disso, várias medicações são irritantes (pH da medicação é superior ao sanguíneo), as quais podem agredir o endotélio e causar flebite química, e/ou vesicantes (quando pH for inferior ao sanguíneo), podendo causar necrose tecidual. Portanto, dependendo da quantidade de medicamento administrado, sua capacidade de lesionar vasos por meio de extravasamento, bem como o tempo previsto de terapia, opta-se pela punção de vasos mais calibrosos.

Os locais de venopunção são bastante variados (Figura 51.2), podendo ser nos membros superiores (dorso da mão, antebraço, fossa cubital), membros inferiores (dorso do pé, safenas), e até mesmo na região cefálica após devida tricotomia da área (se necessário), permitindo visualização do vaso e melhorando a fixação do cateter. Nesse caso, é recomendada previamente a explicação do procedimento aos pais, que muitas vezes demonstram angústia no corte do cabelo do bebê; os sentimentos e opções dos pais devem ser respeitados sempre que possível.

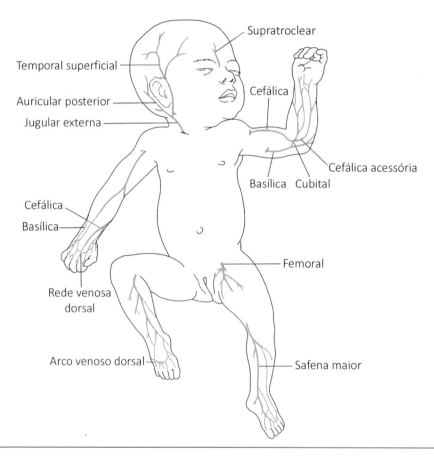

Figura 51.2. Locais para venopunção em bebês.
Fonte: Rocha G. 2018. Acessos vasculares no recém-nascido.

O cateter intravascular periférico sobre agulha é muito utilizado para terapias de curto prazo (5 a 7 dias) ou com medicações que não exigem acesso central. O calibre de escolha é de 24G (Gauge). A fixação deve ser confortável e ter boa aderência, preferencialmente utilizando-se curativos transparentes para adequada visualização da inserção do cateter. O uso de talas para fixação não é mais indicado, pois além de requerer muitas fitas adesivas para fixação, não permite adequada visualização da inserção do cateter.

O cateter central de inserção periférica (PICC) é um dos grandes aliados ao cuidado neonatal, por permitir longa permanência. É indicado para terapias com duração a partir 7 dias, o que acontece na maioria dos atendimentos de UTIN.

O cateterismo umbilical venoso e arterial é bastante utilizado em situações de urgência, como na reanimação neonatal logo após o nascimento, e especialmente entre prematuros. Além desses cateteres, o acesso venoso central também é utilizado através de cateteres de mono lúmen e duplo lúmen. A punção direta de uma veia central é realizada pelo cirurgião pediátrico, em geral sendo escolhida a subclávia, jugular ou femoral.

11. **O que é a interação medicamentosa, e quais são as incompatibilidades mais frequentes entre medicamentos?**

    Algumas substâncias, quando administradas juntas, podem sofrer alterações em seus efeitos bioquímicos ou fisiológicos – a chamada interação medicamentosa. Em uma UTIN, os RN recebem diversas medicações ao mesmo tempo ou em curtos intervalos e, na maioria das vezes, por uma única via. O enfermeiro tem o papel fundamental no manejo da administração de múltiplas drogas e nos cuidados referentes a cada uma delas, é importante estar sempre em contato com o setor farmacêutico da instituição para orientações relacionadas às interações e incompatibilidades das medicações, bem como aos modos de preparo e de armazenamento.

12. **Quais são os cuidados que devem ser observados na administração de medicações via enteral?**

    Quando a administração de medicamentos for realizada via sonda (gástrica ou entérica), alguns cuidados são importantes como:

    – Checar se a sonda está na posição correta (gástrica ou entérica);
    – Observar interações com a dieta (leite materno ou fórmula láctea);
    – Observar o aprazamento de outras medicações para evitar interações;
    – Evitar, se possível, a administração do fármaco diretamente na cavidade oral, pois a maioria deles tem sabor desagradável, podendo ocasionar regurgitação.

    Nesse caso, não se repete a dose, pois não há precisão da perda e ainda há risco de desencadear a aspiração pulmonar, uma vez que o RN não tem reflexo de tosse bem estabelecido. Além disso, é recomendado "lavar" a sonda gástrica ou entérica com água destilada utilizando-se 0,5 mL para sonda plástica curta e 1 mL para a de silicone longa, nos seguintes momentos: entre as medicações; após administração do fármaco e das dietas. Esses cuidados evitam interações e previnem obstrução.

    É preciso observar que algumas medicações podem ter sua absorção modificada ao entrar em contato com o trato intestinal, como no caso dos anticonvulsivantes, portanto cabe à enfermagem ficar atenta e comunicar a equipe médica se os episódios de crise convulsiva se mantiverem, pois nesse caso, a absorção pode estar comprometida e, então, sugerir que a administração ocorra por sonda gástrica e não entérica.

13. **Principais erros de medicação em neonatologia: quais são e como preveni-los?**

    Os RN gravemente enfermos estão frequentemente sujeitos ao risco de erros relacionados à assistência. Estima-se que falhas relacionadas a medicamentos podem ser oito vezes maiores em UTIN, sendo as mais frequentes: dosagem incorreta; omissão de administração ou falta de prescrição dos medicamentos necessários; falha de técnica de administração; e via de administração errada.

    Os extravasamentos, infiltrações e flebites também são problemas comuns que podem ocorrer em decorrência da fragilidade da rede capilar e/ou por falta de observação constante do acesso venoso por parte dos profissionais de enfermagem. Estas falhas podem causar danos sérios ao RN, pois algumas medicações irritantes e/ou vesicantes podem lesionar tecidos profundos. Assim, atenção e observação constantes são primordiais no cuidado intensivo neonatal e responsabilidade de todos os membros da equipe assistencial.

Referências

1. Brasil. Agência Nacional de Vigilância Sanitária. Serviços de atenção materna e neonatal: segurança e qualidade. Brasília (DF): ANVISA, 2014.
2. Duarte SCM, et al. Best safety practices in nursing care in neonatal intensive therapy. Rev. Bras. Enferm [internet] 2020. Acesso em: 22 jun 2020. 73(2). Disponível em: http://www.scielo.br/scielo.php?script=sci_arttext&pid=S0034-71672020000200162&lng=en&nrm=iso.
3. Rocha CM, et al. Safe administration of medication in neonatology and pediatrics: nursing care. Journal of Nursing [internet] 2018 dezembro.; 12(12). Disponível em: https://periodicos.ufpe.br/revistas/revistaenfermagem/article/view/235858/30772. Acesso em: 22 jun 2020.
4. Rocha G, et al. Vascular access in neonates. Minerva Pediatr, 2017. [internet]; 69 (1). Disponível em: doi: 10.23736/S0026-4946.16.04348-6.
5. Guzzo GM, et al. Segurança da terapia medicamentosa em neonatologia: olhar da enfermagem na perspectiva do pensamento ecológico restaurativo. Texto Contexto Enferm, [internet] 2018. 27(3). Disponível em: http://dx.doi.org/10.1590/0104-070720180004500016. Acesso em: 20 jun 2020.
6. Hockenberry MJ, Wilson D, Rodgers CC. Wong: fundamentos de enfermagem pediátrica. 10. ed. Rio de Janeiro: Guanabara Koogan; 2018.
7. Tamez RN. Enfermagem na UTI neonatal: assistência ao recém-nascido de alto risco. 5. ed. Rio de Janeiro: Guanabara Koogan; 2017.
8. Rocha G. Acessos vasculares no recém-nascido. Pedipedia – Enciclopédia Pediátrica Online. Disponível em: https://pedipedia.org/artigo-profissional/acessos-vasculares-no-recem-nascido. Acesso em: 02 mar 2021.

Cálculos, Infusões e Medicações Especiais

52

Leila Patrícia de Moura
Leticia Gabriel Abdala
Marina Heinen

1. **Como deve ser realizada a reconstituição e a diluição do medicamento?**

    Muitas formulações medicamentosas existentes no mercado farmacêutico não podem ser diretamente administradas em neonatos por necessitarem de diluição para obtenção da dose correta. Quando os medicamentos estão na apresentação de comprimidos, devem ser triturados e diluídos em água estéril antes de serem administrados, independentemente se for via oral ou via sonda. Se a apresentação é líquida e a via de administração for oral ou sonda, pode-se administrá-los juntamente à dieta, caso não haja interações. A reposição com cloreto de sódio e vitaminas A e D, por exemplo, podem ser ofertadas com a dieta, ao contrário do sulfato ferroso, que deve ser administrado em horário afastado.

    Já os medicamentos intravenosos, se na apresentação pó liofilizado, primeiramente necessitam ser reconstituídos. A reconstituição deve ser realizada em diluente próprio – água estéril (destilada), cloreto de sódio 0,9% ou glicose 5% –, seguindo a orientação do fabricante e conforme protocolo institucional. Após se obter a forma líquida, há, ainda, o processo de diluição por se tratar de doses muito pequenas, em geral, a fim de aumentar o volume a ser administrado.

    Para garantir a segurança de todo esse processo, é preconizado que as instituições tenham um manual para consulta rápida sobre os medicamentos utilizados, que seja constantemente atualizado e de fácil acesso para os profissionais. Outras demandas podem ser solucionadas entrando em contato com o farmacêutico responsável da instituição.

    A fórmula matemática mais utilizada é a regra de três, que serve tanto para calcular qual dose em "mL" deve ser aspirada do frasco de medicação para administração (na forma líquida ou após a reconstituição), como para calcular a quantidade de volume necessário para diluí-lo antes de administrar.

    Para calcular quanto do medicamento há em um frasco após a sua reconstituição, calcula-se:

    Exemplo: Frasco-ampola de ampicilina de 500 mg.

Reconstitui-se o frasco com 5 mL de solvente, obtendo-se 500 mg de ampicilina em 5 mL. Para calcular a concentração por mL, basta:

| 500 mg —— 5 mL | 500 mg ⨯ 5 mL | Resposta: |
| X mg —— 1 mL | X mg ⨯ 1 mL | X = 100 mg em cada 1 mL |

Se a dose prescrita for de 130 mg, por exemplo, novamente utiliza-se a regra de três para calcular quantos "mL" correspondem à dose prescrita.

Então:

| 100 mg —— 1 mL | 100 mg ⨯ 1 mL | Resposta: |
| 130 mg —— X | 130 mg ⨯ X | X = 1,3 mL em cada 130 mg |

2. **O que é a concentração máxima? Por que é importante considerar a concentração máxima do fármaco?**

   Respeitar a concentração máxima do fármaco é importante para garantir segurança ao paciente, pois ela corresponde ao limite seguro definido para obtenção da eficácia desejada, sem danos ao paciente.

   Ou seja, a concentração máxima ([máx]) de uma medicação é quanto de soluto pode haver, no máximo, em cada mL do solvente. Por exemplo: após a reconstituição de determinado medicamento, a sua concentração é de 15 mg/mL. No entanto, a sua [máx] é de 5 mg/mL; desse modo, o medicamento deve ser diluído até que atinja concentração igual ou inferior a 5 mg/mL.

   No cálculo do volume necessário para diluir o fármaco, consideram-se os valores de concentração máxima, que, como no caso da ampicilina usada no exemplo anterior, é de 30 mg/mL. Ou seja, se a prescrição médica for de 130 mg (1,3 mL), tem-se uma [máx] maior do que a permitida, sendo necessário diluir a medicação.

   Então:

   30 mg —— 1 mL
   130 mg —— X

   30 mg ⨯ 1 mL
   130 mg ⨯ X

   Resposta: X = 4,33 mL

   Ou seja, é necessário completar os 1,3 mL da medicação até o volume total final, neste caso, 4,33 mL; para não ultrapassar a concentração máxima de 30 mg/mL.

   Assim, o volume total a ser administrado será de 4,33 mL (1,3 mL da dose + 3,03 mL de solvente)

   Assim, ao calcular o volume de diluição, com base na concentração máxima do fármaco, e além do volume da medicação (reconstituída ou líquida) acrescentarmos solvente (soro glicosado 5 % ou soro fisiológico 0,9 %, a depender da medicação) até chegar nesse volume total final, estaremos respeitando os seus limites para infusão com mais segurança e eficácia.

3. **Como deve ser realizada a infusão das medicações?**

   Deve-se utilizar, preferencialmente, uma bomba de infusão, que garanta a precisão de volume e do tempo. A administração direta de um fármaco apenas é utilizada quando se pretende alcançar níveis plasmáticos rapidamente; nos casos de promover sedação, em uma parada cardiorrespiratória, hipovolemia ou hipoglicemia. Nessas duas últimas situações, as infusões são chamadas de *push* ou bólus, que são administradas em poucos minutos ou conforme indicação médica. Ressalta-se que a administração direta não implica utilização do medicamento puro; na maioria dos casos, permanece a necessidade de diluição.

A velocidade de infusão é variável e depende do medicamento em questão. Ao utilizar a bomba de infusão, deve-se programar o volume e o tempo de infusão e monitorar o equipamento com frequência. Apesar de serem eficientes e convenientes, estão sujeitos a falhas, seja por falta de calibração, seja por uso de materiais inadequados ao dispositivo. O procedimento de dupla-checagem, quando um profissional revisa o que outro programou e instalou, pode ser de grande valia para a segurança do paciente nesse processo.

Considerando as pequenas doses e volumes utilizados em neonatologia, é comum o uso de bombas de infusão para seringa na administração das medicações. Importante lembrar que, na administração dos medicamentos, utilizam-se perfusores conectados ao acesso venoso do paciente e, portanto, deve-se "lavar" o perfusor com alguns "mL" do mesmo componente utilizado para diluir a medicação e reprogramar a bomba de seringa para infundir, assim, o quanto de medicamento permaneceu no perfusor. Como geralmente se utilizam perfusores de 120 cm, o ideal é "lavar" com ao menos 1,2 mL, mas cada instituição define como esses processos são organizados. Quando a unidade de terapia intensiva neonatal (UTIN) não disponibiliza bombas de infusão, buretas de "microgotas" devem ser o dispositivo de escolha para controle da infusão. Lembrando que:

1 mL = 20 gotas	1 gota = 3 microgotas
1 mL = 60 microgotas	mL/h = microgotas/min

4. **Existem medicações que exigem cuidados especiais?**
   – **Medicações fotossensíveis:** alguns medicamentos são fotossensíveis, isto é, se expostos à luz podem sofrer alterações químicas (especialmente a oxirredução), alterando sua estabilidade. Portanto, é necessário o uso de materiais especiais para protegê-los, como bolsas, equipos e perfusores fotoprotetores, são eles: anfotericina B; adrenalina contínua; furosemida; insulina; noradrenalina; nutrição parenteral total (NPT) quando houver polivitamínico associado;
   – **Insulina:** a hiperglicemia neonatal é uma alteração metabólica que acomete RN gravemente doentes, principalmente os com menos de 32 semanas. Um de seus tratamentos consiste na administração contínua de insulina endovenosa. Essa infusão é geralmente preparada e administrada pelo enfermeiro, considerando alguns cuidados essenciais, como: instalar em acesso venoso exclusivo; administrar em bomba de infusão; utilizar equipo de baixa adsorção; e, quando não disponível, recomenda-se "impregnar" o mesmo com a solução prescrita por 30 a 60 minutos antes da administração (conforme protocolo institucional); respeitar o período de validade da infusão, que é de 6 horas, para que o efeito não diminua. Além disso, o controle da glicemia do RN deve ser realizado a cada hora, ou conforme indicado pela equipe médica, e deve-se ficar atento à presença de alterações de sinais e sintomas de hiperglicemia ou hipoglicemia;

– **Ganciclovir:** medicamento antiviral indicado para prevenção e tratamento de infecções causadas pelo citomegalovírus (CMV). Na neonatologia, é utilizado pela via endovenosa, geralmente por um período médio de 42 dias. Em virtude do tempo prolongado de tratamento, é indicado um acesso venoso central, evitando-se múltiplas punções venosas no decorrer da terapia. Trata-se de um antineoplásico, presente na lista de medicamentos perigosos ao ambiente, exigindo cuidados em razão de seu potencial genotóxico, carcinogênico e teratogênico. Assim, o ideal é o fármaco ser preparado em ambiente adequado e vir com dose pronta com a devida diluição e com equipo já preenchido para que seja apenas instalado no paciente. Em algumas instituições, esse preparo ocorre por um técnico da Central de Misturas Intravenosas (CMI). A instalação, programação do dispositivo, retirada do medicamento do neonato e descarte cabem, segundo legislação, ao enfermeiro, que deve estar devidamente treinado e paramentado conforme normas de biossegurança da NR 32. Os equipamentos de proteção individual (EPI) indicados são: luvas; avental impermeável; óculos de proteção; máscara de carvão ativado ou N95.

Referências

1. Almeida LS, Andreoli RLF, Grossi SAA, Secoli SR. Insulina intravenosa: controvérsias sobre o processo de adsorção nos dispositivos de infusão. Rev Gaúcha Enferm, 2008. 29(2). Disponível em: https://seer.ufrgs.br/RevistaGauchadeEnfermagem/article/view/5594/3204. Acesso em: 15 jun 2020.
2. Hockenberry MJ, Wilson D, Rodgers CC. Wong: fundamentos de enfermagem pediátrica. 10. ed. Rio de Janeiro: Guanabara Koogan; 2018.
3. Tamez RN. Enfermagem na UTI neonatal: assistência ao recém-nascido de alto risco. 5. ed. Rio de Janeiro: Guanabara Koogan; 2017.
4. Giovani AMM. Enfermagem, cálculo e administração de medicamentos. 14. ed. Editora: Rideel; 2012.
5. Conselho Regional de Enfermagem do Rio Grande do Sul. Autarquia Federal – Lei nº 5.905/73. PARECER TÉCNICO Nº 003/2017 Preparo, manipulação e administração do medicamento Ganciclovir pelos profissionais de enfermagem.
6. Molinari JV, Cancelier ACL, Trevisol FS. Uso de medicamentos em crianças internadas em hospital do Sul do Brasil 2016-2017. Revista da Amrigs, 2019. 63(1). Disponível em: https://www.riuni.unisul.br/handle/12345/7681. Acesso em: 3 mar 2021.
7. Hornton PS, Stanley CA, De Leon DD, Harris D, Haymond MW, Hussain K, et al. Recommendations from the Pediatric Endocrine Society for evaluation and management of persistent hypoglycemia in neonates, infants, and children. J Pediatr, 2015; 167(1). Disponível em: https://www.jpeds.com/action/showPdf?pii=S00223476%2815%2900358-3. Acesso em: 15 jun 2020.

Infiltração e Extravasamento de Medicamentos

53

Ana Valeska Siebra e Silva
Auricélia Amarante de Andrade
Viviane Cristina de Lima Gusmão

1. **O que é a infiltração?**
   Administração inadvertida de medicamento *não vesicante* ou fluido no tecido circundante, próximo ao cateter, em vez de administrá-los na via intravenosa pretendida.[1-8]

2. **O que é o extravasamento?**
   Vazamento ou escape inadvertido de um medicamento de aspecto *vesicante* ou certo volume de solução de uma veia ou a administração não intencional nos tecidos saudáveis adjacentes à veia em que está inserido o cateter venoso.[1-6,9]

3. **Quais são os fatores que contribuem para a infiltração e o extravasamento?[4,8]**

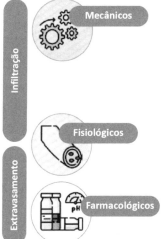

Infiltração

Mecânicos
- Veias muito delicadas e com mau estado;
- Atividade/mobilização do paciente;
- Relação incompatível entre o calibre do cateter e veia;
- Repetidas tentativas de inserção na mesma veia;
- Local de inserção (áreas de flexão da articulação, mão dominante);
- Déficits de estabilização/fixação do cateter (instabilidade do cateter);
- Déficits de estabilização/fixação da agulha de Huber- PORT;
- Quebra/fratura do cateter;
- Uso de bombas de infusão.

Fisiológicos
- Formação de coágulos acima do sítio de inserção do cateter;
- Trombo ou bainha de fibrina na ponta do cateter;
- Linfedema.

Extravasamento

Farmacológicos
- pH;
- Osmolaridade;
- Peso molecular;
- Potencial vasoconstritor;
- Citotoxicidade.

Figura 53.1. Fatores que contribuem para a infiltração e o extravasamento.
Adaptada de Doellman, et al. 2009.

4. **Qual é a diferença entre extravasamento e infiltração?**

   Infiltração e extravasamento envolvem uma solução intravenosa ou medicamento penetrando no tecido ao redor da veia em que o cateter está inserido. Porém, é o tipo de solução ou medicamento inadvertidamente administrado ao tecido circundante que determina a sua principal diferença. Os fármacos com aspecto irritante geralmente causam infiltração, enquanto os medicamentos vesicantes comumente acarretam extravasamentos.[8,10-15]

5. **Quais são os mecanismos de lesão tecidual na infiltração e no extravasamento?**

   Os medicamentos ou soluções podem ter aspecto irritante ou vesicante. Os medicamentos irritantes causam reação inflamatória na túnica íntima do vaso mediante liberação de histamina pelo endotélio. A inflamação aumenta o risco de ruptura venosa, permitindo que as soluções escapem para o tecido circundante. A infiltração pode resultar em incapacidade em virtude das reações inflamatórias locais e compressão dos tecidos circundantes (síndrome compartimental).[8,10-17]

   As soluções e/ou medicamentos vesicantes causam lesões graves aos tecidos como vesículas, necrose e infecção de partes moles. O dano pode se estender e envolver nervos, tendões e articulações e pode continuar por meses após o insulto inicial. A lesão tecidual pode se desenvolver progressivamente, e sua extensão total pode se tornar delimitada e evidente apenas dias ou semanas após a exposição. Caso haja atrasos no tratamento, por falta de reconhecimento precoce e insituição das medidas terapêuticas, o desbridamento cirúrgico, o enxerto de pele e até a amputação podem ser os desfechos para tal evento adverso.[14,16-19]

   A gravidade da lesão é proporcional à quantidade do fármaco extravasado nos tecidos, bem como suas propriedades, como pH, osmolaridade (concentração), peso molecular, potencial para vasoconstricção e citotoxidade (capacidade de ligação ao DNA). É importante ressaltar fatores como a duração da exposição à irritação química, como também, a pressão mecânica exercida pelas coberturas de cateter associadas às fixações dos membros puncionados (talas, ataduras etc.) contribuem para lesões mais extensas.[8,15,16]

   O pH extremo, tanto ácido como alcalino, pode causar danos às proteínas celulares, resultando em morte celular. A perda de células cursa com inflamação e dano endotelial venoso tornando a pele susceptível à ruptura. A osmolaridade também pode influenciar a extensão da lesão. Fluidos hipertônicos causam trânsito de fluido do interior das células para o espaço intersticial. Ocorrem interrupção da função da célula, morte celular e necrose dos tecidos.[15]

Infiltração e Extravasamento de Medicamentos | 345

6. **Por que eventos adversos como infiltração e extravasamento têm maior impacto na segurança do paciente neonatal?**[14,16,18]

Prematuros
- Pele é mais frágil, mais suscetível a infecções;
- Fragilidade epidérmica e maturação incompleta da barreira cutânea;
- Falta de tecido subcutâneo;
- Parede dos vasos sanguíneos mais delicadas menor calibre e extremamente frágeis;
- Incapacidade de expressar dor e desconforto.

Figura 53.2: Características dos prematuros.
Fonte: Imagem produzida pelas autoras.

7. **Infiltração e extravasamento podem ocorrer apenas nos cateteres venosos periféricos (CVP)?**

Os dispositivos periféricos apresentam maior risco de infiltração e extravasamento em razão dos seguintes fatores:[21,22]

- **Cateter com menor comprimento;**
- **Tipo de material da cânula:** a cânula dos CVP podem ser constituídas por: teflon ou poliuretano. O teflon é mais associado a eventos por ser um material com maior resistência e menor biocompatibilidade;
- **Tipo de dispositivos:** CVP com plataforma de estabilização possui menor risco de infiltração devido a maior estabilidade;
- **Técnica de inserção:** quanto maior o número de tentativas, maior o risco;
- **Técnica de estabilização e fixação do *hub* (canhão) do cateter:** quanto maior a instabilidade do hub há movimentos imperceptíveis da cânula que aumentam o risco de infiltração;
- **Local de inserção:** regiões próximas a articulações (punho, fossa cubital) tem maior risco de infiltração;
- **Déficits de manutenção do cateter:** estabilização, coberturas, *flushings*;
- **Déficits na avaliação do dispositivo.**

Figura 53.3: Características dos dispositivos para acesso venoso.
Fonte: Imagem produzida pelas autoras.

Já os dispositivos venosos centrais, como o PICC, a infiltração e o extravasamento podem decorrer de uma ruptura do cateter, que pode acontecer quando se realizam *flushing* com seringas de 1, 3 ou 5 mL. Pode ocorrer também nos casos em que há migração ou mau posicionamento da porção distal do cateter. Um dispositivo obstruído por formação de bainha de fibrina ou um acesso incorreto entre a agulha de Huber e o septo de um cateter totalmente implantado (PORT) também poderá causar infiltração. Entretanto, um evento grave na neonatologia se dá com a perfuração venosa ou de algum órgão (coração), originando extravasamento para os tecidos e desfechos graves para os pacientes.[34]

8. **Quais são os medicamentos utilizados na terapia intensiva apresentam maior risco de infiltração e extravasamento?[16,17]**

Os medicamentos e fluidos EV mais implicados em lesão de infiltração periférica incluem drogas citotóxicas, vasopressores (vasoativas), eletrólitos (cálcio, cloreto), inotrópicos, alguns antimicrobianos (vancomicina, ganciclovir, aciclovir, anfotericina, cefotaxina), e soluções hiperosmolares (manitol, glicose a 10% e 50%, nutrição parenteral total).

9. **Quais são os sinais e sintomas de infiltração e extravasamento?[2,4,7,12,17,18]**

Os sinais e sintomas dessas duas complicações geralmente não ocorrem e nem sempre são óbvios até algumas horas após a falha do dispositivo IV e isso geralmente depende da rapidez com que o medicamento ou o fluido está sendo infundido. Em crianças, especialmente em recém-nascidos, a taxa e a quantidade infundidas são pequenas, portanto pode levar até 24 horas para que os sinais e sintomas apareçam.

Então, deve-se observar com atenção a pele próxima ao sítio de inserção do cateter e próximo à porção distal do dispositivo. Alguns estudos utilizam a estratégia do toque – olhe – compare.

10. **Qual escala de avaliação poderá ser utilizada para a prevenção de infiltração e de extravasamento?**

- Eritema e hiperemia semelhante a uma dermatite;
- Vazamento de fluido do sítio de inserção;
- Descoloração da pele (pele mais clara ao redor do dispositivo);
- Presença de edema (inchaço) e endurecimento;
- Pele esticada e mais fria ao toque;
- Dor ou sensibilidade durante a infusão e/ou ao toque;
- Circulação sanguínea prejudicada;
- Calor;
- Necrose tecidual e/ou formação de flictemas (bolhas) – quando há extravasamento de medicamentos vesicantes.

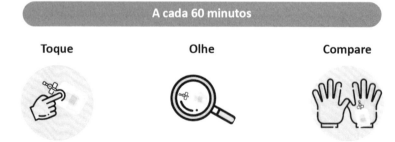

A cada 60 minutos

Toque	Olhe	Compare
O sítio de inserção do cateter e sinta: • Macio; • Aquecido; • Seco; • Sem dor.	O sítio de inserção do cateter deve estar: • Descoberto; • Seco; • Sem hiperemia.	O sítio de inserção do cateter deve: • Ter o mesmo tamanho que o outro lado; • Não estar inchado.

Figura 53.4. Características para a avaliação dos eventos adversos com infusões.
Fonte: Imagem produzida pelas autoras.

Classificação	Características
Grau 0	• Sem sintomas; • Flui com facilidade.
Grau 1	• Edema localizado (1%-10%); • Flui com facilidade; • Dor no local.
Grau 2	• Edema leve (até ¼ ou de 10% a 25% da extremidade acima ou abaixo do local de inserção); • Presença de hiperemia; • Dor no local.
Grau 3	• Edema moderado (¼ ou ½ ou de 25%-50% da extremidade acima ou abaixo do local de inserção); • Dor no local; • Pele fria ao toque; • Palidez no local; • Pulso diminuído abaixo do local.
Grau 4	• Edema grave (mais do que ½ ou 50% da extremidade acima ou abaixo do local de inserção); • Infiltração decorrente de infusão de hemocomponentes, soluções irritantes ou vesicantes (com edema de qualquer extensão); • Pele fria ao toque; • Palidez no local; • Ruptura da pele/necrose; • Formação de bolhas; • Pulso diminuído ou ausente; • Dor no local; • Enchimento capilar > 4 segundos.

Quadro 53.1. Escala PIV de infiltração pediátrica.
Adaptado de Rodrigues EC, et al. 2020.

A prevenção é fundamental na redução de danos relacionados à terapia infusional para o RN. É a equipe de enfermagem que constantemente examina o sítio de inserção e, com o auxílio de ferramentas, estratifica o risco e planeja as intervenções específicas dentro de um plano de cuidados individualizado.[1-3,5,23,25]

Para a avaliação do paciente, há disponível a *Pediatric PIV Infiltration Scale*, publicada em 2012, traduzida e validada para o português do Brasil em 2020.[23,24]

11. **Quais são as ações de prevenção na infiltração/extravasamento?**
    – Selecionar o dispositivo de acesso vascular, como também o sítio de inserção mais apropriados, a fim de reduzir o risco de infiltração/extravasamento;
    – Não usar cateteres metálicos (*scalps*) para a infusão em virtude do alto risco de infiltração;

– Priorizar a inserção de dispositivos por profissionais habilitados;[29]
– Reconhecer os fatores de risco associados a infiltração/extravasamento;[26]
– Dispor de um Manual de Diluições, emitido e validado pela Farmácia Clínica da instituição em que constem informações completas acerca de: natureza do medicamento/solução (vesicante, não vesicante e irritante), pH, osmolaridade, solução mais adequada para reconstituição e diluição, tempo de administração e possíveis interações medicamentosas;[27]
– Realizar estratificação dos medicamentos com maior potencial para infiltração/extravasamento em alto risco, risco intermediário e baixo risco e disponibilizá-la nos locais de preparo de medicamentos. A despeito dessa estratificação, é importante reiterar que nenhuma infusão EV é totalmente segura na neonatologia. Até mesmo infiltração de solução salina isotônica poderá resultar em danos graves para o RN;[26,27]
– Realizar estabilização e fixação (cobertura) adequada dos dispositivos destinados à terapia infusional;

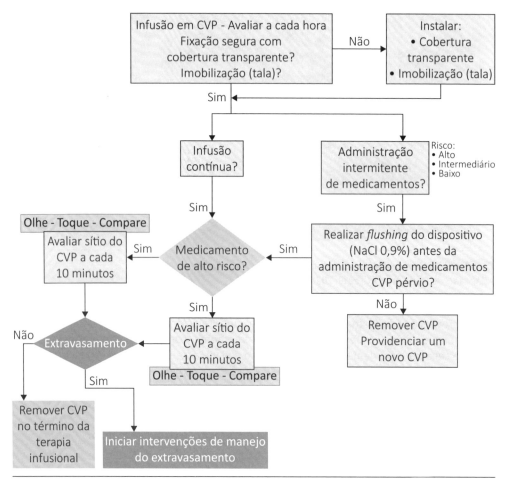

Figura 53.5. Fluxograma para prevenção e manejo do extravasamento em neonatologia. Adaptado de Chan KM, Chau JPC, Choi KC, et al. 2020.

- Atenção com imobilizações nos membros de inserção do dispositivo a fim de evitar garroteamento e redução do retorno venoso;
- Avaliar todos os dispositivos quanto à patência (livre fluxo e refluxo de fluidos) utilizando-se técnica de *flushing*;[21]
- Realizar *flushing* com infusão de solução de cloreto de sódio isotônico (NaCl a 0,9%), em seringa *luer lock* de 10 mL ou 20 mL;[21]
- Avaliar a cada hora o sítio de inserção dos dispositivos como também as áreas próximas, observando-se sinais e sintomas de possíveis infiltrações/extravasamentos. Há diversos estudos que disponibilizam fluxos para a aplicabilidade prática da prevenção de infiltração/extravasamento;[28,30]
- Fortalecer a educação permanente sobre: escolha do dispositivo e sítio adequado conforme idade do paciente e seu respectivo plano terapêutico, técnica de inserção adequada de dispositivos periféricos (cateter sobre agulha) e cateter central de inserção periférica, manutenção dos dispositivos;
- Todas as ações de prevenção devem estar devidamente registradas nos prontuários com descrições claras das avaliações realizadas como também condutas tomadas a partir das avaliações.

12. Quais condutas tomar quando houver uma infiltração/extravasamento?[29-34]

- Qualquer infiltração/extravasamento deve ser identificada, avaliada e imediatamente implementadas intervenções apropriadas a fim de minimizar os efeitos;
- Se houver sinais de infiltração, interrompa a infusão imediatamente;
- O tratamento aplicado dependerá das propriedades do agente (pH, osmolaridade) extravasado e da gravidade (extensão) do evento. Por isso, é importante aplicar a escala de extravasamento e implementar plano de cuidados conforme o grau observado;
- O tratamento tem como base o tipo, a quantidade e a localização da lesão tecidual e inclui a interrupção da administração do medicamento e, se possível, a aspiração do medicamento residual;
- Agente vesicante: o tratamento deve ser determinado antes da remoção do cateter, a fim de remover parte do agente;
- Uso de compressas quentes ou frias tem sido uma intervenção controversa devido aos relatos de lesões ocasionadas pelas altas temperaturas observadas nas compressas aquecidas com danos à pele já fragilizada pelas ações do agente extravasado;[19,33]
- Antídotos estão disponíveis para alguns tipos de infusados; bulas de medicamentos ou políticas institucionais direcionarão a administração. Um antídoto apropriado, se disponível, deve ser administrado ao redor da lesão para ajudar na reabsorção do infusato;[33]
- Realizar avaliação e observação contínua do local extravasado, registando aspectos importantes da área em prontuário do paciente. Avalie: cor do membro, perfusão, pulso, amplitude de movimento e quantidade estimada de fluido infiltrado com base no tempo de descoberta;
- Todas as informações relacionadas ao evento devem ser relatadas e documentado nos registros do paciente.

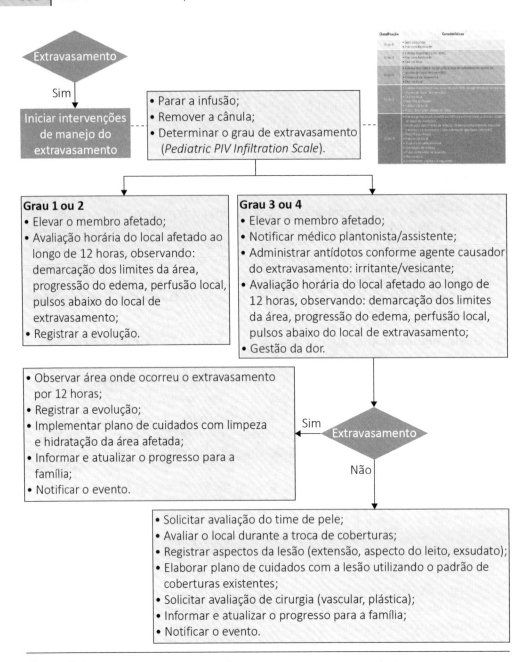

Figura 53.6. Fluxograma para o manejo do extravasamento em neonatologia. Adaptado de Chan KM, Chau JPC, Choi KC, et al. 2020.

Referências

1. Gorski LA. The 2016 Infusion Therapy Standards of Practice. Journal of Infusion Nursing. Supplement to January/February 2016;39(1S). ISSN 1533-1458.
2. Phillips LD, Gorski L. Manual of I.V. Therapeutics: evidence-based practice for infusion therapy. 6. ed. F. A. Davis Company: Philadelphia; 2014.
3. Nicholson J. Royal College of Nursing's Standards for Infusion Therapy: an overview. Br J Nurs. 2018.25;27(2):S12-S14. doi: 10.12968/bjon.2018.27.2.S12.
4. Paquette V, McGloin R, Northway T, Dezorzi P, Singh A, Carr R. Describing intravenous extravasation in children (DIVE Study). Can J Hosp Pharm. 2011;64(5):340-5. doi: 10.4212/cjhp.v64i5.1069.
5. Moureau NL. Vessel health and preservation: the right approach for vascular access [eBook]. SpingerOpen. ISBN 978-3-030-03148-0. https://doi.org/10.1007/978-3-030-03149-7.
6. Rosenthal K. Reducing the risks of infiltration and extravasation. Nursing. 2007 Fall;37 Suppl Med:4-8. doi: 10.1097/01.NURSE.0000298011.91516.98.
7. Hadaway LC. I.V. infiltration: not just a peripheral problem. Nursing. 2002;32(8):36-42; quiz 43. doi: 10.1097/00152193-200208000-00044.
8. Doellman D, Hadaway L, Bowe-Geddes LA, Franklin M, LeDonne J, Papke-O'Donnell L, Pettit J, et al. Infiltration and extravasation: update on prevention and management. J Infus Nurs. 2009;32(4):203-11. doi: 10.1097/NAN.0b013e3181aac042.
9. Sauerland C, Engelking C, Wickham R, Corbi D. Vesicant extravasation part I: Mechanisms, pathogenesis, and nursing care to reduce risk. Oncol Nurs Forum. 2006.27;33(6):1134-41. doi: 10.1188/06.ONF.1134-41.
10. Dougherty L. IV therapy: recognizing the differences between infiltration and extravasation. Br J Nurs. 2008.13;17(14):896, 898-901. doi: 10.12968/bjon.2008.17.14.30656.
11. Dougherty L. Extravasation: prevention, recognition and management. Nurs Stand. 2010;24(52):48-55; quiz 56, 60. doi: 10.7748/ns2010.09.24.52.48.c7956.
12. Amjad I, Murphy T, Nylander-Housholder L, Ranft A. A new approach to management of intravenous infiltration in pediatric patients: pathophysiology, classification, and treatment. J Infus Nurs. 2011;34(4):242-9. doi: 10.1097/NAN.0b013e31821da1b3.
13. Sauerland C, Engelking C, Wickham R, Corbi D. Vesicant extravasation part I: mechanisms, pathogenesis, and nursing care to reduce risk. Oncol Nurs Forum. 2006.27;33(6):1134-41. doi: 10.1188/06.ONF.1134-1141.
14. McCullen KL, Pieper B. A retrospective chart review of risk factors for extravasation among neonates receiving peripheral intravascular fluids. J Wound Ostomy Continence Nurs. 2006;33(2):133-9. doi: 10.1097/00152192-200603000-00006.
15. Odom B, Lowe L, Yates C. Peripheral infiltration and extravasation injury methodology: a retrospective study. J Infus Nurs. 2018;41(4):247-252. doi: 10.1097/NAN.0000000000000287.
16. Driscoll C, Langer M, Burke S, El Metwally D. Improving detection of IV infiltrates in neonates. BMJ Qual Improv Rep. 2015.29;4(1):u204253.w3874. doi: 10.1136/bmjquality.u204253.w3874.
17. Santos LM, et al. Risk factors for site complications of intravenous therapy in children and adolescents with cancer. Rev Bras Enferm. 2020;73(4):e20190471. doi: http://dx.doi.org/10.1590/0034-7167-2019-0471.
18. Sangam SL. Quality improvement measures for early detection of severe intravenous infiltration in infants. BMJ Open Qual. 2019.19;8(2):e000407. doi: 10.1136/bmjoq-2018-000407.
19. Treadwell T. The management of intravenous infiltration injuries in infants and children. Ostomy Wound Manage. 2012;58(7):40-4.
20. Oranges T, Dini V, Romanelli M. Fisiologia da pele do recém-nascido e do lactente: implicações clínicas. Adv Wound Care (New Rochelle). 2015; 4 (10): 587-595. doi: 10.1089 / ferida.2015.0642.
21. Saliba P, Cuervo G, Hornero A, et al. The impact of flushing with pre-filled saline syringes on the incidence of peripheral venous catheter failure: A quasi-experimental study. J Vasc Access. 2020;21(4):490-496. doi:10.1177/1129729819888423.
22. Helm RE, Klausner JD, Klemperer JD, Flint LM, Huang E. Accepted but unacceptable: peripheral IV catheter failure. J Infus Nurs. 2019;42(3):151-164. doi:10.1097/NAN.0000000000000326.

23. Rodrigues EC, Cardoso MVLML, Campos FMC, Gazelle TGA, Nobre KSS, Oliveira NR. Content translation and validation of the pediatric PIV infiltration scale into Brazilian Portuguese. Rev Bras Enferm. 2020;73(4):e20190300. doi:10.1590/0034-7167-2019-0300.
24. Pop RS. A pediatric peripheral intravenous infiltration assessment tool. J Infus Nurs. 2012;35(4):243-248. doi:10.1097/NAN.0b013e31825af323.
25. Gorski LA, Hallock D, Kuehn SC, Morris P, Russell JM, Skala LC. Recommendations for frequency of assessment of the short peripheral catheter site. J Infus Nurs. 2012;35(5):290-292. doi:10.1097/NAN.0b013e318267f636.
26. Tofani BF, Rineair SA, Gosdin CH, Pilcher PM, McGee S, Varadarajan KR, Schoettker PJ. Quality improvement project to reduce infiltration and extravasation events in a pediatric hospital. J Pediatr Nurs. 2012 Dec;27(6):682-9. doi: 10.1016/j.pedn.2012.01.005.
27. Clark E, Giambra BK, Hingl J, Doellman D, Tofani B, Johnson N. Reducing risk of harm from extravasation: a 3-tiered evidence-based list of pediatric peripheral intravenous infusates. J Infus Nurs. 2013 Jan-Feb;36(1):37-45. doi: 10.1097/NAN.0b013e3182798844.
28. Gorski LA, Hallock D, Kuehn SC, Morris P, Russell JM, Skala LC. Recommendations for frequency of assessment of the short peripheral catheter site. J Infus Nurs. 2012;35(5):290-2. doi: 10.1097/NAN.0b013e318267f636.
29. Park SM, Jeong IS, Kim KL, Park KJ, Jung MJ, Jun SS. The effect of intravenous infiltration management program for hospitalized children. J Pediatr Nurs. 2016 Mar-Apr;31(2):172-8. doi: 10.1016/j.pedn.2015.10.013.
30. Chan KM, Chau JPC, Choi KC, et al. Clinical practice guideline on the prevention and management of neonatal extravasation injury: a before-and-after study design. BMC Pediatr 20, 445 (2020). doi:10.1186/s12887-020-02346-9.
31. Reynolds PM, MacLaren R, Mueller SW, Fish DN, Kiser TH. Management of extravasation injuries: a focused evaluation of noncytotoxic medications. Pharmacotherapy. 2014 Jun;34(6):617-32. doi: 10.1002/phar.1396.
32. Yan YM, Fan QL, Li AQ, Chen JL, Dong FF, Gong M. Treatment of cutaneous injuries of neonates induced by drug extravasation with hyaluronidase and hirudoid. Iran J Pediatr. 2014 Aug;24(4):352-8. Epub 2014 Jul 3.
33. Corbett M, Marshall D, Harden M, Oddie S, Phillips R, McGuire W. Treating extravasation injuries in infants and young children: a scoping review and survey of UK NHS practice. BMC Pediatr. 2019 Jan 7;19(1):6. doi: 10.1186/s12887-018-1387-1.
34. Association for Vascular Access Pediatric Special Interest Group. Best Practice Guidelines in the Care and Maintenance of Pediatric Central Venous Catheters. 2. ed.; 2015.

Cateter Venoso Central de Inserção Periférica

54

Ana Valeska Siebra e Silva
Auricélia Amarante de Andrade
Viviane Cristina de Lima Gusmão

1. **O que é o cateter central de inserção periférica?**

   O cateter central de inserção periférica (CCIP), ou sua versão em inglês, *Peripherally Inserted Central Catheter* (PICC), é um dispositivo intravascular, do tipo venoso. Ele é geralmente inserido em uma veia periférica e superficial dos membros superiores (veia basílica, cefálica ou braquial) e dos inferiores (veia safena). A porção distal do cateter avança pela rede venosa até uma localização central posicionado na veia cava superior (junção cavoatrial [JCA] – 1/3 inferior) ou veia cava inferior (Figura 54.1).

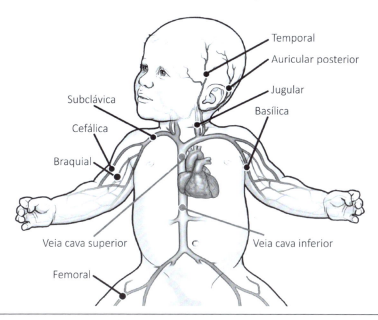

Figura 54.1. Principais locais anatômicos utilizados para a inserção de PICC.
Fonte: National Association of Neonatal Nurses – NANN. Peripherally Inserted Central Catheters: Guideline for Practice, 3. ed.; 2015.

O PICC é fabricado em silicone ou poliuretano. Esses componentes oferecem maleabilidade, biocompatibilidade, durabilidade e certa resistência às infusões por bombas de infusão. Os dispositivos são radiopacos e termossensíveis, apresentando um ou dois lúmens com porção terminal podendo ter ponta aberta ou fechada.[1-3]

A utilização do PICC no Brasil começou no final da década de 1990, mas somente em 2001, mediante Resolução nº 258, do Conselho Federal de Enfermagem, o procedimento foi regulamentado para que enfermeiros devidamente qualificados o realizassem.[4,5]

Na Neonatologia, o PICC foi consolidado como o cateter de primeira escolha, tendo em vista a possibilidade de realizar o procedimento na própria incubadora, sem necessidade de transportar o recém-nascido (RN) para centro cirúrgico, ser menos invasivo e agregar vantagens em relação aos outros tipos de cateteres, como menor taxa de infecção de corrente sanguínea além da boa relação custo-benefício.[4,5]

2. **Quais são os tipos de cateteres PICC fabricados para o uso em RN?**

Os cateteres utilizados na Neonatologia são comumente confeccionados em silicone ou poliuretano, têm configuração mono ou duplo lúmen. O cateter pode ter calibre externo de 1.0, 1.9 e 2.0 French (Fr) e comprimento total de 20 a 50 cm. Em geral, está disponível em *kit* de inserção por punção direta ou técnica de Seldinger modificada por micropunção. Apresenta no seu *kit* introdutores tipo *peel away* com agulha de punção que varia de 24 a 28 Gauge (GA) [diâmetro interno].[1-3,6] Atendendo à recomendação da Norma Regulamentadora nº 32, os *kits* de inserção devem ter materiais perfurocortantes com dispositivos de segurança do tipo ativo ou passivo.[7]

No Brasil, está disponível o *kit* de PICC neonatal com inserção pela técnica de Seldinger modificada por micropunção, em que, além da agulha de punção (30 GA e 3,5 cm), há dilatador do tipo *peel away* (27 GA e 3,5 cm), cateter radiopaco (marcações a cada centímetro, 24 GA, *prime* de 0,15 mL e taxa de fluxo de 25 mL/h), fio-guia de 20 cm com ponta flexível para avanço atraumático e dispositivo para estabilização do cateter (Figura 54.2).

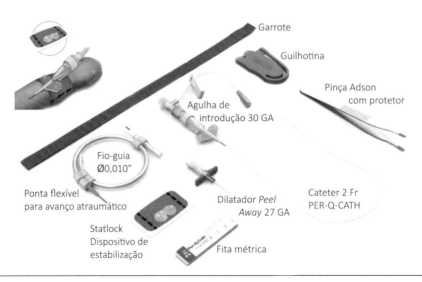

Figura 54.2. *Kit* de inserção de PICC neonatal por técnica de Seldinger modificada.
Fonte: BD Brasil.

3. **Quais são as indicações para a utilização do cateter PICC em Neonatologia?**

   Na Neonatologia, temos a disponibilidade de um acesso confiável ao sistema vascular é necessário para o tratamento dessa população. O PICC é um cateter de longa duração, estando indicado quando o tempo de terapia for maior do que seis dias e/ou se a terapia indicada envolver fármacos inapropriados para infusão em veias periféricas, isto é, vesicantes, irritantes e/ou com osmolaridade superior a 600 mOsm, independentemente do estado clínico do RN, peso ou idade gestacional. Há indicação para os RN em ventilação mecânica e em pós-operatórios prolongados.[1,3,6,8]

   A utilização do cateter PICC em RN, seja na terapia intensiva, seja sob cuidados intermediários, tem relação direta com a preservação da rede venosa, com a redução de estresse associado à dor e à manipulação excessiva, além de otimizar de maneira segura a infusão de fármacos vesicantes, irritantes e hiperosmolares (> 600 mOsm). Recomendações recentes, reiteram a utilização do cateter PICC para RN com indicação de terapia intravenosa por sete dias ou mais, independentemente das características farmacológicas das medicações.[3,8-10]

4. **Quais são as contraindicações de PICC na Neonatologia?**

   Em geral, existem poucas contraindicações para a inserção neonatal de PICC. A despeito das vantagens do PICC na unidade de terapia intensiva neonatal (UTIN), existem certas circunstâncias em que um cateter central deve, se possível, ser evitado. Isso inclui situações em que o sítio de inserção apresente lesões de pele (infecções locais, queimaduras, lesões por adesivos), isso poderá aumentar o risco de colonização do cateter de modo extraluminal e dificultar a fixação do cateter. Vasos com delicados calibres, danificados ou trombosados em virtude de inserções anteriores ou de tentativas repetidas de inserções podem dificultar a inserção de um novo cateter.

   Casos de trombose central, estenose, anomalias venosas congênitas ou idiopáticas da veia subclávia ipsilateral ou da veia cava superior podem dificultar o avanço do cateter para a posição-alvo correta. Deve-se dar atenção especial a crianças com insuficiência renal crônica ou doença renal em estágio terminal. Nesses pacientes, devem ser consideradas alternativas ao cateter a fim de priorizar a preservação das veias para a formação de fístula arteriovenosa para diálise.[11-13]

5. **Como inserir o PICC em RN?**

   A inserção do PICC deverá ser realizada por profissional devidamente capacitado. A técnica utilizada poderá ser a convencional por meio da punção direta da veia escolhida para inserção, ou pela técnica de Seldinger modificada (TSM).

   Na técnica de punção direta, há a inserção de um introdutor sob agulha diretamente na veia periférica visível. Após a punção, retira-se a agulha deixando apenas o introdutor, por onde o cateter é inserido até a posição final na JCA (Figura 54.3).

   A TSM consiste na inserção de uma agulha fina guiada por ultrassom em vasos mais profundos e calibrosos, conferindo maior segurança e assertividade ao procedimento. Após a inserção da agulha, um fio-guia é inserido na rede venosa e, em seguida, o cateter é posicionado.[14-16] Apesar de a TSM ainda ser pouco utilizada no Brasil, estudos apontam que sua utilização em RN está associada a uma maior taxa de assertividade na primeira tentativa de punção e menor ocorrência de complicações quando comparada com a técnica de punção direta (Figura 54.4).[16-19]

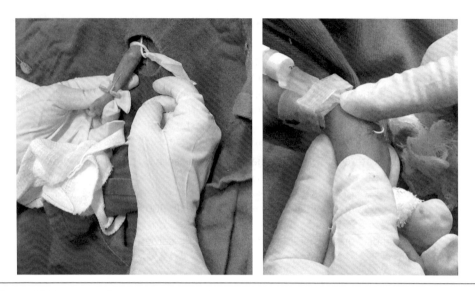

Figura 54.3. Inserção de PICC por punção direta.
Fonte: Acervo das autoras.

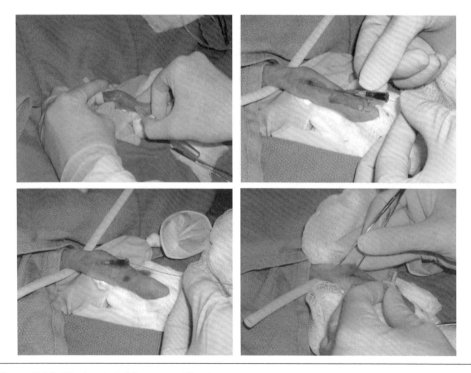

Figura 54.4. Técnica de Seldinger modificada.
Fonte: Acervo das autoras.

6. **Como se faz a mensuração para a inserção do PICC?**[3,20]

A mensuração do cateter deve ser realizada antes do procedimento, pela enfermeira que o inserirá, com fita métrica não estéril e consiste na estratégia utilizada para assegurar o bom posicionamento do cateter (Figura 54.5).

– Membros superiores: colocar o RN em decúbito dorsal, com o braço em ângulo de 90 graus, considerar o local da punção, seguindo até a linha axilar, direita ou esquerda, junção clavícula-esternal direita, até o terceiro espaço intercostal;

– Membros inferiores: quando o cateter for inserido em membros inferiores, a medida deve ser considerada a partir do local da punção, seguindo o trajeto do vaso até a direita da cicatriz umbilical, seguindo até o apêndice xifoide.

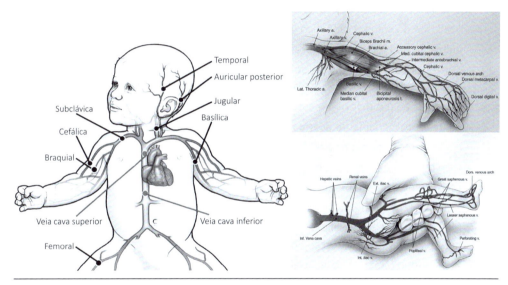

Figura 54.5. Principais locais anatômicos utilizados para inserção de PICC.
Fonte: National Association of Neonatal Nurses. Peripherally Inserted Central Catheters: Guideline for Practice, 3. ed.; 2015.

7. **Qual é o material necessário para a inserção de PICC?**[14,15]

Para inserção do PICC, é necessário o seguinte material:

– Equipamento de proteção individual (EPI): máscara, óculos de proteção, gorro;
– Fita métrica não estéril (para mensuração);
– Avental estéril;
– Luvas cirúrgicas;
– Clorexidina alcoólica – 0,5 a 2% e aquosa;
– Bandeja contendo: uma pinça de assepsia, uma pinça anatômica pequena (não serrilhada), uma tesoura reta delicada e duas cubas redondas;
– Barreira ampliada: campos cirúrgicos necessários para cobrir o RN;

- Campo fenestrado;
- 01 pacote de compressa estéril;
- 01 pacote de gaze estéril;
- Torniquete estéril (garrote);
- 01 Seringa *luer lock* 10 mL;
- Soro fisiológico 0,9%;
- *Kit* contendo cateter e introdutor;
- Guilhotina;
- Película transparente, estéril e fendida.

8. **Quais são os cuidados pré-inserção do PICC?**[1-3,6,15,20,21]
   - Avaliação do plano terapêutico (prontuário e prescrição médica);
   - Indicação do PICC conforme protocolo institucional;
   - Conversar com o responsável sobre o procedimento – assinar Termo de Consentimento Livre Esclarecido – TCLE (etapa imprescindível);
   - Higienização das mãos;
   - Realizar posicionamento adequado do RN e membro de escolha da inserção;
   - Avaliar a rede venosa do RN;
   - Escolher veia para punção de acordo com os critérios de escolha;
   - Mensurar perímetro braquial;
   - Mensurar comprimento do cateter a ser inserido com base no sítio de inserção pretendido (MMSS ou MMII);
   - Identificar o local de inserção do cateter;
   - Checar todo o material organizando-o próximo à incubadora;
   - Enrolar o RN, dando a sensação de aconchego. Utilizar protocolo para prevenção/minimização da dor neonatal.

9. **Quais são os cuidados durante a inserção do PICC?**[1-3,6,15,20,21]
   - Realizar higienização das mãos de modo vigoroso (degermação);
   - Paramentar-se;
   - Organizar todo o material em campo estéril;
   - Segurar com compressa estéril o membro em que será inserido o cateter;
   - Realizar antissepsia do membro utilizando antisséptico com técnica de "vai e vem" por 30 segundos;[22,23]
   - Colocar os campos estéreis – utilizar barreira máxima ampliada conforme protocolo;
   - Cortar o cateter, caso necessário, com a guilhotina conforme tamanho previamente mensurado (existem alguns estudos contraindicando esse corte, mas o corte ainda é o mais utilizado para maior estabilidade do cateter, diminuindo o risco de tração);
   - Preencher o cateter (prime) com solução salina (NaCl 0,9%);
   - Aplicar torniquete no membro a ser puncionado, se necessário;

- Puncionar a veia com introdutor sob agulha;
- Checar o retorno de sangue através da câmara transparente do introdutor;
- Retirar a agulha do introdutor;
- Introduzir o cateter com pinça anatômica centímetro a centímetro;
- Caso a inserção seja realizada em membro superior, posicionar a cabeça do RN para o lado da inserção a fim de ocluir a veia jugular e evitar migração do cateter;
- Realizar salinização com seringa de 10 mL – técnica de *flushing* pulsátil durante a inserção do cateter;
- Introduzir lentamente o cateter através do vaso;
- Partir o introdutor quando faltarem 5 cm do cateter;
- Finalizar a introdução do cateter até a marcação zero;
- Checar fluxo e refluxo sanguíneo por meio da aspiração do cateter com seringa de 10 mL observando-se o retorno de sangue;
- Estabilizar o cateter;
- Realizar curativo estéril compressivo com gaze e filme transparente semipermeável;
- Retirar luvas;
- Higienizar as mãos;
- Descartar todos os resíduos.

10. **Quais são os cuidados pós-inserção do PICC?**[1-3,6,15,20,21]
    - Reposicionar a criança;
    - Realizar radiografia de tórax;
    - Avaliar a localização do cateter;
    - Recolher material;
    - Higienizar as mãos;
    - Preencher ficha de acompanhamento do PICC e realizar evolução no prontuário.

11. **Como ter certeza de que o cateter está bem posicionado?**[3,20,26]

    Para que o PICC seja considerado cateter central, sua ponta deve estar localizada na JCA, independentemente do local da inserção. Em virtude dessa localização final em um vaso de grande calibre, o fluxo sanguíneo ao redor do cateter é alto, geralmente 2 L ou mais por minuto. Isso fornece diluição imediata do infusado e ajuda a proteger as paredes dos vasos da irritação química da medicação intravenosa prescrita. Para assegurarmos essa localização, é mandatória a técnica de mensuração, já supracitada, que deve ser realizada ainda na fase de pré-inserção do PICC.

    Durante a implantação, a infusão de soro fisiológico turbilhonada pode direcionar a ponta do cateter para o trajeto correto, além da adoção da técnica de inserção realizada a cada centímetro lentamente.

    Para se certificar da localização da ponta do cateter, é utilizada a radiografia de tórax, que permite a sua visualização. Apesar de já existir essa técnica em tempo real em neonatos por meio de um aparelho de ultrassom, essa prática ainda não é amplamente utilizada nas unidades de neonatologia brasileiras.

12. Quais são os principais cuidados com o PICC?[1-3,6,15,20,21]

Estudos apresentam resultados favoráveis associados à boa manutenção do cateter PICC em RN. Uma boa manutenção está diretamente relacionada com a maior durabilidade do cateter. Alguns cuidados são imprescindíveis para uma adequada utilização do PICC e minimizam os riscos de complicações. A seguir, listamos os principais cuidados:

- Higienizar as mãos sempre antes e após manipular o cateter e/ou os acessórios do conjunto de infusão (equipos, torneirinhas [dânulas/*three ways*], conectores, seringas);
- Avaliar diariamente o membro em que o PICC está inserido com mensuração do perímetro braquial e comparar com medida feita antes da implantação do dispositivo;
- Diariamente avaliar a necessidade de permanência do cateter;
- Observar sinais como hematomas, pequenos sangramentos locais, perfusão do membro e eventuais edemas que podem apontar déficit de retorno venoso;
- Avaliar a integridade da cobertura do cateter diariamente;
- Trocar curativo a cada 7 dias, ou mediante recomendação de protocolo institucional. Caso ocorra desprendimento da película, deve ser trocado imediatamente;
- Para limpeza do óstio, utilizar clorexidine alcoólica;[22,23]
- Inspecionar sítio de inserção do cateter evidenciando presença de exsudato (sangue, pus), hiperemia, dor e calor local;
- Implantar protocolo de salinização (*flushing*) por intermédio da técnica de turbilhonamento, sempre antes e após a administração de medicamentos e trocas de bolsas de nutrição parenteral total (NPT);
- Utilizar apenas seringas de 10 mL ou 20 mL – sabe-se que a pressão exercida por uma seringa é inversamente proporcional à sua numeração, isto é, quanto menor a seringa, maior será a pressão que exerce no *hub* do cateter;
- Realizar turbilhonamento apenas com soro fisiológico e nunca com água destilada;
- Realizar desinfecção do *hub* do cateter com álcool 70% (*swab* ou gaze estéril) por 15 segundos, antes de cada conexão com seringas, equipos ou torneirinhas;
- Trocar os acessórios do conjunto de infusão (equipos, torneirinhas [dânulas/*three ways*], conectores conforme rotina previamente descrita pela Comissão de Controle de Infecção da instituição;
- Não infundir hemoderivados através do cateter, visto que só é permitida infusão de concentrado de hemácia, albumina, plasma em cateter maior ou igual a 4 Fr. Atentar para a recomendação do fabricante;
- Registrar todos os cuidados aqui descritos em prontuário do paciente ou a ficha do *bundle* de manutenção.[24,25]

Referências

1. Phillips LD, Gorski L. Manual of I.V. therapeutics: evidence-based practice for infusion therapy. 6. ed. F. A. Davis Company: Philadelphia; 2014.
2. Harada MJCS, Pedreira MLG. Terapia intravenosa e infusões. São Caetano do Sul: Yendis Editora; 2011.

3. Gorski LA. The 2016 Infusion Therapy Standards of Practice. Journal of Infusion Nursing. Supplement to January/February 2016;39(1S). ISSN 1533-1458.
4. Conselho Federal de Enfermagem. Resolução n° 258/2001 [Internet]. 2001.
5. Lui AML, Zilly A, França AFO, et al. Cuidados e limitações no manejo do cateter central de inserção periférica em neonatalogia. Revista de Enfermagem do Centro-Oeste Mineiro. 2018;8:e1918. Disponível em: http://seer.ufsj.edu.br/index.php/recom/article/view/1918/1900. https://doi.org/10.19175/recom.v7i0.1918. Acesso em: 21 jul 2020.
6. Moureau NL. Vessel health and preservation: the right approach for vascular access [eBook]. SpingerOpen. ISBN 978-3-030-03148-0. https://doi.org/10.1007/978-3-030-03149-7.
7. BRASIL. Ministério de Trabalho e Emprego. Portaria nº 485 de 11 de novembro de 2005. Aprova a Norma Regulamentadora nº 32 (Segurança e Saúde no Trabalho em Estabelecimentos de Saúde). Diário Oficial da União, Brasília, DF, 16/11/05 – Seção 1.
8. Ullman AJ, Bernstein SJ, Brown E, et al. The Michigan appropriateness guide for intravenous catheters in pediatrics: miniMAGIC. Pediatrics. 2020;145(s3):e20193474I.
9. Baggio MA, Cheffer MH, Luz MAP, Sanches MM, Berres R. Utilização do cateter central de inserção periférica em neonatos: análise da indicação à remoção. Rev Rene. 2019;20:e41279.
10. Sharpe E, Kuhn L, Ratz D, Krein SL, Chopra V. Neonatal peripherally inserted central catheter practices and providers. Adv Neonatal Care. 2017; 17(3):209-21. doi: http://dx.doi.org/10.1097/ANC.0000000000000376.
11. Westergaard B, Classen V, Walther-Larsen S. Peripherally inserted central catheters in infants and children – indications, techniques, complications and clinical recommendations. Acta Anaesthesiologica Scandinavica. 2013;57(3): 278-287. https://doi.org/10.1111/aas.12024.
12. Yang RY, Moineddin R, Filipescu D, Parra D, Amaral J, John P, Temple M, Connolly B. Increased complexity and complications associated with multiple peripherally inserted central catheter insertions in children: the tip of the iceberg. J Vasc Interv Radiol 2012; 23: 351-7.
13. McCay AS, Elliott EC, Walden M. Videos in clinical medicine. PICC placement in the neonate. The New England Journal of Medicine. 2014;370(11):p. e17. doi: 10.1056/NEJMvcm1101914.
14. Infusion Nurses Society Brasil – INS Brasil. Manual de PICC –Peripherally Inserted Central Catheter. Harada MJCS, Mota ANB (orgs.). São Paulo; 2017.
15. Vendramim P. Cateteres centrais de inserção periférica. In: Terapia intravenosa e infusões. São Caetano do Sul: Yendis Editora; 2011. p. 204-227.
16. Di Nardo, Tomasello C, Pittiruti M, Perrota D, Cecchetti C, Pasotti, et al. Ultrasound-guided central venous cannulation in infants weighing less than 5 kilograms. J Vasc Access. Oct-Dec 2011;12(4):321-4. doi: 10.5301/JVA.2011.8309.
17. Telang N, Sharma D, Pratap OT, Kandraju H, Murki S. Use of real-time ultrasound for locating tip position in neonates undergoing peripherally inserted central catheter insertion: a pilot study. Indian J Med Res. 2017;145(3):373-376. doi: 10.4103/ijmr.IJMR_1542_14.
18. Oleti T, Sankar MJ, Thukral A, et al. Does ultrasound guidance for peripherally inserted central cateter (PICC) insertion reduce the incidence of tip malposition? A randomized trial. Journal of Perinatology. 2018. doi: 10.1038/s41372-018-0249-x.
19. Katheria AC, Fleming SE, Kim JH. A randomized controlled trial of ultrasound-guided peripherally inserted central catheters compared with standard radiograph in neonates. doi:10.1038/jp.2013.58
20. National Association of Neonatal Nurses. Peripherally Inserted Central Catheters: Guideline for Practice. 3. ed.; 2015.
21. Brasil. Agência Nacional de Vigilância Sanitária Medidas de Prevenção de Infecção Relacionada à Assistência à Saúde. Brasília: Anvisa; 2017.
22. Castaño Jaramillo LM, Henao Ochoa C, Osório-Vasquez AC. Uso de clorhexidina y su papel preventivo em lãs infecciones del torrente sanguineo asociadas a cateteres em los recien nascidos: revision de tema. Medicina & Laboratório, 2015;21:243-254.
23. Clarke P, Craig JV, Wain J, et al. Safety and efficacy of 2% chlorhexidine gluconate aqueous versus 2% chlorhexidine gluconate in 70% isopropyl alcohol for skin disinfection prior to percutaneous central venous catheter insertion in preterm neonates: the ARCTIC randomised-controlled feasibility trial protocol. BMJ Open 2019;9:e028022. doi:10.1136/bmjopen-2018-028022.
24. Alhamwi M. The Effectiveness Of Interventions And Bundles For Central Line-Associated Bloodstream Infections In The Neonatal Intensive Care Unit (2018). Honors Undergraduate Theses. 407.

25. Wilder KA, Wall B, Haggard D, Epperson T. (2016). CLABSI Reduction strategy. Advances in Neonatal Care,16(3), 170-177.
26. Telang N, Sharma D, Pratap OT, Kandraju H, Murki S. Use of real-time ultrasound for locating tip position in neonates undergoing peripherally inserted central catheter insertion: a pilot study. Indian J Med Res. 2017;145(3):373-376. doi:10.4103/ijmr.IJMR_1542_14.

Cateter Venoso Central

55

Alessandra Vaccari
Fernanda Araujo Rodrigues
Silvani Herber

1. **Quais são os acessos vasculares mais utilizados em recém-nascidos (RN) para administração de medicamentos e outras terapêuticas?**

    As vias mais utilizadas para a realização dos acessos vasculares são: acessos periféricos, cateterismo umbilical, cateterismo de inserção central e cateterismo central de inserção periférica.[1]

2. **O que é o cateter venoso central (CVC)?**

    O CVC é definido como um cateter intravascular com inserção central e com a ponta distal posicionada fora do saco pericárdico no terço inferior da veia cava superior, ou na veia cava inferior acima do diafragma e abaixo do átrio direito.[1,2] A posição da ponta do cateter deve ser confirmada por radiografia e deve ser reavaliada nas radiografias subsequentes para verificar possível deslocamento/tração.

    Tipicamente, esse procedimento é realizado através da punção direta de veias profundas, como subclávia, jugular interna ou femoral, pela técnica de Seldinger.[2,3] A dissecção venosa, também chamada de flebotomia, atualmente, está desaconselhada para RN.

    O calibre do cateter mais utilizado em RN é o 3 e 4 Fr (*french*), mono ou duplo lúmen, e o material, além de ser radiopaco, é de politetrafluoretileno (PTFE) ou poliuretano.[4]

3. **Quais são os riscos da utilização do CVC?**

    Apesar de imprescindível em diversas situações clínicas do RN, os CVC podem ser associados à morbidade, como tromboembolismo venoso, hemorragia, infiltração, ruptura, flebite, infecção do sítio de inserção e infecções primárias de corrente sanguínea.[5]

4. **Quais as indicações para o CVC em neonatologia?[1,4]**

    – Administração de soluções com concentrações de glicose acima de 12,5%;
    – Administração de soluções com pH menor que 5 ou maior que 9;
    – Administração de soluções com osmolalidade maior que 500 mOsm/L;

- Administração contínua de medicações sedativas, vasopressoras e/ou irritantes e vesicantes;
- Administração de medicamentos com infusão rápida;
- Administração de sangue e derivados;
- Coleta de sangue por meio do cateter.

5. **Como é realizado o curativo do CVC?**

    A fixação do CVC, geralmente, é realizada com dois ou três pontos no local da inserção. Entretanto, é importante que o enfermeiro atente para essa fixação (pois a pele, com o tempo, poderá expelir os pontos) para prevenir a remoção acidental.[1]

    O curativo deve ser estéril, podendo ser semioclusivo (gaze e fita adesiva estéril) ou de membrana transparente semipermeável. Não existe um consenso sobre a periodicidade da troca dos curativos, algumas literaturas referem que não deva existir intervalos pré-estabelecidos para a troca; entretanto, a maioria recomenda trocar o curativo oclusivo a cada 48 horas e o transparente a cada 7 dias, e ambos antes se for necessário (sujidade ou descolamento).[4] A troca do curativo deve seguir todas as orientações de um procedimento asséptico e ser realizado em dupla de profissionais, evitando a tração acidental durante o procedimento.[1]

    Após a troca do curativo do CVC, o enfermeiro deve registrar no prontuário do paciente o procedimento, bem como o aspecto do local de inserção e o comprimento exteriorizado do cateter, possibilitando a avaliação de possíveis deslocamentos.

6. **Quais são os principais cuidados de enfermagem em relação ao CVC?**[1,5]
    - Antes da utilização do CVC, confirmar a liberação do posicionamento do cateter com a equipe médica responsável pelo RN;
    - Lavagem das mãos e antebraços, antes de qualquer manuseio dos cateteres;
    - Utilizar luvas de procedimentos para a administração de soluções, medicamentos, trocas de equipo e qualquer desconexão do sistema;
    - Friccionar durante 15 segundos a conexão com solução antisséptica antes da desconexão;
    - Trocar frequentemente o equipo e as conexões de acordo com o tipo de solução que está sendo infundida, por exemplo: nutrição parenteral a cada 24 horas e soluções glicosadas a cada 72 horas. Essa rotina pode ser definida em protocolos institucionais;
    - Todas as conexões e extensões devem ser trocadas de acordo com os procedimentos de troca do equipo mencionados anteriormente;
    - Colocar etiqueta em todos os equipo e extensões, informando a data e o horário da substituição;
    - Observação constante do sítio de inserção do cateter, para sinais de vazamento, sangramento, flebites, infiltração e infecção;
    - Realizar a lavagem do cateter com soro fisiológico 0,9%, realizando a técnica de turbilhonamento antes e após qualquer administração de soluções;
    - Realizar os registros de enfermagem.

7. **Quando está indicada a remoção do CVC?**[1,3,5]

Está indicada a remoção do CVC quando não houver mais a necessidade do acesso venoso ou nos casos de septicemia e/ou mau funcionamento.

Para a sua retirada, é importante:

- Orientar os pais, caso estejam presentes;
- Lavar as mãos e os antebraços;
- Calçar luvas para o procedimento;
- Posicionar o RN em decúbito dorsal;
- Retirar o curativo cuidadosamente, um centímetro de cada vez, segurando o cateter perto da região de inserção;
- Retirar os pontos de fixação do cateter;
- Tracionar delicadamente o cateter centímetro por centímetro com pinça, sem forçar;
- Se ainda houver resistência à remoção, notificar a equipe médica;
- Após a remoção, aplicar no local leve pressão, até que ocorra a hemostasia e manter curativo fechado;
- Observar a integridade do CVC retirado e, se houver solicitação médica, enviar a ponta do mesmo para análise;
- Realizar os registros de enfermagem.

Referências

1. Tamez RN. Enfermagem na UTI Neonatal – Assistência ao Recém-nascido de Alto Risco. 6. ed. Rio de Janeiro: Guanabara Koogan, 2017.
2. Cruzeiro PCF. Acesso venoso central percutâneo, via veia jugular externa, pela técnica de Seldinger em crianças: é imprescindível a inserção do fio guia até a veia cava superior para o sucesso do cateterismo? [tese de doutorado] UFMG, 2010. Disponível em: https://repositorio.ufmg.br/bitstream/1843/BUOS-8M4GR8/1/tese_final_paulo_cust_dio.pdf. Acesso em: 19/5/2021.
3. Cloherty JP, Eichenwald EC, Hansen AR, Stark AR. Manual de Neonatologia. 7. ed. Rio de Janeiro: Guanabara Koogan, 2015.
4. Brasil. Agência Nacional de Vigilância Sanitária, Medidas de Prevenção de Infecção Relacionada à Assistência à Saúde. Brasília: Anvisa, 2017.
5. Araújo FLD, Manzo BF, Costa ACL, Corrêa ADR, Marcatto JDO, Simão DADS. Adesão ao bundle de inserção de cateter venoso central em unidades neonatais e pediátricas. Revista da Escola de Enfermagem da USP, 2017. Disponível em: https://www.scielo.br/j/reeusp/a/FgQChJXvCVtyqjFDGBncMvj/?lang=pt&format=pdf. Acesso em: 19/5/2021.

Cateteres Umbilicais

56

Fernanda Araujo Rodrigues
Alessandra Vaccari
Silvani Herber

1. **O que é o cateter arterial umbilical (CAU)?**

   Trata-se de uma das vias de acesso mais frequentemente utilizada em unidade de tratamento intensivo neonatal (UTIN). O CAU, com a ponta localizada acima de T12 ou entre L3 e L4, é utilizado em recém-nascidos (RN) graves para monitorização da pressão arterial invasiva, coleta de gasometria e outras amostras de sangue. Ressalta-se que essa via não deve ser utilizada para infusão de sangue e/ou derivados, adrenalina, drogas vasoativas e outros fármacos que causem espasmo arterial, irritação da parede do vaso, formação de coágulos e necrose arterial.[1-4]

2. **O que é o cateter venoso umbilical (CVU)?**

   Assim como o CAU, é um dos acessos mais comuns em UTIN. Esse tipo de dispositivo pode ser utilizado para reanimação em sala de parto, além de infusão de nutrição parenteral, medicamentos (intermitentes e contínuos), hidratação venosa e realização de exsanguineotransfusão. Considerando que a sua extremidade (ponta) deve atingir a veia cava acima do diafragma, o CVU permite a infusão de concentrações de glicose superiores a 12,5%, drogas vasopressoras, sangues e seus derivados, além de possibilitar a coleta de sangue.[1-4]

3. **Em quais situações o cateterismo umbilical está contraindicado?**

   O cateterismo umbilical está contraindicado nos RN com diagnóstico ou suspeita de onfalocele, onfalite, peritonite ou enterocolite necrosante.[4]

4. **Quais são os cuidados de enfermagem para preparar o RN para a inserção dos cateteres?**

   Até que seja definida a inserção do cateter umbilical, recomenda-se manter o coto umbilical umidificado com uma gaze com SF 0,9% morno. Previamente à inserção do cateter, a equipe de enfermagem deve atentar para que o RN esteja aquecido, em incubadora com opção berço aberto, com contenção dos membros inferiores, além de avaliar a possibilidade de sedação em caso de RN instáveis.

5. **Quais são os materiais necessários para a inserção dos cateteres umbilicais?**[1-3]
   - Fita métrica;
   - Clorexidina alcoólica ou aquosa (no caso de prematuro);
   - Luvas estéreis;
   - Avental estéril;
   - Máscara cirúrgica;
   - Gorro;
   - Campos estéreis fenestrados;
   - Bandeja estéril com uma cuba para solução antisséptica e outra para soro, pinças tipo Kelly e Iris, porta-agulha, bisturi pequeno, tesoura;
   - Fios de sutura;
   - Fita cardíaca estéril;
   - Seringas de 5 e 10 mL;
   - Cateteres umbilicais: n° 3,5 para RN com peso < 1.500 g e n° 5 para RN com peso > 1.500 g.

6. **O enfermeiro pode realizar a inserção do cateter umbilical?**

   De acordo com a Resolução n° 388/2011 do Conselho Federal de Enfermagem (COFEN), no âmbito da equipe de enfermagem, o CVU é considerado um procedimento privativo do enfermeiro. Para tal, o profissional deve ser capacitado para garantir o rigor técnico-científico do procedimento.[5] No entanto, não há norma que respalde a inserção do CAU pelo enfermeiro.

7. **Como deve ser realizada a fixação dos cateteres umbilicais?**

   Quando possível, recomenda-se que o CAU e o CVU sejam fixados separadamente.[2] Tal fixação deve ser realizada antes da realização da radiografia, evitando a tração acidental dos cateteres.[1]

   Para a fixação, além da sutura com fio de seda, deve ser realizado um curativo em formato de ponte, visando garantir a estabilidade dos dispositivos.[3] A fixação adequada (Figura 56.1) é relevante para evitar a ocorrência de mau posicionamento da ponta e o deslocamento do cateter, visto que pode ocorrer hemorragia severa se o cateter se desprender.[4] Há relato na literatura que uma simples pressão na fixação pode gerar a introdução inadvertidamente mais profunda dos cateteres.[6]

   Assim, os métodos de fixação dos cateteres umbilicais e as complicações associadas devem ser abordados durante a formação dos enfermeiros neonatais, bem como serem incluídos na educação permanente desses profissionais. Recomenda-se ainda que as UTIN sejam equipadas com o material necessário para a fixação ideal desse tipo de dispositivo.[4]

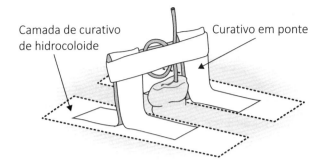

Figura 56.1. Fixação do cateter umbilical.[4]

8. **Quais são os cuidados necessários com os cateteres umbilicais?**

   Antes da passagem dos cateteres umbilicais, o indicado para a assepsia é a utilização de solução de clorexidina a 0,5%. Entretanto, a quantidade a ser utilizada deve ser a menor possível e, imediatamente após o procedimento, o abdome do RN deve ser limpo com água estéril para a retirada do excesso do produto, pois pela imaturidade da pele do RN, principalmente dos prematuros, o produto poderá ocasionar irritação ou queimaduras, e essas podem ser potencializadas com a utilização de um foco de luz quente próximo ao local.[1]

   Para confirmar o posicionamento dos cateteres, o médico, geralmente, solicita radiografias de tórax e abdome.[2] Nesse contexto, os profissionais de enfermagem podem auxiliar na realização dos exames, posicionando o RN adequadamente. Sabe-se que o exame ultrassonográfico também pode ser utilizado para confirmar a localização dos cateteres umbilicais.[7]

   Após a inserção, o CAU e o CVU devem ser mantidos pérvios através da infusão de líquidos. No entanto, a solução heparinizada deve ser evitada em decorrência da sua associação com infecção fúngica, além dos riscos de sangramentos. Ainda deve-se atentar ao possível excesso de infusão de soluções sódicas no prematuro extremo.[2]

   Recomenda-se que a equipe de enfermagem mantenha o registro da medida de inserção dos cateteres no prontuário do paciente e verifique a cada início de plantão. Para melhor visualização de hemorragia ou deslocamento, preconiza-se que o CAU e o CVU estejam expostos.[1]

   Também, se preconiza a avaliação rotineira da perfusão das extremidades inferiores; checagem dos pulsos femorais, avaliando simetria e intensidade; monitorização de sinais de hematúria; aferição da pressão arterial; acompanhamento da contagem de plaquetas; e observação de sinais de infecção (hiperemia, secreção), pois podem alertar para a ocorrência de complicações. Em caso de alterações, o médico deverá ser comunicado.[1-3]

9. **Quais são os cuidados necessários para a coleta de sangue?[1]**

   Os seguintes cuidados devem ser realizados para a coleta de sangue via CAU ou CVU:
   – Separar o material (seringas de 3 mL, seringa de 3 mL preenchida com SF 0,9% sob técnica asséptica, gaze embebida em álcool 70%, compressas, frascos de laboratório);
   – Higienizar as mãos e colocar as luvas de procedimento;

- Identificar qual é o CAU e qual é o CVU;
- Realizar a desinfecção do cateter e das conexões com gaze embebida em álcool 70%;
- Fechar a dânula/*three-way* (para a via que está sendo manipulada). Remover a tampa da dânula/*three-way*, desprezá-la e conectar uma seringa de 3 mL;
- Abrir a dânula/*three-way* (para o paciente e para a via que está sendo manipulada). Aspirar, aproximadamente, 2 mL de solução e sangue para "limpar o cateter";
- Fechar a dânula/*three-way* (para o paciente e para a via que está sendo manipulada). Remover a seringa e posicioná-la em local estéril;
- Conectar nova seringa de 3 mL. Abrir a dânula/*three-way* e proceder a coleta;
- Fechar a dânula/*three-way* (para o paciente e para a via que está sendo manipulada). Conectar a seringa com solução e sangue aspirados para "limpar o cateter", infundindo lentamente e atentando para que não ocorra entrada de ar;
- Fechar a dânula/*three-way* e remover a seringa. Conectar a seringa de 3 mL preenchida com SF 0,9% e infundir lentamente, até que não se observe mais sangue na extensão do cateter;
- Fechar a dânula/*three-way* e remover a seringa. Colocar nova tampa no dispositivo;
- Abrir a dânula/*three-way* para continuidade da infusão;
- Registrar o volume de sangue coletado e de solução salina utilizada para "lavar" o cateter.

10. **Quais são as possíveis complicações do cateterismo umbilical?**

    As complicações relacionadas à inserção do CAU podem causar alta morbidade. Entre as principais complicações, tem-se: fenômenos tromboembólicos (rim, intestino, pernas e até medula espinhal), hematúria, hipertensão, sinais de infarto intestinal, cianose ou empalidecimento no dorso, nádegas ou pernas, além de coagulação intravascular disseminada.[3] Sabe-se ainda que o espasmo vascular pode ocorrer agudamente (minutos a horas após a inserção).[7]

    De modo semelhante, as complicações do CVU também podem ser potencialmente fatais, tais como trombos, lacerações hepáticas com extravasamento de líquido para o parênquima hepático e derrames pericárdicos.[6]

    Outras possíveis complicações, do CAU e do CVU, incluem infecções, perfuração dos vasos e sangramentos.[2,3] Muitas complicações consideradas graves e potencialmente fatais são decorrentes da inadequada localização do cateter umbilical.[7]

11. **Em quais situações o cateter deve ser removido?**

    A remoção do CAU, geralmente, está associada a determinadas situações: melhora do RN, não ter mais necessidade de monitoração contínua e coletas de sangue frequentes; tempo máximo de permanência de 7 dias, visando a redução de infecção e trombos, além da ocorrência de complicações.[3]

    Para o CVU, na indisponibilidade de outro acesso, o dispositivo pode permanecer por até 14 dias. No entanto, para os RN de muito baixo peso, a conduta é alterar o acesso para um PICC após uma semana, sempre que possível.[3] De modo semelhante, o CVU deve ser removido quando observada a ocorrência de algumas das complicações citadas anteriormente. Os danos, geralmente, regridem espontaneamente após retirada do CVU.[6]

12. Como proceder para a remoção dos cateteres umbilicais?[1,2]

Cada UTIN pode estabelecer protocolos próprios para a remoção dos cateteres umbilicais. No entanto, algumas condutas são preconizadas:

– Confirmar que remoção dos cateteres está prescrita pelo médico;

– Garantir outro acesso venoso para continuidade da terapêutica;

– Suspender a infusão dos fluidos;

– Retirar as suturas cuidadosamente;

– Remover o cateter lentamente (30-60 segundos) até a marca aproximada de 3 cm, permitindo que o vaso se contraia em sua extremidade proximal enquanto o cateter ainda está ocluindo a extremidade distal. Após, concluir a retirada do dispositivo cuidadosamente;

– Realizar compressão do coto umbilical até o sangramento cessar;

– Manter o paciente em decúbito dorsal, com curativo oclusivo com gaze estéril para evitar sangramento posterior.

– Notificar o médico se ocorrer alguma intercorrência durante o procedimento.

Referências

1. Tamez R. Enfermagem na UTI Neonatal. 6. ed. Rio de Janeiro: Guanabara Koogan, 2017.
2. Brasil. Ministério da Saúde (Departamento de Ações Programáticas Estratégicas). Secretaria de Atenção à Saúde (org.). Atenção à Saúde do Recém-Nascido: Guia para os Profissionais de Saúde. V. 2. Brasília: Ministério da Saúde, 2014.
3. Cloherty JP, Eichenwald EC, Hansen AR, Stark AR. Manual de Neonatologia. 7. ed. Rio de Janeiro: Guanabara Koogan, 2015.
4. Waziry OG, Rashwan ZI. Effect of Umbilical Catheter Fixation UsingTegaderm versus Hydrocolloid Dressing and Safe Removal on Abdominal Skin Condition among Preterm Neonates. Journal of Nursing and Health Science. 2018;7(6):44-55.
5. COFEN. Conselho Federal de Enfermagem. Resolução No 388/2011. Normatiza a execução, pelo enfermeiro, do acesso venoso, via cateterismo umbilical. Brasília, 2011.
6. Guimarães AF, Souza AA, Bouzada MC, Meira ZM. Accuracy of chest radiography for positioning of the umbilical venous catheter. J Pediatr. 2017;93:172-8.
7. Kido RY, et al. Cateteres umbilicais em recém-nascidos: indicações, complicações e diagnóstico por imagem. Scientia Medica. 2015;25(1): 1-9.

Distúrbios Hidreletrolíticos e Metabólicos

57

Carolina Rossi de Figueiredo
Alessandra Vaccari

1. **O que são os distúrbios metabólicos e hidreletrolíticos no recém-nascido (RN)?**

    Os principais distúrbios metabólicos e hidreletrolíticos em neonatos são hipoglicemia e hiperglicemia – relacionadas à glicose, hipocalcemia e hipercalcemia – caracterizada por alterações referentes ao cálcio, hipomagnesemia e hipermagnesemia – com relação ao magnésio, além de hiponatremia e hipernatremia, que estão relacionadas ao sódio.[1-2] Esses distúrbios se dão pelos níveis desequilibrados – acima ou abaixo do normal – de cada um dos elementos essenciais ao organismo.[1]

2. **Como ocorre a hipoglicemia, distúrbio da glicose, em neonatos? E quais são os principais cuidados de enfermagem?**

    A hipoglicemia é o quadro clínico metabólico mais vivenciado pelo RN e consiste na queda do nível de glicose no plasma para baixo do normal saudável – menor do que 30 mg/dL no 1º dia de vida ou menor do que 45 mg/dL após alimentação. Esse quadro ocorre, frequentemente, pela baixa reserva de glicogênio nos bebês recém-nascidos.[1] Os fatores de risco mais comuns para esse distúrbio são prematuridade ou idade gestacional maior do que 42 semanas, bebês pequenos para a idade gestacional (PIG) ou com mãe diabética, asfixia ao nascer, problemas de crescimento e maturidade fetal, além de peso inferior a 1.500 g ou superior a 4.000 g.[3]

    Os principais sintomas da hipoglicemia em neonatos incluem irritabilidade, tremores, reflexo de Moro exagerado, choro estridente, convulsões e mioclonias, letargia, apatia, fraqueza, hipotonia, coma, cianose, apneia, irregularidade respiratória, taquipneia, hipotermia, temperatura instável, instabilidade vasomotora, sucção débil, recusa alimentar.

    Os principais cuidados de enfermagem preconizados nesses casos são observar o neonato e os sintomas clínicos, principalmente naqueles com algum fator de risco, bem como iniciar a amamentação precocemente e realizar o teste de glicose capilar quando necessário. Também se deve seguir os protocolos institucionais para manejo da hipoglicemia juntamente com a equipe médica, um dos mais utilizados é a infusão de um bólus de 2 mL/kg de dextrose a 10%, sendo seguida por glicose infusionada de 6 mg/kg/min.

Caso, a glicemia não se normalize, é comum o protocolo ser a administração de glicose a 2 mg/kg/min em intervalos entre 15 e 30 minutos.[3]

3. **Como ocorre a hiperglicemia, distúrbio da glicose, em neonatos? E quais são os principais cuidados de enfermagem?**

   A hiperglicemia é caracterizada pela dosagem de glicose acima de 125 mg/dL para RN a termo e acima de 145 mg/dL para RN prematuros independentemente da idade gestacional. Acomete, também, comumente, recém-nascidos pré-termo que recebem glicose parenteral[3] e aqueles criticamente enfermos.

   Os principais cuidados de enfermagem preconizados para situações de hiperglicemia neonatal são voltados a manter a glicemia do RN dentro da taxa normal e saudável – 40 a 120 mg/dL – a fim de proteger o bebê de possíveis danos. Caso não haja redução dos níveis de glicose e ela se mantenha acima de 180 mg/dL, deve-se considerar a infusão contínua de insulina.[1]

   Um dos principais cuidados de enfermagem remete à preparação e diluição de medicações, no caso da hiperglicemia, verificar com a equipe médica a possibilidade de não ser utilizada a glicose 5% nas infusões contínuas do bebê, podendo ser substituída pelo soro fisiológico 0,9% ou água destilada, a necessidade e a substituição dependerão da clínica do neonato. Também são importantes o manuseio mínimo e o controle ambiental (luzes e ruídos) para esses RN.

4. **Como ocorrem os distúrbios do cálcio em neonatos?**

   Os distúrbios do cálcio são divididos em hipocalcemia – quando há concentração plasmática de cálcio total menor do que 7 mg/dL ou de cálcio iônico menor do que 4 mg/dL – e hipercalcemia – quando a concentração plasmática de cálcio total é maior do que 11 mg/dL ou a de cálcio iônico é maior do que 5 mg/dL, e a classificação de casos graves ocorre com dosagens acima de 14 mg/dL.[1]

   A hipocalcemia pode decorrer de alguns fatores predisponentes, seja nos primeiros 3 dias do nascimento – como é o caso da prematuridade, dos RN filhos de mães diabéticas e asfixia ao nascer –, seja na primeira semana de vida, que é o caso dos RN PIG, que receberam infusão de lipídeos, tiveram furosemida administrada, tiveram quadro de sepse ou choque, com dietas ricas em fosfato, dosagem de vitamina D deficiente, bebês que passaram por fototerapia ou infusão rápida de albumina, além daqueles que apresentam hiperfosfatemia, hipoparatireoidismo, alcalose, hipotireoidismo ou hipoalbuminemia.[1,2]

   A hipercalcemia, entretanto, está relacionada ao aumento da absorção intestinal de cálcio, à reabsorção óssea elevada, à necrose de gordura subcutânea, à redução da depuração renal de cálcio, à insuficiência renal aguda, à síndrome de Williams e à insuficiência suprarrenal aguda.[1-2]

5. **Como ocorrem os distúrbios do sódio em neonatos?**

   A hiponatremia diz respeito à baixa dosagem de sódio sérico – 130 mEq/L – no plasma sanguíneo. As possíveis causas são baixa oferta de sódio, aumento na oferta hídrica, perda de sódio pelos rins aumentada e menor excreção renal de água.[2]

   No outro extremo, a hipernatremia ocorre pela dosagem de sódio sérico acima do normal recomendado – maior do que 150 mEq/L. Os principais fatores causais são a perda de água aumentada, quantidade de sódio ofertada em excesso, oferta de água inadequada, além de fatores renais – como nefropatia hipocalêmica, hipercalcemia, uropatia obstrutiva e imaturidade tubular renal – e extrarrenais – como vômitos e diarreia.[2-3]

6. **Como ocorrem os distúrbios de magnésio em neonatos?**

    A hipomagnesemia consiste na concentração plasmática de magnésio menor do que 1,6 mg/dL e tem como principais fatores predisponentes RN PIG, filhos de mães com hiperparatireoidismo ou insulinodependentes, bebês com aumento de perdas – como vômito, diarreia – ou diminuição da absorção.[1]

    Já no caso da hipermagnesemia, a concentração plasmática do magnésio é superior a 3 mg/dL e as possíveis causas têm relação com prematuridade, excesso de magnésio na nutrição parenteral, asfixia, administração de magnésio exógeno superior à capacidade renal de excreção ou o uso de antiácidos contendo magnésio.[1-2]

7. **Quais são os principais cuidados de enfermagem nos distúrbios eletrolíticos e metabólicos do RN?**

    Os principais cuidados de enfermagem têm como objetivo manejar os níveis de cada um dos elementos para que se mantenham dentro do padrão saudável. A infusão de soluções, bem como o registro adequado das mesmas, o monitoramento e os exames de dosagem fazem parte do papel da enfermagem, além de manter o paciente confortável, fazer a verificação dos sinais vitais, monitorar a ocorrência de sinais e sintomas dos distúrbios, controle da função renal, atenção aos drenos e acessos, manipulação mínima do neonato, diminuição de luz e ruídos no ambiente e atenção à dieta do paciente.[3-5]

Referências

1. Picon PX, Marostica PJC, Barros E, et al. Pediatria: consulta rápida. Porto Alegre: Artmed; 2010.
2. Secretaria de Estado da Saúde. Manual de Neonatologia. São Paulo; 2015.
3. Lise F, Santos BP, Schwartz E. Distúrbios metabólicos no recém-nascido. Revista Espaço Ciência & Saúde. v. 5. n. 01, jul./2017. Disponível em: https://www.researchgate.net/publication/318838147_DISTURBIOS_METABOLICOS_NO_RECEM_NASCIDO. Acesso em: 4 mar 2021.
4. Klauss AA, Fanarrof JM. Klauss & Fanarrof: Alto risco em neonatologia. Tradução Adilson Dias Salles e outros. 6. ed. Rio de Janeiro: Elsevier; 2015.
5. Oliveira C. Atuação da enfermeira junto aos pacientes com distúrbios do metabolismo hidrossalino. Rev. Bras. Enferm. [Internet]. 1975; 28(4): 52-58. doi: 10.1590/0034-716719750004000005.

Exames Laboratoriais e de Imagem

58

Luma Maiara Ruschel
Denise Dalmora Dartora
Jaqueline Nunes Fernandes

1. **Quais são os principais métodos de coletas sanguíneas no recém-nascido (RN)?**

    No paciente neonato, as coletas de exames sanguíneos podem ocorrer por técnica venosa, arterial ou capilar. A seguir serão descritas cada técnica e suas particularidades.[1]

2. **Como realizar a coleta de exames laboratoriais de sangue venoso no RN?**

    A seguir, listamos os principais cuidados pelo método de coleta venosa no RN:[1]
    - Higienizar as mãos;
    - Utilizar medidas de precaução padrão (avental, luvas);
    - Escolher o local da punção, colocar o torniquete acima e não exceder período de 1 minuto de pressão;
    - Preparar a pele com antissepsia adequada para evitar contaminação direta do paciente e da amostra;
    - Utilizar agulhas de pequeno calibre, sendo elas 20 × 5,5 mm; 25 × 6 mm ou 25 × 7 mm ou escalpes número 25 G ou 27 G.

3. **Quais são os locais mais recomendados para as coletas venosas?**

    As veias do dorso das mãos são locais de escolha em RN e lactentes, entre elas, veia dorsal superficial, veia dorsal metacarpal ou veias do arco venoso dorsal. Na região cefálica, optar por veia temporal superficial. Nos membros inferiores (entre as veias podálicas), pode-se escolher veia tibial anterior, veia safena parva e veia safena magna.[2]

4. **Qual é a sequência de coleta para tubos plásticos de coleta de sangue?[3]**

    A recomendação da sequência dos tubos deve ser respeitada para que não ocorra contaminação por aditivos nos tubos subsequentes (contaminação cruzada dos aditivos), quando há necessidade da coleta para diversos analitos de um mesmo paciente.[3]

    1. Frascos para hemocultura;
    2. Tubos com citrato (tampa azul-clara);

3. Tubos para soro com ativador de coágulo, com ou sem gel separador (tampa vermelha ou amarela);
4. Tubos com heparina com ou sem gel separador de plasma (tampa verde);
5. Tubos com EDTA (tampa roxa);
6. Tubos com fluoreto (tampa cinza).

5. **Quais são as contraindicações da coleta venosa?**

    Punções em veias femorais e jugulares interna e externa não são recomendadas. Também é importante evitar a punção de veias cefálicas, especialmente em RN com patologia do sistema nervoso central (SNC).[1]

6. **Quais são as precauções devem ser tomadas durante o procedimento?**

    O torniquete não deve exceder um minuto, as complicações decorrentes de uma prática incorreta poderão provocar danos como estase localizada, hemoconcentração e infiltração – ocasionando falsos valores para análises baseadas em medidas de proteínas –, elevação no nível de potássio, alteração na contagem de cálcio, além de complicações locais como hematomas e complicações mais severas como sinal de Trousseau.[2]

    Áreas com hematoma podem alterar o resultado dos exames. Caso não seja possível coletar em outro local, deve-se realizar a coleta o mais distante possível do hematoma. Outro cuidado importante é não coletar amostras em membros em que estiverem instaladas terapias venosas.[3]

7. **Quais são os principais cuidados na coleta de hemoculturas?**

    Todos os exames laboratoriais devem ser coletados de maneira asséptica mas, entre eles, a hemocultura é a mais crítica. A razão mais comum para contaminação da amostra de sangue é a preparação inadequada do local da punção, devemos levar em conta que nossa pele é normalmente colonizada por uma microbiota bacteriana permanente. Além da assepsia da pele, é imprescindível a antissepsia da tampa de borracha do frasco com álcool 70%.[4] Após a coleta, não deve ser realizada troca de agulha para a inoculação no frasco, não há decréscimo na taxa de contaminação quando é feita a troca e aumenta-se o risco de acidentes para o profissional.[5]

8. **Quais são as principais complicações decorrentes da coleta de hemoculturas?**

    Formação de hematomas nos locais de punção, laceração da artéria adjacente à veia, flebite e infecções de partes moles, além de fenômenos tromboembólicos e hemorrágicos.[6,7]

9. **Qual é o volume máximo de sangue permitido em coleta nos recém-nascidos?**

    Em neonatos, o volume de sangue circulante representa um percentual maior em relação ao seu peso, aproximadamente 75 a 110 mL/kg. Assim, é considerada segura a retirada de 2,5 a 3 mL/kg a cada punção ou, em porcentagem, de 3 a 7% do volume de sangue circulante total.[3]

10. **Quais são as principais indicações da coleta de sangue arterial no RN?**

    A coleta de sangue arterial no neonato tem por finalidade a avaliação gasométrica e o teste de hiperoxemia.[8]

11. **Qual é a principal contraindicação da coleta arterial em neonatos?**

    Nos RN é contraindicada a punção da artéria femoral e braquial porque tal procedimento pode causar fenômenos tromboembólicos, vasospasmo e isquemia de membros inferiores.[4]

12. **Qual é a principal precaução durante o procedimento?**

    Atentar para inúmeras tentativas de punção sem sucesso que durem mais de 30 segundos porque podem ocasionar alterações na PaO_2. É possível utilizar uma mesma artéria para mais de uma coleta de sangue, desde que essa artéria seja comprimida por 5 minutos após cada coleta e que não haja formação de hematoma perivascular.[4]

    As punções sob hematomas devem ser evitadas por ser tratar de uma área já lesionada e por acarretarem alteração na amostra e consequentemente nos resultados do exame.[4,8]

13. **Quais são as principais considerações ao se optar por coleta arterial?**

    Se optado por punção arterial, a artéria radial deve ser a primeira opção, desde que a circulação colateral através da artéria ulnar esteja intacta. Nesse sentido, recomenda-se a realização do teste de Allen para avaliar o suprimento de sangue para as colaterais. Tal teste deverá ser realizado da seguinte maneira:[4,7,8]

    1. Elevar o membro superior a ser pesquisado;
    2. Ocluir as artérias radial e ulnar ao nível do punho;
    3. Com as duas artérias ocluídas, massagear levemente a palma em direção ao punho, a fim de promover isquemia nas mãos;
    4. Liberar a oclusão da artéria ulnar;
    5. Observar o retorno da cor na mão. A melhora da cor em menos de 10 segundos indica um suprimento sanguíneo adequado pela artéria ulnar, se o retorno da cor demorar mais do que 15 segundos, a artéria radial não deverá ser puncionada.

14. **Quais são os principais locais de escolha para punção arterial?**

    Para a punção arterial, segue-se a seguinte ordem: artéria radial; artéria tibial posterior; artéria pediosa dorsal; artéria temporal; e artéria braquial. Em nenhuma hipótese deve ser coletada amostra de sangue para análises laboratoriais da artéria femoral.[8,9] Método:[10]

    1. Realizar higiene de mãos e instalar medidas de precaução padrão;
    2. Localizar a artéria pelo método palpatório;
    3. Identificar diferença entre pulso arterial e venoso;
    4. Realizar medidas não farmacológicas para analgesia;
    5. Promover a desinfecção da pele ao redor do local da punção com álcool a 70% ou clorexidina aquosa em RN com menos de 1.000 g ou clorexidina alcoólica em crianças pesando 1.000 g ou mais;
    6. Puncionar o local com cateter intravenoso periférico 27 G em RN com menos de 1.500 g e 25 G em RN com 1.500 g ou mais, utilizando uma angulação entre 30° e 45°;
    7. Conectar uma seringa de 3 mL ou seringa de heparina lítica na parte distal do cateter intravenoso periférico e aspirar o sangue arterial. Utilizar a menor pressão de sucção possível.

15. **Quais são as principais complicações decorrentes desse método?**

    Espasmo arterial, hematoma perivascular, isquemia periférica, lesão do nervo mediano, síndrome do túnel do carpo, trombose infecção local e osteomielite.[10,11]

16. **Quais são as principais indicações da coleta de sangue por punção capilar?**

    A punção capilar trata-se da coleta de pequenas quantidades de sangue para microanálises laboratoriais. É utilizada para analisar glicemia, hematócrito, gasometria, e teste de triagem para erros inatos do metabolismo.[3,4]

17. **Quais são as principais contraindicações para a punção capilar?**

    A punção capilar deve ser evitada quando observada infecção (abscesso ou celulite) no calcâneo ou região adjacente, distúrbios hemorrágicos, edema local, instabilidade cardiovascular grave (choque), comprometimento do fluxo sanguíneo das extremidades (vasospasmo, trombose).[8,9]

18. **Quais são as principais precauções adotadas durante o procedimento?**

    Na policitemia (quando o hematócrito superior a 70%), os resultados dos exames laboratoriais podem evidenciar alteração, induzindo ao erro. Assim como quando a PaO_2 for superior a 60 mmHg, os valores da gasometria capilar podem não ser fidedignos.[1,3]

19. **Quais são os locais indicados para a punção capilar?**

    Face lateral e medial ou calcâneo, não puncionar terço médio.[8,9] Método:[8-10]
    1. Manter o pé aquecido para aumentar a vascularização;
    2. Utilizar lanceta ou agulha de insulina, puncionar perpendicularmente o calcâneo não excedendo 2,5 mm de profundidade. Deve-se utilizar lancetas de 2 a 2,25 mm de profundidade, com disparo semiautomático e trava de segurança;
    3. Evitar punções excessivamente profundas;
    4. A primeira gota pode estar contaminada com fluídos celulares, devendo ser desprezada. A punção deve ser feita perpendicularmente à superfície da pele;
    5. O bombeamento delicado do calcanhar pode auxiliar na coleta da amostra;
    6. O ideal é que o tubo preencha automaticamente por capilaridade;
    7. Ao término da coleta, comprimir a área até hemostasia completa.

20. **Como é o método da microtécnica utilizando varetas de homogeneização e tampas?**

    Colocar sem pressionar uma tampa em uma extremidade do capilar, introduza uma vareta de homogeneização no capilar deslizando para a mesma extremidade da tampa. Aplicar antisséptico no local da coleta, após a punção encher o tubo capilar com o sangue do centro da gota para que o ar não entre no tubo, feche bem a tampa posta. Colocar uma tampa na outra extremidade do tubo e fechá-la bem. Suavemente, inverter o tubo capilar para homogeneizar o sangue com anticoagulante. Certificar-se de que a vareta se mova de uma tampa a outra no mínimo 20 vezes; caso contrário, usar um ímã delicadamente para fazer percorrer o tubo capilar.[8,10]

Tempo de armazenamento: é indicada a análise da amostra imediatamente; caso contrário, manter o tubo capilar na horizontal a temperatura ambiente e realizar a análise dentro de 10 minutos.[10]

21. **Quais são os cuidados recomendados durante o procedimento?**

    É recomendado evitar a ordenha dos vasos, espremendo o calcanhar para obter a amostra de sangue. Esse procedimento pode resultar na hemólise e ativar a hemostasia, alterando o resultado da análise laboratorial. Além disso, o ato de espremer para coletar o sangue é a parte mais dolorosa do procedimento.[8-12]

22. **Quais são as vantagens desse método de coleta para os neonatos?**

    A microcoleta, por meio de punção capilar, é a melhor opção para obtenção de sangue para todos os RN e lactentes. As inúmeras coletas de elevados volumes de sangue para análises laboratoriais podem levar a transfusão sanguínea, resultando em internações prolongadas. O sangue obtido de punção capilar é formado por uma mistura de sangue de vênulas, arteríolas e fluidos intersticial e intracelular. O uso da microcoleta reduz o volume espoliado de 30 a 50%.[9,10,13]

23. **Como proceder quanto ao manejo da dor durante procedimentos de coleta?**

    Prevenir a dor em neonatologia é uma questão ética. Os RN são submetidos a inúmeros procedimentos invasivos, nesse sentido é necessário conhecer os efeitos nocivos que a exposição contínua a dor pode causar, entre elas, alteração da sensibilidade, alterações comportamentais e fisiológicas.[14,15]

    Na unidade de tratamento intensivo neonatal (UTIN), são adotadas medidas não farmacológicas para a alívio da dor no RN, além de serem medidas seguras, são facilmente aplicáveis, apresentam baixo custo e possibilitam maior autonomia dos profissionais de enfermagem. Entre elas, destacamos:[11-17]

    – Medidas ambientais como a redução da luminosidade, diminuição de ruídos;

    – Medidas comportamentais: como o enrolamento, contato pele a pele, agrupamento dos cuidados, contenção, sucção não nutritiva, uso de soluções adocicadas como sacarose, glicose a 25% e, quando possível, o aleitamento materno. Sendo a amamentação (sução direto no seio materno) a técnica mais eficaz para o alívio da dor em neonatos, atualmente denominada "mamanalgesia".

24. **Quais são os principais exames de imagem mais utilizados em UTIN?**

    A escolha do exame de imagem mais apropriado envolve uma decisão colaborativa entre o médico neonatologista e o radiologista com base na doença ou suspeita e nos recursos de imagem disponíveis no estabelecimento de saúde. Os exames de imagem mais utilizados no período neonatal são:[18,19]

    – Radiografia;

    – Ultrassonografia;

    – Tomografia;

    – Ressonância magnética;

    Alguns exames exigem preparos diferenciados, como: jejum (quantidade de horas baseada no tipo de exame e tipo de leite – leite humano ou fórmula); acessos venosos calibrosos (dentro das possibilidades do RN); termos de consentimento (para a realização do exame, sedação, contraste); e medicamentos administrados para garantir a realização do exame. Além disso, para alguns desses exames é necessário o transporte do RN, que deve ser realizado levando-se em conta a condição clínica do neonato e ser programado em equipe multiprofissional.[18-20]

25. O que são exames contrastados e quais são os meios de contrastes mais utilizados?

Exames contrastados são exames radiológicos para evidenciar determinadas partes anatômicas e, para isso, utilizam meios de contraste. Radiografias, tomografias e exames de ressonância magnética são alguns procedimentos radiológicos que podem utilizar meios de contraste. Contrastes são substâncias químicas capazes de realçar tecidos que, normalmente, não apareceriam com nitidez em uma imagem radiológica.[18-20]

26. Quais são os principais tipos de contraste utilizados em Neonatologia?[18-20]

- **Contraste iodado:** administrado por via oral ou intravenosa, é utilizado para realçar diversos órgãos dos aparelhos digestivo e urinário, vasos sanguíneos em qualquer parte do corpo e útero. O contraste iodado se apresenta em compostos iônicos ou não iônicos, podendo causar reações adversas;
- **Sulfato de bário:** indicado para visualizar estruturas do trato digestivo, não costuma provocar reações adversas. Pode ser administrado via oral ou retal e, inclusive, com outro meio de contraste;
- **Gadolínio:** substância utilizada em exames contrastados de ressonância magnética. Não costuma provocar reações adversas, além de ser útil na identificação de doenças como tumores e infecções.

27. Quais são as principais vias de administração dos contrastes?[18-20]

- **Oral:** refere-se à ingestão via oral, ou administração via sonda enteral que pode ocorrer antes ou em determinados momentos do exame;
- **Parental:** via intravenosa, ocorre quando o contraste é injetado nos vasos sanguíneos;
- **Endocavitária:** quando a substância é administrada por orifícios naturais, como reto e vagina;
- **Intracavitária:** o agente é inserido através da parede da cavidade que será examinada.

28. Quais são as contraindicações para o uso do contraste?

Dependendo do tipo de contraste que será utilizado, existem algumas contraindicações, sobretudo para o contraste iodado. Se o paciente estiver desidratado, em fase pré-operatória ou sofrer obstruções nos órgãos, o uso do contraste pode piorar o quadro.[18-20]

Pacientes com insuficiência renal não devem ingerir compostos iodados. Outra contraindicação vale para procedimentos com sulfato de bário, pois a substância é insolúvel, ou seja, não se dissolve, nem é absorvida pelo corpo. Desse modo, está contraindicado quando há suspeita de perfuração das vísceras, para que o composto não escape para fora do aparelho digestório, pois pode ocasionar peritonite aguda.[18-20]

29. **Quais são os efeitos colaterais devido ao uso do contraste?**
    Algumas reações que podem ocorrer durante ou depois do exame podem ser leves, moderadas ou graves: prurido e urticária; angioedema; eritema; náuseas; vômito e diarreia; tontura; cefaleia; dor abdominal; hipertensão; convulsões; dispneia; broncospasmo; edema laríngeo; edema de glote; arritmias cardíacas; hipotensão; taquicardia; insuficiência renal aguda; choque cardiovascular; e parada cardíaca.[18-20]

30. **Como ocorre a eliminação do contraste do organismo?**
    Os contrastes iodados injetados via intravenosa são excretados de forma inalterada pelos rins, dentro de 24 horas, em pacientes com função renal normal. A meia-vida de eliminação é de aproximadamente 2 horas em pacientes com função renal normal. Os materiais de contraste sulfato de bário são expelidos do corpo pelas fezes. Alguns recém-nascidos/lactentes podem sofrer alterações na motilidade intestinal nas primeiras 12 a 24 horas. Já o meio de contraste gadolínio em uma pessoa com a função renal normal, a maior parte do contraste é removida do seu corpo na urina dentro de 24 horas.[18-20]

Referências

1. Santos AMN. Indicações de transfusão de hemácias no prematuro. Sociedade Brasileira de Pediatria (SBP). 2012.
2. Andriolo A, et al. Coleta e preparo da amostra biológica. Recomendações da Sociedade Brasileira de Patologia Clínica/Medicina Laboratorial. Barueri: Manole; 2014.
3. Ramos LR, Oliveira MV, Souza CL. Avaliação de variáveis pré-analíticas em exames laboratoriais de pacientes atendidos no Laboratório Central de Vitória da Conquista, Bahia, Brasil. J. Bras. Patol. Med. Lab. Vol. 56; 2020.
4. Bik M, et al. Diagnóstico e tratamento em neonatologia. São Paulo: Atheneu; 2004.
5. Laboclin. Meio de cultura destinado ao isolamento de microrganismos em amostras de sangue. Disponível em: https://www.laborclin.com.br/wp-content/uploads/2019/06/HEMOCULTURA-MANUAL.pdf Acesso em: 13 mai 2021.
6. FEBRASGO. Manual de Orientação em Perinatologia. Federação Brasileira das Associações de Ginecologia e Obstetrícia. 2010.
7. Santos AMN, Guinsburg R. Why is it important to assess indications for red blood cell transfusion in premature infants? Revista Brasileira de Terapia Intensiva. Vol. 24, 3, p. 216-8; 2012.
8. BRASIL. Ministério da Saúde. Secretaria de Atenção à Saúde. Departamento de Ações Programáticas e Estratégicas. Atenção à saúde do recém-nascido: guia para os profissionais de saúde. Vol. 2. 2. ed. Brasília-DF; 2014.
9. Andriolo A, et al. Coleta de Sangue Venoso. Recomendações da Sociedade Brasileira de Patologia Clínica/Medicina Laboratorial. 2. ed. Barueri: Manole; 2010.
10. BRASIL. Ministério da Saúde. Secretaria de Atenção à Saúde. Departamento de Ações Programáticas e Estratégicas. Atenção à Saúde do Recém-Nascido. Vol. 1. 2. ed. Brasília-DF; 2014.
11. Lobo AHG, Ramos Jr M, Moreira MEL, Pessoa MC. Procedimentos em Neonatologia. In: O recém-nascido de alto risco: teoria e prática do cuidar. Rio de Janeiro: Fiocruz; 2004. P. 564.
12. Silva TM, Chaves EMC, Cardoso MVLML. Dor sofrida pelo recém-nascido durante a punção arterial. Rev. Esc Anna Nery. Vol. 13. n 4. p. 726-32, 2009.
13. Magda CS, Slhessarenko N. Vamos reduzir o volume de sangue colhido para exames laboratoriais? Revista Paulista de Pediatria. Vol. 32; 2014.
14. Martins de AF, Moreira CM. Dor neonatal: medidas não farmacológicas utilizadas pela equipe de enfermagem. Rev da Rede Enferm do Nord. Vol. 11, n. 1, p. 169-77; 2010.
15. Zanela LRM. A assistência do enfermeiro intensivista frente à dor e ao estresse no recém-nascido prematuro durante procedimentos dolorosos. Enfermagem Brasil. Vol. 12, n. 6, p. 361; 2013.
16. Leite AM, Castral TC, Scochi CGS. Pode a amamentação promover o alívio da dor aguda em recém-nascidos? Revista Brasileira de Enfermagem. Vol. 59, n. 4; 2006.

17. Almeida HCC, Candido LK, Harrison D, Bueno M. Seja doce com os bebês: avaliação de vídeo instrucional sobre manejo da dor neonatal por enfermeiros. Rev da Esc Enferm da USP. Vol. 52, p. 1-7; 2018.
18. Marcelino J, et al. Reações adversas a meios de contraste iodados. Rev Port Imunoalergologia. Vol. 27, n. 1, p. 9-20; 2019.
19. Pozzobon A, Trindade FR. Avaliação das reações adversas ao uso de contrastes em exames de diagnóstico por imagem. Cinergis. Vol. 18, n. 4; 2017.
20. Juchem BC, Dall'Agnol CM, Magalhães AMM. Contraste iodado em tomografia computadorizada: prevenção de reações adversas. Rev. Bras. Enfermagem. Vol. 57, n. 1, p. 57-61; 2004.

Escores de Risco em Neonatologia

59

Ana Valeska Siebra e Silva
Maria Marcia Farias Trajano Fontenele

1. **O que são os escores de risco (ER) em Neonatologia?**

    No cenário da terapia intensiva neonatal, os profissionais dispõem de diversas tecnologias leve, leve-dura e dura, que tornam possível a prestação de cuidados aos recém-nascidos (RN) internados. Os escores de riscos são tecnologias leve-duras, isto é, são aquelas que utilizam os conhecimentos estruturados, validados e utilizados para identificar o grau de gravidade do RN, possibilitando a sistematização e adequação do cuidado, com consequente redução da mortalidade neonatal. Apesar de serem utilizados em larga escala pela equipe de profissionais, esses instrumentos são ferramentas de grande valia para a equipe de enfermagem nortear e sistematizar o cuidado e atenção prestados a essas crianças.[1,2,5]

    Os escores também possibilitam comparações entre hospitais, unidades de tratamento intensivo (UTI), no que diz respeito às características dos RN dessas unidades. Com eles é possível ainda monitorizar os custos dos cuidados ofertados, além de estabelecer um padrão aceitável de funcionamento das unidades de terapia intensiva neonatal (UTIN). São tecnologias que predizem o risco de morrer dos RN e norteiam os profissionais de saúde em relação à oferta de cuidados e certamente aos familiares acerca da real condição do seu RN.[1,2,5]

2. **Quais são os ER mais utilizados?**

    Podem ser elencados como aqueles mais utilizados o *Score for Neonatal Acute Physiology Perinatal Extension* (SNAPPE II), que foi desenvolvido por Richardson et al. com o objetivo de avaliar a gravidade clínica dos RN internados em unidades neonatais; e o *Clinical Risk Index for Babies* (CRIB II).[3]

    O SNAPPE II é uma extensão do *Score for Neonatal Acute Physiology* (SNAP) e inclui como fatores para avaliação as alterações fisiológicas múltiplas: pressão arterial; temperatura; débito urinário; pH sérico e relação PaO_2/FiO_2; e presença de convulsões múltiplas, pontuando-se os piores momentos nas primeiras 12 horas da admissão. Acrescentam-se às variáveis do SNAPPE II, o peso de nascimento, a classificação de pequeno para a idade gestacional (PIG) e o escore de Apgar no 5º minuto de vida. Com relação à pontuação, ela é diretamente proporcional, ou seja, o maior risco de morrer está associado a maiores escores. O SNAPPE II é uma ferramenta de fácil aplicação, bons preditores de mortalidade em UTIN e que permitem comparação adequada com os demais serviços.[4,5]

O CRIB II é um escore que também tem como objetivo avaliar a gravidade clínica inicial de RN com peso inferior a 1.500 g e/ou idade gestacional < 31 semanas, existência de malformação congênita, excesso de base e fração inspirada de oxigênio. O CRIB II avalia as condições do RN nas primeiras 12 horas após o nascimento, mediante seis variáveis que são: peso ao nascer; idade gestacional; malformações congênitas (excluindo as malformações incompatíveis com a sobrevida); e ainda a fração inspirada de oxigênio (FiO_2) máxima e mínima e o valor máximo do excesso de base (BE). Essa ferramenta foi criada e validada pelo *International Neonatal Network*, no Reino Unido, em 1993.[2,3]

Como preditores de óbitos neonatais, os escores de risco, por meio da pontuação de variáveis, estimam a probabilidade de óbito de RN internados na UTIN. Apesar de o peso ao nascer e a idade gestacional serem isoladamente excelentes indicadores da mortalidade neonatal, outras variáveis foram agregadas, visto que refletem o estado clínico do RN, tornando as escalas de avaliação do risco de óbito mais completas. A avaliação de predição de óbito é indicada para RN internados em UTIN nas primeiras 12 horas de vida, ou seja, que necessitem de cuidados intensivos. Por intermédio do CRIB II, só podem ser avaliados RN com peso < 1.500 g e IG < 31 semanas. Já com o SNAP, SNAPPE II, os RN podem ser incluídos independentemente do peso e IG, mas também nas primeiras 12 horas após o nascimento.[2,3]

3. **Como são realizadas as pontuações e quais são os parâmetros utilizados?**

    As variáveis e pontuação dependem do tipo de escore. O CRIB II utiliza o peso ao nascimento, a idade gestacional, malformação congênita (compatível com a vida), excesso de bases máximo nas primeiras 12 horas, FiO_2 mínima apropriada nas primeiras 12 horas e FiO_2 mínima apropriada nas primeiras 12 horas. O risco de óbito neonatal é diretamente proporcional à pontuação do escore, ou seja, quanto maior o valor, maior a probabilidade de morrer. O SNAPPE II baseia-se em alterações fisiológicas múltiplas: pressão arterial, temperatura, débito urinário; pH sérico e relação PaO_2/FiO_2; e presença de convulsões múltiplas, pontuando-se os piores momentos nas primeiras 12 horas da admissão. Avalia também fatores perinatais como peso de nascimento, classificação de PIG < p3 e Apgar no 5º minuto < 7. Quanto maior a pontuação, maior o risco de óbito. Tanto para o CRIB II como para o SNAPPE II, o ponto de corte relacionado ao óbito deve ser individualizado para cada serviço.[1-4]

4. **O ER pode ser um preditor de óbito neonatal?**

    Estudos sobre predição de óbitos neonatais pela utilização de escore de risco têm mostrado que a aplicação dessas escalas é de grande valia para a identificação do grau de gravidade do RN, possibilitando, assim, a sistematização e adequação da prestação da atenção, com vistas à redução desses óbitos hospitalares. Um estudo realizado em Fortaleza, com a utilização do SNAPPE II, em 247 RN, constatou que a média do escore da população estudada foi de 27 ± 21 e mediana 20 e, entre as crianças que faleceram, foi de 51 ± 24 e mediana 47 em comparação com os que receberam alta, que foi de 19 ± 12 e 18, respectivamente. O ponto de corte para a mortalidade do SNAPPE II, no referido estudo, foi de 27.[3,4]

Em estudo de coorte realizado em UTI na Austrália e que teve como um dos objetivos comparar o CRIB II e SNAPPE II para determinar qual deles é o melhor preditor de mortalidade neonatal hospitalar entre RN com idade gestacional menor que 32 semanas, os autores constataram que, com a utilização dos escores CRIB II e SNAPPE II, é possível predizer o risco de mortalidade e qualidade da assistência neonatal após as primeiras 12 horas de vida e que, quando comparados, concluíram que a utilização do CRIB II é mais viável, uma vez que apresenta menos cálculos e variáveis que dependem de medidas fisiológicas durante as primeiras 12 horas. A média do CRIB II para os RN que morreram foi de 12,91 e a pontuação variou de 5 a 21. Com relação ao SNAPPE II para o grupo que faleceu, as pontuações variaram entre 0 e 123 com média de 61,9.[3,4]

Estudo transversal multicêntrico realizado em UTI do Equador, com 227 RN, constatou média do CRIB II de 11,96 ± 3,91, com ponto de corte 6 e, para o SNAPPE II de 14,61 ± 13,30, ponto de corte 33. Corroborando outros estudos, os autores concluíram que a utilização do CRIB II é mais recomendada por sua facilidade, menos variáveis e facilidade de coleta, porém limitado, em virtude da idade gestacional, ao contrário do SNAPPE II que pode ser utilizado independentemente do peso de nascimento e da idade gestacional do RN.[3,4]

5. **É importante para a enfermagem conhecer essas ferramentas?**

Sim, a compreensão dessa ferramenta, pela equipe de enfermagem, é importante para a organização e sistematização do cuidado ofertado ao RN sob terapia intensiva, com vistas ao atendimento baseado nas reais necessidades do neonato.

Referências

1. Fontenele MMFT, Serafim ARMR, Pereira DG et al. A importância do SNAPPE II como preditor do óbito em unidade neonatal. Rev Enferm UFPE online, Recife, 12(4):1009-16; abr. 2018.
2. Özcan B, Kavurt AS, Aydemir Ö, Gençtürk Z, Baş AY, Demirel N. SNAPPE-II and risk of neonatal morbidities in very low birth weight preterm infants. The Turkish Journal of Pediatrics. March--April 2017.
3. Menéndez BP, Ortiz RAC, Zambrano BK, Yánez CX. Comparación de escalas de predicción mortalidad neonatal (CRIB, CRIB II, SNAPII, SNAPPE II) entre recién nacidos prematuros y a término. Rev Ecuat. Pediatr Volúmen 19 N°2 Año 2018.
4. Reid S, Bajuk B, Lui K, Sullivan EA, NSW and ACT Neonatal Intensive Care Units Audit Group, PSN. Comparing CRIB-II and SNAPPE-II as mortality predictors for very preterm infants. Journal of Paediatrics and Child Health (2014).

Estrutura e Organização da Unidade de Terapia Intensiva Neonatal

60

Bruna Roberta Martin
Camila Nied

1. **Qual é a melhor localização da unidade de terapia intensiva neonatal (UTIN) dentro do hospital?**

   Para agilizar o atendimento do recém-nascido (RN), a UTIN deverá ser localizada próximo ao centro obstétrico (CO) e ao bloco cirúrgico, de preferência no mesmo andar e fora da circulação dos demais pacientes e acompanhantes. É preconizada uma ligação direta da UTIN com o CO, sempre que possível.[1]

2. **Qual é a idade de abrangência da UTIN?**

   A UTIN é destinada ao atendimento de RN, os quais correspondem às crianças com idade entre 0 e 28 dias de vida. Entretanto, em alguns casos de prematuridade e/ou situação crítica dos RN, esses poderão ficar internados na UTIN por mais de 28 dias, pois nem sempre a transferência para a unidade de tratamento intensivo pediátrica (UTIP) é possível.[1]

3. **Qual é o enfoque da UTIN no desenvolvimento do RN?**

   O principal enfoque da UTIN é a neuroproteção dos RN para otimizar seu neurodesenvolvimento. Logo, deve ser levado em consideração o planejamento físico desse ambiente, atentando-se para os níveis de ruído, iluminação, climatização e acomodação da família ao lado do RN.[1]

4. **O que precisa ser levado em consideração no planejamento para a implantação de leitos de UTIN?**

   É necessário o levantamento de alguns dados, como: a área e espaço físico do hospital que serão destinados para a construção da UTIN; o número anual de partos realizados pela instituição; a quantidade de leitos obstétricos e leitos de maternidade da instituição; a taxa de nascidos vivos do hospital e da região em que o mesmo está inserido; o número de RN que necessitaram de transferência para uma UTIN nos últimos meses; capacidade de estrutura física e disponibilidade de equipe multiprofissional; e, por fim, deve-se avaliar o orçamento disponível para a implantação da UTIN e qual será o público atendido, levando em consideração se a instituição receberá somente RN assistidos pelo próprio hospital ou se também atenderá pacientes provenientes de outras instituições.[2,3]

Além disso, as unidades neonatais podem ser divididas de acordo com as necessidades do cuidado, a saber: UTIN, unidade de cuidado intermediário neonatal convencional (UCINCo) e unidade de cuidado intermediário neonatal canguru (UCINCa). Com relação às UTIN, são divididas em duas habilitações: tipos II e III. A decisão sobre o tipo de habilitação que será implantada dependerá da avaliação dos dados descritos anteriormente e da estrutura hospitalar.[2,3]

5. **Quais são os níveis de complexidade de uma unidade neonatal?**

    A unidade neonatal deve contar com leitos de complexidade para tratamento intensivo, semi-intensivo e isolamento na UTIN; e de leitos de cuidados intermediários, pré-alta e isolamento em unidades na UCINCo. Caso a instituição se habilite para implementar o método Canguru, também terá leitos exclusivos para a UCINCa.[2,3]

6. **Os leitos intensivos devem ser destinados a que tipo de paciente e quais equipamentos serão usados?**

    Os leitos intensivos devem ser destinados a pacientes graves ou potencialmente graves e com risco de morte, assim considerados: RN de qualquer idade gestacional que necessitem de ventilação mecânica (VM) ou em fase aguda de insuficiência respiratória; RN com menos de 30 semanas de idade gestacional ou com peso de nascimento menor do que 1.000 gramas; RN que necessitem de cirurgias de grande porte ou de recuperação pós-operatória de cirurgias de médio e pequeno porte; e RN que necessitem de nutrição parenteral total, entre outros casos. Sendo assim, são os RN que apresentam a necessidade de cuidados complexos e contínuos, que envolvam tecnologias leves, leve-duras e duras.[1]

    Esses RN podem vir a necessitar da utilização de equipamentos e realização de procedimentos, os mais frequentes são: intubação orotraqueal e VM; pressão positiva contínua nas vias respiratórias (CPAP) por meio de ventilação não invasiva; traqueostomia; capacete de oxigênio; cateteres de oxigênio; medicações vasopressoras; monitorização contínua; cateteres venosos e arteriais, sendo esses de posição central ou periférica; diálise peritoneal; dreno de tórax; sondas enterais e vesicais; assistência cirúrgica. Além disso, algumas avaliações de especialidades médicas podem ser solicitadas, sendo as mais frequentes: neurológica; oftalmológica; cirúrgica; e cardíaca.[1]

7. **Os leitos semi-intensivos são destinados a que tipo de paciente?**

    Os pacientes que utilizam esses leitos são RN estáveis, que necessitam de observação moderada, monitorização intermitente dos sinais vitais, controle de apneias e de bradicardias por meio de medicações, oxigênio por cânula nasal, monitorização do ganho de peso e alimentação progressiva e o preparo desses RN para a alta hospitalar com os pais realizando os cuidados domiciliares.[1]

8. **Os leitos pré-alta têm qual finalidade?**

    São destinados para bebês estáveis, que não apresentam apneias, bradicardias, que precisam somente de monitorização mínima dos sinais vitais, que estão no ganho de peso já com a alimentação por via oral e com o preparo para a alta hospitalar.[1]

9. **E os leitos de isolamento?**

   São destinados para RN com suspeita ou confirmação de alguma infecção que necessite de isolamento de contato, gotículas ou aerossóis, evitando que os demais pacientes e a equipe de saúde sejam expostos à infecção pelos patógenos. Ademais, conforme rotina definida pelo controle de infecção, esses leitos também podem ser destinados aos RN oriundos de outras instituições.[1]

10. **Quais são as outras instalações físicas de uma UTIN?**

    A UTIN deve contar com sala de espera, banheiros, recepção, vestiários para os funcionários com banheiros, copa, sala de reunião, sala da chefia, quarto de descanso para equipe, lavabo, expurgo, sala de materiais esterilizados e sala para armazenar os equipamentos e materiais que não estão em uso. O lactário pode estar junto à UTIN ou junto ao banco de leite da instituição e variará a sua composição; mais frequentemente encontramos na UTIN áreas separadas para coleta, recebimento, preparo, armazenamento e distribuição do leite.[1]

11. **Quais são as recomendações do Ministério da Saúde para a disposição dos leitos na UTIN?**

    A recomendação quanto ao distanciamento dos leitos é a seguinte: 1,5 m em leitos de pré-alta e semi-intensivo e de 2m em leitos intensivos, assim é possível acomodar os equipamentos necessários para esse RN, a família e também para que os profissionais da saúde consigam trabalhar da melhor maneira.[2,3]

12. **O que se deve levar em consideração na estrutura de uma UTIN?**[2,3]

    – **Piso:** os pisos devem ser de linóleo em manta, aplicado com solda quente para evitar frestas, que garanta a impermeabilidade e seja fácil para limpar e desinfetar e, também, que não produza ruídos no ambiente. Nas áreas não restritas, como banheiros, vestiários, expurgo, o piso deverá ser de cerâmica. Também é recomendado que os rodapés sejam de acabamentos arredondados, com os cantos curvados, que evitam o acúmulo de poeira e sujidade, facilitando a limpeza do piso;

    – **Paredes:** deverão ser pintadas com uma tinta em cor pastel que proporciona o relaxamento. Essa pintura deve ser de alta qualidade ou laminado melamínico fosco, lavável. É sugerido que na parte superior da parede sejam usados faixas de acabamento vinílico com motivos infantis ou desenhos elaborados com pintura lavável nas paredes, para alegrar e descontrair o ambiente. Nas áreas não restritas, podem ser utilizados material não poroso e de fácil limpeza em meia parede ou na parede inteira, o que facilita a limpeza e a desinfecção;

    – **Janelas:** os vidros devem ser claros, com película protetora para filtrar a luz solar, assim evitando o uso de cortinas de pano ou persianas, que favorecem o acúmulo de poeira e dificultam a limpeza. Se ocorrer o uso de cortina, que essa seja do tipo blecaute em rolo, composta de 100% poliéster e com revestimento de PVC ou 75% de PVC e 25% de fibra de vidro. Esses materiais permitem a desinfecção frequentemente e não apresentam toxicidade e proporcionam o escurecimento do ambiente;

    – **Visores:** podem ser utilizados nos corredores, nos isolamentos, que permitam a visualização do paciente e seus familiares. Porém, também necessitam de cortinas de

material lavável, em rolo, que possam ser fechados para privacidade ao se realizar um procedimento;
- **Armários e bancadas:** devem ser feitos com materiais laváveis e em cores pastéis;
- **Pias e lavabos:** devem ser de material inoxidável com profundidade de 40 cm, que permitam a escovação adequada das mãos. As torneiras deverão ter hastes longas, que forneçam água quente e fria, com acionamento automático ou de pedal, assim evitando a contaminação das mãos;
- **Forro:** deve ser de acrílico acústico, que promove redução do ruído;
- **Tomadas:** o número de tomadas depende da gravidade dos pacientes e dos equipamentos que serão utilizados, em média são de 12 a 15 saídas elétricas para os leitos intensivos e isolamentos, e de 4 a 6 saídas elétricas para leitos semi-intensivos e de pré-alta. Essas saídas elétricas deverão ser de 110 V, porém também se necessita de tomadas 220 V para os aparelhos portáteis de radiografia;
- **Iluminação:** as lâmpadas recomendadas são as fluorescentes, que proporcionam uma boa luminosidade do ambiente, deverá também ser levados em consideração os interruptores que permitam a regulação do dispositivo. Cada leito deverá ter uma fonte de luz individual, que será utilizado para algum procedimento;
- **Ventilação, temperatura e umidade:** é recomendado o uso de ar-condicionado central, ou unidades individuais, tendo a manutenção periódica, com a troca dos filtros. As saídas do ar-condicionado deverão estar posicionadas longe dos berços e incubadoras, para não interferir na manutenção da temperatura corporal dos bebês.

13. **Quais são a temperatura e a umidade adequadas para o ambiente interno da UTIN?**

    A temperatura da UTIN deverá estar em torno de 25 a 27 °C e a umidade relativa de 30 a 60%.[2,3]

14. **Qual é a recomendação com relação ao oxigênio, ar comprimido e vácuo central?**

    Em leitos intensivos, é obrigatório haver quatro saídas com fluxômetros de oxigênio, três a quatro saídas de ar comprimido e de três a quatro saídas de vácuo. Os leitos semi-intensivos e de pré-alta deverão conter duas saídas de oxigênio, duas saídas de ar comprimidos e duas saídas de vácuo;[2,3]

15. **A cada leito de UTIN, quais são os equipamentos e materiais que deverão estar presentes?**

    Os equipamentos que compõem os leitos são:
    - Incubadora com parede dupla;
    - Equipamento para ressuscitação manual do tipo balão autoinflável, com reservatório e máscara facial: um por leito, com reserva operacional de um para cada dois leitos;
    - Estetoscópio;
    - Conjunto para nebulização;
    - Dois equipamentos tipo seringa para infusão contínua e controlada de fluidos "bomba de infusão", com reserva operacional de um para cada três leitos;

- Fita métrica;
- Equipamentos e materiais que permitam monitorização contínua de:
  - Frequência respiratória;
  - Oximetria de pulso;
  - Frequência cardíaca;
  - Cardioscopia;
  - Temperatura;
  - Pressão arterial não invasiva.[2,3]

16. **Como podem estar organizados os materiais na UTIN?**

    O enfermeiro poderá agrupar um número mínimo de materiais em caixas de acordo com o tipo de procedimento para agilizar a assistência e organizar o ambiente, por exemplo: caixa de materiais para intubação; caixa de materiais para passagem de cateter venoso central; caixa de materiais para ventilação não invasiva, entre outras.[2,3]

17. **A equipe de uma UTIN é composta por quais profissionais?**

    A equipe deve contar com: um enfermeiro-chefe da equipe de enfermagem; um enfermeiro assistencial a cada turno (a cada 10 leitos); um auxiliar de serviços gerais por turno; uma secretária; um médico neonatologista-chefe da equipe médica; um médico neonatologista a cada 10 leitos e técnicos de enfermagem que variam conforme a complexidade do RN (intensivo: um técnico para um ou dois pacientes; semi-intensivo: um técnico cada dois ou três pacientes; pré-alta: um técnico para três ou quatro pacientes). Cabe ressaltar que o coordenador da equipe de enfermagem na UTIN deverá ser um profissional especialista em intensivismo neonatal por diplomação em curso *lato sensu* em instituição registrada ou portador do título enfermeiro especialista em terapia intensiva neonatal por prova nacional realizada pela associação da categoria.[2,3]

    Importante destacar que, de acordo com a habilitação da UTIN em tipo II ou III, esse quadro de colaboradores pode ser composto de maneira diferente.

Referências

1. Tamez R. Enfermagem na UTI neonatal – assistência ao RN de alto risco. 6. ed. Rio de Janeiro: Guanabara Koogan; 2017.
2. BRASIL. Ministério da Saúde. Agência Nacional da Vigilância Sanitária. Resolução nº 7, de 24 de fevereiro de 2010. Dispõe sobre os requisitos mínimos para funcionamento de unidades de terapia intensiva e dá outras providências. Brasília, 2010. Disponível em: https://bvsms.saude.gov.br/bvs/saudelegis/anvisa/2010/res0007_24_02_2010.html. Acesso em: 04 mar 2021.
3. BRASIL. Ministério da Saúde. Portaria nº 930, de 10 de maio de 2012. Define as diretrizes e objetivos para a organização da atenção integral e humanizada ao RN grave ou potencialmente grave e os critérios de classificação e habilitação de leitos de unidade neonatal no âmbito do Sistema Único de Saúde (SUS). Brasília, 2012. Disponível em: http://bvsms.saude.gov.br/bvs/saudelegis/gm/2012/prt0930_10_05_2012.html. Acesso em: 04 mar 2021.

Equipamentos na Unidade de Terapia Intensiva Neonatal

61

Fabiana Righes Crivellaro
Dinara Dornfeld

1. **Quais são os equipamentos obrigatórios para o funcionamento de uma unidade de terapia intensiva neonatal (UTIN)?**

    De acordo com a legislação vigente, a estruturação de uma UTIN deve considerar a obrigatoriedade de equipamentos e seu quantitativo conforme a classificação de cada UTI. A Portaria nº 930 do Ministério da Saúde, mais tarde revogada pela Portaria de Consolidação nº 3/2017, lista os principais equipamentos: monitor multiparamétrico, ventilador pulmonar mecânico microprocessado, ventilador pulmonar para transporte, bombas de infusão, eletrocardiógrafo portátil, oftalmoscópio, otoscópio, fototerapia, incubadora, incubadora de transporte, berço aquecido, balança eletrônica portátil, foco auxiliar portátil, aspirador cirúrgico portátil, equipamento para aferição de glicemia capilar.[1]

2. **Quando usar a incubadora?**

    A incubadora é utilizada para o recém-nascido (RN) prematuro e/ou baixo peso, especialmente para RN menores de 32 semanas e menores de 1.500 g, permitindo ambiente interno com estabilidade térmica, ampla visão de monitoramento do neonato e acesso seguro sem necessidade de remover o paciente do leito.[2,3]

3. **Quais são os dispositivos e recursos que compõem a incubadora?**

    Geralmente, a **incubadora convencional** dispõe de: cúpula em acrílico transparente com parede dupla; portinholas ovais; portinhola íris; parede de acesso lateral rebatível; orifícios de entrada para tubos e conexões de outros equipamentos auxiliares; painel com visualização constante das temperaturas programadas e reais; alarmes de falha no sistema, falha de circulação de ar na cúpula, falha de aquecimento, falta de energia, sensor RN desconectado, falha no sensor e cúpula aberta; servo sistema de umidade; servo sistema de oxigênio; gabinete com gavetas e portas; balança (opcional); gaveta para colocação do chassi radiografias (opcional); bandeja suporte para bombas e monitores (opcional).

    O painel de comando dos recursos da incubadora pode se apresentar acoplado ou anexado a ela, sendo possível ajustar os principais parâmetros, como variação de temperatura e umidificação necessária.

A **incubadora de transporte** deve conter os mesmos dispositivos e recursos da incubadora convencional, acrescido de cintos de segurança para o paciente, suporte para cilindro de gases, suporte para bolsas de infusões e bandeja suporte para bombas e monitores. Esse equipamento é fundamental para o transporte do RN do centro obstétrico até a UTIN e para o transporte do paciente para outros fins, como exames e procedimentos em outros setores[4]. Deve estar em local acessível, sempre conectado à rede elétrica para que mantenha as baterias carregadas, obrigatoriamente sendo revisado, no mínimo, uma vez ao dia para garantir o seu correto funcionamento em caso de transportes.

Atualmente, os grandes centros utilizam a **incubadora híbrida**, um equipamento que opera tanto como incubadora como unidade de cuidado intensivo aberta de calor irradiante. Esse equipamento agiliza o atendimento de emergência, além de reduzir situações de locomoção e contato com o paciente, evitando seu estresse.

4. **Quais são os cuidados em relação ao sistema de controle de temperatura da incubadora?**

    A temperatura da incubadora pode ser ajustada pelos modos de operação: ar ou pele. A fim de garantir a perfeita regulação da temperatura da incubadora no modo pele, que é o mais indicado, salienta-se a importância de colocar o sensor cutâneo na pele do paciente, preferencialmente na região abdominal, e aguardar que a temperatura indicada no *display* "Temperatura da Pele" se estabilize para posteriormente selecionar a operação "Pele". Outro cuidado importante é registrar no relatório de enfermagem a temperatura da incubadora, no turno ou a cada verificação da temperatura do RN, pois esses valores serão considerados na avaliação da estabilidade térmica do paciente.

    As incubadoras devem dispor, preferencialmente, de parede dupla, pois assim limitam a perda de calor, garantindo um ambiente térmico mais adequado.[2] A maioria dos modelos apresenta orifícios internos que permitem a circulação de ar. Aconselha-se ter o cuidado de não obstruir essas passagens de ar para que a incubadora não compense a perda de temperatura aumentando a temperatura interna, ocasionando hipertermia iatrogênica no RN.

5. **Quais são os cuidados em relação ao sistema de controle de umidade da incubadora?**

    A incubadora também apresenta o recurso de controle de umidade, bastante utilizado no atendimento aos RN prematuros com menos de 30 semanas. A umidificação da incubadora pode permanecer de 72 horas a 2 semanas, conforme protocolos institucionais, e variar de 50 a 85%, conforme a gravidade do paciente, sendo os prematuros extremos os que necessitam de maior umidificação.[4,5] Para o funcionamento desse recurso, as incubadoras têm um recipiente próprio acoplado, o qual deve-se abastecer com água estéril e trocado a cada 24 horas. Além disso, o nível de água do reservatório deve ser verificado uma vez ao turno.

    Ao acionar a umidificação elevada, o interior da incubadora poderá apresentar-se com gotículas d'água e embaçado. Nessas situações, deve-se retirar o excesso de água, sempre que necessário, para que o ambiente não permaneça demasiadamente molhado, evitando, assim, a proliferação de fungos.

6. **O que é a unidade de cuidados intensivos?**

    A unidade de cuidados intensivos, também conhecida como "berço de reanimação" – antigo **berço aquecido** –, é utilizada no atendimento ao RN em sala de parto e na admissão do paciente na UTIN. O equipamento proporciona a visualização geral do neonato e facilita a realização de procedimentos, pois permite o posicionamento do operador nos três lados, seu leito apresenta abas de acrílico rebatíveis e o aquecimento é por sistema de calor irradiante.

    Serviços que não têm unidades híbridas utilizam o berço de reanimação para pacientes muito graves que necessitam de inúmeras intervenções e observação direta (por exemplo: pós-operatório de cirurgia cardíaca).

    Cabe ressaltar que o RN prematuro deve permanecer no berço de reanimação o mínimo de tempo possível, pois, apesar do calor irradiante, esse paciente tem grande facilidade para perder calor para o ambiente.[4] Sugere-se que, assim que terminada a admissão ou o procedimento, o RN prematuro seja transferido para a incubadora.

    Nas unidades de cuidados intermediários, para os casos em que o paciente não é mais considerado de alto risco e apresenta-se estável, sem necessidade de monitoramento contínuo, pode ser utilizado o berço sem calor irradiante, o **berço acrílico**. Esse berço – onde o RN poderá permanecer vestido e coberto – dispõe de cesto acrílico transparente, com profundidade de aproximadamente 30 centímetros, deve ter regulagem para posições do leito em proclive e horizontal, com trava de segurança de fácil acesso. Existem modelos com ou sem bandejas inferiores de apoio para acessórios.

7. **Quais são os cuidados em relação ao sistema de controle de temperatura da unidade de cuidados intensivos (antigo berço aquecido)?**

    No painel de controle do equipamento, é possível o ajuste de temperatura automático (servo controlado) ou manual. O ajuste automático é realizado por um sensor cutâneo que deve ser fixado sobre a pele do RN, com o cuidado de nunca estar coberto por roupas ou fraldas, nem embaixo do corpo do paciente, pois poderá ocasionar uma falsa leitura de temperatura, podendo resultar na hipotermia do RN. Deve-se checar também se o sensor não está desprendido do RN, pois, nesse caso, o equipamento compensará a "falsa" baixa temperatura medida pelo sensor, ocasionando hipertermia no paciente.

    No modo de ajuste manual, o nível de potência de aquecimento da fonte de calor irradiante varia numa escala de 0 a 100%, com ajuste a intervalos de 10%. O modo manual é usado somente nos casos de impossibilidade de fixação do sensor à pele do RN (por exemplo: epidermólise bolhosa), pois apresenta inconvenientes no ajuste da temperatura adequada às necessidades do RN, além de demandar manuseio frequente do paciente para conferência da temperatura.

8. **Quais são as balanças utilizadas na UTIN?**

    As balanças eletrônicas são de primordial importância na UTIN, pois, por meio de suas aferições, é possível acompanhar o desenvolvimento do RN e o seu estado clínico, por exemplo: através da verificação de possível retenção de líquidos/edema; auxiliando na determinar condutas terapêuticas; idealmente as incubadoras e unidades de cuidados intensivos já deveriam ter balanças acopladas. Basicamente, as balanças são utilizadas para três finalidades distintas: pesar o paciente, pesar as fraldas, e a balança de precisão. O Quadro 61.1 apresenta os tipos de balanças e a sua indicação na UTIN.

Quadro 61.1. Tipos de balanças e indicação

Balança	Finalidade e cuidados
Balança para pesagem do paciente	• O peso do neonato é essencial para: avaliação nutricional, cálculo do aporte calórico, cálculo da dose das medicações, infusões contínuas, entre outros; • Existem balanças eletrônicas com capacidade máxima até 25 kg e medida mínima de 1 a 2 g. É importante que sejam em formato anatômico e seu revestimento, higienizável; • Grande parte dos modelos encontrados tem a tecla TARA. Esse dispositivo proporciona que o RN seja pesado enrolado em cobertor ou cueiro, evitando o estresse e a perda de calor; • A balança deve estar posicionada sobre uma superfície plana e higienizada após cada uso.
Balança para pesagem das fraldas	• As fraldas, antes de serem colocadas no RN, devem ser pesadas, pois o controle da diurese geralmente é realizado pelo peso diferencial de fraldas, ou seja, a fralda é pesada antes e depois das eliminações; • Por uma questão de higiene e praticidade, não é recomendado o uso da balança de peso do paciente para pesagem de fraldas.
Balança de precisão	A balança de precisão (que tem leitura mínima de 0,1 g) é usada principalmente para pesagem do FM 85, um suplemento do leite humano específico para o tratamento nutricional de bebês prematuros. Como a apresentação do FM 85 é em envelopes de 1 g para cada 25 mL de leite humano, quando a prescrição for de um volume inferior a 25 mL, deve-se calcular a quantidade do suplemento, procedendo à pesagem antes de incorporá-lo ao leite humano a ser oferecido ao neonato.

Fonte: Quadro elaborado pelas autoras.

9. Por que utilizar bombas de infusão na UTIN?

As bombas de infusão permitem a administração de medicamentos e soluções em baixos fluxos e volumes, mantendo volume estável e constante, evitando oscilações.[6] Na UTIN, as medicações, soluções e dieta são calculadas a partir do peso do neonato. Essa particularidade torna-se ainda mais relevante ao se considerar que, atualmente, é possível encontrar pacientes extremamente prematuros e de extremo baixo peso, chegando a pesar menos de 500 g. Nessa condição, as doses programadas serão proporcionais ao peso – na maioria das vezes com casas decimais e com doses inferiores a 0,1 mL –, sendo as bombas de infusão indispensáveis no tratamento do paciente.

10. Quando usar a bomba de infusão de seringa?

A escolha da bomba de infusão é determinada pelo volume a ser infundido, em que, para infusões até 60 mL, utiliza-se a bomba de seringa e, para infusões maiores de 60 mL, utiliza-se a bomba peristáltica ou convencional. As bombas de seringa permitem infusões a partir de 0,1 mL/h e a maioria delas é compatível com seringas de 5 mL, 10 mL, 20 mL e 60 mL.

11. O que é monitor multiparamétrico?

O RN de alto risco deve ser monitorizado 24 horas por dia e o monitor multiparamétrico é utilizado na UTIN para medir e monitorar de maneira simultânea todos os sinais vitais.[4] O equipamento deve, preferencialmente, apresentar os seguintes parâmetros de controle: frequência cardíaca (FC); frequência respiratória (FR); saturação de oxigênio (SpO$_2$); temperatura; pressão não invasiva (PNI); e pressão invasiva (PI). Alguns equipamentos podem ainda oferecer medida de capnografia e análise de gases, que serão utilizados conforme a classificação do serviço.

12. Quais são os cuidados em relação à aferição da PNI?

Para aferição correta da PNI, é recomendado manguito adequado ao tamanho do neonato, ou seja, ele deve corresponder a 40% da circunferência do braço, e seu comprimento deve envolver 80 a 100% da referida circunferência. Assim, o monitor deve possibilitar o uso de diferentes tamanhos de manguitos, que atendam do RN prematuro extremo ao RN a termo, inclusive aquele classificado como grande para a idade gestacional e, em geral, usam-se os tamanhos 1 ao 5, respectivamente.

13. Quais são os cuidados em relação à aferição da saturação de oxigênio?

Recomenda-se posicionar o sensor de oximetria nos membros inferiores ou superiores, dando preferência para o tipo pé-mão, que se ajusta melhor às diferentes faixas de peso dos neonatos. Outra orientação importante é a alternância do posicionamento do sensor a cada 2 ou 3 horas, como medida de prevenção das lesões por pressão.[7]

Em situações de sala de parto, estado crítico do RN e urgências sempre optar em acomodar primeiro o sensor no membro superior direito (saturação pré-ductal); também lembrar de primeiro instalar o sensor no RN e apenas depois conectar o cabo no equipamento (assim a onda é captada mais rapidamente).

14. O que é a fototerapia?

Fototerapia é um tratamento bastante comum na UTIN, sendo usada na terapêutica para redução da bilirrubina sanguínea por meio da exposição do RN a uma fonte de luz. O mecanismo de ação consiste na luz absorvida degradar a bilirrubina impregnada na pele, transformando-a em derivados solúveis em água, que serão eliminados do corpo sem necessidade prévia de conjugação hepática. A eficácia do tratamento por fototerapia depende, entre outras variáveis, da intensidade da luz emitida pelos aparelhos, com um espectro de emissão próximo ao da absorção de bilirrubina, e dos cuidados de enfermagem para garantir a adequada exposição do RN à fonte de luz.[8]

15. Quais são os aparelhos de fototerapia utilizados?

Existem equipamentos que utilizam lâmpadas fluorescentes brancas, lâmpadas alógenas, fibra óptica e LED, sendo essa última a mais eficaz e mais utilizada atualmente. As fototerapias de LED ou superLED são, na maioria, de espectro azul que não emite luz infravermelha ou ultravioleta, podendo conter de 5 a 15 pontos. Visando à proteção da pele do RN, essa fonte de luz fria é a mais indicada[7] porque não gera calor excessivo e não ocasiona queimaduras a pele e, além disso, permite uso de alguns produtos sobre a pele do RN.

16. Quais são os cuidados recomendados para melhor eficiência da fototerapia?

É importante a manutenção preventiva dos equipamentos de fototerapia, bem como a troca das lâmpadas conforme a vida útil indicada pelo fabricante.

O controle de irradiância (intensidade luz) da fototerapia é realizado por meio do radiômetro, devendo ser medido, no mínimo, uma vez ao turno. Para medir a irradiância da fototerapia, posiciona-se o radiômetro acima do RN, a uma distância de aproximadamente 30 cm do equipamento, tendo o cuidado para que o radiômetro esteja posicionado exatamente no ponto central de emissão de luz da fototerapia.

Referências

1. Brasil. Portaria nº 930 de 10 maio de 2012. Define as diretrizes e objetivos para a organização da atenção integral e humanizada ao recém-nascido grave ou potencialmente grave e os critérios de classificação e habilitação de leitos de unidade neonatal no âmbito do Sistema Único de Saúde (SUS). Disponível em: https://bvsms.saude.gov.br/bvs/saudelegis/gm/2012/prt0930_10_05_2012.html. Acesso em: 20 maio 2020.
2. Tamez R. Enfermagem na UTI neonatal. 5. ed. Rio de Janeiro: Guanabara Koogan; 2013.
3. Costa CC, Tonete VLP, Parada CMGL. Conhecimentos e práticas de manuseio de incubadoras neonatais por profissionais de enfermagem. Acta Paul Enferm. 2017; 30(2):174-80.
4. Costenaro RGS, Correa DAM, Ichisato SMT. Cuidados de enfermagem em Neonatologia. Porto Alegre: Moriá; 2017.
5. Eichenwald EC, Hansen AR, Martin CR, Stark AR. Choherty and Stark's manual of neonatal care. 8. ed. Philadelphia: Wolters Kluwer; 2017.
6. Silva RCL, Louro TQ, Peregrino AAF, Silva CRL, Marta CB, Itria A. Custo-efetividade de bombas de infusão para a redução de erros em uma UTI Pediátrica. Rev. Bras. Enferm. 2019;72(3):617-23.
7. Souza ABG. Manual prático de enfermagem neonatal. São Paulo: Atheneu; 2017.
8. Durána M, Garcíab JA, Sánchezc A. Efectividad de la fototerapia en la hiperbilirrubinemia neonatal. Enfermería Universitaria. 2015;12(1):41-45.

Método Canguru

62

Edite Porciúncula Ribeiro
Caroline da Cunha Campos Magalhães
Denise de Aguiar Pires

1. **O que é o Método Canguru?**

    É um modelo de assistência ao recém-nascido de baixo peso (RNBP) e/ou recém-nascido prematuro (RNPT) e sua família, voltado para o cuidado humanizado e qualificado, que reúne estratégias biopsicossociais de intervenção. O método promove a participação dos pais e da família nos cuidados neonatais. Seus princípios norteadores tiveram origem na Norma de Orientação para a Implantação do Método Canguru (MC), publicada pelo Diário Oficial como Portaria GM nº 693, em 5 de julho de 2000, posteriormente revisada como Portaria nº 1.683, de 12 de julho de 2007, revogada pela Portaria de Consolidação nº 3/2017.[1,2]

2. **Quando surgiu o MC?**

    Inicialmente, a proposta de colocar precocemente o RNBP em contato pele a pele contínuo com o peito de sua mãe foi idealizada na Colômbia em 1979, no Instituto Materno Infantil de Bogotá, pelos Dr. Reys Sanabria e Dr. Hector Martinez com o intuito de buscar uma solução imediata para a superlotação das unidades neonatais nas quais às vezes se encontravam dois ou mais recém-nascidos (RN) em uma incubadora. A partir dessa experiência foi visto que a presença contínua da mãe junto do bebê, além de garantir calor e leite, promovia, por meio do contato pele a pele, maior vínculo afetivo, maior estabilidade térmica, melhor desenvolvimento do bebê e possibilitando uma provável alta precoce.[3]

3. **Como os serviços de saúde se organizaram para a implementação do MC?**

    Os serviços de saúde neonatais comprometidos com as boas práticas e com a excelência clínica buscam o cuidado humanizado ao RN e à sua família, conforme preconizado em normas técnicas, manuais e portarias do Ministério da Saúde (MS), desde o final da década de 1990. Por intermédio da Rede Cegonha, lançada em 2011, o MS reafirmou seu compromisso com a busca de boas práticas na gestão e na Atenção Obstétrica e Neonatal, enfatizando a urgência na revisão dos processos de cuidados em maternidades brasileiras. Assim, a partir da publicação da Portaria GM/MS nº 930, de 10 de maio de 2012, o conceito de unidade neonatal é fortalecido, membros das equipes multiprofissionais de diversas instituições foram capacitados pelo MS, tornando-se tutores do MC com a responsabilidade de capacitar e sensibilizar seus colegas periodicamente às práticas preconizadas pelo método. Além disso, as unidades neonatais no âmbito do SUS passam a ser divididas de acordo com as necessidades do cuidado, a saber: unidade de terapia intensiva neonatal (UTIN); unidade de cuidado intermediário neonatal convencional (UCINCo); e unidade de cuidado intermediário neonatal canguru (UCINCa).

4. **Quais são as vantagens do MC?**

O MC facilita o vínculo afetivo dos pais com o filho, estimula o aleitamento materno, melhora a qualidade do desenvolvimento neuropsicomotor, auxilia o RN no controle térmico, além de reduzir o estresse e a dor.[1] O contato pele a pele promove a estabilidade fisiológica e está associado a uma redução da morbidade e mortalidade dos RN, redução no tempo de internação hospitalar, redução do risco de infecções e contribui para o ganho de peso dos RN.[1-3]

Publicações destacam os benefícios psicológicos do MC para os pais, especialmente para a mãe do RNPT:[1,3,4]

— Aumento da interação e do vínculo dos pais com os seus filhos RN;

— Redução de sintomas maternos de depressão pós-parto;

— Redução do estresse, da ansiedade e da percepção de dificuldade da mãe no que se refere ao cuidado do neonato;

— Aumento na participação nos cuidados do bebê;

— Aumento da competência materna e do empoderamento dos pais, em relação aos cuidados com o seu filho;

— Construção da autoimagem materna a partir das experiências decorrentes do contato pele a pele.

5. **Como é desenvolvido o MC?**

O MC é desenvolvido em três etapas:[1]

— A primeira etapa deve se iniciar no pré-natal da gestante que necessita de cuidados especializados, seguidos na internação hospitalar da gestante ou do próprio RN, nessa etapa é importante acolher os pais sendo preconizada uma visita à UTIN antes do parto para que a família conheça o ambiente em que o filho poderá ficar internado e assim tenha sua ansiedade minimizada com o futuro "desconhecido". Quando o RN estiver internado na UTIN e/ou na UCINCo, deve-se promover o livre e precoce acesso, bem como a permanência dos pais na unidade neonatal, sem restrições de horário; é importante garantir que o primeiro encontro dos pais com o RN seja acompanhado por um profissional da equipe de saúde. O contato pele a pele deve ser iniciado assim que possível, respeitando-se as condições clínicas do RN, a disponibilidade de aproximação e interação dos pais com o filho;

— A segunda etapa é realizada na UCINCa, garantindo todos os processos de cuidados já iniciados na primeira etapa com especial atenção ao aleitamento materno. Para essa etapa, é necessário que o RN esteja com mais de 1.250 g, clinicamente estável e com nutrição enteral plena. O bebê permanece de maneira contínua com sua mãe e a posição canguru (PC) deverá ser realizada pelo maior tempo possível. A presença e a participação do pai nos cuidados devem ser estimuladas;

– Na terceira etapa, o RN precisa estar pesando mais de 1.600 g e estar em sucção exclusiva ao seio ou, em situações especiais, mãe e família devem ser habilitados a realizar a complementação. Eles receberão alta hospitalar e serão acompanhados de modo compartilhado pela equipe do hospital e da atenção básica. Entretanto, algumas instituições de saúde mantêm como peso mínimo para essa etapa 2.000 g e os seus próprios ambulatórios de seguimento do RN pelo MC.

6. Posição canguru: o que é?

A posição canguru (PC) é muito importante para o desenvolvimento do bebê e consiste em manter o RN em contato pele a pele, junto do peito desnudo da mãe ou do pai, em decúbito prono e na posição vertical, com a cabeça lateralizada, membros superiores e inferiores flexionados e aduzidos, sem roupas, apenas de fralda (meias e toucas podem ser usadas), envolvendo a díade com uma faixa, que deve ser confortável e que se mostra fundamental para a segurança da criança (Figura 62.1).[1,2,5]

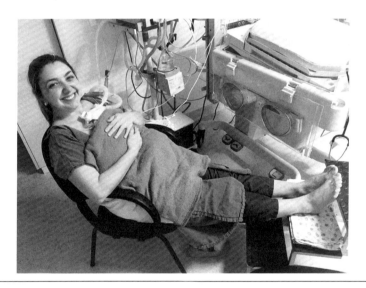

Figura 62.1. Mãe realizando a posição canguru, sentada confortavelmente.
Fonte: Acervo das autoras.

A PC pode ser realizada em pacientes com ventilação mecânica e clinicamente estáveis. Este evento deve ser acompanhado/supervisionado pela equipe médica e/ou de enfermagem a fim de que sejam prontamente atendidas quaisquer intercorrências para que a mãe/pai se sintam seguros e não se desencorajam no processo de realizar a posição nessa condição (Figura 62.2).[1,2,5]

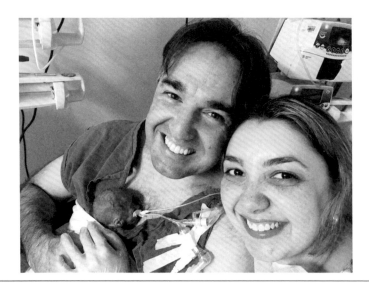

Figura 62.2. Pai realizando a posição canguru com o RNPT intubado.
Fonte: Acervo das autoras.

7. **Quanto tempo o RN deve permanecer na PC?**

    O tempo de permanência na PC depende do desejo e do conforto da díade e pode ser variável. A orientação mais adequada é de no mínimo 1 hora, chegando até o tempo desejado pelos pais, devendo ser estimulado o maior tempo possível pela equipe. Tempos menores do que 1 hora são desencorajados, em virtude de manipulação, transporte da incubadora para colo, desorganização e estresse do RN; pois com períodos menores do que 1 hora, não há tempo suficiente para ocorrer a reorganização e relaxamento suficiente do RN necessários para promover os benefícios da PC.[1,5]

8. **Quem da família pode realizar a PC?**

    A PC proporciona momentos de muita intimidade corporal entre o bebê e o adulto. Assim, as principais figuras para a realização da PC são os pais. Sabemos que o bebê intraútero já interage com seus pais e, mantendo o contato pele a pele após o nascimento, fortalecerá essa comunicação promovendo os benefícios da PC, tanto no momento de sua realização como no desenvolvimento futuro do RN. Já os demais familiares, que são elencados pelos pais como avós, irmãos, tios e padrinhos, são importantes para o fortalecimento da rede de apoio aos pais, complementando os cuidados com o bebê; eles terão outros canais de comunicação e trocas afetivas com o RN. Recomenda-se que a equipe de saúde não realize a PC.[1]

9. **Até quando pode ser realizada a PC?**

    A PC é realizada em todas as etapas do MC, mais intensamente na segunda e terceira etapas e é o próprio RN que determinará até quando a PC poderá ser realizada, pois à medida que ele amadurece (aproximando-se do termo pela idade gestacional corrigida), sentirá a necessidade de mais espaço para explorar o mundo à sua volta, não aceitando mais a realização do contato pele a pele. A mãe começa a perceber que o RN vai ficando inquieto, tentando mudar de posição com frequência e naturalmente reduzindo o tempo de PC até sua completa suspensão.[1,2,6]

10. **Como é o comportamento do RN após o nascimento?**

    O RN sempre buscará maneiras de estar próximo de como estava dentro do útero materno, necessitando de limites em volta do seu corpo para se orientar no espaço, diminuindo assim a sua movimentação e ficando disponível para outros estímulos. Quando o RN não encontra esses limites e não consegue se organizar, continua a se movimentar implicando gasto de energia e estresse. Ao se organizar o bebê pode realizar explorações com as mãos; inicialmente, o toque é feito com movimentos pouco organizados e o contato dá-se ao acaso. Com o desenvolvimento, começa a ocorrer um encadeamento de comportamentos, com aproximação mais lenta e modulada, juntamente à preparação da mão para o contato. Por fim, essa exploração torna-se mais complexa, tomando aspectos de comunicação.[1]

11. **Quais são os fatores estressantes ao RN na UTIN?**

    Manuseio excessivo, procedimentos invasivos, manipulação no momento do sono, luminosidade, ruídos elevados acima de 55 decibéis (aparelhos, vozes, batidas nas incubadoras).[1,6]

12. **Quais são os sinais de estresse que o RN apresenta?[1,6]**
    - Diminuição da saturação de oxigênio;
    - Aumento da frequência cardíaca, da frequência respiratória e da pressão intracraniana;
    - Susto, choro, dor;
    - Dificuldade na manutenção do sono profundo.

13. **Como a luz, os ruídos e o toque afetam o RNPT?**

    A luz constante pode atrasar a manifestação dos ritmos circadianos endógenos, o que resulta na privação de sono ou interfere na consolidação normal do sono no RNPT que demora mais tempo para se ajustar ao ciclo dia/noite e dorme períodos maiores até completar 37 semanas. Já os ruídos constantes e altos da UTIN podem gerar redução das habilidades perceptivas auditivas devido ao mascaramento de sons da voz humana. Até o toque interacional (carícias) pode ser estressante para o RNPT de 26 a 30 semanas de idade gestacional (pela sua extrema imaturidade) e em alguns RN com mais de 32 semanas, em virtude do aprendizado aversivo relacionado aos repetidos toques invasivos durante a internação na UTIN.[1,6]

14. **Como devemos organizar os cuidados de rotinas para não estressar o RN?[1,6]**

    Antes do procedimento ou do manuseio:
    - Observar o estado comportamental do RN e, se possível, caso esteja chorando, consolá-lo completamente antes do procedimento;
    - Preparar todo o material necessário antes do manuseio;
    - Falar suavemente antes de tocá-lo e informar o que será realizado. Preferencialmente a mãe e/ou o pai deverão estar presentes nessa "conversa" para também receberem essas informações;

– Evitar mudanças súbitas de postura ou realizá-las com o RN bem aconchegado em flexão e com as mãos próximas à boca;
– Posicionar e promover contenção, convidando sempre que possível a mãe ou pai do RN;
– Sempre avaliar a possibilidade de realizar os cuidados em dupla, pois o RN precisa de apoio durante todo o procedimento.

Durante o procedimento ou do manuseio:
– Minimizar todos os outros estímulos;
– Executar o procedimento em etapas, permitindo a recuperação dos sinais vitais e comportamentais do RN;
– Utilizar posicionamento de conforto, como o decúbito lateral e a PC;
– Agrupar os procedimentos ou executá-los de maneira contínua, lenta e gentil, porém eficiente, intercalando períodos de descanso individualizados pelas respostas do RN;
– Usar estratégias para o manejo do estresse e da dor;
– Oferecer suportes necessários – sucção não nutritiva, contenção elástica, enrolamento.

Após o procedimento e ou manuseio:
– Continuar posicionando e dando contenção por 10 minutos ou até o RN ficar estável, com recuperação dos sinais vitais, do tônus muscular e sua organização comportamental;
– Evitar o uso de outros estímulos concomitantes desnecessários.

15. O que são e como são realizados os cuidados posturais ao RN?

O posicionamento é uma intervenção não invasiva, que está englobada nos cuidados para o adequado desenvolvimento do paciente e promove simetria, equilíbrio muscular e movimento. Observações importantes ao posicionar o RN:[1,6]

– Não mexer no RN em sono profundo (por pior que pareça estar a sua postura);
– Utilizar ninhos para o aconchego, esses devem compreender todo o corpo para manter a segurança (Figura 62.3);
– Utilizar-se de compressas/cueiros para ajudar a manter o decúbito adequado (Figura 62.3);
– Verificar o conforto do RN na postura escolhida, variando as posturas com atenção à pele e o desenvolvimento mais harmonioso do formato da cabeça;
– Manter a cabeça alinhada com a linha média do corpo diminui as demandas em termos de pressão intracraniana e reduz a possibilidade de apneia obstrutiva (que pode acontecer com a flexão excessiva do pescoço);
– Deixar as mãos do RN livres e próximas ao rosto;
– Dar inibição postural, o RN gosta de ter algum limite (anteparo) para se aconchegar ou se agarrar;
– Após posicionar, deixar o RN organizado e em estado de sono.

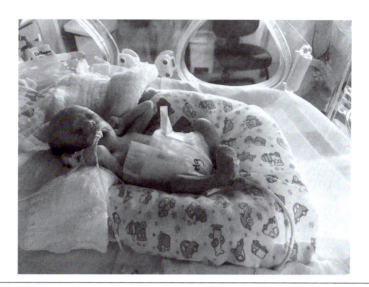

Figura 62.3. RNPT em ninho na UTIN.
Fonte: Acervo das autoras.

16. Como é realizado o cuidado compartilhado com a Atenção Básica na terceira etapa do MC?

Após a alta hospitalar, o retorno para a primeira consulta de acompanhamento deve ser na semana seguinte à saída do hospital. Ainda na primeira semana, o RN deverá realizar três consultas, sendo que uma delas poderá ser na Unidade Básica de Saúde (UBS) de referência e as demais na atenção hospitalar, de acordo com as necessidades clínicas do bebê. Ainda na primeira semana, à criança, à mãe e à família é preconizada uma visita domiciliar pela equipe da UBS.[1,2,7]

Na segunda semana, deverão ser realizadas duas consultas, uma no hospital e outra na UBS. Já na terceira semana e até o RN alcançar o peso de 2.500 g (no caso de prematuridades, estabilidade clínica e demais demandas do RN), o acompanhamento será semanalmente na UBS ou no hospital de origem, dependendo da clínica do RN. Após esse peso, o seguimento da criança deverá ser de acordo com as recomendações do MS, que incluem a Atenção Básica e/ou serviços de referência dos Ambulatórios de Seguimento de Prematuros.[1,2,7]

Referências

1. Ministério da Saúde. Secretaria de Atenção à Saúde. Departamento de Ações Programáticas Estratégicas. Atenção Humanizada ao Recém-Nascido. Método Canguru. Manual Técnico. 3. ed. Brasília-DF, 2017.
2. Sanches MTC, Costa R, Azevedo VMGO, Morsch DS, Lamy ZC. Método Canguru no Brasil: 15 anos de política pública. São Paulo: Instituto de Saúde; 2015.
3. Boundy EO, Dastjerdi R, Spiegelman D, et al. Kangaroo mother care and neonatal outcomes: a meta-analysis. Pediatrics. 2016 Jan;137(1).

4. Santos LM, Morais RA, Miranda JOF, Santana RCB, Oliveira VM, Nery FS. Percepção materna sobre o contato pele a pele com o prematuro através da posição canguru. R. Pesq. Cuid. Fundam. v.5, n.1, p. 2504-14; 2013.
5. Ferreira DO, Silva MPC, Galon T, Goulart BF, Amaral JB, Contim D. Método Canguru: percepções sobre o conhecimento, potencialidades e barreira entre enfermeiras. Esc. Anna Nery. v.23, n.4. Rio de Janeiro; 2019.
6. Portal de Boas Práticas em Saúde da Mulher, da Criança e do Adolescente. Principais questões sobre método Canguru e Neuroproteção: esclarecendo dúvidas. Disponível em: https://portalde-boaspraticas.iff.fiocruz.br/atencao-recem-nascido/principais-questoes-sobre-metodo-canguru--e-neuroprotecao-esclarecendo-duvidas/. Acesso em: 4 mar 2021.
7. Borck M, Santos EKA. Terceira etapa método Canguru: convergência de práticas investigativas e cuidado com famílias em atendimento ambulatorial. Revista Gaúcha de Enfermagem, Porto Alegre, v.31, n.4; 2010.

Presença dos Pais na Unidade de Terapia Intensiva Neonatal

63

Denise Schauren Schuck
Leila Patrícia de Moura

1. **O que garante a presença dos pais dentro da unidade de terapia intensiva neonatal (UTIN)?**

   A presença dos pais ou responsáveis em tempo integral é direito assegurado ao recém-nascido (RN) pela Lei nº 8.069, de 13 de julho de 1990[1] e pela Portaria GM/MS nº 930 de 10 de maio de 2012;[2] entretanto, essa última portaria foi revogada pela Portaria de Consolidação nº 3 de 28 de setembro de 2017, que manteve a presença dos pais.

2. **Todas as informações sobre a internação do RN devem ser compartilhadas com os pais?**

   As informações sobre a internação do RN devem ser compartilhadas com os pais, independentemente do seu estado de saúde. É direito dos pais ter informações sobre o processo de saúde-doença de seu filho. As políticas e os procedimentos da UTIN devem apoiar e incorporar os pais como protagonistas do cuidado, capacitando-os e estimulando-os para o mesmo. Esse modelo de assistência pretende colocar a família no centro do atendimento para que os pais se sintam capacitados como cuidadores do seu bebê, mesmo ele sendo prematuro ou de alto risco.[3-6]

3. **Como deve ser construída a relação da família com a equipe da UTIN?**

   A relação da equipe com a família é essencial para colocar em prática o modelo de assistência em que os pais são protagonistas do cuidado. Isso não significa apenas envolver fisicamente as famílias, mas manter os pais totalmente integrados à UTIN para que eles possam desenvolver e manter uma compreensão adequada das necessidades do seu bebê. A comunicação da equipe profissional com os pais deve ser adaptada às tradições e crenças culturais e éticas do paciente e família, bem como deve ser clara, objetiva, contínua e bidirecional. Assim, os pais compreendem melhor os cuidados que estão sendo realizados com o bebê e ficam mais estimulados a participar do processo de tomada de decisão nas discussões em relação ao tratamento do seu filho.[3-6,8]

O processo contínuo de orientações dos pais deve incluir o fornecimento de informações sobre tudo que acontece com o bebê, bem como seu desenvolvimento e os comportamentos; dessa maneira, os pais sentem-se mais próximos do bebê, mesmo com todos os aparatos tecnológicos e conseguem perceber aquele bebê como seu filho.[3-6,8]

4. **Quando deve-se iniciar a interação pais-bebê?**

O contato dos pais com o seu bebê deve iniciar o mais precocemente possível e só deve ser interrompido quando for absolutamente necessário. A primeira visita dos pais na UTIN deve ser acompanhada por um membro da equipe que esteja disponível para proporcionar aos pais o primeiro contato e responder as dúvidas daquele momento de modo claro e, preferencialmente, sem uso de termos técnicos. A presença ilimitada dos pais é crucial para permitir que eles participem do atendimento dos seus filhos, refletindo na melhora dos resultados.[5-7]

5. **Quais são os benefícios de os pais e o bebê permanecerem juntos durante toda a internação na UTIN?**

Embora os bebês possam sobreviver somente com os cuidados e intervenções da equipe da UTIN, o desenvolvimento físico, cognitivo e emocional ideal se efetiva apenas com interações amorosas e positivas, e para que isso ocorra os pais precisam estar emocionalmente envolvidos.[5,7] As intervenções que apoiam os pais no seu papel e os orientam em interações apropriadas, assim como a posição canguru, a amamentação e a comunicação (verbal e não verbal), têm o potencial de diminuir o impacto adverso dos estressores ambientais aos quais os bebês estão expostos dentro da UTIN, mostrando-se como fatores de proteção no seu desenvolvimento.[4-8]

O contato entre os pais e o bebê é extremamente valioso e deve ser sempre incentivado, pois atividades como o toque, a amamentação e o contato pele a pele têm sido relacionadas a um maior sentimento de conexão dos pais com o bebê. Assim, a permanência dos pais nas unidades neonatais não deve ser considerada um privilégio, mas sim uma indicação terapêutica.[4-8]

6. **Pais de RN graves ou prematuros podem ter como rede de apoio outros pais de bebês internados na UTIN?**

Sim. As redes de apoio de pais para pais se destacam por promover a troca de experiência e apoio mútuo em momentos difíceis durante a internação de seus bebês.[5,9]

7. **A rede de apoio com outros pais de bebês internados na UTIN pode ser construída dentro da própria unidade?**

Sim, a rede de apoio entre os pais pode ser construída dentro da própria unidade, com ou sem o auxílio de profissionais de saúde. Quando os profissionais não estão envolvidos, essa rede é constituída de um modo mais informal com a interação entre os pais com trocas de informações, experiências e histórias por redes sociais ou locais de uso público da própria instituição.

Entretanto, os grupos de apoio com a presença de profissionais se configuram como um espaço de cuidado e suporte para os familiares, por meio do compartilhamento das experiências, vínculos estabelecidos e informações ofertadas, obtendo efeito positivo no processo de hospitalização dos RN e para seus familiares, solidificando a humanização entre os profissionais de saúde.⁹ Nesses grupos, muitas vezes denominados "Grupos dos Pais", os familiares têm um espaço para descrever as suas angústias e desafios vividos dentro da UTIN e, assim, contarem com o apoio e orientação dos profissionais de saúde, principalmente de enfermeiros que lideram esses espaços.

8. **O que esperar dos pais ao final da internação na UTIN?**

O processo de admissão do RN na UTIN é muito difícil para a maioria dos pais, mas o momento da alta hospitalar pode ser ainda mais estressante. Muitos bebês recebem alta com necessidades especiais como oxigenioterapia, alimentação por sonda e medicamentos com várias doses diárias. Os pais que estão envolvidos no cuidado desde o início da internação se tornam cada vez mais preparados pois têm um forte entendimento sobre as necessidades sensoriais, motoras e de cuidados com o tratamento do seu filho. Ao final da internação, espera-se que os pais assumam total responsabilidade em tarefas como monitorar o bebê para mudanças de saúde, manutenção da alimentação, das medicações, assim como para os acompanhamentos e tratamentos ambulatoriais.[6,8,10] Mas para que no momento da alta os pais estejam prontos e seguros, as orientações e informações devem começar desde o primeiro dia de internação do bebê.

Referências

1. BRASIL. Lei nº 8069, de 13 de julho de 1990. Dispões sobre o Estatuto da Criança e do Adolescente e dá outras providências. Disponível em: http://www.planalto.gov.br/ccivil_03/leis/l8069.htm. Acesso em: 4 mar 2021.
2. Ministério da Saúde (Brasil). Portaria nº 930, de 10 de maio de 2012. Define as diretrizes e objetivos para organização da atenção integral e humanizada ao recém-nascido grave ou potencialmente grave e os critérios de classificação e habilitação de leitos e unidade neonatal no âmbito do Sistema Único de Saúde (SUS). Disponível em: https://bvsms.saude.gov.br/bvs/saudelegis/gm/2012/prt0930_10_05_2012.html. Acesso em: 4 mar 2021.
3. Patel N, Ballantyne A, Bowker G, Weightman J, weightman S. Family integrated care: changing the culture in the neonatal unit. Arch Dis child 2017 Nov; 103: 415-9.
4. Craig JW, Glick C, Phillips R, Hall SL,Smith J, Browne J. Recommendations for involving the family in developmental care of the NICU baby. J Perinatol 2015 Dec; 35(Suppl 1): S5-S8.
5. Guimarães H. The importance of parents in the neonatal intensive care unit. J Pediatr Neonat Individual Med 2015 Oct; 4(2).
6. Ministério da Saúde. Atenção humanizada ao recém-nascido: método Canguru: manual técnico. 3. ed. Brasília: Ministério da Saúde; 2017.
7. Hall SL, Hynan MT, Phillips R, Lassen S, Craig JW, Goyer E, et al. The neonatal intensive parenting unit: an introduction. J Perinatol 2017 Aug; 37: 1259-64.
8. Gooding JS, Cooper LG, Blaine AI, Franck LS, Howse JL, Berns SD. Family support and family-centered care in the neonatal intensive care unit: origins, advances, impact. Seminars in Perinatol. 2011 Feb; 35 (1): 20-8.
9. Morais AC, Mascarenhas JS, Araujo JC, Souza MJ, Amorim, RC, Lima IS. Significados de grupo de apoio para familiares na unidade de terapia intensiva neonatal. Revista de Enfermagem Contemporânea, 2020. 9(2), 168-176.
10. Lee YS, Garfield C, Kim HN. Self-efficacy theory as a framework for interventions that support parents of NICU infants. In 2012 6th International Conference on Pervasive Computing Technologies for Helthcare and Workshops, Pervasive Health 2012. 151-4.

Cuidados Paliativos

64

Camila Morais Wudich

1. **O que são os cuidados paliativos?**[1,2]

    Os cuidados paliativos (CP) são uma especialidade da área da saúde que cuida do sofrimento humano promovendo qualidade de vida ao paciente e seus familiares por meio da prevenção e do alívio do sofrimento no momento em que a morte parece estar mais próxima e, por vezes, não podendo mais ser evitada pela ciência e pela tecnologia.

    Segundo a Organização Mundial de Saúde (OMS), o conceito de CP foi atualizado em 2002 deixando claro que "cuidados paliativos consistem na assistência promovida por uma equipe multidisciplinar, que objetiva a melhoria da qualidade de vida do paciente e seus familiares, diante de uma doença que ameace a vida, por meio da prevenção e alívio do sofrimento, da identificação precoce, avaliação impecável e tratamento de dor e demais sintomas físicos, sociais, psicológicos espirituais".

2. **Em qual momento devem ser iniciados os CP?**[1,2]

    Aplicam-se desde o diagnóstico de uma doença grave, progressiva e que ameaça a continuidade da vida, até o momento do óbito, tendo como prioridade a conscientização de que a morte não é algo a ser evitado a qualquer custo, e sim um processo natural da vida. Sabe-se que pacientes acompanhados com CP aumentam a sobrevida comparados com pacientes que tiveram tratamento exclusivo contra a doença, comprovando que a qualidade de vida tem benefícios superiores ao prolongamento da vida que por vezes estende o processo de morrer com a família em grande sofrimento físico, psicológico, social e espiritual.

3. **Qual a diferença entre CP e abordagem paliativa?**[1,2]

    Para atuar em *cuidados paliativos exclusivos*, é necessária uma equipe multidisciplinar especializada, preparada cientificamente para dar resposta ao sofrimento dos pacientes e de seus familiares. Já a *abordagem paliativa* pode ser realizada por qualquer profissional que, dotado de conhecimentos básicos sobre CP e por meio das estratégias/habilidades de comunicação, conseguirá dar mais conforto e respostas eficazes para quem está em sofrimento de perda.

4. **Qual é a importância do conhecimento das estratégias de comunicação na unidade de tratamento intensivo neonatal (UTIN) para os enfermeiros?**[1,2]

A base do trabalho dos enfermeiros são as relações humanas, visto que é o profissional que faz a "ponte" entre todos os outros membros da equipe multidisciplinar e entre os familiares. O estudo e o treino das estratégias de comunicação são de extrema importância, pois auxiliam o profissional a se comunicar não só com a própria equipe, mas também com os familiares em sofrimento que se encontram na UTIN. São intervenções comprovadamente eficazes que melhoram o estresse psicológico e abrem espaço para a partilha de sentimentos, medos, angústias, tristezas, trazendo alívio para o sofrimento psicológico e espiritual.

É importante que o enfermeiro tenha consciência de que deve aprimorar as suas habilidades de comunicação interpessoais, enfatizando a empatia e a compaixão como aspectos importantes para suas intervenções porque, por mais que tenhamos habilidades e experiências técnicas, informações sobre a doença e tratamento, os familiares que vivenciam uma perda esperam que a relação com os enfermeiros seja repleta de compaixão, humildade, respeito e empatia.

Na prática, para utilizar de maneira adequada as habilidades de comunicação, é preciso saber não apenas o que, mas quando e como falar. Sendo necessário até mesmo saber o momento de se calar, trocando as palavras por dois ouvidos e/ou por um olhar acolhedor.

A pessoa que vivencia a perda de um filho necessita ser ouvida, a escuta ativa e reflexiva é a intervenção de enfermagem mais eficaz, sentar-se ao lado do familiar demonstrando interesse e disponibilidade, compreendendo sua dor, é um plano terapêutico com resultados extremamente positivos.

5. **Quais são os tipos de habilidades de comunicação que o enfermeiro pode utilizar com familiares que estejam vivenciando a morte de um filho?**[1,2]

— Entender os problemas, angústias e medos da família;

— Dar prioridade ao alívio da dor do recém-nascido (RN);

— Informar apenas o que for verdadeiro, de maneira delicada, conforme o que os familiares querem saber, segundo o protocolo Spikes[3] (Quadro 64.1);

— Identificar e validar suas religiões e crenças, oferecendo apoio dentro das regras da instituição;

— Reforçar que as decisões são tomadas em conjunto, familiares e equipe;

— Detectar as necessidades da família questionando, quando necessário, medidas que poderiam ajudá-la, respeitando o tempo de cada um;

— Demonstrar e falar que a família não está sozinha nesse processo;

— Auxiliar a família, quando possível, a ressignificar a vivência do processo de morte.

Quadro 64.1. Protocolo Spikes – Estratégia de comunicação de más notícias[3]

S	Sitting up	**Preparar-se para o encontro.** Agendar um horário que dê tempo o bastante. Escolher o local adequado com cadeiras suficientes para todos se sentarem. Manter a privacidade durante a comunicação, porta fechada se necessário. Haver mais de uma pessoa no momento da notícia. Se possível não ter objetos entre os familiares e o interlocutor. Membros descruzados. Voz suave.
P	Perception	**Perceber o que a família já sabe, perguntas abertas.** Por exemplo: "O que vocês estão entendendo sobre o que está acontecendo com o Miguel?"
I	Invitation	**Perceber o que eles desejam saber, atentando aos sinais não verbais.** Por exemplo: "Vocês querem entender? Vocês querem que eu diga agora o que está acontecendo?"
K	Knowledge	**Transmitir a notícia.** Usar palavras adequadas ao entendimento dos familiares, olhar nos olhos, fazer pausas para dar oportunidade aos familiares falarem, utilizar proximidade física, toque afetivo, verbalizar compaixão e solidariedade nesse momento de grande sofrimento. Introduções como: "Infelizmente, o que tenho para dizer não são boas notícias" ou "Gostaria muito de dizer algo diferente, mas a realidade da situação, nesse momento, é essa".
E	Emotion	**Acolher os sentimentos e as expressões das emoções.** Se o profissional sentir vontade de chorar, isso é uma maneira empática de lidar com a situação, porém deverá evitar chorar mais que os familiares. Ficar ao lado dos familiares verbalizando disponibilidade para ouvir. Oferecer lenço de papel.
S	Strategy and Summary	**Resumindo e organizando estratégias.** Questionar o que a família entendeu do que foi falado. Estabelecer metas a curto e/ou médio prazo e ações para atingi-las. Deixar claro onde ela pode encontrar o profissional caso queiram questionar ou falar algo. Enfatizar que ela não está sozinha.

6. **Quais são os tipos de habilidades de comunicação não verbal que o enfermeiro pode utilizar?**[1,2]
   – Sustentar olho no olho durante o máximo que conseguir na intervenção;
   – Estar atento à história confirmando com a cabeça, algumas vezes;
   – Não interromper com outro assunto, ficando em silêncio enquanto o familiar fala;
   – Quando falar, manter o tom de voz brando, inclinar o corpo na direção do familiar sem cruzar nenhum dos membros;
   – Utilizar o toque afetivo eventualmente nas mãos ou braços.

7. **Como transmitir uma má notícia para um familiar de um RN?**

   Alguns profissionais e familiares têm dificuldades diante da abordagem sobre a morte e a terminalidade numa ideia irrealista de que ao enfrentar esse assunto farão as pessoas sofrerem mais, o que traduz um entendimento paternalista de "proteger" quem está experienciando esse processo. Por sua vez, os familiares também evitam falar sobre o tema, vivem o sofrimento da angústia, das dúvidas, dos pensamentos sozinhos com a ideia de que se falarem sobre a morte poderá atrair ou poderão ser mal vistos.[1-3]

   Em CP, existe uma situação denominada "conspiração do silêncio", quando um familiar (ou alguns), junto com a equipe de saúde, decide não falar sobre o diagnóstico ou prognóstico para a pessoa que, na concepção deles, será a "mais afetada". Precisamos compreender que a "falsa fala positiva" dizer que "vai ficar tudo bem", quando sabemos que não ficará, gera turbulência na relação porque não condiz com a mensagem transmitida pela comunicação não verbal. Sem percebermos, falamos, expressamos em nosso olhar, em nosso tom de voz, em nossos gestos a gravidade da situação e, assim, há uma quebra de relação e de confiança entre o profissional e a pessoa envolvida.[1-3]

Não dar oportunidade para as pessoas entenderem, para lidar com a verdade e para expressar seus sentimentos é tirar o direito delas de ser humano, porém existem maneiras cientificamente comprovadas e eficazes para transmitir uma difícil verdade ou uma má notícia. O que as pessoas em grande sofrimento esperam é não vivenciar sozinhas esse momento, é encontrar alguém para dividir e confiar sua dor valorizando-a como ela é.[1-3]

8. **O que o enfermeiro de UTIN deve saber de dor total?**

    O conceito de "dor total" foi descrito pela médica inglesa pioneira em cuidado paliativo, Cicely Saunders; defende que o ser humano é um conjunto de quatro dimensões e quando uma delas está prejudicada afeta todas as outras:[1,2]

    – Dimensão física: parte biológica, funcionamento do organismo. Por exemplo: dor, vômito, obstrução, desconforto;

    – Dimensão psicológica: refere-se às preocupações sobre o passado, presente, futuro. Por exemplo: ansiedade, angústia;

    – Dimensão social: diz respeito à preocupação do seu papel na vida atual. Por exemplo: pai, mãe, filho. Contempla também os conflitos financeiros. Por exemplo: dívidas, burocracias;

    – Dimensão espiritual: questionamento existencial, sobre a vida, sobre Deus. Por exemplo: sentimento de castigo, abandono. Também pode ser o refúgio acolhedor e positivo. Por exemplo: religiões, cultos, crenças;

    Acredita-se que nenhum ser humano consegue pensar, falar ou agir normalmente quando está vendo alguém que ama com dor ou desconforto, por isso, um dos grandes pilares nos CP é o controle sintomático da dor. Por meio desse entendimento de dor total e das dimensões do ser humano, os CP valorizam também outros três grandes pilares: o trabalho em equipe; a comunicação; e o apoio à família. Portanto, o reconhecimento da dor total que pode estar presente nos familiares dos RN internados na UTIN é importante para o trabalho e o acolhimento realizado pelo enfermeiro e sua equipe.

9. **Como o enfermeiro da UTIN pode promover a comunicação entre a equipe multidisciplinar e a família?**

    A estratégia utilizada em CP para promover a comunicação entre a equipe e família é denominada "conferência familiar". Trata-se de uma intervenção estruturada envolvendo todos os profissionais presentes no cuidado e vários membros da família, com o objetivo de favorecer a adaptação à perda, ao processo de morte e ao luto. A conferência familiar pode ser realizada para muitas abordagens:[1,2]

    – Transmitir uma má notícia;

    – Ajudar na resolução de conflitos;

    – Ajudar a família na tomada de decisões (tomar decisões em conjunto);

    – Explicar procedimentos ou exames invasivos aparentemente sugestivos de dor e sofrimento;

    – Perceber o que a família está entendendo da situação.

Para preparar essa atividade, é necessário seguir alguns princípios:

- Convidar a família para a conferência familiar explicando que o convite pode abranger outros membros da família que estejam com alguma dúvida ou em sofrimento;
- Marcar um dia, horário e local acessíveis para os profissionais e para a família, dando um espaço de tempo para todos se organizarem explicando a importância de estarem todos presentes;
- Antes da intervenção, é necessário discutir o caso entre a equipe multidisciplinar, escolher quais profissionais estão mais presentes nesse cuidado (fonoaudióloga, nutricionista, assistente social, médico etc.) para participar da intervenção. A escolha dos profissionais deve ser de acordo com as necessidades do RN e da família;
- Preparar os conteúdos que deverão ser abordados escolhendo um regulador entre os membros da equipe;
- Escolher um ambiente adequado, de preferência com cadeiras e privacidade;
- Questionar o que a família está entendendo da situação atual;
- Abrir espaço para expressão de sentimentos, dúvidas e angústias.
- Os profissionais envolvidos devem informar sobre a importância de seu trabalho especializado explicando seu objetivo, mostrando os resultados verdadeiros, clarificando as dúvidas com uma linguagem que todos entendam de maneira assertiva e respeitadora, deixando espaço aberto para uma próxima conferência, caso necessário.[1,2]

Referências

1. Barbosa A, Neto I. Manual de cuidados paliativos. Lisboa: Faculdade de Medicina de Lisboa; 2010.
2. Academia Nacional de Cuidados Paliativos. Manual de cuidados paliativos. RJ: Diagraphic; 2009. 320p.
3. Lino CA, Augusto KL, Oliveira RASD, Feitosa LB, Caprara A. Uso do protocolo Spikes no ensino de habilidades em transmissão de más notícias. Revista Brasileira de Educação Médica; 2011. 35(1), 52-57.

Segurança do Paciente

65

Fernanda Araujo Rodrigues
Alessandra Vaccari
Silvani Herber

1. **O que é a segurança do paciente?**

   De acordo com a Organização Mundial de Saúde (OMS), a segurança do paciente é a redução do risco de danos desnecessários relacionados à assistência em saúde para um mínimo aceitável.[1] Em 2013, no Brasil, o Ministério da Saúde ratificou tal conceito a partir da instituição do Programa Nacional de Segurança do Paciente.

2. **Incidente e evento adverso têm o mesmo significado?**

   Apesar de comumente utilizados como sinônimos, os termos não têm o mesmo significado. A OMS define o termo "incidente" como o evento ou a circunstância que pode resultar em dano desnecessário ao paciente. Se o incidente não acometer o paciente, é classificado como *near miss* (quase erro); enquanto o que atinge, mas não causa dano, é denominado "incidente sem dano". No entanto, o evento adverso é compreendido como um incidente que gerou algum dano ao paciente.[1]

3. **Quais são as peculiaridades relacionadas à segurança do paciente em uma unidade de terapia intensiva neonatal (UTIN)?**

   Considerando as especificidades da fase de desenvolvimento do recém-nascido (RN), a UTIN apresenta suas peculiaridades e demanda especial atenção do enfermeiro. Assim, condições consideradas desconfortáveis para um paciente adulto podem ser classificadas como riscos à saúde do RN, por exemplo: iluminação intensa; extremos de temperatura; e ruído excessivo.

   Nesse contexto altamente complexo, destaca-se o prematuro em virtude de sua condição instável de saúde e consequente dependência de diversos tipos de tecnologia, acarretando, geralmente, uma hospitalização prolongada na UTIN, o que também eleva a exposição a falhas.[2-4] Assim, nesse cenário, o cuidado seguro contempla assistir o neonato, considerando suas necessidades, com especial atenção para sua imaturidade fisiológica e com respeito à sua dignidade como ser humano.[2,4]

4. **Como a segurança do paciente pode estar associada ao controle de acesso à UTIN?**

   Mais recentemente, o fluxo de pessoas e o controle de acesso à UTIN passaram a constituir-se como fatores associados à segurança do paciente. Para esse ambiente, a literatura recomenda a presença de um profissional, em tempo integral, sendo responsável por recepcionar os pais e os visitantes, bem como orientá-los sobre algumas condutas.[5]

   Tal recomendação justifica-se pela identificação por alguns pais de preocupações como o ingresso de pessoas estranhas à UTIN.[6] Algumas recomendações visando a segurança do paciente neonatal incluem: registro de entrada na recepção central do hospital; fornecimento de crachás aos visitantes; UTIN com abertura da porta apenas por acionamento via interfone, após a identificação, fato esse que reitera a importância de um profissional na recepção do serviço.

5. **Qual é o papel do familiar para a segurança do paciente na UTIN?**

   Assim como ocorre na hospitalização pediátrica, a UTIN apresenta características específicas, como a presença de familiares em tempo integral, os quais podem apresentar sentimentos que impactam no cuidado prestado pelos profissionais da saúde.[7] Assim, nesse cenário, o envolvimento do familiar na prevenção de incidentes é uma condição fundamental.

   A inclusão do acompanhante contempla a comunicação aberta e efetiva, permitindo o questionamento sobre condutas terapêuticas e a participação no processo de tomada de decisão, em parceria com a equipe de saúde[7]. Desse modo, a presença do familiar durante a prestação de cuidados ao RN ainda possibilita a identificação de riscos e incidentes, beneficiando o paciente, o familiar e a própria instituição.[4,6,7]

6. **Como a segurança do paciente está associada à comunicação na UTIN?**

   Considerando-se as metas internacionais, a segurança do paciente está cada vez mais relacionada aos processos de comunicação, os quais envolvem os registros no prontuário do paciente, a transferência de cuidados, e os *rounds*, por exemplo. A realização dessa última estratégia, que possibilita a troca de informações entre todos os membros da equipe de saúde, já foi identificada como método para prevenção de erros.[4]

   Sabe-se que falhas no processo de comunicação, verbal e/ou não verbal, podem gerar erros no processo assistencial. Desse modo, a comunicação ineficaz pode ensejar falhas envolvendo o processo medicamentoso; a dietoterapia; cirurgias, exames ou outros procedimentos; a transferência de cuidados; e até mesmo o prognóstico do paciente.[7,8]

   Assim, a comunicação efetiva e segura junto aos pais torna-se essencial, abordando temas quanto à hospitalização e até o período após a alta, quando a família será responsável pela totalidade dos cuidados ao neonato.[4] Nesse contexto, destaca-se o relevante papel de orientação da equipe de enfermagem por estar continuamente prestando assistência ao paciente e à família.[8]

7. **Quais são as estratégias para a segurança do paciente associadas ao controle de infecção na UTIN?**

   Muitas são as estratégias para a segurança do paciente associadas ao controle de infecção na UTIN, como a rotina de higienização de mãos, a limpeza do ambiente e o uso individual de materiais para cada paciente, como estetoscópio e termômetro.

Assim como em outras unidades hospitalares, na UTIN, destaca-se a higienização das mãos como principal fator para a qualidade dos cuidados, visto que são realizados inúmeros procedimentos invasivos, e o RN ainda não apresenta o sistema imunológico suficientemente maturado.[2] Respeitar as rotinas de higienização é uma meta internacional para a segurança do paciente, a qual deve ser realizada pelos profissionais de saúde, acompanhantes e visitantes.

Outra situação que envolve a segurança do paciente é a rápida implementação de medidas de precaução, embasadas no modo de transmissão da doença, com a devida utilização de equipamentos de proteção individual (EPI), como avental, máscara e luva. Ressalta-se que essa iniciativa não é de responsabilidade exclusiva da Comissão de Controle de Infecções Hospitalares (CCIH), devendo ser compartilhada entre todos os integrantes da equipe assistencial. Ainda, como medida de segurança, destaca-se a importância de o profissional orientar os familiares quanto à necessidade do uso de EPI, especialmente em leitos de isolamentos.[7]

8. **Quais são as estratégias para a segurança do paciente associadas à identificação do neonato?**

A identificação correta do paciente é uma das metas internacionais para a segurança do paciente, a qual deve ser observada por todos os integrantes da equipe assistencial. Essa rotina também é fundamental para a segurança do profissional de saúde, visto que, na ocorrência de um incidente, todos os envolvidos no processo de cuidado sofrem consequências.[7] No entanto, a despeito da relevância dessa estratégia, ainda se percebem algumas fragilidades.[6]

Assim, preconiza-se a verificação da identificação antes da realização de qualquer procedimento, bem como na admissão e na transferência de cuidados. No entanto, diversos fatores interferem nessa medida de segurança, como a presença de pacientes com nomes iguais ou semelhantes.[7] Em UTIN, ainda deve-se atentar para situações específicas, tais como: dificuldade em manter pulseira de identificação nos prematuros extremos; pacientes que ainda não têm registro civil, os quais devem ser identificados por RN de "nome completo da mãe"; e pacientes gemelares, que devem ser identificados conforme a ordem de nascimento (RN I, RN II).

De modo geral, recomenda-se o uso de duas pulseiras de identificação, em membros distintos, que contenham nome completo do paciente, número de prontuário e data de nascimento. É altamente contraindicada a utilização exclusiva de identificadores como número do leito, quarto ou diagnóstico.[7]

9. **Quais são as estratégias para a segurança do paciente associadas ao risco de queda e de lesão por pressão na UTIN?**

Avaliar o risco de queda e de lesão por pressão é uma das metas internacionais para a segurança do paciente. Com relação a quedas, os RN sempre são considerados pacientes de risco. Por isso, a equipe de enfermagem deve manter as laterais do berço aquecido levantadas, bem como as portas da incubadora devidamente fechadas; utilizar berço/incubadora de transporte, evitando o transporte no colo; e orientar os familiares para não pegarem o RN no colo em momentos de cansaço e exaustão. Outras condutas de enfermagem incluem: envolver o paciente em tecido para pesagem e banho, além de realizar prescrição de enfermagem prevendo essas ações.[6]

Com relação ao risco de lesão por pressão, destaca-se que situações como as lesões cutâneas foram relacionadas à segurança de bebês hospitalizados.[3] Portanto, a equipe de enfermagem deve estar atenta às seguintes situações: fragilidade da pele do RN; mobilidade consideravelmente reduzida; possíveis pontos de pressão, considerando dimensão e fixação inadequadas de dispositivos (sonda ou pronga); e utilização de curativos protetores.

10. **Como a segurança do paciente está associada à administração de medicamentos na UTIN?**

A terceira meta internacional para a segurança do paciente prevê melhorar a segurança da prescrição, no uso e na administração de medicamentos. Na UTIN, a terapia medicamentosa é considerada um grande desafio para a equipe de enfermagem em virtude da fragilidade do RN, exigindo extrema atenção no preparo e na administração dos fármacos.[2] Outra peculiaridade da UTIN é a prescrição de doses fracionadas, considerando-se o baixo peso dos pacientes.

Os possíveis incidentes com medicamentos estão relacionados a atrasos na administração, falhas na comunicação quanto à dosagem e ao tempo de infusão, suspensão equivocada da medicação e quase erro identificado pelo próprio acompanhante.[7] A fim de mitigar o risco de incidente, recomenda-se: orientar o familiar quanto aos medicamentos em uso pelo RN; evitar siglas, abreviaturas e rasuras nas prescrições; discutir e revisar a prescrição, sempre que houver dúvidas; padronizar doses e diluições; realizar prescrição de enfermagem contemplando a diluição dos medicamentos; realizar dupla checagem antes da administração; disponibilizar material informativo sobre possível incompatibilidade dos fármacos; e, quando possível, preparar doses individuais na farmácia do hospital.

11. **Como a dinâmica de trabalho e as rotinas da UTIN estão associadas à segurança do paciente?**

A dinâmica de trabalho e as rotinas na UTIN também podem impactar na segurança do paciente. Considerando a alta tecnologia disponível nesse tipo de ambiente, recomenda-se a realização periódica de manutenção preventiva de equipamentos, como incubadoras, ventiladores mecânicos, bombas de infusão, aparelho de fototerapia e radiômetro. Nesse contexto, a baixa qualidade dos materiais ou a indisponibilidade de algum recurso é considerado um grande estressor para os profissionais que buscam prestar um cuidado seguro e de qualidade.[4]

Outro fator associado à segurança do paciente é a liderança. Problemas relacionados ao papel do enfermeiro como líder da equipe de enfermagem são elencados como fatores que contribuem para a ocorrência do erro.[4] Assim, o comprometimento do enfermeiro líder, o qual pode ser demonstrado a partir do incentivo aos integrantes da equipe em extrair conhecimento com os incidentes notificados, é essencial para proporcionar uma assistência segura.[9]

Com relação à comunicação de incidentes, ressalta-se que essa ação não deve ser de responsabilidade exclusiva de uma categoria profissional, promovendo a segurança do paciente como uma responsabilidade compartilhada igualmente por todos os integrantes da equipe de saúde.[9]

Ainda sobre a dinâmica de trabalho e as rotinas na UTIN, tem-se que as discussões sobre segurança do paciente estimulam a cultura de segurança, melhorando os processos organizacionais na UTIN.[4] Assim, a reflexão das circunstâncias que envolvem a cultura de segurança pode favorecer a qualificação do processo de trabalho na UTIN.[9]

12. **Como o dimensionamento de recursos humanos está associado à segurança do paciente?**

    Assim como em outros setores hospitalares, o dimensionamento de recursos humanos na UTIN está intrinsecamente associado à segurança do paciente. Entre os fatores relacionados à ocorrência de incidentes, tem-se: o quantitativo insuficiente de recursos humanos, a sobrecarga de trabalho, o cansaço e a desatenção, decorrentes de múltiplos vínculos empregatícios.[4] Para a auxiliar na adequação do dimensionamento de recursos humanos, é possível a aplicação do *Nursing Activities Score* (NAS), instrumento que avalia a carga de trabalho de enfermagem e já foi adaptado e traduzido para o português brasileiro e implementado de maneira positiva em várias UTIN no país.

13. **Como o manuseio mínimo pode ser uma medida de segurança ao paciente neonato?**

    Mais recentemente, identificaram-se incidentes quanto aos processos e aos procedimentos assistenciais relacionados ao excesso de movimentação no ambiente do paciente.[7] Nesse sentido, entende-se que o excesso de manipulações gera estresse e compromete o equilíbrio fisiológico e comportamental do RN, o que pode comprometer seu prognóstico.[2] Portanto, a redução do manuseio do paciente é considerada uma relevante estratégia, a qual deve ser implementada a partir de protocolos, como o de manuseio mínimo, potencializando a assistência segura ao neonato.[2]

14. **Quais são as estratégias para a segurança do paciente associadas a outros cuidados ao neonato?**

    Assim como em outras unidades, a segurança do paciente na UTIN permeia diversas circunstâncias de cuidado. Com relação aos procedimentos assistenciais, estão descritos na literatura incidentes envolvendo: uso de sondas; descarte de insumos; atraso na condução a exames e cirurgias; excessivas tentativas de punção venosa.[7] Também há relatos quanto à perda de cateter, configuração inadequada dos alarmes de equipamentos, falha na extubação e extubação acidental.[4] Todos esses incidentes são passíveis de mitigação, com a implementação das Boas Práticas nos Cuidados de Enfermagem na UTIN, contribuindo para a segurança do paciente, com melhora na qualidade do cuidado. Entretanto, é fundamental que todos da equipe estejam engajados na compreensão do erro, a fim de sanar as causas identificadas e colocar em prática estratégias que contribuam para a cultura de segurança do paciente.[4]

    Também se destacam entre as estratégias para a construção e sedimentação da cultura de segurança, estimulando um ambiente organizacional propício à compreensão e ao gerenciamento do erro, o incentivo às medidas proativas dos profissionais, considerando-se capacitação profissional, investimentos em comunicação segura e discussões sobre a segurança do paciente pela equipe de enfermagem.[4]

Referências

1. World Health Organization. More than words: conceptual framework for the International Classification for Patient Safety. Geneva, 2009.
2. Gaíva MAM, Rondon JN, Jesus LN. Segurança do paciente em unidade de terapia intensiva neonatal: percepção da equipe de enfermagem. Rev. Soc. Bras. Enferm. Ped. 2017;17(1): 14-20.
3. Lanzillotti LS, Seta MH, Andrade CLT, Mendes JWV. Eventos adversos e outros incidentes na unidade de terapia intensiva neonatal. Ciência & Saúde Coletiva. 2015;20(3):937-946.
4. Duarte SCM, Azevedo SS, Muinck GC, Costa TF, Cardoso MMVN, Moraes JRMM. Boas práticas de segurança nos cuidados de enfermagem em terapia intensiva neonatal. Rev. Bras. Enferm. 2020;73(2): e20180482.
5. Tamez R. Enfermagem na UTI neonatal. 6. ed. Rio de Janeiro: Guanabara Koogan; 2017.
6. Rodrigues FA, Wegner W, Kantorski KJC, Pedro ENR. Segurança do paciente em unidade neonatal: preocupações e estratégias vivenciadas por pais. Cogitare Enfermagem, 2018;23(2):52166.
7. Hoffmann LM, Rodrigues FA, Biasibetti C, Peres MA, Vaccari A, Wegner W. Incidentes de segurança com crianças hospitalizadas reportados por seus familiares. Revista Gaúcha de Enfermagem. 2020;41(spe): e20190172.
8. Biasibetti C, Hoffmann LM, Rodrigues FA, Wegner W, Rocha PK. Comunicação para a segurança do paciente em internações pediátricas. Revista Gaúcha de Enfermagem. 2019;40(spe):e20180337.
9. Notaro KAM, Corrêa AR, Tomazoni A, Rocha PK, Manzo BF. Cultura de segurança da equipe multiprofissional em unidades de terapia intensiva neonatal de hospitais públicos. Rev. Latino-Am. Enfermagem. 2019;27:e3167.

Simulação Realística em Neonatologia

66

Alessandra Vaccari
Silvani Herber
Fernanda Araujo Rodrigues

1. O que é simulação?

A simulação é uma estratégia de ensino, também classificada como método de ensino ativo. Entretanto, não deve ser considerada uma tecnologia ou técnica, pois as modalidades de simulação englobam a realização de algumas técnicas e a utilização ou não de tecnologias por esse motivo a simulação é mais abrangente, como método ou estratégia de ensino. É utilizada para substituir experiências reais, por experiências guiadas que reproduzem aspectos do mundo real de maneira segura e controlada. Existem registros do ato da simulação desde os textos bíblicos, no momento da benção de Jacó para Isaac no lugar de seu irmão Esaú, pois simular é fazer parecer real.[1]

Na saúde, a simulação é utilizada principalmente para o desenvolvimento de competências profissionais, como desenvolvimento da comunicação efetiva e do raciocínio crítico, promoção do trabalho em equipe, treinamento de protocolos institucionais, desenvolvimento de habilidades psicomotoras, melhora na resolução de problemas e melhora da interação entre o domínio cognitivo e afetivo. O aprendizado ocorre em ambientes controlados e seguros para todos os participantes: estudantes, profissionais e docentes.[1]

Atualmente, cada vez mais, as modalidades de simulação têm sido utilizadas para a educação permanente nos serviços de saúde. Sendo que, também, nas unidades de Neonatologia, a simulação se caracteriza em uma estratégia efetiva para revisitar os protocolos e fluxos de atendimento, assistência e cuidados em saúde, assim como é promissora para o treinamento das equipes em novos protocolos, demandas e equipamentos. Tal qual aconteceu no ano de 2020 com as novas diretrizes para atendimento aos recém-nascidos suspeitos ou confirmados para COVID-19 (doença do coronavírus 2019).

2. Quais são as modalidades de simulação utilizadas atualmente?[1-6]

Quadro 66.1. Modalidades de simulação[1-6]

Nomenclatura/ modalidade	Conceito
Simulação de habilidade específica ou treino de habilidades	Focada no ensino de habilidades específicas, como punção, sondagem gástrica e entérica, sondagem vesical, ausculta cardíaca e pulmonar, são muito semelhantes as antigas aulas práticas em laboratório. É utilizado manequim de baixa fidelidade ou peças anatômicas. Não necessita um cenário para a contextualização da situação, entretanto, os materiais e insumos utilizados devem ser fidedignos às situações do mundo real. É necessário o planejamento com a estruturação de um roteiro ou guia para a atividade.
Prática deliberada em ciclos rápidos (PDCR)	Os participantes são submetidos a ciclos rápidos de aprendizagem, alternando entre a prática do cenário ou habilidade seguida por *feedback* direcionado, até que a competência seja adquirida em sua totalidade. Usualmente, é aplicada durante a realização de um cenário mais complexo, dividido em partes menos complexas, pausando sempre que forem identificadas oportunidades de melhoria e correção, retornado após a continuidade da cena, com novas tentativas se forem necessárias até a resolução dos objetivos de aprendizagem propostos.
Simulação realística (SR) ou simulação clínica ou simulação em saúde	Focada no desenvolvimento e aprimoramento de competências profissionais, está alicerçada no desenvolvimento de um cenário baseado em situações de vida real. Utiliza-se manequins e robôs com tecnologia avançada que reproduzem situações fisiológicas, muito próximas ao real, bem como todo o ambiente que deve reproduzir a situação encontrada na prática profissional. É uma estratégia de ensino, suas etapas devem ser seguidas e planejadas com a construção de um roteiro ou guia para o cenário de SR. A SR tem sido útil para aprendizado de processos cognitivos e julgamento clínico, aprendizado de atitudes, desenvolvimento de trabalho de equipe e interprofissional, aperfeiçoamento das habilidades psicomotoras, exposição a situações clínicas incomuns e emergências, desenvolvimento de habilidades humanas, treinamento e exposição a possíveis desastres, treinamento em novos protocolos e equipamentos, testagem de novos protocolos e fluxos, ferramenta de qualidade com intuito da segurança do paciente e a manutenção contínua das habilidades já adquiridas.
Simulação de paciente	É a SR com paciente estandarizado no lugar dos manequins. Os pacientes estandarizados podem ser atores treinados em simulação (profissionais de artes cênicas) ou estudantes, profissionais, ou ainda pacientes reais preparados previamente à realização do cenário.
Simulação híbrida	É a SR associação entre um paciente estandarizado e um manequim de habilidades técnicas. Essa modalidade é muito utilizada para capacitação em habilidades comportamentais e avaliação de estudantes.
Simulação *in situ*	É a SR realizada pela própria equipe em seu ambiente de trabalho (unidade). Objetiva avaliar competências e protocolos de trabalho, tem como vantagens aumentar muito a fidelidade do cenário e favorecer a interdisciplinaridade, e como desvantagens a restrição do tempo para o *debriefing* e cancelamentos inesperados pela complexidade da jornada de trabalho.
Simulação virtual	É a simulação por meio de computação gráfica, para replicar procedimentos e/ou cenários clínicos. Também conhecido como *serious games*. Pode ser utilizada individualmente ou híbrido com cenários de SR ou de telessimulação.
Telessimulação	Utiliza a tecnologia de comunicação para a realização da simulação entre instrutores e estudantes que conectados na modalidade remota. As etapas da simulação são realizadas remotamente.

Fonte: construído pelas autoras

3. **Quais são as etapas da SR?**

Para que a SR alcance seus objetivos no processo de ensino e de aprendizagem é necessário que sejam seguidas algumas fases em sua elaboração: 1) planejamento, 2) implementação e 3) avaliação de todas as atividades.[1] É importante saber que 80% de uma simulação é planejamento e apenas 20% é implementação/execução.[9]

No planejamento, os docentes ou instrutores devem construir o cenário (que consiste em um roteiro ou guia detalhado com todas as informações para a realização da SR), desde os objetivos de aprendizagem e as competências profissionais a serem contempladas, passando pelas orientações de *briefing*, situação-problema ou caso clínico, organização do cenário, manejo do simulador, falas dos atores, entre outras informações, chegando à finalização com as questões pertinentes para a condução do *debriefing*. Sempre é recomendada a realização de um teste piloto, para que seja verificada qualquer incoerência do cenário. Todo o planejamento deve estar em consonância com as possibilidades do laboratório de simulação ou da instituição onde a SR será realizada.

A implementação é a realização de fato da SR com os participantes: estudantes e/ou profissionais. O tempo de execução deve estar ideado no cenário, normalmente prevê-se um tempo 1× para o *briefing*, outro tempo 1× para o rodar o cenário (*running*) e um tempo 2× a 3× para o *debriefing*. Nos cenários de habilidades não técnicas, o *running* e o *debriefing* podem ser mais longos. Após o término da SR, é necessária uma avaliação da própria atividade, sempre com o intuito de melhorar todo o processo de planejamento e sua execução.

4. **Qual é a diferença entre *debriefing* e *feedback*?**

O *debriefing* ocorre ao final da execução da atividade do cenário na SR e é o momento do aprendizado, da reflexão sobre a atividade. Deve ser estruturado e o docente ou facilitador deve auxiliar os participantes a ligarem a teoria à prática e pensarem criticamente sobre a situação desenvolvida no cenário, assim o docente ou facilitador deve conduzir todos para o alcance dos objetivos de aprendizagem traçados. É, sem dúvida, a etapa mais importante de toda a estratégia e cabe salientar que o docente ou facilitador conduz a reflexão e não apresenta seus conhecimentos em formato de aula expositiva.[1,7]

O *feedback* é um momento de discussão unidirecional de informações com o objetivo de instruir o participante para a compreensão de conceitos, é mais objetivo e direto ao conhecimento trabalhado na atividade. Tem uma duração mais curta e, geralmente, é utilizado na simulação de habilidades específicas.[1,7]

Tanto para a realização do *debriefing* quanto para o *feedback*, o docente ou facilitador deve estar capacitado para a condução adequada dessas técnicas e considerar continuar se aperfeiçoando ao longo de sua trajetória.[1]

5. **O que significa fidelidade e complexidade em SR?**

A fidelidade na SR está relacionada ao quanto o cenário é fiel/igual ao local em que a situação-problema aconteceria, por exemplo: emergência, bloco cirúrgico, intensivismo neonatal ou atendimento pré-hospitalar. Assim, o grau de veracidade do cenário deve ser preparado de modo detalhado e cuidadoso compatível com a realidade. Já a fidelidade do simulador/manequim está relacionada com a sua aproximação com a pessoa humana que ele simula e com a possibilidade de reprodução de aspectos humanos como: ruídos cardíacos e pulmonares, movimento do tórax, suor entre outros.[1]

Porém, podemos ter um cenário com alta fidelidade sem o uso de simuladores, como uma situação sobre comunicação de más notícias: não é necessário manequim para a resolução do cenário, apenas atores e os participantes da atividade. Entretanto, a fidelidade está relacionada ao ambiente da atividade e ao quanto os atores estão preparados para o cenário.

A complexidade do cenário está relacionada aos níveis de reflexão para a resolução da situação-problema, ou seja, aos objetivos de aprendizagem e competências profissionais envolvidas. Assim, podemos ter um cenário complexo sem necessariamente estar atrelado aos níveis de complexidade de saúde.

Muitas vezes, no entanto, é possível atingir os objetivos de aprendizagem (níveis de complexidade da simulação) com equipamentos com menos recursos, mas bem escolhidos para a atividade. O excesso de funcionalidades tecnológicas poderá confundir o participante e levar à falha da simulação.[1]

6. **Como é a construção de um cenário para SR?**

Primeiro, antes de iniciar a construção de cenários ou roteiros para as modalidades de simulação, é importante que os docentes, junto com o laboratório de simulação, definam quais serão os modelos teóricos e metodológicos daquele centro/instituição. Esses preceitos metodológicos incluem: objetivos de aprendizagem, competências profissionais, *guidelines* sobre simulação, *feedback* e *debriefing*. Essas escolhas são importantes para a coesão das simulações realizadas pelo centro/instituição. Após, esses autores guiarão os passos a seguir, lembrando que não existe melhor autor ou teoria e, sim, aqueles que mais se enquadram com a filosofia de trabalho do centro/instituição e que tenham evidencia científica para serem utilizados em ensino.[8,9]

Um cenário adequado deve ser relevante, envolvente e instrutivo.[9] Para que isso ocorra, incialmente deve ser identificada a situação-problema que será trabalhada, as competências profissionais que serão desenvolvidas ou reforçadas, os objetivos de aprendizagem (técnicos, cognitivos e/ou psicomotores) e qual será a situação real base para a definição do caso a ser trabalhado. Após essas identificações, é necessário avaliar se os itens descritos estão de acordo com o público-alvo da simulação, para que o mesmo consiga atender as demandas e atingir as metas traçadas.

A situação ou caso clínico que será utilizado como estopim no cenário de SR pode ser fictício ou com base em uma vivência real. Vale ressaltar que quanto mais real for a situação, mais o participante desenvolverá a reflexão intuitiva, pois "se isso aconteceu, poderá acontecer comigo!". Assim, as situações reais auxiliam na obtenção de níveis adequados de complexidade, permitindo múltiplos níveis de análise. Também, para a decisão do caso, é importante conhecer a estrutura do centro/instituição, a fidelidade que será possível envolver no cenário (equipamentos, ambiente e situação psicológica) e qual será a complexidade envolvida no caso (quais são os níveis de análise e competências necessárias do participante para a resolução do problema).[8,9]

O próximo passo é estruturar o roteiro em um documento escrito com todas as informações necessárias para a realização da SR, entre elas: padrões e respostas do simulador, caminhos/possibilidades do cenário, documentos de suporte (prontuário, exames), falas dos atores quando estão envolvidos na cena (familiares, pacientes, outros profissionais), previsão das possíveis intervenções do *hot seat* (ator/pessoa que estará preparada para dar continuidade à cena, ou até salvar a cena no caso dos participantes não conseguirem dar continuidade à realização da mesma). As instruções para os facilitadores e instrutores devem ser claras quanto à condução da SR, bem como quanto ao manejo dos simuladores.

Do mesmo modo, é necessário que nesse documento estruturado (roteiro) estejam descritas e planejadas as etapas de realização da SR e os tempos previstos, a saber: *briefing*, cenário (*running*) e *debriefing*. Quanto à situação-problema/caso clínico, é obrigatório que sejam citadas as fontes que embasaram a sua escrita e o seu componente teórico. Por último, é importante ter um espaço para anotações por parte dos facilitadores (docentes/instrutores) quanto a possíveis falhas do cenário e possibilidades de melhorias. Não esquecer de revisitar o planejamento da simulação sempre após a sua realização, com o intuito de aprimoramento do cenário.

Para um melhor aproveitamento dos observadores na SR, é recomendado um *checklist*. Esse deve conter alguns itens para focar a atenção do estudante/profissional no cenário que está acontecendo; normalmente, esses itens são acompanhados de duas colunas, com: realizado/correto/sim ou não realizado/incorreto/não, nas quais o observador irá checando conforme a cena se desenvolve; também, deve conter um espaço para outras anotações que forem necessárias. Esse *checklist* deve ser entregue apenas para os observadores da cena durante o *briefing* e servirá de base para as discussões do *debriefing*.

Para evitar falhas das atividades simuladas, é importante atentar para o exagero nos objetivos de aprendizagem, informações no *briefing*, nos adereços ao cenário, na complexidade além das competências prévias do participante e na falta de fidelidade (faz de conta), o tempo insuficiente para a realização da sequência da SR (*briefing, running* e *debriefing*), a supervalorização do detalhe e a utilização de disparadores da situação-problema tão sutis que não são percebidos pelos participantes.

7. Existe um código de ética na SR?

Sim, em 13 de janeiro de 2018, um grupo especializado em simulação em saúde de todo o mundo reuniu-se em Los Angeles, Califórnia, para elaborar um código de ética uniformizado para profissionais de simulação em saúde.[10]

O código de ética do profissional de simulação em saúde afirma valores fundamentais na prática das modalidades de simulação, que são: integridade, transparência, respeito mútuo, profissionalismo, responsabilidade e orientação de resultados. O objetivo é identificar valores importantes para o bem-estar de todas as partes na comunidade de simulação em saúde e afirmar a identidade e compromisso com a simulação em níveis profissionais, devendo servir de guia a todos os profissionais e organizações, esses devem reconhecer que a prática da simulação tem impacto em múltiplas facetas dos cuidados de saúde. A adoção desse documento é típica dos códigos de ética, é autoimposta. Portanto, é decisão das organizações, sociedades e instituições adotar e divulgar voluntariamente o código.[10]

8. Quais as vantagens de realizar capacitação da equipe com SR?

Cada vez mais, o foco das equipes assistenciais são a segurança, qualidade e ética em saúde.[1] A SR auxilia o desenvolvimento e reforço dessas necessidades nas equipes, além de ser fundamental para a formação em saúde. Quando trabalhamos com a segurança do paciente com foco de cultura organizacional, a SR se destaca, possibilitando o aprendizado com os erros e imperícias em local protegido de riscos aos pacientes e familiares.[2]

Também, a SR é uma ótima estratégia para a testagem de novos fluxos e *guidelines* nas unidades.

As vantagens da SR na educação em saúde são:

– Desenvolver e reforçar as competências profissionais dentro da instituição de saúde;
– Favorecer o aprendizado dos aspectos envolvidos na cultura de segurança do paciente;
– Contribuir para o aprimoramento da interdisciplinaridade entre os profissionais da equipe;
– Fortalecer a comunicação entre os profissionais;
– Identificar possíveis falhas nos fluxos de atendimento;
– Permitir a capacitação em situações raras em saúde e/ou em situações de desastre.

9. Quando a SR pode ser utilizada em Neonatologia?

As possibilidades da utilização dessa estratégia dependem das condições disponibilizadas pela instituição, como espaço físico ou simulação *in situ*, simuladores (manequins), materiais e insumos reais para atividades simuladas, profissionais capacitados na realização da SR (instrutores de simulação) e carga horária de trabalho direcionada para a capacitação em saúde. Caso a instituição não possa disponibilizar carga horária do profissional para participar das atividades, as simulações ficam restritas a serem realizadas *in situ* durante o turno de trabalho, o que pode ser um ponto de desvantagem para a equipe.

São inúmeras as possibilidades, a saber:

– Ensino e reforço das metas internacionais de segurança do paciente;
– Desenvolvimento do raciocínio clínico em patologia mais rara ou incomum naquela instituição;
– Promoção do trabalho em equipe interdisciplinar;
– Treinamento de protocolos institucionais, novos ou já implementados;
– Treinamento em novos equipamentos e ou materiais;
– Treinamento na comunicação de más notícias;
– Treinamento da equipe em situações de crise;
– Desenvolvimento de fluxos eficientes em situações de desastre.

Referências

1. Generoso Junior JR, Brandão CF. Simulação: Conceitos Básicos. In: Scalabrini Neto A, Fonseca AS, Brandão CFS. Simulação Clínica e Habilidades na Saúde. 2. ed. Rio de Janeiro: Atheneu, 2020. p.25-31.
2. Sastrías JMF, Rubbio R. Simulação Clínica na Educação Médica Continuada. In: Scalabrini Neto A, Fonseca AS, Brandão CFS. Simulação Clínica e Habilidades na Saúde. 2. ed. Rio de Janeiro: Atheneu, 2020. p.113-23.
3. Cazañas EF, Prado RL, Nascimento TF, Tonhom SFR, Marin MJS. Simulation in nursing baccalaureate courses of Brazilian educational institutions. Rev Bras Enferm. 2021;74(Suppl 5):e20190730. Disponível em: https://doi.org/10.1590/0034-7167-2019-0730. Acesso em: 20/mai/2021.
4. Vaccari A, Farias GF, Porto DS. Implementation of a lesson plan model in the nursing laboratory: strengthening learning. Revista Gaúcha de Enfermagem, v. 41, n. SPE, 2020. Disponível em: https://doi.org/10.1590/1983-1447.2020.20190174. Acesso em: 18/out/2020.

5. Thomaz BC. Simulação In Situ. In: Scalabrini Neto A, Fonseca AS, Brandão CFS. Simulação Clínica e Habilidades na Saúde. 2. ed. Rio de Janeiro: Atheneu, 2020. p.179-85.
6. Lioce L, Lopreiato J, Downing D, Chang TP, Robertson JM, Anderson M, et al, Terminology and Concepts Working Group (2020). Healthcare Simulation Dictionary –Second Edition. Rockville, MD: Agency for Healthcare Research and Quality; September, 2020. AHRQ Publication No. 20-0019. Disponível em: https://doi.org/10.23970/simulationv2. Acesso em: 20/out/2020.
7. INACSL Standards Committee (2016, December). INACSL standards of best practice: SimulationSM Debriefing. Clinical Simulation in Nursing, 12(S), S21-S25. Disponível em: http://dx.doi.org/10.1016/j.ecns.2016.09.008. Acesso em: 22/out/2020.
8. INACSL Standards Committee (2016, December). INACSL standards of best practice: SimulationSM Simulation design. Clinical Simulation in Nursing, 12(S), S5-S12. Disponível em: http://dx.doi.org/10.1016/j.ecns.2016.09.005. Acesso em: 22/out/2020.
9. Neves FF, Pazin-Filho A. Construindo cenários de simulação: pérolas e armadilhas (Developing simulation scenarios: pearls and pitfalls). Sci Med. 2018;28(1):ID28579. Disponível em: http://doi.org/10.15448/1980-6108.2018.1.28579 . Acesso em 23/out/2020.
10. Park CS, Murphy TF, Code of Ethics Working Group (2018). Healthcare Simulationist Code of Ethics. Disponível em: http://www.ssih.org/Code-of-Ethics. Acesso em 20/out/2020.

Recomendações e a COVID-19

67

Patrícia Giulliane da Silva Barros Teixeira
Widlani Sousa Montenegro
Elizamar Lima da Silva

Atenção: A finalização deste capítulo foi realizada em novembro de 2020. Por isso, podem ocorrer novas descobertas e orientações sobre a pandemia da COVID-19 após essa data.

1. **O que significa a COVID-19?**

   É o nome da doença causada pelo novo coronavírus, vem do inglês *Coronavirus Disease* 2019 (COVID-19) e recebeu essa denominação da Organização Mundial da Saúde (OMS). O novo coronavírus, descoberto em dezembro de 2019, recebeu o nome de SARS-CoV-2 (sigla do inglês que significa coronavírus 2 da síndrome respiratória aguda grave). Esse vírus surgiu, inicialmente, em Wuhan, na China, disseminando-se por todo o mundo e constitui-se em um dos grandes desafios, pois ainda necessita de muito trabalho para melhorar e refinar os esforços de proteção.[1]

2. **Como ocorre a transmissão do novo coronavírus (SARS-CoV-2)?**

   As evidências que existentes até o momento, sugerem que a principal via de transmissão da COVID-19 seja por gotículas respiratórias/aerossóis ou contato com cuidadores infectados. Além disso, é possível que muitos recém-nascidos (RN) infectados possam estar evoluindo de modo assintomático ou oligossintomático. Estudos experimentais indicam que o SARS-CoV-2 pode permanecer viável em aerossóis por horas e em superfícies (plástico, aço inoxidável) por dias, possibilitando maior propagação do vírus. Esses achados implicam cuidados redobrados de higiene ambiental e de equipamentos para evitar a infecção cruzada.[2,3]

3. **Transmissão materno-fetal do SARS-CoV-2?**

   A transmissão intrauterina é a complicação mais grave de várias infecções virais já conhecidas que ocorrem na gestação. A transmissão materno-fetal das doenças virais geralmente ocorre por via hematogênica, na qual o vírus que circula na corrente sanguínea materna penetra na placenta e atinge as vilosidades coriônicas e os vasos sanguíneos fetais, atingindo o feto. Entretanto, tal mecanismo **não foi demonstrado** nos dois outros coronavírus patogênicos, SARS-CoV e MERS-CoV, embora as infecções causadas por esses outros dois vírus resultaram em pneumonias graves, mortes maternas e perdas fetais precoces.[4]

Quanto à transmissão vertical da COVID-19, os poucos dados existentes também sugerem **não haver transmissão vertical** durante a gestação. No cenário neonatal, apesar do risco potencial, a transmissão vertical mãe-concepto ainda não foi comprovada.[3]

4. **Como o RN pode ser contaminado?**

   No momento do parto, por contato com mãe com histórico de infecção suspeita ou confirmada por COVID-19, ou por contato com profissionais e/ou familiares com histórico de infecção suspeita ou confirmada por COVID-19 que não realizaram as medidas preventivas ao terem contato com o RN.[5]

5. **Quando o RN é considerado um caso suspeito?**

   Em duas possibilidades, a primeira quando são RN de mães com histórico de infecção suspeita ou confirmada por COVID-19 entre 14 dias antes do parto e 28 dias após o parto. Ou quando são RN diretamente exposto a pessoas infectadas pelo COVID-19 (familiares, cuidadores, equipe médica e visitantes).[5]

6. **Quando um RN é considerado um caso confirmado?**

   O SARS-CoV-2 pode ser detectado no trato respiratório superior (nasofaringe e orofaringe), trato respiratório inferior (aspirado endotraqueal ou lavado broncoalveolar), sangue e fezes.[5,6]

   Os testes sorológicos ou testes rápidos para o diagnóstico de SARS-CoV-2 ainda estão sendo desenvolvidos e/ou validados. Portanto, para o diagnóstico definitivo, é necessário o resultado positivo em métodos baseados em biologia molecular, como a reação de RT-PCR (exame de reação da transcriptase reversa seguida pela reação em cadeia da polimerase), em amostras do trato respiratório com coleta de *swab* (uma amostra de cada nasofaringe e uma amostra da cavidade oral). Até o momento, a coleta de material está indicada para RN com sintomas respiratórios, configurado caso suspeito e/ou quando a mãe é caso suspeito ou confirmado.[5,6]

7. **Quais são os critérios diagnósticos para suspeita em RN sintomáticos?**

   O quadro clínico da infecção por SARS-CoV-2 no período neonatal, principalmente em prematuros, parece ser inespecífico. Como em outras infecções virais, adquiridas após o nascimento, é necessário monitorizar os sinais vitais e principalmente sintomas respiratórios e gastrointestinais do paciente. Os sintomas podem incluir instabilidade térmica, taquicardia, taquipneia, desconforto respiratório, tosse, apneia, distensão abdominal, dificuldade na progressão da dieta, letargia, vômitos, entre outros. Ainda não se sabe se os RN com SARS-CoV-2 apresentam risco aumentado de complicações graves, o que seria esperado tendo em vista a imaturidade imunológica do RN, especialmente os prematuros.[5,6]

   Diante da presença de sintomas sugestivos de infecção, os exames laboratoriais também são inespecíficos. O hemograma precoce pode ser normal ou apresentar leucopenia com linfopenia e/ou plaquetopenia. Outras alterações podem ser encontradas como elevação de CPK, fosfatase alcalina (FA), transaminases (TGO e TGP) e lactato desidrogenase (DHL). Não há relatos na literatura do comportamento desses exames de maneira específica no período neonatal. Assim, diante da suspeita diagnóstica da infecção, o pedido de exames subsidiários deve ser individualizado.[5,6]

Em relação a exames de imagem, na radiografia ou ultrassonografia de tórax podem ser encontradas evidências de pneumonia, com opacidade em vidro fosco uni- ou bilateral, múltiplas áreas lobulares ou subsegmentares de consolidação. Na radiografia de abdome, poderá haver evidências de íleo paralítico.[5,6]

8. **Como deve ser o transporte do RN suspeito/confirmado?**

    O transporte do RN para as unidades neonatais ou alojamento conjunto deve ser realizado em incubadora de transporte. É fundamental a limpeza adequada da incubadora após cada uso, segundo as normas das Comissões de Controle de Infecção Hospitalar (CCIH) implementadas em cada hospital. Vale ressaltar a enorme importância do descarte adequado e da limpeza segundo os protocolos estabelecidos institucionalmente de todo o material não descartável e do ambiente utilizado para o cuidado ao RN no nascimento.[4,5]

9. **Como deve ser a acomodação do RN dentro da UTIN?**

    A internação deve ser em quarto preferencialmente privativo, acomodando o RN em incubadora, com as devidas precauções de contato e gotículas, guardando distância mínima de 2 metros entre os leitos. Idealmente, um quarto com pressão negativa ou outro sistema de filtração de ar. Na ausência de quarto privativo na UTIN, a assistência poderá ser organizada no modelo de coorte:[5]

    – Uma coorte de RN sintomáticos respiratórios filhos de mãe com suspeita ou diagnóstico confirmado da COVID-19;

    – Uma outra coorte de RN assintomáticos com suspeita ou diagnóstico confirmado da COVID-19.

10. **Qual o tipo de notificação que deve ser realizado nos casos da COVID-19?**

    Deve ser a notificação compulsória. Os casos suspeitos da COVID-19 devem ser notificados em até 24 horas pelo profissional da saúde responsável pelo atendimento para a CCIH da instituição, que se responsabiliza por formalizar a notificação ao Serviço de Vigilância em Saúde Municipal, de acordo com a rotina estabelecida localmente.[5]

11. **Quais são os critérios para alta hospitalar dos RN suspeitos ou confirmados?[5]**

    – Estabilidade clínica, sem distermia (febre ou hipotermia) há pelo menos 3 dias;

    – Sem sintomas respiratórios;

    – Radiografia de tórax sem alterações;

    – Preferencialmente, a alta da UTI deve ser feita diretamente para o domicílio, onde o RN cumprirá os 14 dias de isolamento (contados a partir do início dos sintomas). Se a alta da UTI ocorrer para outra unidade neonatal, os mesmos cuidados de isolamento e precauções deverão ser mantidos até que se cumpram os 14 dias de observação.[5]

12. **Quais são as principais precauções que a equipe assistencial deve manter para o atendimento ao RN suspeito ou confirmado?[7]**

    – Seguir as orientações padronizadas pela CCIH;

    – Usar sempre os equipamentos de proteção individual (EPI);

    – Implementar o cuidado em ambiente limpo, segundo normas da CCIH para COVID-19;

    – Usar máscara N-95 ou PFF2 para procedimentos com risco de aerolização.

13. **Quais são os EPI indicados para o atendimento ao RN suspeito ou confirmado?**

    Os profissionais de saúde, para proteção de contato e gotículas, devem utilizar:[4]
    - Roupa privativa de área fechada;
    - Avental impermeável de mangas longas;
    - Luvas de procedimento;
    - Gorro;
    - Máscara N-95 ou PFF2;
    - Óculos de proteção e/ou protetor facial.

    Todos os que vão manipular vias aéreas do RN de mãe com suspeita ou COVID-19 confirmada devem usar proteção para aerossóis, além dos itens já citados aqui, em procedimentos de intubação ou aspiração traqueal, ventilação mecânica invasiva e não invasiva, reanimação cardiopulmonar, ventilação manual antes da intubação e administração de surfactante.[4]

14. **O RN pode ser amamentado?**

    A amamentação não está contraindicada na situação de suspeita ou confirmação da COVID-19. Não há nenhuma comprovação de transmissão vertical do vírus através do leite materno. Levando-se em conta que os benefícios da amamentação superam em muito os riscos da COVID-19 nessa população, a manutenção da amamentação é recomendada e deve ser orientada, independentemente de a mãe ser assintomática, suspeita ou confirmada para COVID-19. Assim, o Ministério da Saúde recomenda "... que a amamentação seja mantida em caso de infecção pelo SARS-CoV-2, desde que a mãe deseje amamentar e esteja em condições clínicas adequadas para fazê-lo". Entretanto, caso a mulher não se sinta segura em amamentar enquanto estiver com a COVID-19 ou esteja com sintomas muito fortes que a impeçam da amamentação, recomenda-se que seu leite seja retirado e ofertado à criança para não haver interrupção do aleitamento.[8,9] Essas medidas são indicadas para mães que estão em alojamento conjunto distantes de outros leitos e em domicílio; para os bebês internados, as mães sintomáticas, confirmadas ou contactantes precisarão ordenhar o leite para ser ofertado ao RN, pois não poderão entrar nas unidades.

15. **Mãe suspeita ou confirmada pode fazer doação de leite aos postos de coleta e/ou bancos de leite humano?**

    É contraindicada a doação por mulheres com sintomas compatíveis com síndrome gripal, infecção respiratória ou confirmação de caso do SARS-CoV-2. A contraindicação é estendida a mulheres com contato domiciliar com casos de síndrome gripal ou caso confirmado do SARS-CoV-2. Portanto, assim que o quadro for considerado curado, a doação de leite poderá ser retomada, seguindo as recomendações de segurança da rede de banco de leite humano.[8]

16. **Com relação ao acompanhamento dos RN, quais seriam as recomendações para a entrada de mães e/ou pais nas unidades neonatais?**

    Mães e/ou pais sintomáticos ou contactantes não devem entrar nas unidades neonatais até que se tornem assintomáticos e tenha passado o período de transmissibilidade da COVID-19 (cerca de 14 dias) ou tenha dois exames negativos comprovados. Pessoas sintomáticas devem ficar em casa em quarentena. Informações sobre o RN deverão ser fornecidas aos pais por meio telefônico ou virtual, mais de uma vez ao dia se necessário. A mãe deve ser apoiada e auxiliada na extração do seu leite para o RN, de acordo com as recomendações da rede brasileira de bancos de leite humano.[8]

Já para mães e pais assintomáticos e não contactantes, sugere-se que na entrada das unidades neonatais seja realizada triagem diária, conforme rotina local, que inclua uma lista de sintomas gerais de infecção, preferencialmente impressa e assinada pelos pais atestando a veracidade das informações prestadas. Podendo permanecer com livre acesso e permanência na unidade neonatal. A entrada do pai pode ocorrer alternando com a mãe, para diminuir a concentração e circulação de pessoas no ambiente de internação nesse período.[8]

17. **Quais são as recomendações relativas ao acesso de outras pessoas às unidades neonatais?**

    A entrada de qualquer outra pessoa, incluindo avós e irmãos além do pai ou da mãe (sintomático ou contactantes para COVID-19), fica suspensa, até novas deliberações. Excepcionalmente, em caso de total impossibilidade do acesso e/ou permanência do pai e da mãe (óbito, internação prolongada), a família deve indicar um(a) cuidador(a) substituto(a), assintomático e não contactante de pessoas com síndrome gripal ou infecção sintomática pelo SARS-CoV-2, com idade entre 18 e 59 anos, que possa acompanhar o recém-nascido, guardando as recomendações já definidas para os pais.[8]

18. **Quais são os procedimentos em neonatologia que são considerados geradores de aerossóis e aumentam o risco de transmissão do vírus e infecção cruzada?[2]**

    – Intubação traqueal;
    – Suporte ventilatório não invasivo (CPAP nasal);
    – Ventilação não invasiva (cateter nasal);
    – Manobras de higiene brônquica (aspiração traqueal);
    – Manobras de mobilização de secreções;
    – Ventilação com pressão positiva manual (balão autoinflável e reanimador mecânico manual em T, broncoscopia).

19. **Na necessidade de intubação traqueal, quais são as recomendações?**

    A intubação traqueal deve ser realizada com cânulas de diâmetro uniforme, sem balonete, de tamanho apropriado para o RN segundo sua idade gestacional e/ou peso ao nascer, de acordo com as diretrizes do Programa de Reanimação Neonatal da Sociedade Brasileira de Pediatria.[4]

    Não há evidências de diminuição da dispersão de aerossol com o uso de cânulas com balonete e sabe-se que essas aumentam de modo expressivo o risco de complicações futuras, como a estenose subglótica. Vale ressaltar também que não há qualquer evidência que dê suporte à intubação com cânula traqueal obstruída por qualquer dispositivo, na tentativa de diminuir a transmissão de vírus por aerossol, sendo tal prática possivelmente associada ao risco de demora para a ventilação efetiva do RN e menor efetividade do procedimento de reanimação.[4]

    Ainda com relação à intubação traqueal, quando indicada, vários grupos internacionais estão sugerindo que sua realização seja feita com videolaringoscópio neonatal com fibra óptica no RN de mãe com suspeita ou COVID-19 confirmada. O uso desse equipamento permitiria maior distância da face do profissional de saúde das vias aéreas do paciente e, potencialmente, aumentaria a segurança para o profissional de saúde.[4]

No entanto, como citado antes, a chance de dispersão viral da via aérea neonatal, logo após o nascimento, parece ser pequena, uma vez que a transmissão vertical do SARS-CoV-2 não é relatada e, assim, a intubação traqueal com o laringoscópio habitual, estando o profissional protegido com os EPI recomendados para precauções de contato, gotículas e aerossol, não aumentaria o risco de exposição profissional à infecção. Além disso, se a opção for pela videolaringoscopia, é fundamental o treinamento prévio dos profissionais de saúde em intubação com videolaringoscópio neonatal com fibra óptica para que o procedimento possa ser bem-sucedido e não coloque o RN que precisa de reanimação em risco. Vale reforçar que se trata de equipamento caro, não disponível na maior parte dos serviços brasileiros e com indicação relativa no contexto do atendimento ao nascer do RN de mãe com suspeita ou COVID-19 confirmada, além da dificuldade de limpeza e esterilização do equipamento.[4]

20. **Quais são as medidas que devem ser realizadas para proporcionar segurança na manipulação do RN que esteja em suporte respiratório invasivo ou não invasivo?**[2,3]

— Seguir as recomendações relacionadas ao preparo do profissional de saúde para precauções de contato, cuidados de isolamento, retirada da paramentação e descarte dos materiais e equipamentos utilizados no atendimento do RN;

— Estabelecer a cada plantão, a equipe multiprofissional responsável pelo atendimento. De preferência composta por profissionais de maior experiência e com treinamento em precauções de contato e cuidados com RN em insuficiência respiratória;

— Instalar filtro tipo HEPA (*High Efficiency Particular Air* — filtros de ar para partículas finas de alta eficácia) eletrostático e hidrofóbico nos ventiladores mecânicos, durante a ventilação invasiva ou não invasiva. Devem ser instalados na extremidade distal do ramo expiratório do circuito próximo à válvula exalatória. Posicioná-lo verticalmente e não horizontalmente, para evitar que haja acúmulo de líquido no seu interior devido à condensação, provocando obstrução. Não utilizar o filtro (bacteriano/viral ou HMEF) na posição proximal, entre o "Y" do circuito e o tubo traqueal;

— Verificar periodicamente o posicionamento do circuito respiratório, para manter o copo coletor sempre na posição inferior ao filtro, para evitar que a vazão do condensado se direcione para o filtro. Caso tenha acúmulo de líquido deve ser retirado do copo coletor, lembrando que esse líquido é potencialmente contaminado, devendo-se ter cuidado redobrado na sua retirada e descarte. Toda manipulação de qualquer componente do circuito respiratório deve ser realizada somente com o profissional devidamente paramentado com EPI para precauções de contato, gotículas e aerossóis;

— Para o RN intubado e em ventilação invasiva, utilizar o sistema de aspiração fechado para aspiração traqueal.

21. **Por que se recomenda o sistema fechado para a aspiração traqueal?**
    Recomenda-se sistema fechado para aspiração traqueal visando a redução dos riscos de aerolização e, consequentemente, contaminação do ambiente e dos profissionais que prestam assistência.[2,3]

22. **Durante a pandemia do SARS-CoV-2, pode ser realizado o contato pele a pele?**
    Sim. O contato pele a pele, nesse momento de crise, deve ser realizado exclusivamente pela mãe assintomática e que sabidamente não tenha contato domiciliar com pessoas com síndrome gripal ou infecção sintomática pelo SARS-CoV-2 nos últimos 14 dias.[9]

Referências

1. Sociedade Brasileira de Pediatria. Departamento Científico de Infectologia. Orientações a Respeito da Infecção pelo SARS-CoV-2 (conhecida como COVID-19) em crianças. Março 2020.
2. Sociedade Brasileira de Pediatria. Departamento Científico de Neonatologia. Recomendações sobre os cuidados respiratórios do recém-nascido com COVID-19 suspeita ou confirmada. Documento Científico, Março 2020.
3. Sociedade Brasileira de Pediatria. Departamento Científico de Neonatologia. Uso de filtros Bacterianos/Virais nos equipamentos para suporte respiratório no Período Neonatal – Orientações Práticas. Nota de Alerta, Maio 2020.
4. Sociedade Brasileira de Pediatria. Grupo executivo do Programa Nacional de Reanimação Neonatal. Recomendações para Assistência ao Recém-nascido na sala de parto de mãe COVID-19 suspeita ou confirmada. Atualização 2, Maio 2020.
5. Sociedade de Pediatria de São Paulo (SPSP). Departamento Científico de Neonatologia. Recomendações para cuidados e assistência ao recém-nascido com suspeita ou diagnóstico de COVID-19. 06/04/2020.
6. Centers for Disease Control and Prevention (CDC). Severe Acute Respiratory Syndrome (SARS) and Coronavirus Testing – United States, 2003. (2003). MMWR. 2003;52:297-302.
7. Sociedade Brasileira de Pediatria. Departamento Científico de Neonatologia. Prevenção e Abordagem da Infecção por COVID-19 em mães e Recém-Nascidos, em Hospitais-Maternidades. Nota de Alerta, Março 2020.
8. Sociedade Brasileira de Pediatria. Departamento Científico de Aleitamento Materno. Aleitamento Materno em tempos de COVID-19- Recomendações na maternidade e após alta. Nota de Alerta, Maio 2020.
9. Portal de Boas Práticas. Fundação Oswaldo Cruz - FIOCRUZ. Recomendações para o Método Canguru durante a Pandemia de COVID-19. 2ª versão, maio 2020. Disponível em: https://portaldeboaspraticas.iff.fiocruz.br/wp-content/uploads/2020/05/MC_RECOMENDACOES_COVID_13_05_2020_PUBLICADA_REVISADA.pdf. Acesso em 31/05/2020.

Índice Remissivo

Obs.: números em *itálico* indicam figuras; números em **negrito** indicam tabelas e quadros.

A

Abordagem paliativa, 413
Abortamento espontâneo, **13**
Aborto espontâneo, risco de, 6
Acesso venoso, características dos dispositivos para, *345*
Adaptação
    à vida extrauterina
        ambiente para receber um RN em, 49
        hormônios que influenciam na, 53
        o que significa, 49
        sistema circulatório do neonato durante a, 54
    extrauterina do recém-nascido, 49
Água, perdas insensíveis de, 74
AIG, 42
Álcool, uso durante a gestação, efeitos no recém-nascido, 121
Aleitamento
    materno, 35, 122
        contraindicação, 279, 280
        na população de RN internados nas unidades neonatais, 287
        na UTIN, dificuldades no, 279
    na prematuridade, 277
Alimentação
    do lactente, padrão ineficaz de, 7
    por copo, 293
    trófica, 285
        contraindicação, 286
        em recém-nascidos prematuros, 285
        quando iniciar, 285
        resíduo gástrico em bebês em, 286
        volume e frequência adequados para administração da, 286
Aloimunização materna, **11**

    diagnóstico de enfermagem fundamentado na Taxonomia III Nanda-I, *15*
Alterações
    geniturinárias, 237
    ósseas, 5
Amamentação
    contraindicação à, 122
    em RN internados na UTIN, 287
    na unidade de terapia intensiva neonatal, 277
    na UTIN em tempos do vírus Sars-CoV-2, 279
Aminoacidopatia, 311
Amniorrexe, 32
Amplitude, 183
Anemia(s), 5, 212
    adquiridas, classificação das, 217
    autoimune, 217
    avaliação inicial para RN com suspeita de, 214
    da prematuridade, 215
    de células falciformes, 217
    diagnóstico, 214
    fisiológica, 212
    hemolítica, 215
        causas, 216
    no período neonatal, causas, **213**
    sinais e sintomas, 214
    tratamento, 214
Anencefalia, 112
Ângulo
    de flexão do punho, **40**
    poplíteo, **40**
Anomalia(s)
    congênitas, 6, 19
    fetal, 31
Ansiedade, 14, 18
    relacionada à morte, 14
Apneia, 134, 196

da prematuridade, como se caracteriza, 135
Arenção pré-natal, 1
Asfixia, 6
    intraparto, 19
    neonatal, 26
        complicação decorrente da, 27
        cuidados de enfermagem para assistência de recém-nascido com quadro de, 28
        critérios para diagnosticar, 27
        etiologia, 27
        passo a apasso da abordagem clínica, 27
        quadro clínico, 27
    perinatal, 103
Aspiração
    das vias aéreas, 152
        concluir, 158
        contraindicação, 156
        do RN, diretrizes que norteiam, 153
        do RN, cuidados recomendados, 157
        evidências clínicas que indicam o procedimento, 156
    de mecônio, risco de, 5
    endotraqueal, 102
    risco de, 8
Assistência à saúde, qualidade da, características, 3
Atenção pré-natal, 13
    essencial, componentes da, 2
Atonia uterina, manejo do tratamento da, 24
Atresia
    com fístula dupla, 258
    com fístula proximal, 258
    com fístula traqueoesofágica distal, 258
    de esôfago, 257
        diagnóstico, 258
        tratamento, 259
    pulmonar, 199
    sem fístula, 258
    traqueoesofágica sem atresia, 258
Autonegligência, 14
Avaliação
    do feto, 2
    genética dos RN no Brasil?, 325

B

Babypuff
    com Blender, *28*
    funcionamento, 27
    testar, 26
Baixo peso ao nascer, 18
Balança(s)
    de precisão, **398**
    para pesagem das fraldas, **398**
    para pesagem do paciente, **398**
    tipos e indicação, **398**
    utilizadas na UTIN, 397

Balanço
    hídrico, 245
        finalidade do, 245
        parcial, 246
        positivo, 245
        profissional responsável pelo, 248
        quando iniciar, 245
        total, 246
Balão de bakri, 24
Banco de leite humano, 281
    competências, 281
    papel do enfermeiro, 282
    regulamentação oficial para o funcionamento de um, 282
Banho
    do recém-nascido, 74
    humanizado
        benefícios, 79
        indicações, 79
    para o recém-nascido, 78
Batimento de asas nasais, 134
Bebês em ventilação mecânica podem ser alimentados, 286
Behavioral Indicators of Infant Pain (BIIP), 82
Berço
    acrílico, 397
    aquecido, *26,* 397
        preparo do, 26
Binômio mãe-feto perturbado, risco de, 13
Bolsa
    de hemocomponentes, 235
    de osteomia, 271
Bomba de infusão
    de seringa, 398
    na UTIN, 398
Busca ativa, 3

C

Calcificações cerebrais, **12**
Calcanhar à orelha, **40**
Campânula, 171
Campo de energia desequilibrado, 19
Cannabis, 122
Cânula traqueal, escolha da, 208
Cardiopatia congênita(s), 195
    acianóticas, *196*
    cianótica(s), 196
        com fluxo sanguíneo misto, 202
    definição, 195
    tipos, 195
Cateter(es)
    arterial umbilical, 367
    centrais, 294
    central de inserção periférica, 115, 252

Índice Remissivo | **443**

em RN, tipos, 354
locais anatômicos utilizados para a inserção de, 353
de inserção periférica, 353 (*v.tb.* PICC), 17
de Tenckhoff, 242
periféricos, 294
umbilical(is), 367
    coleta de sangue, cuidados necessários, 369
    cuidados necessários com, 369
    fixação dos, 368, *369*
    materiais necessários para a inserção dos, 368
venoso central, 363
    cuidados de enfermagem, 364
    em neonatologia, 363
    remoção, quando está indicada, 365
    riscos, 363
venoso umbilical, 367
Cateterismo umbilical
    complicações, 370
    remoção dos, 371
    situações em que está contraindicado, 367
Células-tronco hemopoiéticas, 55
Choque, risco de, 14
Choro estridente, 118
Cianose, 134, 203
Circulação fetal e neonatal, diferenças entre, 225
Cirrose, risco de desenvolvimento de, **12**
Classificação
    de Gross, *258*
    Internacional da Retinopatia da Prematuridade, **69**
Clinical Risk Index for Babies (CRIB II), 385
Cloreto de sódio 0,9%, volume a ser infundido conforme o calibre da sonda gástrica, **268**
Coarctação da aorta, 198
    RN com, manifestações clínicas, 198
Cocaína, 118
    uso durante a gestação, efeitos no recém-nascido, 121
Coleta venosa, contraindicações, 378
Colo, 84
Colostro, 278
    como administrar o, 288
    importância do, 278
    materno cru, 288
Colostroterapia, 278, 288
    ganho à dupla mãe-bebê, 289
    impacto na saúde dos prematuros, 289
Complicação(ões)
    da gemelidade para os bebês, 31
    decorrentes da prematuridade, 8
    gestacionais, **11-12**
    materna(s), 11
        diagnóstico para as, 13
        repercussões neonatais possíveis em decorrência das principais, **12**

neonatais, 1
Comportamento de saúde propenso a riscos, 7, 18
Compressão cardíaca, como realizar a, 208
Comunicação
    de más notícias, estratégia, **415**
    interatrial, 197
        RN com, manifestações clínicas, 197
        tratamento, 197
    interventricular, 197
        RN com manifestações clínicas, 198
        tratamento, 198
    não verbal, habilidades que o enfermeiro pode utilizar, 415
Concentração máxima do fármaco, 340
Concentrado
    de hemácias, *227*
    de plaquetas, *227*
Condições crônicas maternas, 17
Conduta de enfermagem no cuidado à gestante focando a prevenção de desfechos fetais e neonatais desfavoráveis, 16
Conexão venosa pulmonar anômala total, 202
    manifestações clínicas, 203
Conspiração do siilêncio, 415
Contaminação, risco de, 14
Contato pele a pele, durante a pandemia do SARS-CoV-2, 439
Contenção facilitada, 84
Contraste(s)
    contraindicações para o uso do contraste, 382
    efeitos colaterais, 382
    eliminação do organismo, 383
    iodado, 382
    vias de administração dos, 382
Controle hidreletrolítico, 191
Convulsão(ões), 5
    clônica, 89
    diagnóstico das, 90
    em recém-nascidos
        causas, 90
    mioclônica, 90
    neonatal, 89
        sinais e sintomas, 89
        tratamento, 90
    sutil, 89
    tônica, 90
Coronavírus, 433 (*v.tb.* SARS-CoV-2)
Coto umbilical, cuidados com o, 80
COVID-19, 433
    notificação que deve ser realizado nos casos da, 435
CPAP (*Continuous Positive Airway Pressure*)
    uso de, 135, **178**
Crack, 118

uso durante a gestação, efeitos no recém-nascido, 121
Crescimento
　　de Fenton para meninas prematuras, gráfico, *45*
　　de Fenton para meninos prematuros, gráfico, *44*
　　fetal, 32, 46
　　infantil, 46
　　intrauterino, restrição de, 6
　　neonatal, 46
Crioprecipitado, *227*
Crise(s)
　　convulsivas, 313
　　　　como monitorar as, 313
　　　　neontal, 90
　　　　　　drogas anticonvulsivantes para, 91
　　　　pode ser sintoma de suspeita de erro inato do metabolismo, 313
　　　　pode ser sintoma de suspeita de erro inato do metabolismo?, 313
Cuidado(s)
　　de enfermagem
　　　　no momento do parto de uma gestação gemelar, 32
　　　　para a assistência do recém-nascido com quadro de asfixia neonatal, 28
　　paliativos, 413
　　perinatal, princípios assistenciais da linha de, 2
　　pré-natal de grupo, 1
Curvas de crescimento intrauterino baseadas no peso de nascimento de RN vivos, *43*

D

Debriefing, 427
Defeito(s)
　　cardíacos congênitos, 195
　　no fechamento do tubo neural, 112
　　　　causas, 111
　　　　comorbidade relacionada ao, 113
　　　　diagnóstico, 113
　　　　onde são mais identificados, 111
　　　　patologia relacionada ao, 113
　　　　pré- e pós-operatório, situações específicas relacionadas, 114
　　　　procedimentos mais realizados pela enfermagem, 115
　　　　prognóstico dos recém-nascidos com, 115
　　　　recém-nascido na UTI neonatal com, condutas de enfermagem, **114**
　　　　relacionados à porção cranial, 112
　　　　tipos, 112
Deficiência
　　de glicose-6-fosfato desidrogenase, **216**
　　neonatal, 4
　　piruvatoquinase, **216**
Derivação urinária, 271

Dermatite
　　de contato, 272
　　em ostomias, 272
　　periestoma, 272
　　por trauma, 272
Descolamento
　　de retina, 68
　　prematuro de placenta, **12**
Desenvolvimento atrasado, riscos de, 8, 13
Desequilíbrio eletrolítico, risco de, 13
Desfecho(s)
　　fetais e neonatais desfavoráveis, 16
　　neonatais, 1
　　　　adequados, 2
Desidratação, 5
Desmame
　　precoce, 6
　　ventilatório, resposta disfuncional ao, 8
Dez Passos para o Sucesso do Aleitamento Materno, 281
Diabetes
　　gestacional, 4
　　mellitus, 17
　　　　materno, desfechos neonatais esperados frente ao, 19
Diagnóstico de enfermagem
　　classificação da NANDA, 7
　　no planejamento do cuidado de gestantes com HAS, 18
　　para planejamento do cuidado de gestantes com diabetes *mellitus*, 20
　　relacionados ao pré-natal, 7
Diálise peritoneal, 241
　　complicações para o RN em tratamento com, 243
　　em neonatologia, indicação, 242
Diário da mãe prematura, 278
Dificuldade respiratória após o nascimento, sinais e sintomas, 133
Displasia
　　broncopulmonar, 135
　　　　prevenção da, 136
　　cística renal congênita, 238
　　　　causa, 238
　　　　tratamento, 238
Dispositivos vasculares, cuidados com, 192
Distócia de ombro, 25
　　abordagem da, 25
　　complicações decorrentes da, 25
　　equipe multidisciplinar na, 25
　　fatores de risco, 25
Distúrbio(s)
　　da glândula tireoide da mãe, 6
　　da glicose, 374
　　de coagulação, manejo, 25

de magnésio em neonatos, 375
de sódio em neonatos, 374
do cálcio em neonatos, 374
hidreletrolíticos no recém-nascido, 373
metabólicos no recém-nascido, 373
na síntese do catabolismo de moléculas complexas, 311
neurológicos, 89
Doença
   da membrana hialina, 145
   da urina do xarope do bordo, 307
      cura, 308
      diagnóstico, 307
      estabilização da fase aguda, tratamento após, 309
      sintomas, 308
      tratamento, 308
   hemorrágica do recém-nascido, 211
   hemolítica
      do recém-nascido, 218
      no recém-nascido, diagnóstico e tratamento, resumo do, *219*
      hemolítica perinatal, 11
      diagnóstico de enfermagem fundamentado na Taxonomia III Nanda-I, *15*
   hemorrágica
      formas, 211
      no RN, 211
         em UTIN, cuidados de enfermagem para tratamento, 212
   lisossômicas de depósito, 311
Dor(es)
   aguda, 8
   avaliação e manejo da, 81
   crônica, 8
   do recém-nascido
      envolvimento e participação dos pais no manejo da, 85, 86
   dos pacientes com gastrosquise, manejo da, 254
   em neonatologia, instrumentos mais recomendados para a avaliação da, 82
   em terapia intensiva neonatal no contexto brasileiro, 82
      instrumentos mais viáveis para avaliação da, 82
   em terapia neonatal, instrumentos para avaliação da, contexto brasileiro, 82
   neonatal
      medidas farmacológicas, 84
      na prática clínica, como aplicar os intrumentos de avaliação da, 83
   no recém-nascido
      deve ser tratada, 82
      pode ser avaliada, 81
   no trabalho de parto, 14

   recém-nascidos sentem, 81
   total, 416
Drenagem
   anômala de veias pulmonares total, 202
   de resíduo gástrico, 253
   de tórax, 161
      complciações, 165
      cuidados de enfermagem, 164
      indicações, 161
      materiais necessários, 161
      profissionais envolvidos, 161
      tipos, 163
   Ventrículo-Peritoneal, 113
Dreno de tórax, radiografia evidenciada, *162*
Drippings, 192
Droga(s)
   anticonvulsivantes para o tratamento das convulsões neonatais, 91
   Ilícitas, uso de, 5

E

Échelle Douleur Inconfort Nouveau-Né (EDIN), 82
Eclampsia, manejo da, 16
ECMO (oxigenação por membrana extracorpórea), 140, 142
EDIN6, 83
EIM, ver Erro inato do metabolismo
Eletrodo(s)
   atadura em toda a extensão dos, até próximo à central, *130*
   posição dos, *129*
Eletroencefalograma de amplitude integrada, 125
   como é analisada, 125
   cuidados de enfermagem, 127
   eletrodos no, qualidade da instalação dos, 130
   instalação, materiais necessários para, 127
   interpretação, o que pode prejudicar a, 130
   montagem, medidas para, 127
   na neonatologia, 126
   traçado do, *126*
   treinamento sobre, 131
Eliptocitose hereditária, **216**
Encefalocele, 112
Encefalopatia
   crônica, 232
   hiperbilirrubinêmica, 7
   hipoxicoisquêmica, 94, 103
      causas, 94
      estágios, **95**
      manifestações clínicas, 94
      tratamento, 95
Enfermagem
   cuidados ao RN com transposição dos grandes vasos, 202

cuidados ao paciente com malformação geniturinária, 239, 239
cuidados ao RN com PCA, 197
cuidados com ventilação mecânica de alta frequência, 186
cuidados com ventilação mecânica, 186
cuidados com ventilação mecânica não invasiva, 185
cuidados envolvidos na administração da NP em período neonatal, 295
cuidados na transfusão em neonatologia, 228
cuidados nos distúrbios eletrolíticos e metabólicos do RN, 375
importância do treinamento sobre o aEEG para a, 131
no processo de amamentação na UTI neonatal, papel, 287

Enfermeiro
como profissionais à beira do leito, 98
intensivista neonatal, 235
na sala de parto, 97
papel diante da síndrome de abstinência neonatal, 122
papel do enfermeiro no, 282
pode realizar inserção de cateter umbilical?, 368

Enfrentamento ineficaz, 15

Enterocolite necrosante, 161
classificação, **262**
como prevenir, 263
complicações, 263
cuidados aos pacientes com, 262
diagnóstico, 261
fatores de risco, 261
tratamento, **262**

Equipe
de uma UTIN, 393
multidisciplinar organizada, 23

Eritropoiese fetal, 55

Erros inatos do metabolismo, 311
classificação, 311
identificados no teste do pezinho, 312
neonato com, 313
sinais e sintomas, 313

Escala(s)
COMFORT, EDIN, EVENDOL, NFCS, N-PASS e PIPP, 82
de dor e desconforto do recém-nascido, 83
de Finnegan, **119-120**
PIV de infiltração pediátrica, **347**

Escape de ar pulmonar, 161

Escore de risco
em neonatologia, 385
na predição de óbito neonatal, 386

Esferocitose hereditária, **216**

Esforço respiratório, 196

Esgote na beira do leito, 278
Espinha bífida, malformações quem compõem a, 112
Estenose
aórtica, 198
RN com, manifestações clínicas, 199
pulmonar, 199
RN com, manifestações clínicas do, 199
Esteroides neonatais, 93
Estrabismo, 68
Estratégia(s)
de comunicação de más notícias, **415**
ventilatórias
cuidados gerais com, 186
parâmetros envolvidos nas, 183
utilizadas em neonatologia, 177
Exames de imagem, 377
mais utilizados em UTIN, 381
Excesso de base, 386
Exposição pré-natal ao tabaco, 121
Exsanguinotransfusão
em neonatos de acordo com a idade gestacional
indicação de, **233**
objetivo da, 234
Extravasamento
ações de prevenção na, 347
condutas tomar quando houver uma, 349
e infiltração, diferença, 344
em neonatologia
fluxograma para o manejo do, *350*
fluxograma para prevenção e manejo do, *348*
escala de avaliação para prevenção de, *346*
fatores que contribuem para, *343*
sinais e sintomas de, 346
Extrofia de bexiga, 239
tratamento, 239

F

Falência
do crescimento fetal, 5
respiratória em recém-nascidos, causas, 177
Fármacos, concentração máxima do, 340
Feedback, 427
Fenilefrina, 70
Feto
acárdico, 32
anômalo, 31
"bomba", 32
Fibra óptica, 399
Ficha de transporte neonatal inter-hospitalar e intra-hospitalar, *65*
Filtro tipo HEPA (*High Efficiency Particular Air*), 438
Fístula traqueoesofágica, 257
diagnóstico, 258

Índice Remissivo | **447**

tratamento, 259
Fita hipoalergênica, 101
Fixação "gatinho", *293*
Fluidificação do muco, 157
Fluxo de frequência, 183
Fototerapia, 399
    aparelhos de, 399
    de superLED, 399
    eficiência, cuidados recomendados para, 399
    em neonatos de acordo com a idade gestacional
        indicação de, **233**
    mecanismo de ação da, 234
Fração inspirada de oxigênio ou concentração de oxigênio, 183
Fratura
    de clavícula, 25
    de úmero, 25
Frequência, 183

G

Gadolínio, 382
Ganciclovir, 342
Gasping, 19
Gastrosquise, 251
    cuidados com a nutrição dos pacientes com, 253
    cuidados com a oxigenoterapia dos pacientes com, 254
    cuidados com o acesso venoso central dos pacientes com, 254
    cuidados pós-cirúrgicos com os pacientes com, 254
    fatores de risco, 251
    paciente com, cuidados ao, 251
    redução d, 251
    redução progressiva da, *252*
Gêmeo(s)
    acárdico, 32
    dizigóticos, 31
    fraternos, 31
    monozigóticos, 31
Gemido expiratório, 134
Genitália
    ambígua, 238
    causas, 238
    prognóstico e o tratamento para, 239
Gestação
    abuso de substâncias químicas, fármacos ou drogas ilícitas na, efeitos no feto, 117
    gemelar, cuidados de enfermagem no momento do parto de uma, 32
    hepatite B na, 12
        diagnóstico de enfermagem fundamentado na Taxonomia III Nanda-I, *15*
    hipertensão na, 4
    infecção pelo vírus da imunodeficiência humana na, diagnóstico de enfermagem fundamentado na Taxonomia III Nanda-I, *15*
    múltipla, 31
    sífilis na,11
        diagnóstico de enfermagem fundamentado na Taxonomia III Nanda-I, *15*
    toxoplasmose na, **11**
        diagnóstico de enfermagem fundamentado na Taxonomia III Nanda-I, *15*
Gestante(s)
    agravos crônicos de saúde que mais afetam a, 17
    com diabetes *mellitus,* diagnóstico de enfermagem para planejamento do cuidado de, 20
    com HAS, diagnóstico de enfermagem no planejamento do cuidado de, 18
    uso de de analgésicos e sedativos, 118
GIG, 42
Glaucoma, 68
Glicemia instável, 20
    risco de, 7
Glicose, 84
Golden hour, 98
Gonadotrofina coriônica humana, 112
Gordura
    marrom, 52
    subcutânea, redução da, 5
Gravidez, tempo aproximado de, **38**

H

Haxixe, 122
Hematócrito, 226
Hemocomponente
    fracionados, *227*
    que podem ser transfundidos no período neonatal, 227
Hemocultura
    complicações decorrentes da coleta de, 378
    cuidados na coleta de, 378
Hemoglobina no neonato, mudança da, 212
Hemorragia
    aguda, **214**
    crônica, **214**
    peri-intraventricular, 92
        classificação, 92
        diagnóstico, 92
        fatores de risco, 93
        tratamento, 94
        sinais e sintomas, 92
    pós-parto manejo da, 16
    puerperal, 23
        importância da equipe multidisciplinar organizada, 23
        tratamento indicado, 23

Hepatite B na gestação, **12**
    na gestação, diagnóstico de enfermagem fundamentado na Taxonomia III Nanda-I, *15*
Hepatocarcinoma, risco de desenvolvimento de, **12**
Hepatoesplenomegalia, **12**
Hérnia
    de Bochdalek, 149
    de Morgagni, 149
    diafragmática congênita, 149
        fisiopatologia, 149
        prognóstico do RN com, 152
        sinais clínicos, 149
        tratamento cirúrgico para a, 152
    diafragmática de Bochdalek, radiologia evidenciando, *150*
    do hiato esofágico, 149
Hidrocefalia, 5, 113
Hidronefrose, 237
    causas, 237
    tratamento para, 238
Hiperbilirrubinemia, 20
    fisiológica e patológica, diferenças, 232
    neonatal, 231
        cuidado dos doentes com, 235
        deve ser tratada, 232
        mecanismos que estão envolvidos na ocorrência, 231
        risco de, 7, 14
    patológica, pacientes mais suscetíveis, 232
Hipertensão
    arterial sistêmica, 17
        materna
            acometimentos que podem precipitar no feto e neonato, 18
            desfechos neonatais esperados frente à, 17
    intra-abdominal, valores para, **269**
    pulmonar, 139
        persistente, tratamento com óxido nítrico para, 141
Hipertermia, 8, 73
Hipertireoidismo, 6
Hiperviscosidade sanguínea, 20
Hipocalcemia, 20, 374
Hipoglicemia, 4, 19, 373, 374
    no recém-nascido, 4
Hiponatremia, 374
Hipotermia, 8, 73
    terapêutica
        corporal total, 105
        benefícios da, 104
        contraindicações, 104
        cuidados de enfermagem durante, 106
        efeitos adversos que devem ser monitorados durante, 108

        equipe de enfermagem para a realização da, dimensionamento da, 108
        exames importantes durante o manejo da, 107
        êxito no protocolo de, 106
        material necessáro, 105
        mecanismo de, 103
        para RN, critérios, 104
        recém-nascido colocado no protocolo de, 105
        reconhecida como método terapêutico, 104
        tempo de manutenção da, 106
    terpêutica
Hipotireoidismo, 6
Hipóxia com estresse, 5
Hormônios que influenciam na adaptação à vida extrauterina do RN, 53

I

Idade
    corrigida
        até quando se utiliza, 46
        para prematuros, 46
    gestacional do RN após seu nascimento, 38
Impulso ineficaz, controle de, 15
Incubadora, 395
    convencional, 396
    de transporte, 396
        recomendações para, 59
    híbrida, 396
    umidade da, controle da, 396
Infecção(ões)
    congênita, **12**
        por citomegalovírus, 324
    gestantes com infecções não identificadas, 5
    maternas e neonatais, manejo das, 16
    no sítio cirúrgico, risco de, 142
    para os pacientes com onfalocele, controle para, 255
    pelo vírus da imunodeficiência na gestação, **12**
        diagnóstico de enfermagem fundamentado na Taxonomia III Nanda-I, *15*
    risco de, 8
    virais, 111
Infiltração, 343
    ações de prevenção na, 347
    condutas tomar quando houver uma, 349
    escala de avaliação para prevenção de, 346
    fatores que contribuem para, *343*
    pediátrica, escala PIV de, **347**
    sinais e sintomas de, 346
Infusão
    avaliação dos eventos adversos com, características, *346*
    das medicações, 340
Iniciativa Hospital Amigo da Criança (IHAC), 280
    objetivo, 280

Instrumento para avaliação da dor
   em terapia intensiva neonatal no contexto
     brasileiro, 82
   neonatal na prática clínica, 83
     como aplicar, 83
Insuficiência
   cardíaca congestiva, 199
     cuidados de enfermagem para, 200
     no RN, manifestações clínicas, 199
       em relação à congestão pulmonar, 200
       em relação à congestão venosa
         sistêmica, 200
   renal, 241
     no RN, como perceber e relacionar a, 242
Insulina, 341
insulin-like-I, 68
Integridade da pele, risco de, 8
Interação medicamentosa, 337
Intervenções
   baseadas em evidências científicas, 2
   com base nas comunidades, 1
   nutricionais, 1
Intubação
   orodotraqueal, 206
   orotraqueal, enfermeiro e, 208
Irritabilidade, 114, 118

K

Kernicterus, 7, 232

L

Laceração, 24
   vaginal, 25
Lactente
   padrão ineficaz de alimentação do, 7
   risco de comportamento desorganizado do, 8
Lâmpadas alógenas, 399
Leite
   de tranasição, 278
   maduro, 278
   materno
     benefícios, 279
     fases do, 278
     produção de, 277
   produção insuficiente de, 7
Leito
   de isolamento, 391
   na UTIN, recomendações do Ministério da
     Saúde para a disposição, 391
   pré-alta, 390
   semi-intensivos, 390
Lesão(ões)
   da via do parto, 25
   mecanismos na infiltração e no
     extravasamento, 344

Letargia, 114
Leucócitos, 226
Leucomalacia periventricular, 93
Lipomeningocele, 112
Líquido(s)
   administrados, registro dos, **247**
   eliminados, registro dos, **247-248**
   pulmonar, reabsorção do, 134

M

Má notícia, como transmitir para um familiar de
   RN, 415
Maconha uso durante a gestação, efeitos no
   recém-nascido, 121
Macrossomia fetal, 19
Malformação(ões)
   apresentação de, *253*
   congênita, 19
     da parede abdominal, 252
   de Chiari II, 113
   fetal, 19
   geniturinária, cuidados de enfermagem ao
     paciente com, 239
Mama, estimulação precoce das, 277
Mapa para a localização da doença nas zonas de
   envolvimento da retina, *70*
Maternidade prejudicada, risco de, 18
Maturidade física, **41**
Mecônio, 139
   eliminação de, 5
   líquido amniótico tinto de, 139
Medicação(ões) (*v.tb.* Medicamento)
   Anticonvulsivante, esquema para tratamento
     das convulsões neonatais, **91**
   erros em neonatologia, 337
   fotossensíveis, 341
   infusão das, 340
   necessárias para o transporte neonatal, 61
     inter-hospitalar, **62**
   nos primeiros minutos do atendimento da
     PCR, 209
   que exigem cuidados especiais, 341
     ganciclovir, 341
     insulina, 341
Medicamento(s)
   administração de, 333
     regras básicas, 333
   dulição do, 339
   intravenosos, cuidados na administração, 335
   midriáticos, 70
   utilizados na terapia intensiva, 346
   via intramuscular, músculo vastolateral, local
     para a aplicação de, *334*
Medo, 14,18
Meios de contraste, 381

utilizados em neonatologia, 382
Meninge, herniação das, 112
Meningite, 5, 114
Meningocele craniana, 112
Meningoencefalocele, 112
Método
    Canguru, 35, 86, 401
        conribuição na termorregulação dos neonatos, 76
        etapas, 402
        posição, 403
        vantagens, 402
    Capurro, 38
        idade gestacional do RN pelo, 39, **39**
    da microtécnica utilizando varetas de homogeneização e tampas, 380
    de aferição da pressão intra-abdominal, 266
    de coletas sanguíneas no recém-nascido, 377
    New Ballard, 38
        como determinar a idade gestacional pelo, 40
        nova pontuação para incluir os RN de extremo baixo peso, **40-41**
Microcefalia, **12**, 323
    causas, 323
        genéticas para, 325
    congênita, 323
    por síndrome do zikavírus congênito, 324
    recém-nascidos que necessitam de internação em UTIN, 325
Mielomeningocele, 112
Mínimo manuseio, perfis de recém-nascidos, 97
Miopatia, 68
Modo ventilatório
    invasivos em neonatologia, **179-182**
    não invasivos em neonatologia, **178**
Monitor multiparamétrico, 398
Monitorização respiratória, 167
Morte
    ansiedade relacionada à, 14
    neonatal, 25
    súbita, 5
    unifetal, 32
Motilidade gastrintestinal disfuncional, 7

N

NANDA International, 7
Nascimento
    prematuro, 5, 18
    seguro, 2
Natimortalidade, **13**
Natimorto, 18
Neonatal Infant Pain Scale (NIPS), 82
Neonato(s)
    adaptação hematológica do, 55
    com eletrodos em A1, C3 e P3, *128*
    composição sanguínea do, 225
    contraindicação da coleta arterial em, 379
    distúrbio do cálcio em, 374
    distúrbios de magnésio em, 375
    distúrbios do sódio em, 374
    hemoglobina no, mudança da, 212
    internado em unidade de intensivismo neonatal processo de investigação e identificação dos problemas do, 6
    percentis de bilirrubina total obtidos em, *233*
    ricos que a atenção pré-natal de má qualidade oferece, 3
Neonatologia
    contraste utilizados em, 382
    erros de medicação em, 337
    escores de risco, 385
    estratégias ventilatórias utilizadas em, 177
    fluxograma para o manejo do extravasamento em, *350*
    indicações para o CVC em, 363
    indicções de nutrição parenteral em, 294
    modos ventilatórios não invasivos em, **178**
    modos ventilatórios ventilatórios invasivos em, **179-182**
    nutrição enteral em, 294
    prevenção e manejo do extravasamento em, fluxograma, *348*
    simulação realística em, 425
Neurulação primária, 111
Neutropenia neonatal, 220
    causas, 220
    possíveis tratamento para, 220
Nutrição
    enteral
        administração por sondas, 292
        complicações, 292
        contraindicações no período neonatal, 292
        cuidados relacionados à administração da, 292
        em neonatologia, 294
        no período neonatal, 291
        no recém-nascido, indicações, 291
        vias de administração, 291
    parenteral
        indicações em neonatologia, 294
        no período neonatal, 294
        vias de administrcação nos RN, 294

O

Obesidade, 20
Óbito
    neonatal, **13**
    pós-neonatal, **13**
Óculos de fototerapia, 101

Ofurô no bebê prematuro, passos para a realização do, 80
Ofuroterapia
　indicação da, 79
　potencialidades e objetivo, 79
Olho
　preguiçoso, 68
　torto, 68
Onfalocele, 252
　cuidados ao paciente com, 253
　cuidados com a nutrição dos pacientes com, 253
　cuidados com a oxigenoterapia dos pacientes com, 254
　cuidados com o acesso venoso central dos pacientes com, 254
　cuidados pós-cirúrgicos com os pacientes com, 254
Osteogênese imperfeita, 317
　diagnóstico, 318
　sintomas, 317
　tratamento, 318
Ostomia
　complicações possíveis, 272
　em recém-nascidos, 271
　dermatites em, 272
　o que avaliar, 271
Óxido nítrico, 139, 140
　como desligar, *142*
　funcionamento do, *142*
　resposta positiva do RN, 141
　suspensão do, 141
Oxigenação
　por membrana extracorpórea, 189 (*v.tb.* ECMO)
　　acompanhamento, 194
　　complicações, 193
　　critérios de seleção para a aplicação da, 190
　　critérios para aplicação, 190
　　formas, 189
　　inspeção periódica da, 193
　　prognóstico, 194
　　sobrevida pós, 194
　　tempo de utilização, 190
Oxigênio, 167
　armazenamento e distribuição, 169
　concentração de, 28
Oxigenoterapia, 146
　não invasiva, 167
　　métodos de, 170
　　seleção do equipamento de, 170
　　por "prongas" nasais, 170
　　por capacete, *172*
　　por capota, 171
　　　FiO$_2$ regulada durante a, 172
　　por *head box*, 170
Oximetria
　de pulso, 173
　não invasiva no período neonatal, 173
Oxímetro de pulso, 173

P

Padrão respiratório ineficaz, 8, 13
Pais na unidade de terapia intensiva neonatal, 409
Parada
　cardíaca, 33
　cardiorrespiratória, 205
　　após, o que devemos fazer, 209
　　atendimento na sala de parto e na UTINB, diferença entre, 205
　　em recém-nascido, 205
　　etiologia, 205
　　manejo de, 205
　　na UTIN, material e equipamentos necessários para atender uma, 206
　　neonatal
　　　capacitação da equipe multiprofissional para o atendimento da, 209
　　　fluxograma para atendimento de, *207*
　　　medicações mais usadas, 206
　　no recém-nascido, sinais de alerta, 206
　　o que fazer quando RN apresenta, 205
　　primeiros minutos do atendimento, medicação nos, 209
　　procedimentos envolvidos na, 206
Parto
　intercorrências no, 23
　pós-termo, 5
　prematuro
　　cocaína e, 5
　　heroína e risco de, 5
　prematuro, 5
Pasta(s)
　modáveis, 272
　protetora à base de polímeros hidrofílicos e álcool, 272
Patologia respiratória, cuidados de enfermagem devem ser considerados na assistência aos, 136
Pele
　avermelhada, 55
　barreira protetora da, 272
　descamativa e enrugada, 5
　do bebê prematuro, características da, 77
　do recém-nascido prematuro, 77
　função da, 77
Pequeno para a idade gestacional, 18
Perda(s)
　hídrica, fatores podem influenciar as, 74
　insensíveis dos RN em incubadoras aquecidas, valor esperado de, 74
Perfusão periférica, controle, 191
Perfusão
　periférica, controle, 191

tecidual
    cardíaca diminuída, risco de, 20
    periférica ineficaz, risco de, 20
tissular
    cardíaca, risco de, 13
    periférica ineficaz, risco de, 19
Perfusor com a torneira de três vias à sonda gástrica, conexão do, *268*
Período neonatal
    nutrição enteral no, 291
    nutrição parenteral no, 294
    oferta suplementar de O$_2$ indicada no, 168
Peritonite, 114
Persistência do canal arterial, 195
    cuidados de enfermagem ao RN com, 197
    fatores de risco para, 196
    RN com, quadro clínico, 196
    tratamento, 196
PICC (*Peripherally Inserted Central Catheter*), 353
    bem posicionado, certeza de, 359
    com inserir em RN, 355
    cuidados
        durante a inserção do, 358
        pós-inserção do, 359
        pré-inserção do, 358
    em neonatologia, 355
    inserção por punção direta, 356
    locais anatômicos utilizados para inserção, *357*
    material necessário para a inserção de, 357
    mensuração para inserção do, 357
PIG, 42
Placa de hidrocoloide, 101
Placenta
    acreta, **12**
        diagnóstico de enfermagem fundamentado na Taxonomia III Nanda-I, *15*
    implantação baixa anormal da, 4
    prévia, **12**
        diagnóstico de enfermagem fundamentado na Taxonomia III Nanda-I, *15*
Plasma fresco congelado, *227*
Pneumonite, **12**
Pneumotórax hipertensivo, 162
Pó protetor à base de polímeros hidrofílicos, 272
Policitemia, 20, 218
    achados clínicos, 218
    complicações, 218
    diagnóstico, 219
    neonatal
        incidência, 219
        tratamento, 220
Posição
    antirrefluxo, 78
    canguru, 278, 403
        pai realizando, *404*

Pós-PCR, participação do médico no atendimento, 209
Posto de coleta de leite humano, 281
    competências, 281
Pré-eclampsia, manejo da, 16
Pregas neurais, 111
Prematuridade, **12**
    aleitamento na, 277
    anemia da, 215
    extrema, 19
    retinopatia da, 67
Prematuro
    características, *345*
    higiene corporal e perineal do, 78
    higiene perineal do, 78
Pressão
    arterial parcial
        de CO$_2$, 167
        de O$_2$, 167
    inspiratória de pico ou máxima, 183
    intra-abdominal, 265
        aumentada, manejo, 269
        materiais necessários para aferição via intragástrica, 266
        métodos de aferição da, 266
        monitor para verificação, *268*
        montagem do sistema de mensuração, *267*
        por via intragástrica, medição da, 267
        quadro clínico, 265
        riscos, 265
        valores considerados normais, 269
        verificação em recém-nascidos, 266
    média das vias respiratórias, 183
    positiva no final da expiração, 183
Primeira hora de vida, 98
Princípios assistenciais da linha de cuidado perinatal, 2
Processo
    de resfriamento, 105
    perinatológico ineficaz, 8, 13
        risco de, 18
Prolapso de cordão umbilical, **12**
    diagnóstico de enfermagem fundamentado na Taxonomia III Nanda-I, *15*
Protocolo
    do manuseio mínimo, 97, 98
        benefícios, 99
            cuidados de enfermagem durante a realização do, 99
        objetivos, 99
    Spikes, **415**
Psicotrópicos utilizados em transtornos psiquiátricos pela mãe durante a gestação, 118
Pulsos amplos, 196
Punção
    arterial, locais de escolha para, 379

capilar
    indicações da coleta de sangue por, 380
    locais indicados para, 380
liquóricas de repetição, 94
venosa periférica, 115

Q

Qualidade, excelência em, garantia de, 97
Quinto sinal vital, 83

R

Radicais livres, 169
Razão entre peso, idade e tubo endotraqueal para recém-nascidos, **208**
RCIU, 45
Reação(ões)
    fisiológicas e neurofisiológicas, 81
    transfusional, 228
Reanimação neonatal, 16
Recém-nascido
    adaptação à vida extrauterina, 49
        como surfactante auxilia na, 53
        termorregulação ineficaz impacta na, 51
    banho para o, 78
    classificação do, 37
    com defeito no fechamento do tubo neural prognóstico, 115
    comportamento após o nascimento, 405
    cuidados de rotina para estressar o, 405
    cuidados posturais ao, 406
    de risco, maneira mais segura para transportar um, 57
    doença hemolítica do, 218
        consequências, 218
        tratamento, 218
    dor no, 81
    exposto a substâncias químicas na vida intrauterina ou pela amamentação, 117
    falência respiratória em, causas, 177
    indicações da coleta de sangue arterial no, 378
    intubação orotraqueal em, *208*
    na UTIN, fatores estressantes, 405
    nos primeiros minutos de vida, cuidados que o enfermeiro neonatal dever ter com o, 51
    oferta segura de, 169
    parada cardiorrespiratória em, 205
    prematuro, 8
        como luz, ruídos e toque afetam, 405
        cuidados com o banho do, 78
        em ninho na UTIN, *407*
    quanto à idade gestacional, avaliar, 37
    sentem dor, 81
    sinais de estresse, 405
    transporte do, 57
    volume máximo de sangue permitido em coleta nos, 378

volume sanguíneo do, 213, 225
Rede Brasileira de Bancos de Leite Humano, 282
Reflexo de Moro hiperativo, 118
Resfriamento, processo de, 105
Respiração periódica, 134
Restrição
    de crescimento fetal, 46
    de crescimento intrauterino, 5, 6, **12**, 19, 45
Retalho de malha de Dácron, 198
Retina, doença de envolvimento da, mapa para localização da, *70*
Retinopatia
    da prematuridade, 67
    causas, 68
    diagnóstico da, 69
    estágios, 68
    fatores de risco, 68
    incidência, 68
    maneira que podemos prevenir a, 70
    tratamento da, 70
Retrações torácicas, 134
Rigidez de nuca, 114
Risco(s)
    abordagem de, 3
    que a atenção pré-natal de má qualidade oferece ao nonato, 3
Rotura uterina, 25
Rubéola, 325
Ruptura dos vasos da matriz germinativa, 93

S

Sacarose, 84
Saco herniário, 112
Sangramento, 4
    risco de, 14
    uterino
        medicações de primeira escolha para o manejo do, 24
        pós-parto, passos para o manejo do, 24
Sangue
    sequência de coleta para tubos plásticos de coleta de, 377
    venoso no RN, coleta de exames laboratoriais de, 377
    volume máximo permitido em coleta nos recém-nascidos, 378
SARS-CoV-2
    transmissão vertical do, 438
    transmissão, 433
        materno-fetal do, 433
Saturação
    de 100% de oxigênio no RN que está se adaptando, 53
    de oxigêno, cuidados em relação à, 399

Saturação-alvo de oxigênio, taxas, 101
Score for Neonatal Acute Physiology (SNAP), 386
Score for Neonatal Acute Physiology Perinatal Extension (SNAPPE II), 385
Segurança do paciente, 419
    em uma UTIN, 419
Sepse
    neonatal, 297
        precoce, fatores de risco materno e fetais para, **298**
        sequelas, 300
    precoce
        exames necessários para identificar, **299**
        fluxo de manejo do RN com suspeita de, 299
        manejo do recém-nascido com suspeita de, fluxograma, *299*
        manifestações clínicas da, 299
    precoce e sepse tardia, diferença entre, 297
    tardia
        exames necessários para identificar, **299**
        manejo do RN com suspeita de, fluxograma de, *300*
        manifestações clínicas da, 299
        no RN, fatores de risco para, 298
Serviço de Informação sobre Erros Inatos do Metabolismo, 312
Sífilis na gestação, diagnóstico de enfermagem fundamentado na Taxonomia III Nanda-I, 15
Simulação
    modalidade de, **426**
    o que é?, 425
    realística em neonatologia, 425
    realística
        captação da equipe, 429
        código de ética, 429
        construção de um cenário para, 428
        etapas, 427
        fidelidade e complexidade em, 427
Sinal
    comportamentais, 81
    do xale, **40**
Sindrome(s)
    alcóolica fetal, 121, 8
    compartimental em recém-nascidos condições de risco, **266**
    compartimental, 265, **269**
    da angústia respiratória, 145
    da membrana hialina, 145
    de abstinência, 8
    de abstinência neonatal, 5, 117
        ao neonato, uso pela gestante de analgésicos e sedativos pode ocasionar, 118
        avaliação do neonato com, 119
        de abstinência neonatal, indicação, 118
        enfermeiro diante da, 122
        sintomas, 118
        tratamento farmacológico para, 121
        tratamento não farmacológico, quando é indicado, 120
    de acéfalo acárdico, 32
    de aspiração de mecônio, 139
        cuidados com o RN com, 141
        idade gestacional dos RN acometidos pela, 139
        o que o RN com, 139
        sobrevida no RN com, 143
        técnica de aspiração de RN com, 140
    de Down, 329
        diagnóstico, 329
        equipe multidisciplinar no cuidado, 331
        sinais clínicos, 329
    de desconforto respiratório, 4, 145
        características radiográficas encontradas nessa, 146
        como prevenir, 147
        cuidados de enfermagem a serem ofertados, 148
        diagnóstico da, 146
        fatores de risco, 145
        quadro clínico apresentado pelo recém-nascido com, 146
        tratamento, 146
    de transfusão feto fetal, 32
    de Waardenburg, 111
    do coração esquerdo hipoplásico, 203
        manifestações clínicas, 203
    do desconforto respiratório, 19
        do recém-nascido?, 145
    do desequilíbrio metabólico, risco de, 20
    do zikavírus congênito, 323
    VACTERL, 257
Sistema
    da ECMO, *193*
    de drenagem torácica em aspiração contínua, *164*
    de drenagem torácica em selo d'água, *163*
    de mensuração da PIA, montagem do, *267*
    fechado para a aspiração traqueal, 439
    hematológico, 211
    renal após o nascimento, processos adaptativos, 55
    respiratório do recém-nascido, 133
Sobrevida pós-ECMO, 194
Soluções adocicadas, 84
Sonda(s)
    confirmar posicionamento da, 274
    cuidado para manter o posicionamento adequado, 274
    enterais, finalidade em recém-nascidos, 272
    gástrica, finalidade em recém-nascidos, 272
    medida do posicionamento da, 273

Índice Remissivo

entérica, 273
gástrica, 273
orogástrica aberta em frasco, 208
técnicas para a transição da sonda para a sucção, 274
Sondagem
    naso/oroenteral, 115
    naso/orogástrica, 115
Sopro, 196
Substância
    que causam abstinência, 118
    químicas, exposição a, 117
    uso de, 5
Sucção não nutritiva, 84, 286
    benefícios e indicações, 287
    contraindicações para, 287
Sucção-deglutição, 7
Sulfato de bário, 382
Suporte ventilatório, 140
Surfactante, 140, 147
    auxilia na adaptação do RN à vida extrauterina, 53
    cuidados de enfermagem, 147

T

Tabaco uso durante a gestação, efeitos no recém-nascido, 121
Talassemias, 217
Taquicardia, 196
Taquipneia, 133, 196
    transitória do recém-nascido, 134
Tarefa na prestação de cuidados pré-natais, delegação de, 1
Taxa de displasia broncopulmonar, 136
Técnica
    da mama vazia, 274
    de *flushing*, 349
    de Seldinger , 354
    de Seldinger modificada, 355, *356*
    FETO (*Fetal Endoscopic Tracheal Occlusion*), 152
    para a transição da sonda para a sucção, 274
Temperatura
    da incubadora *versus* peso e idade do neonato com até 14 dias de vida, 75
    de ambiente térmico neutro, **75**
    desequilíbrio da manutenção da, 73
    zona ideal para os neonatos, 74
Tempo inspiratório, 183
Terapêutica na ausência do Blender, 172
Terapia
    farmacológica de desmame, 121
    intensiva neonatal
        benefícios de os pais e o bebê permanecerem juntos durante toda a internação na, 410

pais na, 409
por ECMO no RN acometido por SAM, 142
Termômetro
    esofágico no terço médio do esôfago, radiografia, *106*
    esofágico, 105
Termorregulação, 73
    diagnóstico de enfermagem para, 73
    ineficaz, 8
        impacta na adaptação do RN à vida extrauterina, 51
Teste
    da orelhinha
        função do enfermeiro frente à realização do, 304
        indicação, 304
    de hiperoxemia, 379
    do coraçãozinho, 305
        papel do enfermeiro na, 305
    do olhinho, 303
        na UTIN, 303
    do pezinho, 301
        erros inatos do metabolismo identificados no, 312
        na UTIN, 302
        recomendações para a coleta de amostras, **302**
        em crianças transfudidas, **303**
        recusa dos pais para realização do, 303
Tetralogia de Fallot, 201
    RN com, manifestações clínicas, 201
    tratamento para, 201
Toxoplasmose na gestação, **11**
    diagnóstico de enfermagem fundamentado na Taxonomia III Nanda-I, 15
Trach care, 147
Transfusão(ões)
    de células vermelhas, 226
    de concentrado de hemácias em neonatos, **227**
    de hemocomponentes e hemoderivados, 226
    em neonatologia, cuidados de enfermagem na, 228
    no período neonatal
        eventos adversos que estão associados às, 228
        indicações de, 226
    placentária no nascimento, 55
Translactação, 274
Transporte
    cuidados necessários com o RN durante, 63
    do recém-nascido, 57
        quesitos que devem ser observados antes do, 62
    dos bebês para a unidade neonatal
        cuidados que devem ser observados durante o, 33

final do, cuidados necessários, 64
neonatal
    de sucesso, 58
    equipamentos e materiais recomendados para o, 60
    inter-hospitalar e intra-hospitalar, ficha de, *65*
    inter-hospitalar, veio para, 59
    medicações necessárias para o, 61
    o que verificar antes de iniciar, 63
    tipos de, 57
        indicações para, 57
Transposição(ões)
    das grandes artérias, 201, 202
    dos grandes vasos
        cuidados de enfermagem, 202
        RN com, manifestações clínicas, 202
        tratamento, 202
Transtorno do sono, 118
Tremores, 118
Triagem
    auditiva neonatal, 304
    da cardiopatia congênita, 304
    neonatal, 301
        biológica, 301
        no Brasil, perspectivas, 305
        ocular, 303
Trissomia de cromossomos, 111
Troca de gases prejudicada, 8
Trombos intracavitários, 198
Trombocitopenia
    crônica, **221**
    neonatal, 220
        aloimune, *221*
        autoimune, **221**
        causas de, 221
        tipos de, 221
Trombose da artéria renal, 237
    diagnóstico da, 237
Tronco arterial, 203
Truncus arteriosus, 203
    manifestações clínicas, 203
Tubo(s)
    neural
        como é formado, 111
        defeitos do fechamento do, 111
        plásticos de coleta de sangue, 377

U

Úlcera por pressão, controle de, 192
Ultrassonografia
    morfológica, 113
    transfontanelar, 107

Unidade
    de intensivismo neonatal, neonato internado em, 6
    de terapia intensiva neonatal
        equipamentos na, 395
        equipe de uma, 393
        estrutura e organização de, 389, 391
            enfoque no desenvolvimento do RN, 389
            idade de abrangência, 389
            leitos de, planejamento para implantação de, 389
        instalações físicas, 391
        materiais, como podem ser organizados, 393
        para receber os bebês, como preparar, 34
        temperatura e umidade adequadas, 392

V

Vascular endothelial growth factor (VEGF), 67
    como se desenvolve o, 68
Vascularização da retina nasal, 68
Venopunção em bebês, locais para, *336*
Ventilação
    adaptda ao paciente, **181-182**
    assistida espontânea, **178**
    com pressão positiva, 206
        como é realizada, 206
    disparada pelo paciente, **180**
    espontânea prejudicada, 8
    mecânica
        assistido-controlada, **178**
        como instalar, 184
        controlada, **178**
        de alta frequência, **182**, 183
        em RN, objetivos, 183
        invasiva, 177
        na síndrome de aspiração de mecônio, 140
        não invasiva, 177
            como instalar, 184
            contraindicações, 184
            em RN, objetivos, 183
        neonato com EIM pode necessitar de, 313
        pulmonar mecânica controlada, **179**
Vias aéreas
    desobstrução ineficaz de, 8-9
    superiores, aspiração antes da intubação, 207
Vida extrauterina, estímulo para a adaptação do sistema digestivo do RN, 54
Vírus Zika, surto do, 323
Vitamina K, 211
Volume sanguíneo do recém-nascido, 225
Volume-minuto para remover o exalado pelo RN de dentro da capota, 171